Digest Physicians
Rounds
Handbook

消化内科
医师查房手册

朱月永 庄则豪 董菁 ◎ 主编
王承党 刘豫瑞 ◎ 主审

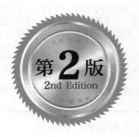

第 **2** 版
2nd Edition

U0387689

化学工业出版社

·北京·

本书在第 1 版的基础上，按最新的治疗指南更新了内容，替换和增加了 17 个病例。本书结合病例，以消化内科临床需要为内容取舍标准，对消化内科常见病及急症的主要知识点作了较为全面和深入的阐述，突出消化内科临床查房实践中的重点知识和逻辑思维，但又不仅是其临床查房工作的简单再现，还广泛涉及消化内科诊治的最新的研究进展和循证医学证据。本书图文并茂，设置问题目录便于读者查阅。

　　本书适合初上临床的轮转医师、临床型研究生、见习/实习医学生，也适合消化内科的住院医师和主治医师阅读、参考。

图书在版编目（CIP）数据

　　消化内科医师查房手册/朱月永，庄则豪，董菁主编. —2 版. —北京：化学工业出版社，2017.12（2024.10重印）
　　ISBN 978-7-122-30759-0

　　Ⅰ.①消… Ⅱ.①朱…②庄…③董… Ⅲ.①消化系统疾病-诊疗-手册 Ⅳ.①R57-62

　　中国版本图书馆 CIP 数据核字（2017）第 250556 号

责任编辑：戴小玲　　　　　　　　装帧设计：史利平
责任校对：边　涛

出版发行：化学工业出版社（北京市东城区青年湖南街 13 号　邮政编码 100011）
印　　装：北京建宏印刷有限公司
850mm×1168mm　1/32　印张 13¾　字数 427 千字
2024 年 10 月北京第 2 版第 6 次印刷

购书咨询：010-64518888　　　　　　售后服务：010-64518899
网　　址：http://www.cip.com.cn
凡购买本书，如有缺损质量问题，本社销售中心负责调换。

定　　价：49.00 元　　　　　　　　　版权所有　违者必究

编 写 人 员 名 单

主　　编	朱月永	庄则豪	董　菁	
编写人员	丁　健	王培环	王明芳	朱月永
	庄则豪	刘　晓	刘　霞	刘益娟
	许艺容	李文清	李丽斌	杨志勇
	吴　婷	吴银莲	赵　钦	陆　崟
	施　烯	郭晓雄	黄循铷	董　菁
	曾达武	游　佳	魏晶晶	郑一星
主　　审	王承党	刘豫瑞		

第1版序

消化系统是人体内结构和功能都十分复杂的系统，消化系统疾病既有器质性疾病，也有功能性疾病。除了消化系统本身的疾病以外，机体其他系统的疾病，如心血管、呼吸、内分泌等系统疾病和中毒等都会影响到消化系统，甚至以消化系统症状为首发表现，这给临床医师的诊断和治疗带来很大的挑战。

近年来，消化病学的发展非常迅速，新概念、新知识、新技术、新理论层出不穷。面对"爆炸式涌现"的知识更新，如何学习、消化、吸收和利用这些有价值的知识为临床服务，常常困惑着奋斗在临床工作第一线的消化内科医师，特别是年轻医师。系统学习消化内科领域的经典著作、研究论著、专家笔谈等都可以提升临床医师的理论水平和临床技能。通过临床实际案例，在疾病诊断、疾病治疗和预后分析的全过程中，贯穿理论指导实践、通过实践提升理论水平，这也是一种非常有效而新颖的学习方式。

本书编者多为年富力强、有多年从医经历的消化内科医师，大部分拥有博士学位或硕士学位，有的具有教授和主任医师的专业职称，既有丰富的理论知识，又有丰富的临床经验，他们以临床实用为宗旨，以临床病例分析法深入浅出地对消化系统常见病、多发病的临床诊断和治疗全过程进行剖析，贴近临床实际，突出临床思维过程，理论性和实用性都很强，具有可读性。我有幸先读为快，很高兴为之作序，并推荐给广大读者。

萧树东

Journal of Digestive Diseases 和《胃肠病学》主编
亚太胃肠病学学会（APAGE）前主席
中华医学会消化病学分会前主席
上海交通大学附属仁济医院终身教授
上海市消化疾病研究所名誉所长

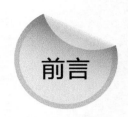

前言

　　在信息爆炸的年代,医学专业从业者日常实践更为艰辛。目前医疗界在两个方面进展迅猛:一个是设计合理的临床试验以探求药物应用的合理性与安全性之间的平衡,另一个是综合各种层面的循证医学证据提出的地区诊序指南。本书自2012年出版第一版以来我们一直致力于收集、消化这两个方面的进展,并秉承第一版的风格,试图将各个地区诊疗指南与临床病例结合起来,以临床查房问答方式来解读消化系统常见疾病的诊断、治疗思维,将新知识、新理论、新技能融入到日常实践工作中。

　　本书既重视基础知识,也重视新的发展理念。更新了幽门螺杆菌的治疗方案、肠道的细菌移植、抗HBV治疗对肝癌的二级预防作用等方面内容。本书以病例为引子,通过模拟现实查房工作方式试图达到强化临床流程和训练临床思维的目的。本书在解读指南过程中,将其他地区如欧美疾病诊疗指南与我国诊疗指南相互渗透结合,以个体化治疗的方式呈现,对读者而言,我们建议悉心阅读这些指南以及专家解读,理解不同地域指南的地区性差异,理解不同资源下的治疗动机和模式,为设计合理优化的方案殚精竭虑方符合医师的初心。

　　由于消化系统疾病知识更新迅猛,我们经验欠缺,编写过程可能存在不足,敬请读者朋友批评指正。

编者

2017. 11

第1版前言

　　临床医学学习主要有两种模式：理论系统学习和病例分析法。理论学习的优点是系统而严谨，但在临床思维方面常有不足；病例分析法的优点是突出临床医师的诊疗过程，展示了作为医师在日常工作中的思考过程，但在理论系统性方面有所不足。本书试图将这两种学习方式结合起来，旨在以病例讲解的方式来剖析各个常见的消化系统疾病的诊断细节，将理论和领域进展融合到日常查房工作中，是继续教育方式的一种有益尝试。

　　本书试图将单个疾病的基础知识和最新进展综合表述给专业人士，主要是将各种疾病的地区指南合理地融合到每个病例的分析中，不做机械的拷贝。本书适用于初到临床的轮转医师、临床研究生、见习（实习）医学生，也适用于具有经验的主治医师和住院医师，以拓展后者的知识宽度。鉴于中国国情，我们在消化系统疾病防治方面还有很多工作要做，如幽门螺杆菌的控制、食管癌/胃癌/肝癌的早期发现、肝癌的二级预防等，这些方面需要临床医师有较宽的知识面和较深入的专业知识。本书不拘泥于传统教科书，将某些临床实际问题结合病例单独讨论，如难治性幽门螺杆菌的治疗，以期贴合临床实际，达到治疗方案个体化的目的。

　　本书由从事消化专业的资深医师负责编写，病例来自临床实践。病例既有病种的典型性，也带有个体化特点，给读者一定的空间来重构临床模拟现实，达到训练临床思维的目的。

　　由于消化系统理论与临床领域的进展迅猛，本书编写组经验不足，难免存在不足。如果读者在阅读本书时能结合各个地区性的单病种临床实践指南，相信对临床技艺的提高有所裨益。如果本书能给读者带来点滴收获，将是全体编者的荣幸。

编者

2012.3

目录

第四章　胰腺疾病　184

第五章　肝脏疾病　215

第六章　胆囊及胆管疾病　　395

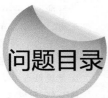

问题目录

贲门失弛缓症 18

慢性胃炎 23

顽固幽门螺杆菌感染 30

消化性溃疡   35

胃癌   41

胃黏膜相关淋巴组织淋巴瘤   45

功能性消化不良　50

上消化道出血　56

胃流出道梗阻 65

胃间质瘤 72

小肠出血 75

下消化道出血　82

肠易激综合征　89

感染性腹泻　96

溃疡性结肠炎　　106

克罗恩病　　120

❓ 肠结核　133

❓ 缺血性肠病　139

胰腺癌　184

慢性胰腺炎　191

急性胰腺炎,轻症　197

急性胰腺炎，重症 202

胰腺假性囊肿 210

慢性乙型肝炎　　　　　　　　　　　　　215

慢性丙型肝炎　　　　　　　　　　　　　229

肝硬化合并食管-胃底静脉曲张破裂　　　　242

❓ 肝硬化合并肝性脊髓病　　　　　　　　250

❓ 妊娠合并慢性乙型肝炎　　　　　　　　255

❓ 妊娠期肝内胆汁淤积症　　　　　　　　262

妊娠急性脂肪肝 268

慢性 EB 病毒感染 274

成人发病 Still 病 280

淋巴瘤伴肝损伤 287

❓ 肝功能衰竭 ⬤317

❓ 原发性肝癌 ⬤326

❓ 药物性肝损伤 ⬤340

酒精性肝病 347

非酒精性脂肪性肝病 355

肝豆状核变性 363

自身免疫性肝炎 369

原发性胆汁性胆管炎 375

布-加综合征 380

壶腹部肿瘤   403

第一章　食管疾病

反酸和胸骨后烧灼感伴咳嗽 3年——胃食管反流病

[实习医师汇报病历]

　　患者男性，51岁，因"反酸和胸骨后烧灼感伴咳嗽3年"入院。入院前3年出现反酸、烧心，多于进食后1～2h发生，尤以进甜食后为著，每次发作持续约数小时后缓解。伴咳嗽，以夜间刺激性干咳为主。3年来，上述症状间断于秋冬季节复发。体重减轻1.5kg。

　　体格检查　神志清楚，咽部充血，扁桃体Ⅰ度肿大；颈部及腋下未触及肿大浅表淋巴结，双肺呼吸音清，未闻及干湿啰音，心律齐，未闻及杂音。腹部平软，全腹无压痛，未触及包块；肝脾肋下未及，Murphy征阴性；肝区及双肾区无叩击痛，移动性浊音阴性；肠鸣音正常。双下肢无水肿。

　　辅助检查　心电图示窦性心律。胸部X线片示肺纹理增粗。上消化道造影：未见异常。胃镜：入院后胃镜检查，食管可见黏膜纵形糜烂，部分融合成片，胃和十二指肠黏膜未见异常。血常规及血癌胚抗原（CEA）、糖类抗原19-9（CA19-9）、甲胎蛋白（AFP）正常。

　　初步诊断　反流性食管炎（C级）。

　　治疗　予埃索美拉唑（20mg po bid）抑酸、莫沙必利（5mg po tid）促胃肠动力、铝碳酸镁（1g po tid）保护黏膜。

 主任医师常问实习医师的问题

● 该患者的诊断依据是什么？

　　答：典型反酸、烧心、咳嗽等症状，以及胃镜检查提示有反流性食管炎的表现。

● 反流性食管炎的并发症有哪些？

答：反流性食管炎的并发症有上消化道出血、食管狭窄、Barrett's 食管。

● 胃食管反流病和反流性食管炎有什么关系？

答：胃食管反流病是个较大的范畴，包括了内镜阴性的胃食管反流病、Barrett's 食管和反流性食管炎。反流性食管炎是其中的一种，男性发病率高于女性。

● 本病的治疗目的是什么？ 治疗计划是什么？

答：（1）治疗的目的 控制症状、治愈食管炎、减少复发、防治并发症。

（2）治疗计划 避免过饱，避免过于油腻食物；采用递减法，先应用强效质子泵抑制药加促胃肠动力药，迅速控制症状并治愈食管炎，待症状控制后再减量或者用弱效的质子泵抑制药维持治疗。

❀ ［住院医师补充病历］

患者男性，典型的反酸和烧心，以及食管外的刺激症状如刺激性咳嗽等，每次发作服用法莫替丁、多潘立酮（吗丁啉）后症状可以缓解，有 30 年吸烟史，家族中无类似病史。

主任医师常问住院医师、进修医师和主治医师的问题

● 对该患者的诊断是否有不同意见？ 如何进行鉴别诊断？

答：（1）该患者有典型的反酸、烧心症状，还有食管外的刺激症状如刺激性咳嗽等，应用抑酸药和胃肠动力药可以缓解症状，胃镜有食管炎的表现，故胃食管反流病诊断明确。

（2）应与以下疾病鉴别

① 冠心病心绞痛：典型的心绞痛表现为胸骨后压榨性疼痛，多持续数分钟，可自行缓解或者服用硝酸甘油后缓解，发作时心电图有明显的冠状动脉供血不足表现，24h 动态心电图可见 ST-T 段有动态变化，故不考虑本病。

② 贲门失弛缓症：一般以进行性吞咽困难为主要表现，可因情绪

变化或进刺激性食物而诱发，多伴呕吐、胸骨后疼痛，X 线造影可见"鸟嘴征"、食管扩张，故不考虑本病。

③ 食管癌：多表现为进行性加重的吞咽困难、吞咽痛，病情进展快，有体重明显减轻等恶病质的表现，应用抑酸药、促胃肠动力药不能缓解，内镜检查与病理学检查可明确。

● **反流性食管炎的发病机制有哪些？**

答： （1）抗反流屏障功能降低，主要是食管下端括约肌收缩力降低。

（2）食管的清除作用减弱，主要是食管蠕动和唾液分泌异常。

（3）食管黏膜屏障下降，包括上皮表面黏液、不移动水层和表面 HCO_3^-、复层鳞状上皮以及黏膜下丰富的血液供应构成。

（4）反流物（如胃酸、胃蛋白酶、十二指肠液、胆汁、胰液）对食管黏膜有攻击作用。

● **反流性食管炎胃镜下如何分级？**

答： 洛杉矶分类（LA）共分 4 级。

A 级：长度不超过 5mm。

B 级：至少 1 处＞5mm，且互不融合。

C 级：至少 1 处有 2 条破损且互相融合。

D 级：融合成全周的黏膜破损。

● **该患者服用抑酸药后夜间症状并没有改善，为什么？ 该怎么处理？**

答： 这是夜间酸突破现象。夜间胃酸突破是指夜间胃内 pH＜4 的时间超过 1h，发生在夜间至凌晨 6 时之前。出现夜间酸突破现象可以将质子泵抑制药（PPI）剂量增加为每日 2 次，如果已经用质子泵抑制药 1 天 2 次的患者，可在睡前加用 H_2 受体拮抗药（H_2RA），如法莫替丁等。

● **除了药物治疗、传统的手术治疗外，近年发展的胃镜下微创治疗方法有哪些？**

答： （1）腔内胃底折叠术 腔内胃底折叠术系将缝合器安装在胃镜前端，于直视下在齿状线附近缝合胃壁组织形成皱褶，增加贲门附近的紧张度，延长腹腔段食管长度，从而减少反流。

（2）内镜下全层折叠术　内镜下于胃食管交界处进行浆膜对浆膜的折叠术，重建胃食管交界处的阀门屏障。

（3）Stretta射频治疗　是通过将针样电极刺入齿状线肌层，通过释放射频能量破坏组织，让组织再生，增加食管下端括约肌（LES）的厚度和压力，抑制反流事件的发生。

（4）内镜下注射治疗　最近研究认为在食管下端括约肌植入不吸收生物相容性多聚体可增加食管下端括约肌的压力和强度，达到治疗胃食管反流病（GERD）的目的。

主任医师总结

（1）胃食管反流病（GERD）多以反酸、烧心和咳嗽为主要临床表现，容易被误诊、漏诊或延迟诊断。临床接诊的患者，有典型的烧心、反酸症状者接近60%，而相当部分患者表现为轻微反流，仅以咳嗽、成年人发作哮喘为主诉，医师往往通过多种检测或其他科室诊治后才考虑到消化系统疾病，应予以鉴别。

（2）随着城市化的发展，目前城市中胃食管反流病的患者群呈增长趋势，与高能饮食、缺乏运动有关；而乡镇地区的患者，胃食管反流病的发生与大量饮酒、浓茶等因素有关。美国有数据表示7%～10%的人会在日常生活中被胃食管反流病所困扰，实际发病率可能更高。因此，提醒临床医师，尤其是非消化科医师如呼吸内科医师，应对此病有所警觉，尽早诊断。

（3）胃食管反流病的主要病理生理是食管胃连接处解剖和生理抗反流屏障被破坏。食管胃连接处抗反流屏障的重要结构是食管下端括约肌。食管下端括约肌位于食管与胃交界线之上3～5cm处，由于括约肌的作用形成一个高压区，该处静息压为15～30mmHg，构成一个压力屏障，是防止胃内容物反流入食管的生理屏障。食管下端括约肌压力过低和腹内压增高使食管下端括约肌压力下降者，则可导致胃食管反流病的发生。高脂肪饮食、酒精、咖啡和吸烟等因素均可导致食管下端括约肌功能障碍。女性黄体酮水平增高者胃食管反流病的发生率也相应增高，但总体而言胃食管反流病的发生率男性略高于女性，Barrett's食管的发生率男性明显高于女性。

（4）食管内pH值测定是诊断胃食管反流病的重要检测手段。食管内pH值测定是将一pH电极置于食管下端括约肌之上约5cm处，嘱患者取仰卧位并做增加腹胸部压力的动作，如闭口捂鼻、深呼气或屈腿，重复 3~4 次，如食管内 pH 值下降至 4 以下，提示胃食管反流病的可能性大。近年来，24h 食管内 pH 值监测已成为诊断胃食管反流病的重要检查手段之一，测定指标主要是食管内 pH<4 的时间百分比、pH<4 的次数、pH<4 持续 5min 以上的次数，以及反流最长持续时间等。我国正常人 24h 食管 pH<4 的时间在 6％以下，持续 5min 以上的次数≤3 次，反流最长持续时间为 18min。

（5）Barrett's 食管是 GERD 的一个特殊类型，美国消化学会强调化生在癌前病变中的意义，而日本和欧洲部分学者并不十分认同。美国学者认为 Barrett's 食管的发生比率在不断上升，近年来日本报道的病例数有所增加。近期 2 项大型前瞻性研究——Sendai Barrett 食管研究（S-BEST）和远东研究（FEST）对 Barrett's 食管在日本的流行特点进行了调查。两项研究结果均显示 Barrett's 食管的总体发病率低于西方：日本 0.9％~1.2％，欧洲 1％~4％，美国 5％~15％。与西方国家相似的是，Barrett's 食管在老年男性患者中最为常见，而在幽门螺杆菌感染患者中发生率最低。食管腺癌的发生危险与胃食管反流病密切相关。上述资料可供我国的临床者参考。Barrett's 食管患者可能无胃食管反流病症状，两者之间存在微妙的交叉关系。色素内镜、自体荧光成像等技术可帮助提高 Barrett's 食管的诊断阳性率，也用于鉴别早期腺癌。

（丁　健　郭晓雄）

查房笔记

误吞假牙 3h——食管异物

⊛ ［实习医师汇报病历］

　　患者男性，70 岁，因"误吞假牙 3h"入院。入院前 3h 假牙脱落，误吞入食管，感胸前疼痛，吞咽时明显，无咳嗽、痰中带血，无气促、呼吸困难。

　　体格检查　T 36.9℃，P 80 次/min，R 20 次/min，BP 120/83 mmHg。神志清楚，呼吸平稳，节律规整，双侧呼吸动度对称，肋间隙无增宽或变窄，语颤无增强、减弱，肺部叩诊音清，双肺呼吸音清，未闻及哮鸣音或湿啰音。

　　辅助检查　胸部 X 线片（图 1-1），示 T2 平面可见形状符合假牙的异物。血常规：白细胞（WBC）8.9×10^9/L，血红蛋白（Hb）148g/L，血小板（PLT）180×10^9/L。尿常规、粪常规　正常。肝

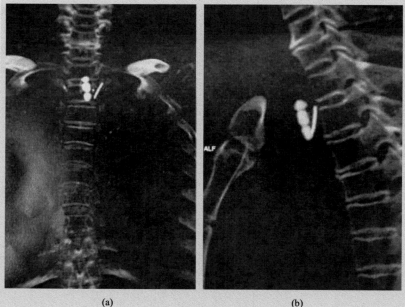

(a)　　　　　　　　　　　　　　(b)

图 1-1　胸部 X 线片示 T2 平面异物

功能：丙氨酸转氨酶（ALT，谷丙转氨酶）30U/L，天冬氨酸转氨酶（AST，谷草转氨酶）28U/L，总胆红素（T-BIL）16μmol/L。肾功能：血尿素氮（BUN）6.8mmol/L，肌酐（Cr）120μmol/L。血电解质：K^+ 4.5mmol/L，Na^+ 141mmol/L。心电图：窦性心律。

初步诊断 食管异物。

治疗 检查心功能情况，禁食并紧急内镜下取异物。

 主任医师常问实习医师的问题

● 该患者的诊断是否明确？

答：结合患者有明确的误吞假牙的病史，以及胸部 X 线片提示 T2 水平有异物存在，诊断可以明确。

● 如何简单判断上消化道异物风险？

答：根据吞入异物的性质及其危险性分为高危异物及普通异物。高危异物包括邻近重要器官与大血管的异物、易损伤黏膜或血管而导致穿孔等并发症的尖锐异物、腐蚀性异物、磁性异物等。

● 上消化道异物常见的滞留部位是哪些？ 其并发症有哪些？

答：70％～75％的上消化道异物滞留于食管，多数异物易停滞于食管入口、主动脉弓压迹、左主支气管压迹处等生理狭窄处，其中以食管入口狭窄处最常见。病理性食管狭窄应在异物取出后积极寻找潜在的病因。

并发症：黏膜损伤、出血、感染、局部脓肿、穿孔、瘘管形成、误吸。

● 上消化道异物的处理方式有哪些？

答：上消化道异物的处理方式有自然排出、内镜处理、外科手术。

⊛ ［住院医师补充病历］

患者，70 岁男性，误吞假牙 3h，有胸骨后痛、吞咽痛，咽喉镜检查未见异物，既往无手术病史和精神病史。

主任医师常问住院医师、进修医师和主治医师的问题

● 该患者食管异物的诊断是否明确？ 主要与哪些疾病鉴别？

答：（1）有明确的误吞假牙病史，且有吞咽疼痛、胸骨后痛，加上胸部X线片检查明确有异物存在，无咳嗽、痰中带血、呼吸急促等表现，所以诊断食管异物明确。

（2）主要与气管异物做鉴别诊断。因为如果食管异物较大会压迫气管也会引起呼吸困难，故应注意与气管异物鉴别。气管异物常表现为误吞异物后立即出现突发呛咳、剧烈的阵咳及梗气，可出现气喘、声嘶、发绀和呼吸困难，异物停留部位不同、大小不同则呼吸困难的表现也不同，本患者以吞咽困难为主，且无呼吸困难、气促等，可以不考虑气管异物。

● 内镜检查前用于评估上消化道异物及其并发症情况的常用非侵入性影像学手段有哪些？ 如何评价？

答：内镜检查前用于评估上消化道异物及其并发症情况的常用非侵入性影像学手段有影像学检查，存在一定的漏诊率，结果阴性尚无法排除诊断。在临床实践中并非必需，应根据病情酌情选择。2016年欧洲胃肠内镜协会（European Society of Gastrointestinal Endoscopy，ESGE）关于成人上消化道异物处理临床指南指出，若怀疑患者摄入不透光异物或来源不明确者，推荐行X线检查以判断是否有异物、异物位置、大小、形状以及数量。若疑诊出现消化道穿孔或其他并发症者，则推荐行CT扫描，为可能需要的外科手术做好准备。

影像学检查的优缺点见表1-1。

表1-1　影像学检查的优缺点

检查项目	敏感度	优点	缺点
胸部正侧位X线片	60%～90%	协助判断异物部位、大小、形状、数量	存在一定的漏诊率
食管钡餐检查	N/A	提高胸部X线片异物检出率	包裹异物，影响内镜进一步操作，有误吸风险（指南不推荐）
CT平扫	70%～100%	发现部分X线阴性的异物；显示组织结构，并发症判断更准确	存在一定的漏诊率

食管异物内镜处理时机如何？

答：误吞小而钝的异物且无症状的患者，可考虑继续临床观察，无需行内镜取出，但电池和磁性异物除外。对于无症状的吞服毒品袋者，不应进行内镜下取出，如果怀疑毒品袋破裂、自然排出失败或造成肠梗阻，应紧急进行外科手术。

以下情况应行急诊内镜取异物：①易损伤黏膜、血管而导致穿孔等并发症的尖锐异物；②腐蚀性异物；③多个磁性异物或磁性异物合并金属；④食管内异物滞留≥24h；⑤食管内异物出现气促、呼吸窘迫等气管严重受压合并梗阻表现；⑥食管内异物出现吞咽唾液困难、流涎等食管完全梗阻表现。

食管异物存在以下情况应在 24h 内尽早安排做内镜检查：①直径≥2.5cm 的异物；②长度≥6cm 的异物；③单个磁性异物；④自然排出失败的异物；⑤未达到急诊内镜指征的食管异物。

食管异物内镜治疗的适应证及绝对禁忌证是什么？

答：食管异物内镜治疗的适应证及绝对禁忌证如下。

（1）绝对适应证　耐受并配合内镜操作、预计难以自然排出且无并发症的普通异物患者。

（2）相对适应证　包括：①胃内容物未完全排空的急诊内镜患者，应气管内插管，防止误吸；②不配合内镜操作者，应在气管内插管全身麻醉下操作；③无并发症的高危异物患者，宜在气管内插管全身麻醉下操作。

（3）绝对禁忌证　毒品袋破裂后会造成致命危险，故建议外科手术治疗。

内镜处理前需进行哪些术前准备和评估？

答：（1）术前评估　根据病情选择非侵入性影像学检查，评估异物大小、形态、部位及其与周围组织关系，尤其是与重要大血管、毗邻脏器的关系、有无瘘管形成、穿孔等。若存在并发症者可考虑多学科协作治疗方案。

（2）术前准备　择期内镜患者禁食、水需 6～8h 以排空胃内容物，需急诊内镜者可酌情放宽时间，操作困难、有误吸风险、儿童患者可考虑行镇静或气管内插管下进行内镜诊疗。根据 2011 年 ASGE 异物处理指南，若为食团滞留，可考虑静脉给予 1.0mg 胰高血糖素，可使得远端食管松弛，则有可能自然排出。

● **异物成功取出后还需进一步考虑的问题有哪些？**

答：食管异物尤其是成人食管内食物团块嵌塞者，需排除是否存在潜在的食管病变，如嗜酸性食管炎、食管动力障碍、食管狭窄、贲门失弛缓症、上消化道憩室、胃食管反流病等，以嗜酸性食管炎最常见，需于内镜处理当时或随访过程中在异物滞留食管段的近端、远端取病理以明确异物滞留病因，指导下一步治疗。

主任医师总结 ·······

（1）该患者的诊断思路 2016 年 ESGE 推荐该诊断基于患者病史及临床症状，即有明确的异物误食史，临床上根据病情选择非侵入性影像学检查或内镜检查可以明确诊断。

（2）治疗

① 尽量明确异物性质，区分高危异物和普通异物，并积极进行内镜处理时机评估，识别需要进行急诊内镜干预的病情，术前行非侵入性影像学检查判断异物滞留情况及其可能导致的并发症，推荐内镜下取出及多学科协作治疗方案。

② 异物取出后应常规进行内镜随访及活检病理学检查，明确有无需要进一步治疗的食管疾病。

（魏晶晶 丁 健 庄则豪）

参 考 文 献

[1] 中华医学会消化内镜学分会. 中国上消化道异物内镜处理专家共识意见（2015 年，上海）. 中华消化内镜杂志，2016，33（1）：19-28.

[2] ASGE Standards of Practice Committee, et al. Management of ingested foreign bodies and food impactions. Gastrointest Endosc，2011，73（6）：1085-1091.

[3] Birk M，Bauerfeind P，Deprez PH，et al. Removal of foreign bodies in the upper gastrointestinal tract in adults: European Society of Gastrointestinal Endoscopy（ESGE）Clinical Guideline. Endoscopy，2016，48（5）：489-496.

查房笔记

进行性吞咽困难 2 个月——食管癌

❀ [实习医师汇报病历]

男性患者，56 岁，因"进行性吞咽困难 2 个月"入院。2 个月前无明显诱因出现吞咽困难，进行性加重，从不能进食干饭逐渐发展到半流质线面和稀饭，有时伴进食后即呕吐，反酸，体重下降近 6kg。6 年前有胃食管反流病史，间断服用奥美拉唑。

体格检查　轻度贫血，消瘦外观，浅表淋巴结未触及，心肺未见异常，腹部平软，肝脾未触及，移动性浊音阴性，肠鸣音 4～6 次/min。

辅助检查　入院前 20 天外院上消化道造影检查：食管中段管腔不规则狭窄、充盈缺损、管壁蠕动消失、黏膜紊乱、腔内见巨大充盈缺损，考虑食管中段肿物，恶性可能性大。

入院诊断　食管癌。

治疗　入院后给予奥美拉唑（20mg，po bid）、铝碳酸镁、莫沙比利等药物治疗。

❓ 主任医师常问实习医师的问题

● 该患者的病史有哪些特点？

答：中年男性，主要表现为进行性吞咽困难，近 2 个月症状加重，消瘦明显。外院上消化道造影检查提示食管中段肿物，恶性可能性大，既往有胃食管反流病史。

● 目前考虑的诊断是什么？

答：目前考虑诊断为食管癌。

● 还需要哪些进一步检查来证实诊断？

答：①内镜及活组织病理学检查；②食管 CT 扫描检查。前者用于确诊，后者用于评估。食管 CT 主要用于了解食管癌与邻近器官的关系，了解是否存在纵隔转移，以明确病情的发展情况和阶段，有助于确定外科手术方式、放疗的靶区及放疗计划。

［住院医师或主治医师补充病历］

　　该患者还表现为胸痛，口服奥美拉唑无效，无咳嗽及声音嘶哑。近来体重下降近6kg。体检双下肢有轻度凹陷性水肿。其父亲因食管癌去世。入院后查肝功能异常，乙型肝炎和丙型肝炎病毒等病原体指标均阴性。今早已行内镜及活组织病理学检查，准备再进一步申请B超、全身CT或PET检查。

主任医师常问住院医师、进修医师和主治医师的问题

● 对目前的诊断有何补充？

　　答：该患者表现为进行性吞咽困难、消瘦，外院上消化道造影检查提示食管中段肿物，故诊断考虑为食管癌，有待进一步内镜及活组织病理学检查证实。但诊断食管癌的同时，应根据活组织病理学、B超、全身CT或PET检查结果，对其病理分型、组织学分类、远处转移等做进一步判断，这对食管癌治疗、预后评估有重要意义。

　　（1）临床病理分期

　　① 早期食管癌分期：指癌变局限于黏膜层内，而没有突破黏膜层，分为M1（局限于上皮层内）、M2（突破上皮层而未累及黏膜肌层）、M3（未突破黏膜肌层），而依靠内镜检查很难分清楚，必要时结合食管CT或超声内镜检查判断。

　　② 1976年全国食管癌工作会议制定的临床病理分期标准：按病变长度、病变范围、转移情况分早期（0、Ⅰ）、中期（Ⅱ、Ⅲ）及晚期（Ⅳ）。该法较简单，便于记忆。

　　③ 食管癌TNM分类系统（见表1-2）：国际公认，该标准可指导治疗及判断预后。

　　（2）病理形态分型

　　① 早期食管癌：分为隐伏型、糜烂型、蕈伞型、斑块型和乳头型。

　　② 中晚期食管癌：分为髓质型、蕈伞型、溃疡型、缩窄型和未定型。

　　（3）组织学分类　我国约90%为鳞状细胞癌，少数为腺癌和恶性程度高的未分化癌。

　　（4）食管癌转移

表 1-2　基于 TNM 标准的食管癌分期

分　期	肿瘤浸润深度	淋巴结侵犯	转移情况
0	Tis	N_0	M_0
I	T_1	N_0	M_0
ⅡA 期	T_2/T_3	N_0	M_0
ⅡB 期	T_1/T_2	N_1	M_0
Ⅲ 期	T_3	N_1	M_0
	T_4	任何 N 期	M_0
Ⅳ 期	任何 T 期	任何 N 期	M_1

① 直接转移：早、中期食管癌主要为壁内扩散，食管无浆膜层，容易直接侵犯邻近器官。

② 淋巴转移：为主要转移方式。

③ 血行转移：晚期可以转移到肝、肺、骨、肾、肾上腺、脑。

据该患者的临床症状、体征及外院现有的上消化道造影检查结果提示不属于早期食管癌。结合肝功能异常，在排除各型病毒性肝损害外，应考虑是否存在肝转移，所以应属于中、晚期食管癌，可待内镜及病理学检查结果、B 超、全身 CT 或 PET 检查结果综合判断及评估病情。

● 诊断食管癌的首选方法是什么？ 如何提高早期食管癌的检出率？

答：内镜检查是发现和诊断食管癌的首选方法，可直接观察病灶的形态，并在直视下做活组织病理学检查，以明确诊断。内镜下食管黏膜染色法，利用色素染料，使病变部位与正常部位的区别更为明显，可早期发现病变，有助于提高早期食管癌的检出率。

① 卢戈碘液是一种以碘为基础的可吸收染剂，对非角化鳞状上皮中的糖原有亲和力，而癌变和不典型增生的鳞状上皮细胞内糖原含量减少甚至消失，对碘溶液反应不着色或淡染色，故两者对比反差大，可指导活检的准确性，提高早期食管癌的检出率。甲苯胺蓝染色是细胞核染色，由于癌细胞内 DNA 含量明显高于正常细胞核的含量，所以甲苯胺蓝染色后癌上皮与正常鳞状上皮的界限十分清楚。一项国外研究显示：卢戈碘染色发现的中、重度不典型增生，分别有 55％和 22％常规内镜不能发现。协和医科大学研究发现：在食管癌高发区应用直接内镜下碘染色进行普查，对早期食管癌及癌前病变有较高的检出率，早期食管癌

的发病率可达到 $1.6\%\sim4.59\%$，检出率达 75%。

② 另外，超声内镜、窄波成像技术、放大内镜等可判断肿瘤的浸润深度、食管壁各层次结构情况，观察乳头内毛细血管襻及微小毛细血管的形态，以提高黏膜内癌和黏膜下癌诊断的正确率。近年来，激光共聚焦内镜、激光激发自体荧光色谱内镜等新技术开始应用于临床，初步研究发现这些技术能够提高早期食管癌的诊断率。

● 吞咽困难可分为几类？ 如何诊断？

答：吞咽困难的分类如下。

（1）口咽性吞咽困难　是指食团难以从咽部进入食管，流质尤难通过咽部，伴有经鼻反流、呛咳等。这与咽、下咽部、食管上端括约肌（UES）及食管横纹肌功能障碍有关，因而口咽部吞咽困难是神经或肌肉疾病的表现之一。正常吞咽是通过一系列神经与肌肉协调活动实现的，由脑干吞咽中枢调节，脑血管意外、帕金森病均可累及吞咽中枢；多发性硬化、硬皮病及甲状腺功能亢进或减退可使咽、咽下部及食管上端括约肌发生功能障碍。而横纹肌的病变（如皮肌炎、多发性肌炎、肌萎缩等）可累及咽肌和食管横纹肌，使咽肌收缩减弱，食管上端括约肌压力及近端食管收缩幅度均下降，以上这些疾病均可引起口咽性吞咽困难。

（2）食管性吞咽困难　是指食团通过食管发生障碍，可分为机械性及动力性两类。

① 机械性：出现在吞咽大块或其他固体食物时，吞咽饮料尚无困难。食管肿瘤、良性狭窄，肿大的纵隔淋巴结，或先天性主动脉弓畸形均可出现吞咽困难，有时食管癌尚未使食管梗阻，但已侵及肌层神经节细胞，引起动力障碍性吞咽困难。

② 动力性：重者对固体及液体食物均难以吞咽，主要见于贲门失弛缓症、弥漫性食管痉挛等，有时有癔症（意球感）。

（3）诊断　应仔细询问病史、体格检查及有关检查，首先确定为口咽性或食管性，机械性或动力性。如为机械性吞咽困难，判定为良性或恶性及其具体定位；如为动力性吞咽困难，应鉴别是神经性或肌源性病变引起的，还是周围或中枢神经病变引起的，或是由于代谢或免疫性疾病引起的。需要进行下列检查：

① X 线检查：这是常用的重要检查方法，以确定有无动力性或机械性狭窄，或腔外压迫，以及有无食管病变。对咽部或食管上部病变，可

摄像以确定咽、食管上端括约肌及食管上部在吞咽过程中运动是否正常。

②内镜检查：在食管性吞咽困难时，内镜可确定炎症或癌性狭窄，必要时用超声内镜或食管纵隔 CT 扫描以确定病变来自黏膜下或食管外，并了解病变侵及的深度。

③食管测压：适用于动力性吞咽困难。

④如疑为全身疾病所致者，可测定代谢及免疫的有关实验室检查。

（4）治疗　属于神经科的神经-肌肉疾病转神经科治疗，食管性吞咽困难则针对病因予以处置。

● **食管癌有哪些形态因素影响预后？**

答：影响食管癌的形态学因素有以下几种。

（1）病变长度　肿瘤体积较小者预后较好。国内有研究分析影响食管癌患者术后远期存活的因素，发现肿瘤≤3cm 的患者 5 年存活率为 48.0%，而肿瘤>3cm 的患者 5 年存活率为 28.5%；国外发现 X 线片上肿瘤<6cm 的患者 5 年存活率为 27%，>8cm 者则为 17%。

（2）肿瘤浸润深度　这对预后有明显的影响。国内报道手术治疗结果，按照 TNM 分期的患者 5 年生存率分别为Ⅰ期 83.3%、Ⅱ期 46.3%、Ⅲ期 26.1%、Ⅳ期 6.7%。在早期食管癌患者切除后 5 年生存率国内为 85.5%~90.3%。

（3）癌的生长方式　圆块状生长者预后明显优于呈细索状生长者。

（4）癌的间质反应　这对预后影响尚无一致意见。在癌组织内分化较差、核分裂较多的区域，嗜银纤维显著减少；而分化较好、核分裂不多的区域，癌巢周围有较多而且粗大的嗜银纤维包裹。胶原纤维多少与癌的长度呈反比。国外观察宿主对肿瘤的免疫反应即瘤内有淋巴细胞浸润，淋巴结的窦组织细胞增生和滤泡增生，认为确有这种机体抗肿瘤的免疫存在。但对食管癌预后是否有显著影响，尚无定论。

（5）组织学分级　癌细胞分化程度与预后的关系无一致结论。国内认为分化程度高的，预后较好。但分化程度与预后的关系并不平行。国外认为癌细胞分化程度对患者存活无显著影响。有人甚至发现未分化癌或分化差的鳞癌患者的远期预后，反而略优于分化良好的食管癌患者。

（6）淋巴结转移　这对病程和预后有显著影响。无淋巴结转移的患者 5 年生存率明显高于有淋巴结转移者。

总之，人们认为肿瘤浸润深度、瘤的生长方式及淋巴结转移情况这三者对判断食管癌的预后颇为重要，在患者手术后，结合组织形态、其他因素及个人经验，可大致对患者作出存活期的判断。

● 食管癌的治疗方法有哪些？

答： 食管癌的治疗方法有手术、放疗、化疗、内镜下治疗和综合治疗。具体采用哪种方法应根据患者的病史、病变部位、肿瘤扩展的范围及患者的全身情况来确定。根治本病的关键在于食管癌的早期诊断。

（1）手术治疗　外科手术切除率已达 80%～90%，早期切除可达到根治效果。

（2）放射治疗（放疗）　鳞癌和未分化癌对放射有效，腺癌不敏感，主要适用于手术难度大的上段食管癌和不能切除的中、下段食管癌。放射治疗可作为上段食管癌的首选方案。手术前及术后放疗可使肿瘤缩小、清除术中残余病灶。

（3）化疗　敏感性较低，主要是食管增殖细胞较少，生长比例小的原因。

（4）综合治疗　通常是放疗加化疗，或同时进行或序贯应用，以提高食管癌的局部控制率，减少远处转移，延长生存期。

（5）内镜下介入治疗

① 早期食管癌的内镜治疗：内镜下黏膜切除术（EMR）适用于原位癌、黏膜内癌和重度不典型增生、病灶最大直径＜3cm、病灶侵及食管周径＜2/4，最佳部位位于食管中、下段 3～9 点钟方位者。不适合于病灶＞3cm 或超过食管周径 3/4 的原位癌和黏膜内癌、黏膜下浸润癌、一般情况较差和心肺肝肾等重要脏器功能不佳、有食管静脉曲张、出凝血时间异常或有出血倾向者。

② 进展期食管癌的内镜治疗

a. 单纯扩张：方法简单，时间短，但需反复扩张。

b. 食管内支架置放术：治疗食管癌性狭窄，较长时间地缓解梗阻，改善生活质量。适用无手术指征、食管气管瘘（用带膜支架）、放疗引起的食管狭窄及食管肿瘤复发。

③ 内镜下消融术：Nd-YAG 激光适合于外生型或息肉型肿瘤，位于中、下段＜5cm 的肿瘤，治疗后可改善吞咽。

④ 光动力治疗：一种新的实验性治疗，用于治疗局部食管癌的闭塞，注射一种光敏感化合物，与可调的氩-汞染料激光相连的分散纤维被置于邻近肿瘤的部位。激光激活放射出合适波长的冷光，可造成敏感肿瘤的选择性坏死。

主任医师总结

（1）面对吞咽困难的患者，首先要区分是口咽性吞咽困难还是食管性吞咽困难。进行性吞咽困难伴消瘦者，食管恶性肿瘤的可能性最大，但在诊断时要排除食管结核、胃食管反流病、贲门失弛缓症、食管良性狭窄（长期留置胃管、食管手术或食管胃手术引起）、食管外压改变（肺纵隔淋巴结转移、纵隔肿瘤、纵隔淋巴结炎、食管裂孔疝、左心房增大、主动脉瘤）、食管平滑肌瘤、食管静脉曲张。有吞咽困难的患者无禁忌证的情况下建议进行内镜及活组织病理学检查，辅助以食管CT、超声内镜等方法，可以在术前对患者进行全面评估和 TNM 分期，完成评估后为综合治疗提供依据。

（2）食管癌的总体预后不好。但早期食管癌的根除率很高，因此早期食管癌的发现非常重要，在高发区进行食管癌的普查、高危个体的筛查，积极推广色素内镜技术，以提高早期食管癌及癌前疾病的发现率，尽早治疗。近几年内镜下介入治疗食管癌应用越来越广泛，不但要熟练掌握其适应证及禁忌证，还要有娴熟的内镜下治疗操作技术，这样才能成功地完成镜下治疗手术。

（3）食管癌除了上述治疗方案外，目前正在研究并开展食管癌的化学预防，如环氧合酶-2（COX-2）抑制药、营养干预等，减少食管癌的发病。

（李文清）

查房笔记

进行性吞咽困难3年——贲门失弛缓症

❋ [实习医师汇报病历]

患者男性，50岁，因"进行性吞咽困难3年"入院。缘于入院前3年无明显诱因出现吞咽困难，开始为进食固体食物困难，需饮水协助吞咽，后逐渐发展为进食半流质食物困难，自觉胸骨后堵塞感、疼痛。入院前2个月开始自觉饮水困难，反酸、呃逆、胸骨后痛较前加重，伴咳嗽、气促、呕吐，常于进食后呕吐，呕吐物为当餐食物或宿食，呕吐后症状减轻，无呕血、黑粪，无头晕、黑蒙，未进行诊治。自发病以来体重减轻12kg，精神、睡眠差，粪便干，2~3天排便1次，黄色成形便。尿量尚可，无尿频、尿痛。

体格检查　T 36.8℃，P 84次/min，R 16次/min，BP 120/80mmHg。发育正常，营养欠佳，神志清楚，自动体位，查体合作。颈软，气管居中，甲状腺不大，全身浅表淋巴结未触及肿大，皮肤黏膜无黄染、出血点及皮疹。睑结膜无苍白，双侧瞳孔等大等圆，直径约3.0mm，对光反应存在。双侧胸廓对称，无畸形，呼吸动度均匀一致，双肺呼吸音清，未闻及干、湿啰音，心音清晰，心搏有力，律齐，各瓣膜听诊区均未闻及病理性杂音，腹平坦，未见肠型及蠕动波，全腹软，无压痛和反跳痛，移动性浊音（-），肠鸣音存在，3~4次/min，未闻及高调肠鸣和气过水声。脊柱、四肢活动自如，关节无红肿，双下肢无水肿，生理反射存在，病理反射未引出。

辅助检查　血常规示 WBC $6.8×10^9$/L，中性粒细胞百分比（N）40%，淋巴细胞（L）53%，Hb 110g/L，红细胞（RBC）$4.2×10^{12}$/L，PLT $200×10^9$/L。尿、粪常规均正常，粪潜血（-）。肝功能：总蛋白（TP）55g/L，ALB 30g/L，ALT 38U/L，AST 30U/L。肾功能：BUN 5.6mmol/L，血肌酐（SCr）60μmol/L。血 CEA、CA19-9、AFP均正常。腹部彩超：肝、胆、胰、脾、双肾均未见异常。上消化道造影（图1-2）：食管延长、扩张，蠕动差，远端食管逐渐变细。

初步诊断　贲门失弛缓症。

治疗　嘱患者进食流质饮食，睡眠时高枕卧位、头偏一侧；硝酸甘油0.6mg po（舌下含服）tid并加强营养支持，维持水电解质酸碱平衡等。

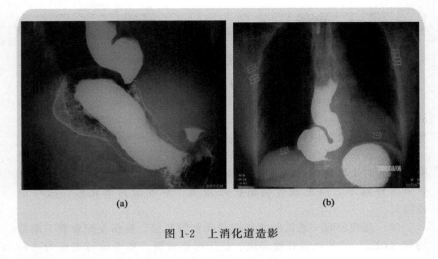

(a)   (b)

图 1-2　上消化道造影

主任医师常问实习医师的问题

● 该患者的诊断依据是什么？

答：进行性吞咽困难、食物反流和胸骨后疼痛，上消化道造影提示食管延长、扩张，无蠕动，远端食管逐渐变细。

● 诊断贲门失弛缓症的辅助检查还有哪些？

答：内镜检查、食管压力测定、乙酰甲胆碱试验、核素食管通过时间、食管钡剂排空指数、饮水试验等。

● 贲门失弛缓症的常见并发症有哪些？

答：贲门失弛缓症的常见并发症有吸入性呼吸道感染、食管黏膜病变（如食管炎、食管黏膜白斑、食管真菌感染）、食管癌、食管憩室，还有一些少见的并发症如食管静脉曲张而不伴门静脉高压。

⊛ [住院医师补充病历]

患者出现进行性吞咽困难，伴有呕吐、胸骨后疼痛，既往无糖尿病、高血压病，无恶性肿瘤病史，未去过南美、南非等锥虫病好发地区。家族中无类似病史。

主任医师常问住院医师、进修医师和主治医师的问题

● **对该患者的诊断是否有不同意见？如何鉴别诊断？**

答：该患者出现进行性吞咽困难 3 年，加重 2 个月，有进食后胸骨后疼痛及呕吐，呕吐后疼痛缓解，伴有反酸、呃逆、咳嗽、气促等，血肿瘤标志物正常，上消化道造影提示食管延长、扩张，无蠕动，远端食管逐渐变细，故贲门失弛缓症诊断明确。应与以下疾病鉴别诊断。

（1）食管弥漫性痉挛　该病患者多呈神经质表现，胸骨后疼痛常更明显，有时出现食管梗阻现象，但食物反流少见，食管 X 线钡餐见食管节段性痉挛，但无食管明显扩张现象，与本患者不相似，故可以排除。

（2）恶性肿瘤　恶性肿瘤细胞浸润食管肌层，损伤支配食管下端括约肌（LES）的神经或肿瘤环绕、挤压远端食管，患者也可表现为进行性吞咽困难，进食后胸骨后疼痛、呕吐等，但是病程一般比较短，体重减轻的速度比较快，X 线一般表现为局部黏膜破坏和紊乱，狭窄处呈管状，管腔边缘不整齐，故不考虑该病。

（3）锥虫病　锥虫感染可以损害食管和消化道其他部位的肌间神经丛，而表现为类似贲门失弛缓症的表现，但是患者既往未到过锥虫病高发区，且血常规无明显异常，故基本上不考虑本病。

● **不同时期贲门失弛缓症的影像学表现如何？**

答：（1）早期　食管中、下段轻度扩张，直径小于 4cm，食管下端光滑逐渐变细呈"鸟嘴状"，正常的蠕动减弱或消失。

（2）病变进展后　食管中度扩张，直径 4～6cm，下端呈漏斗状，狭窄对称，边缘光滑，食管内钡剂需积聚到一定量才能通过狭窄段喷射入胃内，食管中、下段的运动减缓。

（3）晚期　食管高度扩张、纡曲、延长，直径达到 6cm 以上，甚至可以达到正常的 4～6 倍，食管中、下段运动消失。

● **贲门失弛缓症时采用内镜检查有什么优势？操作时需要注意什么？**

答：（1）内镜除了可以协助诊断贲门失弛缓症外，还可以在治疗之前评价食管黏膜的病变程度，同时可以进行活检判定是否合并真菌感染，为治疗提供依据。

（2）在内镜操作前要用较粗的吸管将食管内潴留的食物吸净，要选用细镜检查，操作要轻巧，要仔细检查贲门和胃底部，对食管高度弯曲及炎症较重的病例，内镜检查要特别慎重，以免发生食管穿破。

● **贲门失弛缓症的药物治疗有哪些？**

答：目前常用的药物有硝酸盐类、钙通道阻滞药及β受体激动药等。

（1）硝酸盐类　有硝酸甘油和硝酸戊四醇酯、二硝酸异山梨醇酯。

（2）钙通道阻滞药　如硝苯地平、维拉帕米、地尔硫䓬。

（3）β受体激动药　如卡布特罗。

● **除了药物治疗外，还有什么方法？　各有什么适应证？**

答：除了非手术治疗，还有扩张疗法和手术治疗。

（1）扩张疗法的适应证

① 对药物治疗效果欠佳或不能坚持用药的患者。

② 儿童生长发育期。

③ 妊娠期进食困难明显加重者。

④ 合并其他严重疾病、年迈体弱、不能接受手术治疗，但能接受扩张疗法者。

（2）手术治疗的适应证

① 多次气囊扩张无效者。

② 由于食管扩张或扭曲，扩张器不能通过者。

③ 儿童或者精神疾病患者不能合作，难以接受气囊扩张术者。

④ 伴有贲门部溃疡或瘢痕形成者。

⑤ 并发其他病变，如胆结石、消化性溃疡等而又有手术适应证者。

⑥ 伴有巨大膨出性食管憩室或食管裂孔疝，扩张疗法易引起出血等并发症者。

⑦ 食管癌不能除外者。

⑧ 扩张术并发穿孔者。

主任医师总结

（1）该患者的诊断思路　以进行性吞咽困难为主要症状，伴有食物反流及胸骨后疼痛，值得注意的是患者病情有逐步加重的特征。有上述症状的患者，除了要考虑贲门失弛缓症，还需要考虑食管弥漫性痉挛、食管癌、食管神经官能症、锥虫病等。需要综合应用内镜、食管钡餐检查和血肿瘤标志物、血常规等检查结果，即可诊断。

（2）贲门失弛缓症的检查　主要有四项检查：食管测压、食管钡餐造影、内镜检查、其他［食管排空（如核素食管通过时间、食管钡剂排空指数测定、饮水试验）、乙酰甲胆碱试验］。食管测压是将测压导管插入胃内后，缓慢牵拉测压导管，同时观察显示屏幕上压力图形的变化，当近端通道进入食管下端括约肌区后，即可见此通道压力上升。继续外拉导管，测量不同区段的食管压力并予以记录。食管测压用于鉴别原发性食管动力障碍、非特异性食管动力障碍和继发性食管动力障碍。原发性食管动力障碍有贲门失弛缓症、胡桃夹食管、弥漫性食管痉挛、食管下端括约肌高压等；继发性食管动力障碍有硬皮病、糖尿病。

（3）贲门失弛缓症的治疗　该病治疗包括非手术治疗和扩张疗法、手术治疗。

① 非手术治疗

a. 非药物治疗：质软高能食物、睡眠时高枕卧位、营养支持。

b. 药物治疗：硝酸盐类、钙通道阻滞药及β受体激动药等。

② 扩张治疗：探条扩张器，气囊、水囊压力扩张器，渐进性食管扩张器。

③ 手术治疗方式：开放式肌切除、微创肌切开术、内镜下括约肌肉毒素注射治疗等。

（丁　健　郭晓雄）

查房笔记

第二章 胃部疾病

上腹部闷痛 10 年，加重 7 天——慢性胃炎

⚜ [实习医师汇报病历]

患者男性，48 岁，以"上腹部闷痛 10 年，加重 7 天"为主诉入院。入院前 10 年无明显原因出现上腹部闷痛不适，无涉及他处，伴嗳气，偶尔反酸，进食后饱胀，在外院行胃镜检查，服用法莫替丁、多潘立酮（吗丁啉）等药物后上述症状可缓解。此后症状时常反复发作。入院前 7 天因饮食不当后上述症状加重，恶心，欲呕，收入院。

体格检查　T 36.2℃，神志清楚，皮肤、巩膜无黄染，浅表淋巴结未触及肿大，双肺呼吸音清晰，未闻及干、湿啰音，心率 76 次/min，律齐，各瓣膜未闻及杂音，腹部平软，中上腹部轻压痛，无反跳痛，肝脾未触及，移动性浊音阴性，肠鸣音 4 次/min。

辅助检查　血常规、肝功能、肾功能结果正常。已申请胃镜、全腹部 B 超检查。

初步诊断　胃炎。

治疗　目前主要给予铝碳酸镁、莫沙比利治疗。

 主任医师常问实习医师的问题

● 该患者的病史有哪些特点？

答：慢性起病（10 年病史），症状反复，主要表现为中、上腹闷痛不适，嗳气，进食后饱胀，本次发病系饮食不当后症状加重，查体中、上腹部压痛。

● **目前考虑的诊断是什么？**

答：胃炎。

● **还需要哪些进一步检查来证实诊断？**

答：还需要做胃镜及活组织病理学检查、幽门螺杆菌检测、外周血壁细胞抗体及内因子抗体检测来证实诊断。

● **检查还没有出来之前需要做哪些相应的治疗？**

答：质子泵抑制药（如雷贝拉唑 10mg po bid）抑酸，莫沙比利（5mg po bid）促胃肠动力，铝碳酸镁（1g po tid）保护胃黏膜。

❀ ［住院医师补充病历］

> 该患者发病过程中无畏冷、发热、尿黄、眼黄，无排便异常。近7 天症状加重，但无呕吐。10 年来无食量减少、体重下降。个人史中吸烟每天 2 包。家族史中其父亲死于胃癌。

主任医师常问住院医师、进修医师和主治医师的问题

● **对目前的诊断和治疗有何不同意见？**

答：患者为中年男性，病史 10 年，主要表现中、上腹闷痛不适，嗳气，进食后饱胀，本次发病系饮食不当后症状加重，无食量减少、体重下降，有吸烟史，查体中、上腹压痛。考虑诊断应为"慢性胃炎"更为确切，但要排除功能性消化不良。

治疗方面在未行胃镜检查前暂先不用质子泵抑制药如雷贝拉唑，因患者如系萎缩性胃炎，过强长程抑制胃酸会加重胃黏膜萎缩，可先予莫沙比利促胃肠动力、铝碳酸镁保护胃黏膜对症治疗。待胃镜、组织病理学检查及幽门螺杆菌检测结果出来后再确定治疗方案。

该患者今早已行以上两项检查。

● **慢性胃炎确诊的主要手段是什么？**

答：多数慢性胃炎患者无任何症状，即使有症状也缺乏特异性，根据症状和体征难以作出慢性胃炎的正确诊断，其确诊主要依赖内镜检查和胃黏膜活组织病理学检查，尤其是后者的诊断价值更大。该患者今早行胃镜检查：胃窦为主慢性萎缩性胃炎，幽门螺杆菌（HP）感染。

● **慢性萎缩性胃炎的分类和主要病因是什么？**

答：慢性萎缩性胃炎分为 A、B 两型。A 型是胃体弥漫性萎缩，导致胃酸分泌下降，影响维生素 B_{12} 及内因子的吸收，因此常合并恶性贫血，与自身免疫有关。B 型在胃窦部，少数可发生胃癌，在我国80％以上慢性萎缩性胃炎属于 B 型。

慢性萎缩性胃炎与幽门螺杆菌、化学损伤［胆汁反流、非甾体抗炎药（NSAID）、吸烟、酗酒等］有关。胃内攻击因子与防御修复因子失衡是慢性萎缩性胃炎发生的根本原因，包括幽门螺杆菌感染，长期饮浓茶、烈酒、咖啡，食用过热、过冷、过于粗糙的食物，可导致胃黏膜的反复损伤；长期大量服用 NSAID（如阿司匹林、吲哚美辛等）可抑制胃黏膜前列腺素的合成，破坏黏膜屏障；烟草中的尼古丁不仅影响胃黏膜的血液循环，还可导致幽门括约肌功能紊乱，造成胆汁反流，各种胆汁反流均可破坏黏膜屏障造成胃黏膜慢性炎症改变。胃黏膜营养因子（促胃液素、表皮生长因子等）缺乏；心力衰竭、动脉粥样硬化、肝硬化合并门静脉高压、糖尿病、甲状腺病、慢性肾上腺皮质功能减退、尿毒症、干燥综合征、胃血流量不足及精神因素等均可导致胃黏膜萎缩。结合该患者有吸烟史及本次症状加重前有饮食不当史，加之有幽门螺杆菌感染可能成为其主要病因。

● **慢性胃炎需要与哪些疾病相鉴别？**

答：（1）功能性消化不良 慢性胃炎患者可有消化不良的各种症状，部分有消化不良症状者如果胃镜和病理学检查无明显阳性发现，可能仅仅为功能性消化不良。当然，少数功能性消化不良患者可同时伴有慢性胃炎，所以在慢性胃炎—消化不良症状—功能性消化不良之间形成错综复杂的关系。但一般说来，消化不良症状的有无和严重程度与慢性胃炎的内镜所见或组织学分级并无明显相关性。

（2）早期胃癌和胃溃疡 这几种疾病的症状有重叠或类似，但胃镜和病理学检查可作出鉴别。如黏膜糜烂，尤其是隆起糜烂，要多活检和及时复查，以排除早期胃癌。因为受患者及内镜操作者因素（吸烟、食物刺激加重黏膜水肿、恶心反应、操作者手法熟练程度）、活检是局部点而非整个黏膜面、病理诊断医师主观经验等影响，所以即使是组织病理学诊断，也有一定的局限性，尽量做多点活检，治疗疗效欠佳时，需短期复查内镜及病理学检查以排除早期胃癌。

（3）慢性胆囊炎与胆石症 其与慢性胃炎症状非常相似，同时并存者也较多。对于中年女性肥胖患者诊断慢性胃炎时，要仔细询问病史及体检，结合临床生化检查，必要时行肝胆 B 超检查了解肝胆和胆道情况，明确是否为慢性胆囊炎与胆石症。

● **幽门螺杆菌是一种什么样的细菌？ 如何致病？ 哪些情况下幽门螺杆菌相关性慢性胃炎需要根治？**

答： （1）1983 年首先由巴里·马歇尔（Barry J Marshall）和罗宾·沃伦（J Robin Warren）发现，认为与幽门部炎症有关，称幽门弯曲菌（CP）。1989 年 Goodwin 认为 CP 与其他弯曲菌有别，提出改名为幽门螺杆菌（HP）。幽门螺杆菌是一种单极、末端钝圆、螺旋形弯曲的细菌。革兰染色阳性，Warthin-Starry 银染色呈褐黑色，光镜下幽门螺杆菌呈 S 形，长 $2.5 \sim 4.0 \mu m$，宽 $0.5 \sim 1.0 \mu m$。电镜下观察菌体表面光滑，有 $4 \sim 6$ 条带鞘鞭毛。属于微需氧菌，最适宜在 5% 氧气、10% 二氧化碳和 85% 氮气的条件下生长。其营养需求高，最适合温度为 37℃，要求 pH $5.5 \sim 8.5$，生长缓慢，培养 $3 \sim 5$ 天才可成菌落，对酸有一定耐受性，对氧具有敏感性，空气中放置 $2 \sim 3h$，则不能再接种成功。

（2）幽门螺杆菌进入胃后，主要通过以下机制发挥致病作用：

① 菌体的鞭毛提供动力穿过黏液层。

② 通过黏附素，牢牢地与上皮细胞黏附在一起，避免随食物一起被胃排空。

③ 分泌空泡毒素（*VacA* 基因）和细胞毒素相关蛋白（*CagA* 基因），是主要毒性物质。

④ 产生尿素酶分解尿素产氨，除对幽门螺杆菌有保护作用外，还能直接和间接造成胃黏膜屏障损害。分泌过氧化物歧化酶（SOD）和过氧化氢酶，以保护其不受中性粒细胞的杀伤，分泌黏液酶、脂酶、磷脂酶 A、脂多糖等降解黏液，破坏胃上皮细胞的完整性。

⑤ 幽门螺杆菌通过抗原模拟产生抗体，导致胃黏膜细胞免疫性损伤。

幽门螺杆菌感染是慢性活动性胃炎、消化性溃疡、胃黏膜相关淋巴组织（MALT）淋巴瘤和胃癌的主要致病因素。1994 年世界卫生组织/国际癌症研究机构（WHO/IARC）将幽门螺杆菌定为 I 类致癌原。

（3）幽门螺杆菌相关性慢性胃炎出现下列情况下需要根治。

① 慢性胃炎伴消化不良症状。

② 慢性胃炎伴胃黏膜萎缩、糜烂。

③ 长期服用质子泵抑制药。

④ 有胃癌家族史者。

⑤ 证实有幽门螺杆菌感染。

如何治疗慢性萎缩性胃炎而且预防其癌变？

答：迄今为止尚缺乏公认的、十分有效的逆转萎缩、肠化和异型增生的药物，但一些饮食方法或药物治疗还是有一定作用的。

（1）根除幽门螺杆菌 根除幽门螺杆菌治疗后萎缩可逆性的临床报告结果很不一致，可能受很多因素影响，但是，根除幽门螺杆菌后对炎症的消除、萎缩甚至肠化的好转肯定是有好处的。

（2）环氧合酶-2（COX-2）抑制药的化学预防作用 COX-2 是前列腺素（PG）合成过程中的限速酶，可将花生四烯酸代谢成各种前列腺素产物，后者参与维持机体的各种生理和病理功能。COX-2 与炎症及肿瘤的发生、发展有密切关系，COX-2 抑制药可预防、治疗炎症和肿瘤。

（3）生物活性食物成分 这类食物除了含有满足人体必需的营养成分外，同时具有预防疾病、增强体质或延缓衰老等生理功能，饮食中的一些天然食物成分有一定的胃癌预防作用。

① 叶酸：一种 B 族维生素，主要存在蔬菜和水果中。人体不能合成叶酸，必须从膳食中获取，若蔬菜和水果摄入不足，极易造成叶酸缺乏，而叶酸缺乏将导致 DNA 甲基化紊乱和 DNA 修复机制减弱，并与人类肿瘤的发生有关。萎缩性胃炎和胃癌发生中不仅有叶酸水平的下降，更有总基因组 DNA 和癌基因低甲基化的发生。国内大量动物实验表明叶酸可预防萎缩性胃炎癌变。也有研究表明在肿瘤发展的不同阶段，叶酸具有双重调节作用，因此补充叶酸需严格控制其干预剂量和时间，以便提供安全有效的肿瘤预防而不是盲目补充叶酸。

② 维生素 C：传统的亚硝胺致癌假说和其他研究结果提示，维生素 C 具有预防胃癌的作用，可能与纠正幽门螺杆菌引起的高胺环境有关。维生素 C 是一种较好的抗氧化剂，能清除体内的自由基，提高机体的免疫力，对抗多种致癌物。维生素 C 也具有抗炎和恢复细胞间交通的作用。

③ 维生素 E：预防胃癌的作用目前有争议，多数认为无效。

④ 维生素 A 类衍生物：对胃癌可能有一定的预防作用。不同的维

生素 A 衍生物对胃癌的影响不同，其最佳剂量与肿瘤抑制的相关性还需进一步证明。

⑤ 茶多酚：富含茶多酚的绿茶有降低萎缩性胃炎发展为胃癌的危险性。大量饮茶者胃癌发病率显著下降，绿茶和红茶中的儿茶素可以诱导胃癌细胞凋亡，而对正常细胞影响较小。

⑥ 大蒜素：可降低幽门螺杆菌引起的萎缩性胃炎的胃癌发病率，可能与其影响代谢酶的活性及抑制肿瘤细胞增殖和凋亡有关。此外，大蒜素还有极强的杀幽门螺杆菌能力。可以抑制胃癌细胞 BGC823 的增殖，诱导其发生和凋亡，在胃癌细胞中激发一系列与细胞凋亡通路相关蛋白质的表达，进一步抑制胃癌细胞。

⑦ 微量元素硒：对胃癌有一定的预防作用，但过量应用（3200μg/d，1 年）却有一定的肝、肾毒性。有机硒以主动运输机制通过肠壁被机体吸收，其吸收率高于无机硒，被人体吸收后可迅速地被人体利用，且安全性较高。

主任医师总结

（1）慢性胃炎是由各种病因引起的胃黏膜慢性炎症，根据新悉尼胃炎系统和我国 2012 年颁布的《中国慢性胃炎共识意见》标准，据内镜及组织病理学变化，分为非萎缩性（浅表性）胃炎、萎缩性胃炎和特殊类型胃炎。幽门螺杆菌感染为慢性非萎缩性胃炎的主要病因，人群感染率为 40%～70%。慢性萎缩性胃炎的原因目前尚未明确，占慢性胃炎的 10%～20%。幽门螺杆菌感染的诊断方法分侵入性和非侵入性，应熟悉每种方法的优缺点并应用于临床和科研中，正确掌握抗幽门螺杆菌治疗的适应证和常用治疗方案。

（2）慢性胃炎的诊断主要依赖内镜检查和胃黏膜活组织病理学检查。对于萎缩性胃炎中肠化和异型增生（上皮内瘤变）应密切随访，根除幽门螺杆菌可防止胃黏膜萎缩和肠化的进一步发展。不完全型结肠型肠化分布范围越广，发生胃癌的危险性越高，重度异型增生（上皮内瘤变）被认为是重要的胃癌癌前病变。

（3）根除幽门螺杆菌失败的主要原因有以下几点：

① 细菌因素：如产生耐药性、不同菌株的毒力因子不同、不同基因型菌株的混合感染等。

② 宿主因素：如宿主的年龄、性别、基因型和免疫状态，宿主对治疗的依从性。

③ 医源性因素：包括不规范根除治疗或不按根除治疗适应证进行治疗，其中耐药性是最重要的原因。

（4）根除幽门螺杆菌失败的补救措施

① 严格掌握适应证，选用正规、有效的治疗方案。

② 联合用药。

③ 加强医师对幽门螺杆菌治疗知识的普及和更新。

④ 提高患者依从性。

⑤ 有条件者治疗前做药敏试验。

⑥ 对一线治疗失败者，改用补救疗法。近年来报道序贯治疗（PPI＋阿莫西林，5 天，接着 PPI＋克拉霉素＋替硝唑，5 天，均为 2 次/d）对失败者有较好疗效。

⑦ 寻找新的不易产生耐药的抗生素及研究幽门螺杆菌疫苗。

（5）该患者是中年男性慢性萎缩性胃炎并幽门螺杆菌感染，并有胃癌家族史，如在治疗过程中出现溃疡、息肉、出血，或即使未见明显病灶，但胃镜活检出现中、重度异型增生者，结合患者临床情况可考虑做部分胃切除术，有可能检出早期胃癌，但要严格控制指征，尤其是年轻者。

（李文清）

查房笔记

反复中上腹闷痛8年——顽固幽门螺杆菌感染

 ［实习医师汇报病历］

　　患者男性，55岁，以"反复中上腹闷痛8年"为主诉入院。入院前8年起，反复中上腹巴掌大小范围内闷痛，持续数十分钟，可忍受，可自行缓解，常于寒冷季节发作，餐前、餐后均可发生，时有反酸、嗳气，不规则服用"奥美拉唑"，症状反复，曾多次行胃镜示"隆起型糜烂性胃炎Ⅲ级"，"幽门螺杆菌阳性"，先后于3家三甲医院使用"奥美拉唑、克拉霉素、阿莫西林、甲硝唑、呋喃唑酮（痢特灵）"等药物，每次服用3～7天，其中两次因服用"克拉霉素"后恶心明显，未能完成疗程。近期症状再发，程度同前。近来体重无减轻，无黑粪、呕血。既往体健，母亲因"胃癌"去世。

　　体格检查　生命体征平稳，巩膜无黄染，心肺无阳性体征，腹平软，全腹无压痛、反跳痛，肠鸣音正常，双下肢无水肿。

　　辅助检查　入院检查血、尿、粪常规正常，血生化、CEA、AFP均正常，胸部正侧位X线片、上腹部B超无异常，胃镜示隆起型糜烂性胃炎Ⅲ级，幽门螺杆菌阳性；病理学检查示胃窦黏膜中度慢性浅表性胃炎伴中度肠化，局部淋巴滤泡增生。

　　入院诊断　慢性胃炎，幽门螺杆菌感染。

主任医师常问实习医师和住院医师的问题

● 本病例的特点及治疗重点是什么？

　　答：本例为中年男性，有反复中上腹闷痛8年，有反酸、嗳气等高酸症状，无消瘦、黑粪等症状，体检无阳性发现，胃镜示隆起型糜烂性胃炎，幽门螺杆菌阳性，病理学检查提示出现中度肠化及黏膜下局部淋巴滤泡增生，诊断考虑慢性胃炎，幽门螺杆菌感染，结合病理学检查出现中度肠化、母亲有胃癌史，符合幽门螺杆菌根除治疗的适应证，其治疗应首先根除幽门螺杆菌。但其对克拉霉素治疗的胃肠道副作用无法耐受，3 次正规治疗均失败，为顽固幽门螺杆菌感染，治疗难度较大。

如何评价根除方案的疗效？

答：相对于只分析完成全程治疗患者、不列入脱组或未完成治疗患者的符合方案（per-protocol，PP）分析而言，由于幽门螺杆菌根除方案中常用药物克拉霉素、甲硝唑等的胃肠道副作用常见，而部分方案服药方法复杂等因素可能明显降低患者服药顺应性，因此，评价幽门螺杆菌根除方案的实际根除效果采用意向性（intention to treat，ITT）分析更有价值。ITT 分析收集全部入选者（无论是否完成全程治疗）的资料进行分析，但可能会低估方案的有效性。

2007 年提出的 Graham 评分系统根据 ITT 将幽门螺杆菌根除方案分为 5 个级别，分别是 A 级（优异）＞95％、B 级（优良）90％～94％、C 级（可接受）85％～89％、D 级（较差）81％～84％和 F 级（不可接受）＜80％，但是，按照这个标准，目前全球推荐的 PPI 加两种抗生素的三联一线方案的实际表现很少能超过 C 级，而且随着日渐严重的甲硝唑和克拉霉素耐药，根除失败的机会还在不断上升。

何时复检以评价根除疗效更合适？

答：目前采用根除治疗 4 周后复检以确定幽门螺杆菌是否根除的方案，尽管延后复检可能更有利于发现幽门螺杆菌根除失败的再燃者，但一般认为以 4 周作为复检时间界限有较好的可操作性，如复检时间间隔过长，复检阳性者还需要排除再感染病例，并不等于方案本身对幽门螺杆菌无效。

即使以 4 周为复检时间点，患者仍有可能在这 4 周中再感染。幽门螺杆菌可以存在于牙龈下的菌斑中。有一项研究发现，以 PCR 技术及限制性内切酶分析比较 15 例患者口腔内及胃内幽门螺杆菌的酶切图谱，其中有 13 例相同，而有 4 例更是在口腔、胃及十二指肠 3 处的菌株酶切图谱均一致。而且，牙菌斑内的微生物有独特的"生物膜"结构，常规的全身用药治疗对其作用甚微，因此，幽门螺杆菌在口腔内的存在可能是幽门螺杆菌复检阳性的原因。

此外，尽管主流观点认为幽门螺杆菌主要在 3 岁以内通过与母亲的密切接触而传染，但幽门螺杆菌感染存在明显的人群聚集性，低经济发展水平、卫生条件差、文化程度低、居住拥挤以及水源不洁等因素均可能是幽门螺杆菌感染的风险因素，成年人仍有机会感染幽门螺杆菌。

● 抗幽门螺杆菌方案联用质子泵抑制药的意义何在？

答：抗生素的体内外抑菌活性并不完全一致，酸性环境下某些抗生素的抗菌能力下降。当 pH 在 6 以上时，阿莫西林、克拉霉素及甲硝唑等常用抗幽门螺杆菌药物的最低抑菌浓度（MIC）都显著高于 pH 较低时，这就是目前四联方案中使用质子泵抑制药（PPI）的主要原因。

由于质子泵抑制药在现行根除方案中的重要作用，其血药浓度对幽门螺杆菌根除有一定的影响。细胞色素 P450（CYP）2C19 途径是质子泵抑制药的主要代谢途径，因此其基因多态性可影响含质子泵抑制药治疗方案的疗效。强代谢型者质子泵抑制药清除率高，血药浓度较弱代谢型者低，可能降低幽门螺杆菌根除的成功率。已有研究检测 CYP2C19 的基因多态性后针对性使用质子泵抑制药有较好的根除表现，但鉴于目前基因检测的花费及技术复杂性，尚不具备在临床大范围应用的条件。

必须注意的是，单独使用抑酸药可使胃窦定植的幽门螺杆菌数量降低而胃体幽门螺杆菌数量上升，因此在使用抗生素之前使用质子泵抑制药可能会降低幽门螺杆菌根除的疗效。

● 幽门螺杆菌的根除率与性别和年龄有关吗？

答：目前推荐的抗幽门螺杆菌四联方案在女性中的根除率更低一些，这是多个荟萃分析得出的一致结论，其原因可能是女性对甲硝唑的耐药率更高，而这种耐药性的增高应与甲硝唑在妇科疾病中的广泛应用有关系。而年龄与根除率的关系在不同的研究中则有不同结论，有的研究发现老年人中克拉霉素耐药者更多，因此根除失败的比例高；也有的研究认为老年患者胃黏膜萎缩更明显，胃酸更低，克拉霉素的作用更强，根除率更高。在我国这个抗生素应用广泛、幽门螺杆菌高流行的国家，上面何种说法更符合实际情况，尚没有相关的定论。

● 吸烟与饮酒对幽门螺杆菌根除率有何影响？

答：尽管吸烟与饮酒均会加重身体的健康负担，但其对根除幽门螺杆菌的影响却可能不同。多数研究认为吸烟会降低幽门螺杆菌的根除率，而饮酒者根除幽门螺杆菌的成功率却更高，这其中的原因并不明确，是否提示乙醇（酒精）有利于减少胃黏膜局部的幽门螺杆菌负荷，尚没有足够的研究证实。

● 如何处理多次根除失败的幽门螺杆菌感染？

答：耐药菌株是幽门螺杆菌根除失败的重要原因，避免耐药菌株的出现是防止根除失败的重要环节。对此，一方面要严格掌握根除适应证，适应根除治疗者则尽量争取初治成功，另一方面，任何单一药物都很难实现幽门螺杆菌的根除，因此应联合用药。除了联用抗生素，还可以与铋制剂联用或与质子泵抑制药联用，不仅减少根除治疗过程中出现幽门螺杆菌耐药株，还能增加抗生素的活性及药物治疗浓度。

复治的策略可以从延长疗程、增加联用药物种类、数量和剂量等方面展开。

(1) 延长疗程是最早开始实践的提高幽门螺杆菌根除成功率的策略之一。目前认为，用药 14 天的根除率高于 7 天，而副作用及治疗花费与耐药复治相比更易接受。

(2) 联用药物种类方面，除了抗生素，由于铋剂能在幽门螺杆菌细胞壁周围蓄积到较高浓度，可有效降低荷菌量。因此，质子泵抑制药三联加铋剂的四联疗法是目前推荐作为主要的经验治疗根除幽门螺杆菌方案。

(3) 当对常用抗生素（甲硝唑、克拉霉素和阿莫西林）耐药时可以酌情选用左氧氟沙星、莫西沙星及呋喃唑酮等，但必须注意药物副作用。

(4) 增加药物剂量的做法可能显著增加副作用，且对耐药菌株有可能也无效，因此并不被广泛看好，但仍有人使用高剂量二联疗法，即质子泵抑制药加阿莫西林 1g，q6h，且疗程增至 14 天。增加联用药物数量方面，有研究推荐以质子泵抑制药加 3 种抗生素的 7 天疗法，也称为复合疗法，尽管部分研究认为此方案可有效提高根除率，但 3 种抗生素同时应用抗幽门螺杆菌在国内严格管理抗生素应用的今天，如要推广尚需要更多的循证证据；而序贯疗法虽也使用了 3 种抗生素，但分为两阶段，前 5 天为质子泵抑制药＋阿莫西林、后 5 天为质子泵抑制药＋克拉霉素＋甲硝唑/替硝唑，均为 bid，在国外已有较多研究支持，可能是目前较可行的治疗方案，但在国内亦没有前瞻性的大样本多中心的临床研究，应用时要注意药物副作用和患者依从性。

对连续治疗失败者宜间隔 2～3 个月后再行根除治疗，以避免反复治疗后幽门螺杆菌发生球形变而对抗生素失去敏感性。同时，抗幽门螺杆菌药物多有明显的胃肠道副作用，且可能分餐前、餐后服用，有 1 日 1～4 次的不同服药方法，应与患者说明，以增强用药者的依从性。

主任医师总结

（1）幽门螺杆菌感染与多种胃肠道疾病密切相关，其根除是胃肠道疾病治疗的重要内容，对多次治疗失败的顽固性幽门螺杆菌感染，应分析原因，从延长疗程、增加联用药物种类、数量和剂量等方面入手进行复治。同时，应慎重初治，强调规范化治疗，提高初治的成功率。

（2）目前较为积极的探索有应用左氧氟沙星，0.25g po bid 方案，或 0.5g po qd 方案，甚至 0.5g po bid 方案；也有应用莫西沙星清除幽门螺杆菌的尝试。上述方案未获得高等级临床循证医学证据，但在临床中可作为疑难患者的一种谨慎尝试。

（庄则豪）

查房笔记

反复中上腹闷痛5年，加重 1周——消化性溃疡

※ [实习医师汇报病历]

　　患者男性，46岁，因"反复中上腹闷痛5年，加重1周"入院。于5年前反复出现中上腹闷痛，空腹时明显，进食后缓解，时有夜间痛醒，无涉及他处，伴反酸、嗳气，多于每年冬春季节发作，曾自行服用中药，症状反复，无系统诊疗。1周前因饮酒后腹痛再发，较前加重，部位和规律同前，服用"中药"（具体不详）后病情无好转，转我院进一步诊疗。发病以来，无恶心、呕吐、呕血、黑粪，食欲好，二便正常，体重无明显变化。既往体健，无肝肾疾病、胆石症及胆囊炎病史，无手术、外伤和药物过敏史。吸烟20余年，约20支/d，无嗜酒。

　　体格检查　生命体征平稳，一般情况可，无皮疹，浅表淋巴结无肿大，巩膜无黄染，心肺阴性，腹平软，中上腹压痛，无反跳痛，全腹未及包块，肝脾未触及，墨菲征阴性，移动性浊音阴性，振水音未闻及，肠鸣音4次/min，双下肢无水肿。直肠指诊未发现异常。

　　辅助检查　血常规示 WBC $5.5×10^9$/L，N 70%，L 30%，Hb 130g/L，PLT $200×10^9$/L。粪隐血试验（OB）阳性。X线钡餐检查：可见十二指肠球部激惹、变形。

　　初步诊断　十二指肠球部溃疡。

　　治疗　入院后嘱患者戒烟酒，给予制酸、保护胃黏膜等治疗。

？ 主任医师常问实习医师的问题

● 该患者的病史有哪些特点？

　　答：中年男性，慢性腹痛伴有反酸、嗳气，腹痛呈周期性、节律性，夜间及空腹时明显，进食后缓解；有吸烟史，饮酒后腹痛加重；体格检查中上腹压痛；粪OB阳性，X线钡餐检查：可见十二指肠球部激惹、变形。

● **明确诊断还需要做哪些检查？**

答：明确诊断还需要做幽门螺杆菌检测、胃液分析、血清胃泌素测定、胃镜检查。其中胃镜检查最重要。

● **消化性溃疡病的病因与发病机制是什么？**

答：简要地说，消化性溃疡主要与胃十二指肠黏膜的损害因素和黏膜自身防御-修复因素之间失平衡有关，其中胃酸分泌异常、幽门螺杆菌感染和非甾体抗炎药广泛应用是引起消化性溃疡病最常见的病因。

✿ ［住院医师补充病历］

> 　　患者为中年男性，有慢性上腹痛病史，无规范诊疗，本次因饮酒后腹痛加剧，阳性体征有中上腹压痛，粪OB阳性，考虑合并上消化道出血。已经给予相应处理，目前生命体征平稳，血红蛋白正常，暂无血容量不足的表现。

 主任医师常问住院医师、进修医师和主治医师的问题

● **对目前的诊断有何不同意见？如何鉴别诊断？**

答：（1）根据病史和目前的临床表现，同意十二指肠球部溃疡并发上消化道出血的诊断。

（2）鉴别诊断

① 慢性胃炎：可有间断上腹胀痛和嗳气、反酸，但腹痛无规律，进食后更明显，内镜可鉴别。

② 胃癌：有上腹痛，但无规律，多以上腹饱胀为主要表现，进食后加重，常伴消瘦，内镜下根据溃疡的部位、形态、大小、深度、病期以及溃疡周围黏膜的情况、直视下取组织病理学检查可鉴别。

③ 慢性胆囊炎和胆石症：腹痛部位在右上腹，并向右背部反射，墨菲征阳性，常伴有发热、血象高等感染征象，腹部B超可鉴别。

④ 胰腺炎：此外，该患者饮酒后出现腹痛加剧，需考虑急性胰腺炎可能，该病腹痛常位于中上腹，呈持续性疼痛阵发性加剧，可涉及腰背部，伴有恶心、呕吐、发热，重者有低血压、休克表现，查血尿淀粉酶、血脂肪酶、胰腺CT扫描可鉴别。

● **消化性溃疡的治疗原则是什么？**

答：（1）一般治疗 劳逸结合，戒除烟酒，注意饮食。
（2）药物治疗 根除幽门螺杆菌，抗酸，保护胃黏膜。

● **溃疡病最主要的治疗措施是什么？**

答："无酸，无溃疡"观点得到普遍公认，胃酸降低与溃疡愈合有直接关系。抑酸治疗是缓解消化道症状、愈合溃疡最主要的措施。质子泵抑制药（H^+-K^+-ATP 酶抑制药）是首选药物。胃内 pH 值升高≥3，每天维持 18～20h，几乎可使所有十二指肠溃疡在 4 周内愈合。通常采用标准剂量质子泵抑制药，9d，早餐前半小时服药，治疗十二指肠溃疡（DU）疗程 4 周，胃溃疡（GU）6～8 周，通常内镜下溃疡的愈合率均在 90% 以上，对于幽门螺杆菌阳性的消化性溃疡，应常规行 HP 根除治疗，在治疗结束后，仍应继续应用 PPI 至疗程结束。

● **幽门螺杆菌感染在消化性溃疡发病中的地位如何？ 其致溃疡的机制是什么？**

答：（1）幽门螺杆菌感染是消化性溃疡的主要病因。①消化性溃疡患者胃黏膜幽门螺杆菌检出率高，十二指肠溃疡（DU）（特别是球部）患者感染率达 90%～100%，胃溃疡（GU）为 80%～90%。②幽门螺杆菌感染者中发生消化性溃疡危险性显著增高，10 年中 15%～20% 的幽门螺杆菌感染者会发生消化性溃疡。③根除幽门螺杆菌可促进溃疡愈合。④根除幽门螺杆菌可使 DU、GU 的年复发率降至 1%～5% 以下，还可显著降低出血等并发症。

（2）幽门螺杆菌凭借其独立因子（VacA 蛋白和 CagA 蛋白是幽门螺杆菌的主要毒力标志）的作用，在胃型上皮（胃和有胃化生的十二指肠）定植，诱发局部炎症和免疫反应，损害局部黏膜的防御/修复。另一方面，幽门螺杆菌感染可增加胃泌素释放和胃酸分泌，增强了侵袭因素。这两方面的协同作用造成了胃十二指肠黏膜损害和溃疡形成。

● **幽门螺杆菌的根除治疗方案有哪些？**

答：目前推荐铋剂四联（PPI＋铋剂＋2 种抗菌药物）作为主要的经验治疗根除方案（共 7 种）。

PPI＋铋剂＋阿莫西林（1.0g）＋克拉霉素（0.5g）；
PPI＋铋剂＋阿莫西林（1.0g）＋左氧氟沙星（0.5g qd/0.2g bid）；

PPI＋铋剂＋阿莫西林（1.0g）＋呋喃唑酮（0.1g）；

PPI＋铋剂＋四环素（0.5g tid/qid）＋甲硝唑（0.4g tid/qid）；

PPI＋铋剂＋四环素（0.5g tid/qid）＋呋喃唑酮（0.1g）；

PPI＋铋剂＋阿莫西林（1.0g）＋甲硝唑（0.4g tid/qid）；

PPI＋铋剂＋阿莫西林（1.0g）＋四环素（0.5g tid/qid）。

注：标准剂量（PPI＋铋剂）（bid，餐前半小时口服）＋2种抗菌药物（餐后口服）。标准剂量PPI为艾司奥美拉唑20mg、雷贝拉唑10mg（或20mg）、奥美拉唑20mg、兰索拉唑30mg、泮托拉唑40mg、艾普拉唑5mg，以上选一；标准剂量铋剂为枸橼酸铋钾220mg（果胶铋标准剂量待确定）。推荐经验性铋剂四联治疗方案疗程为10d或14d。

补充说明：

（1）尽管非铋剂四联方案的伴同疗法仍有可能获得与铋剂四联方案接近或相似的根除率。但与前者相比，选择后者有下列优势：铋剂不耐药，铋剂短期应用安全性高治疗失败后抗菌药物选择余地大。因此，除非有铋剂禁忌或已知属于低耐药率地区，经验治疗根除Hp应尽可能应用铋剂四联方案。

（2）Hp对克拉霉素、甲硝唑和左氧氟沙星的耐药率（包括多重耐药率）呈上升趋势，耐药率有一定的地区差异。我国Hp对克拉霉素、甲硝唑和左氧氟沙星（氟喹诺酮类）的耐药率呈上升趋势，近年报道的Hp原发耐药率克拉霉素为20%～50%，甲硝唑为40%～70%，左氧氟沙星为20%～50%。Hp可对这些抗菌药物发生二重、三重或更多重耐药，报道的克拉霉素和甲硝唑双重耐药率>25%。总体上，这些抗菌药物的耐药率已很高，但存在一定的地区差异。

（3）目前我国Hp对阿莫西林（0～5%）、四环素（0～5%）和呋喃唑酮（0～4%）的耐药率仍很低。目前应用这些抗菌药物根除Hp尚无需顾虑是否耐药。这些抗菌药物应用后不容易产生耐药，因此治疗失败后仍可应用。

（4）Hp对克拉霉素和甲硝唑双重耐药率>15%的地区，经验治疗不推荐含克拉霉素和甲硝唑的非铋剂四联疗法。

（5）除含左氧氟沙星的方案不作为初次治疗方案外，根除方案不分一线、二线，应尽可能将疗效高的方案用于初次治疗。初次治疗失败后，可在其余方案中选择一种方案进行补救治疗。方案的选择需根据当地的Hp抗菌药物耐药率和个人药物使用史，权衡疗效、药物费用、不良反应和药物可获得性。

(6) 含左氧氟沙星的方案不推荐用于初次治疗，可作为补救治疗的备选方案。

(7) 补救方案的选择应参考以前用过的方案，原则上不重复原方案。如方案中已应用克拉霉素或左氧氟沙星则应避免再次使用。

(8) 不论初次治疗或补救治疗，如需选择含克拉霉素、甲硝唑或左氧氟沙星的三联方案，应进行药物敏感试验。

(9) 抑酸剂在根除方案中起重要作用，选择作用稳定、疗效高、受 $CYP2C19$ 基因多态性影响较小的 PPI，可提高根除率。

(10) 青霉素过敏者推荐的铋剂四联方案抗菌药物组合如下。

① 四环素＋甲硝唑；

② 四环素＋呋喃唑酮；

③ 四环素＋左氧氟沙星；

④ 克拉霉素＋呋喃唑酮；

⑤ 克拉霉素＋甲硝唑；

⑥ 克拉霉素＋左氧氟沙星。

如何预防溃疡的复发？

答：(1) 除去溃疡复发的危险因子如服用非甾体抗炎药、吸烟等。

(2) 根除幽门螺杆菌。

(3) 有复发史的幽门螺杆菌阴性溃疡、根除幽门螺杆菌后仍复发的溃疡或幽门螺杆菌难以根除、长期服用非甾体抗炎药、高龄或伴有严重疾病对溃疡及其并发症不能承受者，需予 H_2-RA 或者 PPI 维持治疗。维持时间长短视病情决定，短者 3～6 个月，长者 1～2 年，甚至更长。

主任医师总结

由于消化性溃疡内科有效治疗的进展，已使预后远较过去为优，病死率降至 1% 以下。经内镜或 X 线即可明确有无十二指肠溃疡或者胃溃疡，治疗策略如下：

(1) 首先区分有无幽门螺杆菌感染

① 质子泵抑制药阳性者首选抗质子泵抑制药治疗，必要时抗质子泵抑制药治疗结束后再给予 2～4 周抗酸分泌治疗。

② 质子泵抑制药阴性者，可服用任何一种 PPI 或者 H_2-RA，十二指肠溃疡的疗程为 4～6 周，胃溃疡的疗程为 6～8 周。

（2）维持治疗　根据溃疡复发的频率、年龄、服用非甾体抗炎药、吸烟、合并其他严重疾病、溃疡并发症等危险因素综合考虑。

（3）手术的适应证

① 大量出血内科紧急处理无效。

② 急性穿孔。

③ 瘢痕性幽门梗阻。

④ 内科治疗无效的难治性溃疡。

⑤ 胃溃疡疑有癌变。

（刘　霞　庄则豪）

查房笔记

上腹部隐痛不适 4 个月余，乏力、
消瘦 2 周——胃 癌

⚙️ [实习医师汇报病历]

患者男性，46 岁，因"上腹部隐痛不适 4 个月余，乏力、消瘦 2 周"入院。4 个月多前始出现上腹部隐痛不适，进食后明显，伴饱胀感，食欲逐渐下降，无恶心、呕吐、反酸、嗳气、呕血、黑粪，当地医院诊断为"胃炎"，予保护胃黏膜治疗，症状有所好转。2 周来渐感乏力，食欲减退，食量减少为原来 1/2，大便每日 1～2 次，糊状，每次量约 200ml，色暗，体重较发病前下降 4kg。既往体健，无肝肾疾病、胆石症及胆囊炎病史，无手术、外伤和药物过敏史。吸烟二十余年，每日 10～20 支，无酗酒。其兄死于"食管癌"。

体格检查 BP 95/55mmHg，一般情况可，消瘦外观，轻度贫血外观，锁骨上及其他浅表淋巴结无肿大，皮肤无黄染，睑结膜苍白，心肺阴性，腹平软，中上腹压痛，无反跳痛，全腹未触及包块，肝脾未触及，墨菲征阴性，移动性浊音阴性，振水音未闻及，肠鸣音 4 次/min，双下肢无水肿。直肠指诊未发现异常。

辅助检查 血常规，WBC 3.9×10^9/L，N 45.6％，Hb 80g/L，PLT 240×10^9/L；粪 OB 阳性。X 线钡餐检查：胃窦小弯侧似有 2cm 大小龛影，位于胃轮廓内，周围黏膜僵硬粗糙。

初步诊断 胃癌。

 主任医师常问实习医师的问题

● **该患者的病史有哪些特点？**

答：① 中年男性，腹痛、乏力、食欲下降、消瘦、呈慢性渐进性过程。

② 吸烟史。

③ 消化道肿瘤家族史。

④ 查体消瘦、贫血外观，中上腹压痛。

⑤ 粪 OB 阳性，消化道钡餐造影见胃窦小弯处壁内龛影。

● 目前考虑的诊断是什么？

答：胃癌。

● 还需要哪些进一步检查来证实诊断？

答：还需要做 CEA、CA19-9 等肿瘤标志物；胃镜检查，同时取组织标本做病理学检查；超声内镜检查可提供术前局部分期；CT 检查了解肝或者腹腔淋巴结有无转移、转移情况与部位，以协助制订下一步诊疗方案。

❀ ［住院医师补充病历］

患者为中年男性，慢性上腹痛病史，伴有贫血、消瘦消耗表现，本次因出现乏力、血压低等血容量不足表现，阳性体征有中上腹压痛，粪 OB 试验阳性，X 线钡餐检查见胃窦小弯壁内龛影，较大约 2cm，周围黏膜僵硬粗糙，故考虑胃癌可能性大，合并上消化道出血。

？ 主任医师常问住院医师、进修医师和主治医师的问题

● 对目前的诊断和治疗有何不同意见？

答：根据病史和目前临床表现，同意胃癌的诊断。应尽快完善胃镜、病理、CT 等检查，明确是否为恶性肿瘤，进行肿瘤分期。

手术是目前唯一有可能根除胃癌的手段。

● 胃癌的癌前变化有哪些？

答：1978 年 WHO 专家会议将胃癌的癌前变化分为癌前病变和癌前状态两类。癌前病变指一类易发生癌变的胃黏膜组织病理学变化，即异型增生；癌前状态指一些发生胃癌风险性明显增加的临床情况，包括萎缩性胃炎、慢性胃溃疡、残胃、胃息肉、胃黏膜巨大皱襞症。

● 胃癌分期、分型特征是什么？

答：胃癌可分为早期和进展期。

（1）早期胃癌　癌组织局限于黏膜和黏膜下层，而不论有无淋巴结转移（侵及黏膜下层者 11%～40% 有局部淋巴结转移）。按日本内镜学会分为隆起型（Ⅰ型），平坦型（Ⅱ型，再分为Ⅱa、Ⅱb、Ⅱc，分别为

浅表型、浅表平坦型、浅表凹陷型三种亚型）和凹陷型（Ⅲ型）。

（2）进展期胃癌 深度超过黏膜下层，其中侵入肌层者称为中期，侵及浆膜或浆膜外组织者称为晚期。多采用 Borrmann 分型：隆起型（Ⅰ型）、局限溃疡型（Ⅱ型）、浸润溃疡型（Ⅲ型）、弥漫浸润型（Ⅳ型），其中弥漫溃疡型累及胃大部或全胃时称为皮革胃。以局限浸润型和浸润溃疡型较多见。

● 胃癌的转移途径有哪些？

答：胃癌有四种扩散形式。

① 直接蔓延扩散至相邻器官：如胰腺、脾、横结肠、网膜。

② 淋巴结转移：最常见的转移形式，分局部转移和远处转移，如转移至左锁骨上时的 Virchow 淋巴结。

③ 血行播散：常见于肝、肺、骨、中枢神经系统。

④ 腹腔内种植：癌细胞从浆膜腔脱落入腹腔，种植于腹膜、肠壁、盆腔。种植于直肠前窝出现肿块时，称为 Blumer shelf，直肠指诊可扪及；种植于卵巢，称为 Krukenberg 瘤。

● 目前治疗胃癌的主要手段有哪些？

答：目前治疗胃癌的主要手段有手术治疗（目前唯一有可能根除胃癌的手段）；内镜下治疗（早期胃癌可做内镜下黏膜切除，EMR）；化学治疗（早期胃癌无淋巴结转移者术后不需要化疗；中晚期胃癌术后应给予化疗；不能施行手术的晚期胃癌，如一般情况许可，可试用化疗）；放射治疗、生物治疗作为辅助治疗。

● 内镜下治疗适用于哪些情况？

答：（1）早期胃癌。

（2）肿瘤局限于黏膜层者。

（3）不能耐受手术者。

（4）贲门癌所致的食管下端、贲门狭窄行扩张、放置内支架解除梗阻，暂时改善生活质量者。

主任医师总结

早期胃癌预后佳，术后 5 年生存率可达 90%～95%。故早期预防、早期诊断尤为重要。

（1）流行病学调查揭示的一些与胃癌发病相关的危险因素，应尽量避免，如亚硝酸盐。多吃新鲜蔬菜、水果。提倡与预防胃癌有关的对象根除幽门螺杆菌，如胃癌家族史者、早期胃癌术后者、慢性胃炎有明显异常者（包括糜烂、萎缩、肠化、异型增生）和胃溃疡患者。

（2）我国是胃癌高发区，由于半数以上的早期胃癌患者可无任何症状，有消化道症状者往往也缺乏特异性，或者容易结合病史认为是"慢性胃炎"。临床上有必要放宽内镜应用指征，并合理选择活检，以提高患者的诊断阳性率。

（3）手术是治疗胃癌的主要手段。对早期胃癌，胃部分切除术为首选；对进展期胃癌，如未发现转移，应尽可能手术切除，有些需进行扩大根除手术；对远处已有转移者，一般仅做姑息性手术，保证消化道通畅和改善营养。传统胃癌外科手术方法都是采用开放性手术。近年来，随着内镜技术的发展，使手术方式向微创及腔镜化方向发展，在保证手术疗效的前提下，减少患者痛苦，缩短手术时间及住院时间。

胃癌的根治原则：①非接触肿瘤，保留充足的手术切缘，手术切缘至少距肿瘤 3cm；②淋巴结清扫彻底。在无法手术的情况下，可视情况选择胃造瘘和腔道内支架等方式改变患者的生存质量。

（4）2010年，美国国立综合癌症网络（NCCN）将术前化疗列入了胃癌临床实践指南中，但并没有指出推荐的标准方案。目前循证医学证据较为充足的是 EOX 方案，即表柔比星、奥沙利铂联合卡培他滨治疗；对于进展期胃癌而言，可使用 ECX 方案（表柔比星＋顺铂＋卡培他滨）联合贝伐组单抗进行化疗。总之，医师试图通过术前、术后应用新辅助化疗措施降低肿瘤分期，以提高患者的 5 年存活率。目前对于胃癌新辅助化疗的研究结论并不成熟。尚无辅助化疗的标准方案。对于化疗不敏感的患者，如何治疗，这些都是医师目前的工作重点。

（刘　霞　庄则豪）

查房笔记

反复中上腹闷痛 10 年，加重半年——
胃黏膜相关淋巴组织淋巴瘤

✹ ［实习医师汇报病历］

患者男性，68 岁，因"反复中上腹闷痛 10 年，加重半年"入院。10 年前无明显诱因出现中上腹痛，间断性疼痛，饥饿时疼痛明显，进食后稍缓解，服用雷尼替丁可缓解，半年来症状加重。胃镜检查示胃体、胃角多发溃疡。既往长期大量吸烟史。家族中否认有此类疾病，2 个子女身体健康。免疫组化示：CK（＋），CD（－），CD45R0（＋），CD20（＋），CD79（＋），符合 B 细胞淋巴瘤，转我院进一步诊疗。

体格检查 生命体征平稳，神志清楚，轻度贫血外观，双肺呼吸音清，未闻及干湿啰音，心律齐，各瓣膜区未闻及杂音，腹部平坦，未见胃肠型及蠕动波，中上腹轻压痛，无反跳痛及肌紧张，未触及包块，肝脾未及，肝肾区无叩击痛，肠鸣音正常。

初步诊断 胃多发溃疡（B 细胞淋巴瘤）。

治疗 予规则标准剂量质子泵抑制药及胃黏膜保护药进行抗溃疡治疗。

❓ 主任医师常问实习医师的问题

● 该患者的病史有哪些特点？

答：患者为老年男性，反复中上腹闷痛 10 年，饥饿时疼痛明显，进食或服用雷尼替丁后可缓解，半年来症状加重。胃镜检查示胃体、胃角多发溃疡，免疫组化提示 B 细胞淋巴瘤，既往有长期大量吸烟史。

● 除本病外，在未行胃镜检查前，中上腹痛患者常需注意鉴别的疾病有哪些？

答：中上腹痛患者常需注意鉴别的疾病有：①急性胰腺炎；②胆石症、胆道感染；③急性冠脉综合征；④肋间神经炎；⑤全身系统疾病等。

● **目前考虑的诊断是什么？**

　　答：根据患者病史及其胃镜、免疫组化检查结果，考虑诊断为"胃多发溃疡：B 细胞淋巴瘤"，即胃黏膜相关淋巴组织（MALT）淋巴瘤。

● **碳 13 或碳 14 呼气试验的原理是什么？**

　　答：呼气试验利用了幽门螺杆菌含有尿素酶的特性，幽门螺杆菌感染者口服碳 13 或碳 14（示踪剂）标记的尿素，在胃内被幽门螺杆菌所含有的尿素酶分解，释放出 ^{13}C 或 ^{14}C 标记的二氧化碳，被吸收入血后经肺部排出，在定点时间测量受检者呼出气体中的 $^{13}CO_2$ 或 $^{14}CO_2$，可了解尿素分解的程度。

● **呼气试验检查前是否必须禁食？**

　　答：目前专家普遍认为，呼气试验应在禁食条件下实施，除非检测中使用测试餐。幽门螺杆菌阳性者若不禁食将可能使呼气试验检测的 DOB 值降低（假阴性），原因是示踪剂与胃内食物混合，无论是否使用测试餐均可能会部分阻止示踪剂与感染黏膜表面的接触；幽门螺杆菌阴性者若不禁食将可能使检测 DOB 值升高（假阳性），原因是许多食物中富含尿素酶，故检测前 2h 内若进食谷类或甘蔗将提高呼气试验的基线水平而造成假阳性结果，因此建议测试前 6h 禁食包括谷类和甘蔗在内的食物。

● **检查还没有出来之前需要做哪些相应的治疗？**

　　答：合并幽门螺杆菌感染的患者，应根除幽门螺杆菌；阴性者，给予规则抗溃疡治疗。

● **幽门螺杆菌必须根除的适应证是什么？**

　　答：幽门螺杆菌必须根除的适应证有消化性溃疡、早期胃癌术后、胃黏膜相关淋巴组织淋巴瘤及慢性胃炎伴萎缩、糜烂。

✿ ［住院医师补充病历］

　　患者为老年男性，病程较长，起病相对较缓，反复中上腹饥饿痛，进食或服用雷尼替丁可缓解，查体示中上腹轻压痛、无反跳痛，胃镜检查提示胃多发溃疡（B 细胞淋巴瘤）。诊断为胃黏膜相关淋巴组织淋巴瘤。

主任医师常问住院医师、进修医师和主治医师的问题

● **胃黏膜相关淋巴组织淋巴瘤的病因及发病机制是什么？**

　　答：正常胃黏膜中不含淋巴组织，胃黏膜相关淋巴组织淋巴瘤大多数起源于幽门螺杆菌感染后获得的黏膜淋巴组织，常表现为惰性的临床过程，幽门螺杆菌长期抗原刺激使得与黏膜上皮相关的淋巴组织产生免疫应答及局部炎症，发生免疫反应性淋巴增殖，在某些感染下出现宿主局部免疫反应，黏膜中的 T 细胞和巨噬细胞产生各种细胞因子，这些细胞因子刺激 B 细胞增殖，形成淋巴滤泡。在胃黏膜相关淋巴组织淋巴瘤中，幽门螺杆菌检出率高达 90%。大量研究显示，幽门螺杆菌持续感染在胃黏膜相关淋巴组织淋巴瘤发生中起到一定作用。

● **胃黏膜相关淋巴组织淋巴瘤的内镜表现及诊断如何？**

　　答：其内镜下病变多见于胃窦或胃体远端，Fork 根据其大体形态分为息肉型、溃疡型及浸润型，有时难以与胃癌区分开。若内镜下出现皱襞粗大而无狭窄、溃疡多发、多病灶以及出现跨区域、跨幽门的损害有利于淋巴瘤的诊断。

　　组织病理学检查是诊断本病的金标准。对诊断有困难的病例可辅以以下实验室检查。①免疫组化：检测活检组织中免疫球蛋白轻链限制性，临床常用，阳性率为20%~50%。②原位杂交：从 mRNA 水平检测 Ig 轻链限制性，区别肿瘤性或反应性浆细胞，阳性率可达 75%。③PCR分析 Ig 基因重排，阳性率为 85%~100%。④RT-PCR 检测 t（11；18）（q21；q21）易位，检测到融合基因，文献报道有此易位者根除幽门螺杆菌效果不佳。

　　根据本例患者内镜下表现、病理学检查及免疫组化结果分析，诊断明确。

● **目前治疗胃黏膜相关淋巴组织淋巴瘤的建议是什么？**

　　答：由于胃黏膜相关淋巴组织淋巴瘤与幽门螺杆菌感染相关，因此抗幽门螺杆菌为治疗胃黏膜相关淋巴组织淋巴瘤的方法之一，《第五次全国幽门螺杆菌感染处理共识报告》中提到的根除幽门螺杆菌指征中属于"强烈推荐"的适应证范畴，方案可参考指南中推荐方案进行。治疗之后可使低度恶性 B 细胞淋巴瘤完全或部分消退，对根除幽门螺杆菌治疗无效者目前意见不一，手术、放化疗等单一或联合使用皆有报道。

胃黏膜相关淋巴组织淋巴瘤对放疗敏感，5年生存率为80%，通常是作为胃黏膜相关淋巴组织淋巴瘤手术切除或放疗的辅助治疗。低剂量局部放疗因有效、安全，副作用相对较小而被普遍使用。化疗传统采用CHOP方案［环磷酰胺、多柔比星（阿霉素）、长春新碱及泼尼松（强的松）］，目前主张采用CHOP方案作为高恶性淋巴瘤的一线治疗方案。

● 目前幽门螺杆菌耐药现状如何？

答：幽门螺杆菌根除率>95%为优秀、90%～95%为良好，≤80%则为不可接受。国外新近对阿莫西林、克拉霉素组成的标准三联方案进行 ITT 法分析，该方案仅 7%根除率超过 90%，超过 60%患者根除率在 80%以下。国内几项大样本研究也显示该方案根除率低于 80%的最低要求。我国幽门螺杆菌对阿莫西林的耐药率为 0～2.7%，而克拉霉素则为 23.9%，这可能是标准三联方案根除率下降的主要原因之一。由于喹诺酮类药物广泛应用，幽门螺杆菌对左氧氟沙星的耐药率也呈上抬趋势，2009 年一项全国多中心研究表明其耐药率达 22.7%。

● 幽门螺杆菌耐药的对策是什么？

答：（1）严格掌握根除适应证。

（2）规范选用幽门螺杆菌根除治疗方案。

（3）提高根除率　有专家提出，临床医师应遵循"只选用当地治疗有效的药物，如果共识意见或指南推荐的治疗方案与当地情况不相符时，应该放弃共识推荐的方案"之原则。故每位临床医师应该清楚自己所在地区幽门螺杆菌对抗生素的耐药情况，结合当地人群特征、患者用药史来选择药物，避免使用耐药率高的抗生素，尽量选择耐药率低的药物。2010 年有报道认为含左氧氟沙星的方案幽门螺杆菌根除率达80%～90%，但亦有研究资料显示喹诺酮类耐药率达 26%，故临床选用时仍需慎重。

主任医师总结

（1）提高淋巴瘤诊断正确率　胃黏膜相关淋巴组织淋巴瘤常继发于幽门螺杆菌感染，引起不含淋巴组织的正常胃黏膜出现淋巴滤泡，但凡内镜下出现多灶分布的息肉、溃疡病变均应考虑该病。由于该病诊断依赖组织病理学检查及免疫组化分析，内镜医师在镜下活检时应注意多点、多部位、多层次夹取标本，提高淋巴瘤病理学诊断的阳性率。

（2）积极治疗　根据《第五次全国幽门螺杆菌感染处理共识报告》

意见，胃黏膜相关淋巴组织淋巴瘤是根除幽门螺杆菌"强烈推荐"的适应证范畴，应按指南予以根除。由于幽门螺杆菌耐药现象在我国日趋普遍，应正视这一形势，严格掌握根除适应证，并给予规范治疗。根除幽门螺杆菌方案的选择应结合地区耐药情况并参照指南，不应照本宣科。我们的研究认为莫西沙星、替硝唑方案 9 天疗程对于幽门螺杆菌感染初治患者的根除率超过 90.0％，对于第 2 次或第 3 次治疗患者的根除率也达到 81.2％，不良事件相对较少，这对于克拉霉素耐药率高的地区而言，可以考虑作为一线治疗方案。目前喹诺酮类药物耐药率有增加趋势，用药时应慎重。

（刘　霞　庄则豪）

查房笔记

上腹闷痛3年余，加剧伴早饱
半年——功能性消化不良

❋ [实习医师汇报病历]

患者女性，48岁，以"上腹闷痛3年余，加剧伴早饱半年"为主诉入院。入院前3年余无明显诱因出现反复上腹闷痛，位于左上腹、右上腹或中上腹，每次持续时间不定，数分钟至数小时，腹痛较明显，多于餐后出现，排便后不缓解，每周1~2次，偶有上腹部烧灼感，不规则自服"胃药（具体不详）"，症状反复。入院前半年，无明显诱因上述症状加剧，腹痛性状同前，每周2~3次，时有早饱、餐后腹胀，食欲稍减退，食量约为原来的3/4，无明显消瘦，无恶心、呕吐、黑粪。

体格检查　生命体征平稳，神志清楚，双肺呼吸音清，未闻及啰音，心律齐，未闻及杂音。腹部平软，无压痛、反跳痛，肝脾未触及，肠鸣音3次/min。双下肢无水肿。

辅助检查　血常规正常；生化全套正常；血CEA、AFP、CA19-9正常；心电图正常；电子胃镜未见明显异常。

入院诊断　功能性消化不良（Functional dyspepsia，FD）可能性大。

治疗　予保护胃黏膜、抑酸及调节胃肠动力等处理。

❓ 主任医师常问实习医师的问题

● 该患者的病史特点是什么？

答：患者为中年女性，病史长，腹痛位于上腹部，症状反复，入院常规检查及电子胃镜检查均未见器质性病变。

● 目前考虑的诊断是什么？　询问病史时需要了解什么？

答：（1）考虑功能性消化不良可能性大。

（2）询问病史时需要注意了解

① 消化不良的症状及其程度和频率；

② 症状发生和进餐的关系，有无夜间症状以及症状和体位、排便的关系；

③ 食量有无改变以及营养状况；

④ 患者的进食行为、心理状态以及是否影响生活质量；

⑤ 有无重叠症状，如有无烧心、反酸、腹泻或便秘等；

⑥ 引起消化不良的可能病因。

● 功能性消化不良的报警征象包括哪些？

答：功能性消化不良的报警征象包括消瘦、贫血、上腹包块、进行性吞咽困难、频繁呕吐、呕血或黑粪、年龄 40 岁以上的初发病患以及有肿瘤家族史等。

● 该患者需要进一步进行的检查有哪些？

答：需要进一步进行粪常规及 OB 试验、腹部 B 超检查，必要时进行腹部 CT 检查及幽门螺杆菌检测，如对常规治疗无效，尚可进行胃电图、胃排空、胃容纳功能及感知功能的检查。

❁ ［住院医师补充病历］

> 患者为中年女性，平素睡眠欠佳，入院前 3 年及入院前 2 年曾分别于当地医院行电子胃镜 1 次，均未见明显异常。

❓ 主任医师常问住院医师、进修医师和主治医师的问题

● 功能性消化不良包括哪些诊断？它们的诊断依据是什么？

答：功能性消化不良（FD）是指一组表现为上腹部疼痛或烧灼感、餐后上腹饱胀和早饱感的症候群，可伴有食欲缺乏、嗳气、恶心或呕吐等，症状源于上腹部，血生化及内镜检查无异常发现，临床表现难以用器质性疾病解释。FD 基本上是作为一种排除性诊断。它包括上腹疼痛综合征及餐后不适综合征两个亚型。

FD 的诊断必须包括以下 1 条或多条：a. 餐后饱胀不适；b. 早饱感；c. 上腹痛；d. 上腹烧灼感。并且没有可以解释上述症状的器质性疾病的证据。诊断前症状出现至少 6 个月，近 3 个月满足以上症状。

（1）上腹疼痛综合征的诊断　必须包括以下所有条件：a. 中等程度以上的上腹部疼痛或烧灼感，每周至少 1 次；b. 间断性疼痛；c. 不是

全腹痛，不位于腹部其他部位或胸部；d. 排便或排气后不能缓解；e. 不符合胆囊或 Oddi 括约肌疾病的诊断标准。诊断前症状出现至少 6 个月，近 3 个月满足以上标准。

支持诊断的标准：a. 疼痛可能为烧灼样但不包括胸骨后疼痛；b. 疼痛通常由进食诱发或缓解，但也可能在禁食时发生；c. 可能同时存在餐后不适综合征。

（2）餐后不适综合征的诊断　必须包括以下 1 条或 2 条：a. 进食正常食量后出现餐后饱胀不适感，每周至少发生数次；b. 早饱感，抑制了正常进食，每周至少发生数次。诊断前症状出现至少 6 个月，近 3 个月满足以上标准。

支持诊断的标准：a. 上腹部胀气或餐后恶心或过度打嗝；b. 可能同时存在上腹疼痛综合征。

● **该患者尚需与哪些疾病进行鉴别？**

答：患者上腹痛、腹胀、早饱病史较长，考虑 FD 可能性大，但需进一步与以下疾病鉴别。

（1）胃溃疡　也可出现上腹痛，餐后加剧，时有腹胀，该病可有黑粪，腹痛多于餐后 1h 出现，常于秋末及春初出现。本患者腹痛无季节性，无黑粪，结合多次内镜检查可排除。

（2）胃癌　主要为中老年人，也可出现上腹痛、腹胀、早饱、食量减少，但该病患者多同时出现消瘦、贫血、血 CEA 增高等表现。本患者无上述表现，结合内镜检查可排除。

（3）慢性胰腺炎　也可出现慢性上腹痛，腹痛多于进食、饮酒、高脂饮食后加剧，腹痛可进展，可有腹泻、消瘦等表现，B 超或 CT 检查可见胰腺钙化、假性囊肿、结石等改变。本患者腹痛病史长，无明显进展，无腹泻、消瘦等表现，慢性胰腺炎可能性小，可行上腹部 CT 以排除。

（4）慢性胆囊炎和胆石症　也可出现上腹痛、腹胀，多位于右上腹，多于高脂饮食后加剧，可反射至背部，伴有发热、眼黄、尿黄、皮肤黄等。本患者腹痛同时累及中上腹、左上腹，无发热、黄疸等表现，血常规正常，慢性胆囊炎和胆石症可能性小，可行上腹部 B 超以排除。

● **功能性消化不良患者空腹和进食后胃动力有哪些特点？**

答：胃由三个肌肉单元组成，即近端胃（胃底和胃体近端 1/3）、远端胃（胃体远端 2/3 和胃窦）和幽门。它们互相协调，与十二指肠运动相互联系来完成胃运动的主要功能。

正常人空腹时胃在消化间期大约以 90min 为一个运动周期，又称为移行运动复合波（MMC），分 3 相：Ⅰ相为静止期，约 40min；Ⅱ相为间断的不规则收缩，持续约 40min，收缩幅度逐渐增强达到高峰为Ⅲ相；Ⅲ相持续 10min，又回到静止期。近端胃以Ⅰ相为主，远端胃为典型周期运动，胃窦收缩时呈椭圆形的节律性、完全性、均匀性收缩。功能性消化不良患者胃容受性舒张功能障碍，Ⅲ相活动比正常少，胃窦的收缩幅度和频率均低于正常，收缩时，功能性消化不良患者呈节律紊乱的、不完全的、非均匀的缩小。

正常人餐后胃运动：近端胃运动包括容纳食物后受纳性及顺应性舒张和胃压力性收缩，对食物混合没有什么作用；远端胃运动包括胃蠕动、终末胃窦收缩，以完成对食物的混合、碾磨；幽门括约肌运动主要指蠕动收缩到近端胃窦时，幽门开放，允许液体和小颗粒食糜通过排出，到达远端胃窦时，幽门括约肌随即收缩关闭幽门，胃内容物返回，反复运动，使大颗粒被碾碎，形成食糜。功能性消化不良患者餐后出现非推进性蠕动，由十二指肠-胃反射引起的胃扩张明显小于正常人，表明有胃排空延迟。此外，功能性消化不良患者存在幽门阻力增加，使进餐过程中胃内保存较高的压力，更易产生或加重胃部不适感。

● 功能性消化不良的病因包括哪几个方面？

答：功能性消化不良的发病机制尚未完全阐明，多种因素在功能性消化不良发病中相互作用。胃十二指肠运动功能紊乱和内脏高敏感是功能性消化不良的重要病理生理学机制。其主要的病因包括以下几个方面。

（1）运动功能紊乱　主要表现为胃排空延迟和胃容受性舒张功能下降。研究表明功能性消化不良患者胃排空时间显著延长，胃排空延迟可能与恶心、餐后饱胀、早饱等症状相关。胃容受性舒张功能受损，顺应性下降，导致餐后胃内食物分布异常，引起早饱、体重下降等。

（2）内脏高敏感性　主要表现为对机械扩张和对化学物质的高敏感。功能性消化不良患者存在内脏高敏感性，可能是餐后腹痛、嗳气、恶心、饱胀等消化不良症状的重要原因。

（3）胃酸　部分功能性消化不良患者的不适症状与胃酸环境异常有关，可能是胃酸分泌增加，也可能是患者对酸的清除能力下降，或者两者因素均参与。对功能性消化不良患者，支持使用质子泵抑制药进行抑酸治疗。

（4）幽门螺杆菌（Hp）感染　幽门螺杆菌可能会通过影响胃部炎症反应、胃酸分泌、胃肠激素等途径引起功能性消化不良症状。目前认为幽门螺杆菌感染参与功能性消化不良发病的主要证据有：功能性消化不良患者幽门螺杆菌感染率较高；幽门螺杆菌根除治疗可改善部分功能性消化不良患者的消化不良症状。

（5）精神心理因素　精神心理因素与功能性消化不良的发病密切相关。近年来，脑肠轴异常在功能性胃肠病发病中的作用越来越受到重视。调查研究证实，与健康者相比，功能性消化不良患者焦虑、抑郁评分更改，经历的应激生活事件也更多、更严重。抗焦虑、抗抑郁治疗对部分功能性消化不良患者的症状有显著的缓解作用。

（6）遗传、饮食、生活方式等因素　功能性消化不良的发病可能有遗传、饮食、生活方式等多种因素的共同参与。目前发现多个基因多态性与功能性消化不良的发病有一定关系。某些特定饮食习惯、生活方式可能与功能性消化不良症状的发生或加重相关。

⬤ 功能性消化不良的治疗措施有哪些？

答：（1）一般治疗　帮助患者认识病情，指导其改善生活方式，建立良好的生活习惯，调整饮食习惯，去除可能的发病因素，提高患者应对症状的能力。

（2）经验性治疗　经验性治疗适当疗程，无效者应行进一步检查，明确诊断后有针对性地进行治疗。经验性治疗如下。

① 抑酸药：常用的包括 H_2 受体拮抗药（H_2-RA）和质子泵抑制药（PPI）两大类，其疗效持久，优于氢氧化铝、铝碳酸镁等抗酸药。目前广泛用功能性消化不良的治疗，对上腹疼痛综合征患者有显著疗效，H_2-RA 和标准剂量质子泵抑制药的治疗疗程一般为 4～8 周。

② 促胃肠动力药：有助于缓解功能性消化不良患者上腹胀、早饱等进餐相关的上腹部症状。促胃肠动力药可作为功能性消化不良特别是餐后不适综合征患者的首选经验性治疗。目前常用的促动力药主要有多潘立酮、莫沙必利和伊托必利。

③ 根治幽门螺杆菌治疗：根除幽门螺杆菌治疗可使功能性消化不良患者的症状得到改善，还能减少发生消化性溃疡、胃癌和胃淋巴瘤的风险，可谓一举多得。

④ 消化酶：消化酶可作为治疗消化不良的辅助用药，复方消化酶可改善与进食相关的腹胀、食欲缺乏等症状。研究认为复合消化酶制剂

联合促胃肠动力药的疗效优于单用促胃肠动力药。

⑤精神心理治疗：抗抑郁、焦虑药对功能性消化不良有一定疗效，对伴有明显焦虑抑郁状态且对常规药物治疗无效的功能性消化不良患者可选用三环类抗抑郁药或 5-羟色胺（5-HT$_4$）再摄取抑制剂（SSRI）。此外行为治疗、认知治疗及心理干预等可能对这类患者也有益。

● 功能性消化不良与哪些胃肠激素及递质有关？

答：目前发现功能性消化不良与以下几种胃肠激素及递质有关。

（1）胃动素　胃动素有促进胃排空的作用，其血内浓度呈周期性波动，并与 MMC 周期相吻合。功能性消化不良患者存在胃动素释放障碍，这种释放障碍是原发的，还是受神经、其他胃肠激素或胃肠道的机械和化学刺激的影响，有待于进一步研究。

（2）缩胆囊素（CCK）　缩胆囊素有抑制胃运动和排空的作用，功能性消化不良患者对缩胆囊素的敏感性增高，用缩胆囊素-A 受体拮抗药氯谷胺（Loxiglumide）不仅能消除缩胆囊素-8 引发的胃肠道症状，还能改善患者的临床症状和胃半排空时间。

（3）5-羟色胺　这是一种单胺类递质，存在于中枢神经系统和胃肠道，有调节胃肠道的紧张性及蠕动的功能，功能性消化不良患者口服 5-HT$_1$-A 受体激动药丁螺环酮，其血清 5-羟色胺浓度增高且较正常人显著，这种敏感性增高和患者胃排空延迟的程度呈正相关。

（4）一氧化氮（NO）　一氧化氮在调节胃窦-十二指肠及胃容受性舒张中起到重要作用，一氧化氮增多可使平滑肌松弛。有研究表明功能性消化不良患者口服硝酸甘油（一氧化氮供体）可使胃容受性扩张增加，促进了胃窦收缩的幅度和频率。

主任医师总结

（1）功能性消化不良是临床常见的病症之一，以慢性、持续性、易反复发作为其特点，严重影响患者的生命质量，加重社会、家庭经济和医疗负担。

（2）功能性消化不良的发病机制迄今尚未完全阐明，故临床医师对其治疗的总体目标是缓解症状、提高生命质量、防止复发。

（3）对于功能性消化不良患者的治疗主要是对症治疗，遵循综合治疗和个体化治疗的原则。

（赵　钦　黄循铷　庄则豪）

8h 呕血 2 次、排黑粪 1 次——上消化道出血

 [实习医师汇报病历]

> 患者男性，30 岁，因"8h 呕血 2 次、排黑粪 1 次"入院。8h 前因大量饮酒后感上腹不适、恶心，先后呕血 2 次，为咖啡色，每次量约 50 ml，无带血块，排糊状黑粪 1 次，量约 200 g，感到头晕、乏力、出汗，无意识不清，立即就诊我院。既往有胃溃疡病史，未规范治疗。
>
> 体格检查　BP 90/60mmHg，心率（HR）102 次/min，神志清楚，轻度贫血外观，四肢稍凉，心肺检查明显异常，腹部平软，中上腹部轻压痛，肠鸣音稍活跃 5 次/min。直肠指诊：指套退出染黑色粪质。
>
> 辅助检查　粪 OB 阳性。急查血常规：Hb 88g/L。凝血功能检测正常。
>
> 初步诊断　急性上消化道出血：消化性溃疡？急性胃黏膜病变？

主任医师常问实习医师的问题

● 该患者的诊断和诊断依据是什么？

答：（1）诊断考虑　急性上消化道出血：消化性溃疡待排，急性胃黏膜病变待排。

（2）诊断依据　青年男性，急性起病，病程短，有大量饮酒史，以呕血、黑粪为主要表现，伴有头晕、乏力、出汗等外周循环不足症状，血常规示血红蛋白为 88g/L，粪 OB 阳性。

（3）出血量　患者无晕厥、黑蒙，考虑出血量中等。

（4）出血原因　青年男性，否认消化道肿瘤家族史，既往有"胃溃疡"病史，未规范治疗，故考虑消化性溃疡可能性大；此次发病前有大量饮酒史，故也要考虑急性胃黏膜病变。

● 呕血与咯血如何鉴别？

答：（1）病因　呕血为胃肠系疾病所致，如消化性溃疡、食管-胃底静脉曲张破裂、胃癌等；咯血多为呼吸道疾病所致，如肺癌、肺结核、支气管扩张。

（2）出血前症状　呕血常有上腹不适、恶心、呕吐等；咯血常有胸

闷、胸痛、咳嗽、喉部痒感等。

（3）出血方式　呕血为呕出，有时喷射而出；咯血为咯出。

（4）出血的颜色　呕血常为暗红色、棕色，有时为鲜红色；咯血为鲜红色。

（5）血中混有物　呕血含食物残渣、胃液，咯血含痰、泡沫。

（6）酸碱反应　呕血为酸性，咯血为碱性。

（7）黑粪　呕血停止后仍可持续数日排黑粪；咯血一般无黑粪，若咽下的血液较多时可有黑粪。

● 如何判断上消化道出血的出血量？

答：病情严重度与失血量呈正相关，因呕血与黑粪混有胃内容物与粪便，而部分血液贮留在胃肠道内未排出，故难以根据呕血或黑粪量判断出血量。临床上通常根据综合指标判断失血量的多少，如根据伴随症状、脉搏和血压、休克指数（心率/收缩压）等指标将出血量分为轻度、中度、重度出血（表2-1）。大量出血是指出血量在1000ml以上或血容量减少20%以上，急需输血纠正。

表2-1　上消化道出血严重程度分级

分级	失血量/ml	血压/mmHg	心率/（次/min）	血红蛋白/（g/L）	症状	休克指数/（心率/血压）
轻度	<500	基本正常	正常	无变化	头昏	0.5
中度	500~1000	下降	>100	70~100	晕厥、口渴、少尿	1.0
重度	>1000	收缩压<80	>120	<70	肢冷、少尿、意识模糊	1.5

● 进一步还需要做何种检查来完善诊断？

答：完善血型、血交叉、乙肝及丙肝抗体、HIV抗体、梅毒抗体等输血前准备、呕吐物OB、肝功能、肾功能、腹部B超、电子胃镜、13碳呼气试验等。动态监测血常规、凝血全套、尿素氮等指标。

● 针对该患者的治疗原则有哪些？

答：（1）一般治疗　床旁备吸引器，侧卧位防窒息、密切监测生命体征、临床表现及尿量变化，必要时行中心静脉压测定；密切观察呕血、黑粪情况，动态复查血常规、尿素氮等。

（2）积极纠正循环血容量不足　迅速补充血容量，基本原则是先晶体后胶体。

（3）降低胃内 pH 值　针对不同病因采用不同药物治疗方案。本患者出血的原因可能是消化性溃疡，应以质子泵抑制药降低胃内 pH 值为主。目前没有循证医学证据支持口服去甲肾上腺素或凝血酶可使得急性出血期患者获益，故不常规使用。

（4）病因治疗　结合本患者的病情，待内镜检查明确病因后再拟定下一步方案，若确诊为消化性溃疡，应明确有无幽门螺杆菌感染，进行规范化根除幽门螺杆菌及抗溃疡治疗。

❀ ［住院医师补充病历］

> 患者青年男性，既往无肝炎、肝硬化病史，无非甾体类抗炎药摄入史。1 年来反复中上腹闷痛，劳累或餐后明显，曾于外院行胃镜检查提示"胃窦溃疡"，间断服用"胃药"。平素无酗酒史，入院前 1 天大量饮酒。本次因 8h 呕血 2 次、排黑粪 1 次于昨晚入院。经积极补液、抑酸等处理，现生命体征平稳，无再呕血、黑粪。今天上午拟行电子胃镜检查。

 主任医师常问住院医师、进修医师和主治医师的问题

● 该患者考虑可能的出血原因和依据是什么？

答：患者青年男性，以呕血、黑粪为表现，粪 OB 阳性，血 Hb 88g/L，急性上消化道出血诊断可确立。出血原因考虑以下几种。

（1）消化性溃疡　可能性大，因该患者为青年男性，近 1 年有不规则中上腹部闷痛，曾胃镜检查提示"胃溃疡"，未规范治疗。

（2）急性胃黏膜病变　患者病前有大量饮酒史，故不能完全排除，需待电子胃镜检查以明确。

（3）食管-胃底静脉曲张破裂出血　患者平素无酗酒史，也无慢性肝炎病史，查体无肝掌、蜘蛛痣、腹壁静脉曲张、脾大、腹水等体征，可进一步行肝功能、乙型肝炎病毒标志物、B 超等检查排除。

（4）胃癌　胃癌破溃出血亦可表现为上消化道出血，但患者为青年男性，无伴消瘦、纳差等报警症状，待电子胃镜检查以明确诊断。

● 休克患者补液及输血原则是什么？

答：（1）基本原则　先晶体后胶体，成人输入 4L 晶体液后 2h 无效才考虑输入胶体。根据 2007 年中华医学会重症医学分会发布的《低血容量休克复苏指南》，推荐晶体液选择生理盐水和乳酸林格液。由于

5%葡萄糖可迅速分布到细胞内间隙，故不推荐作为休克早期恢复血容量时用。

（2）血管活性药物 不应常规使用，过早使用可能进一步加重器官灌注不足，并继发代谢性酸中毒及不可逆循环衰竭。

（3）输血时机 一般情况下，Hb＞100g/L无需输注同型悬浮红细胞；如 Hb＜60g/L 则需要进行成分血补充，如老年人有多种基础疾病如冠心病者，可适当放宽标准；当 Hb＜70g/L 时可考虑补充成分血。每输注 200ml 全血，Hb 约提高 10g/L，血细胞比容约提高 3%。

● **如何判断患者出血的危险性和预后？**

答：（1）病情严重程度分级 一般根据年龄、有无伴发病、失血量等指标分为轻度、中度、重度出血（表 2-1）。年龄超过 65 岁、伴发重要器官疾病、休克、血红蛋白浓度低及需要输血者的再出血危险性增高。无肝肾疾病者的血尿素氮、肌酐或血清转氨酶升高者，病死率增高。

（2）预后评价 Rockall 评分系统仍是目前临床广泛使用的评分依据，该系统依据患者年龄、休克状况、伴发病、内镜诊断和内镜下出血征象 5 项指标，将患者分为高危、中危或低危人群（表 2-2）。该评分需结合内镜检查进行 Forrest 分级（图 2-1），出血性消化性溃疡不同的出血征象及严重程度出现再出血概率有所不同（表 2-3）。本患者年轻，无伴发病，结合表 2-1，出血的严重程度为中度，待胃镜检查完善可明确 Rockall 评分情况及死亡风险。

表 2-2 急性上消化道出血患者的 Rockall 再出血及死亡危险性评分

变量	评分/分			
	0	1	2	3
年龄/岁	＜60	60～79	≥80	—
休克状况	无休克	心动过速	低血压	
伴发病	无		心力衰竭、缺血性心脏病和其他重要伴发病	肝衰竭、肾衰竭和癌肿播散
内镜诊断	无病变，Mallory-Weiss综合征	溃疡等其他病变	上消化道恶性疾病	—
内镜下出血征象	无或有黑斑	—	上消化道血液潴留，黏附血凝块，血管显露或喷血	—

注：无休克指收缩压＞100mmHg，心率＜100 次/min；心动过速指收缩压＞100mmHg，心率＞100 次/min；低血压指收缩压＜100mmHg，心率＞100 次/min；积分≥5 分为高危，3～4 分为中危，0～2 分为低危。

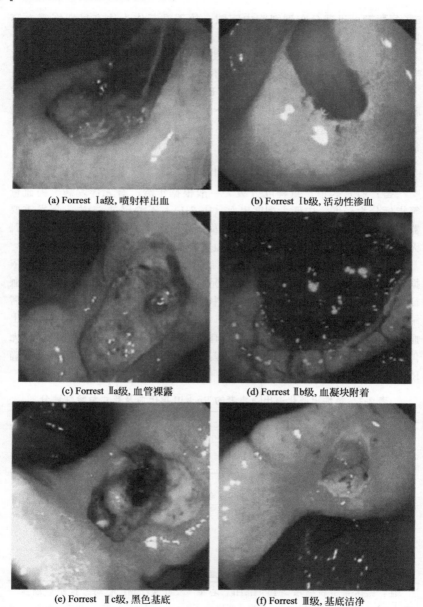

(a) Forrest Ⅰa级, 喷射样出血   (b) Forrest Ⅰb级, 活动性渗血

(c) Forrest Ⅱa级, 血管裸露   (d) Forrest Ⅱb级, 血凝块附着

(e) Forrest Ⅱc级, 黑色基底   (f) Forrest Ⅲ级, 基底洁净

图 2-1　出血性消化性溃疡的改良 Forrest 分级

表 2-3　出血性消化性溃疡 Forrest 分级及再出血风险

Forrest 分级	溃疡病变	再出血概率/%
Ⅰa	喷射样出血	55
Ⅰb	活动性渗血	55
Ⅱa	血管显露	43
Ⅱb	附着血凝块	22
Ⅱc	黑色基底	10
Ⅲ	基底洁净	5

如何评估出血患者的急诊或择期内镜检查时机？

答：2015 年欧洲胃肠病学会（European Society of Gastrointestinal Endoscopy，ESGE）对急诊内镜时机的评估作出有关推荐，即对内镜检查前出血患者应进行（Glasgow Blatchford Score，GBS）评分（表 2-4）以对其进行危险分层，总分为 0～1 分者，无需急诊内镜或住院；>1 分，需在 24h 内行急诊内镜。

表 2-4　Glasgow Blatchford Score 评分标准

项目	评分/分
收缩压/mmHg	
100～109	1
90～99	2
<90	3
血尿素氮/(mmol/L)	
6.5～7.9	2
8.0～9.9	3
10.0～24.9	4
≥25.0	6
血红蛋白/(g/L)	
男性	
120～129	1
100～119	3
<100	6
女性	
100～119	1
<100	6
其他表现	
脉搏≥100 次/min	1
黑粪	1
晕厥	2
肝脏疾病	2
心力衰竭	2

注：1mmHg=0.133kPa。积分≥6 分为中高危，<6 分为低危。

（引自：Blatchford O，Murray WR，Blatchford M. A risk score to predict need for treatment for upper-gastrointestinal haemorrhage. Lancet. 2000，356（9238）：1318-1321.）

以下三种情况需在 12h 内进行急诊胃镜：①积极复苏后血液动力学仍不稳定，表现为心动过速和（或）低血压；②住院期间积极药物治疗情况下出现呕鲜血者；③合并有心血管等需抗凝的疾病者。

根据出血性消化性溃疡内镜下 Forrest 分级，哪些属于需要积极进行内镜治疗干预的病灶？

答：根据 2015 年 ESGE 非静脉曲张性上消化道出血指南推荐，Forrest Ⅱa 及其以上分级者需积极进行内镜止血治疗（图 2-2）。

常用的内镜止血方法有哪些？ 其优缺点比较有哪些？

答：传统内镜下注射止血方法利用容积效应原理可达到暂时止血、清晰镜下视野的效果，但容积效应消退后再出血风险增加，包括热凝固/APC 及各种机械封闭血管方法疗效快速肯定，仍是重要的常规止血治疗手段。近年来，适于大病灶、咬合力强的 OTSC 金属夹系统（Over The Scope Clip system）有肯定的止血疗效，广泛应用于临床（表 2-5）。

表 2-5　常用内镜止血方法及其优缺点比较

止血方法	止血机制	优势	缺陷
喷洒去甲肾上腺素	血管收缩	简便,适合广泛渗血	成功率低
注射肾上腺素	容积效应/血管收缩	技术要求较低	深大病灶/再出血
热凝固/APC	组织坏死/血栓形成	疗效肯定	损伤重
金属夹	机械	快速有效	大病灶不宜;定位
胶圈套扎(EBL)	机械	简便高效,并发症少	胶圈过敏;质硬病灶
OTSC 系统	机械	简便高效,大病灶可用	价格,定位失败

质子泵抑制药在上消化道出血中的作用如何？ 不同出血风险患者如何调整质子泵抑制药用量？

答：（1）作用　血小板聚集及血浆凝血功能所诱导的止血作用需在 pH>7～6 时才能有效发挥，而且新形成的凝血块在 pH<5.0 的胃液中会迅速被消化；而质子泵抑制药如艾司美拉唑、奥美拉唑、泮托拉唑强效抑酸，迅速提高胃内 pH 值，既可止血又可预防再出血。

（2）剂量使用　大剂量质子泵抑制药治疗，如艾司美拉唑 80mg 静脉推注后，以 8mg/h 速度持续输注 72h，适用于大出血及镜下评估为高危出血风险患者；低危出血者可予常规剂量质子泵抑制药治疗，如艾司美拉唑 40mg 静脉输注，每 12h 一次。

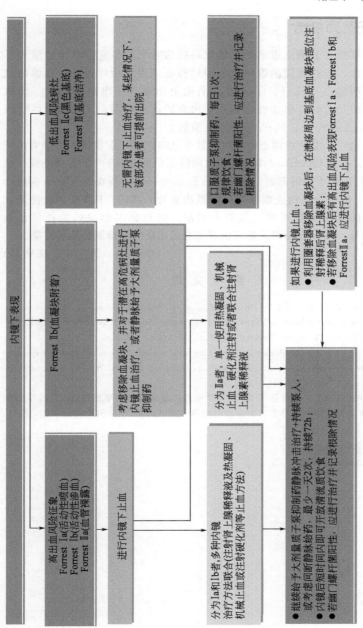

图 2-2 各种出血性消化性溃疡 Forrest 分级内镜处理指征

(Gralnek IM, Dumonceau JM, Kuipers EJ, et al. Diagnosis and management of nonvariceal upper gastrointestinal hemorrhage: European Society of Gastrointestinal Endoscopy (ESGE) Guideline. Endoscopy. 2015, 47 (10): a1-a46.)

主任医师总结

（1）诊断　上消化道出血是消化科病房常见的急危症，出血量大可能危及生命，应在胃镜明确出血病因后拟定规范化治疗方案，在诊治过程中必须明确以下几点：①是否为消化道出血；②出血部位；③出血量；④目前是否存在活动性出血；⑤出血的可能病因；⑥再出血风险评估包括 Rockall 评分、Forrest 分级及预后。

（2）治疗　在快速纠正循环血容量不足的同时，应积极评估患者内镜检查时机。根据 Blatchford 评分系统识别需要早期（24h 内）甚至是极早期（12h）进行内镜干预的患者，镜下评估 Forrest 分级，若表现为Ⅱa-Ⅰa 高危出血征象者，应给予内镜止血治疗以降低出血死亡风险。PPI 在出血性消化性溃疡中的应用是很重要且极其关键的，应根据再出血风险评估包括 Rockall 评分、Forrest 分级及临床情况综合考虑质子泵抑制药用药方案。

（魏晶晶　吴　婷　庄则豪）

参 考 文 献

[1] Gralnek IM, Dumonceau JM, Kuipers EJ, et al. Diagnosis and management of nonvariceal upper gastrointestinal hemorrhage: European Society of Gastrointestinal Endoscopy (ESGE) Guideline. Endoscopy. 2015, 47 (10): a1-a46.

[2] Wedi E, Gonzalez S, Menke D, et al. One hundred and one over-the-scope-clip applications for severe gastrointestinal bleeding, leaks and fistulas. World J Gastroenterol. 2016, 22 (5): 1844-1853.

[3] 《中华内科杂志》编委会，《中华医学杂志》编委会，《中华消化杂志》编委会等. 急性非静脉曲张性上消化道出血诊治指南（2015 年）. 中华消化内镜杂志，2015，32（12）：787-793.

查房笔记

反复恶心、呕吐，伴腹胀 5 个月，
加重 8 天——胃流出道梗阻

✳ [实习医师汇报病历]

　　患者男性，86 岁，已婚，因以"反复恶心、呕吐，伴腹胀 5 个月，加重 8 天"为主诉入院。入院前 5 个月起来进食后即有恶心感，数十分钟至 1h 后出现呕吐，伴腹胀、食欲缺乏、消瘦，胃呕吐物为带酸臭味宿食，吐后腹胀可缓解，自服"奥美拉唑"后症状无改善。入院前 8 天起腹胀持续，无法进食，于当地医院就诊，予抑酸及促胃动力药物，症状仍无改善。上述症状进行性加重无好转，故就诊我院。既往有反复进食后上腹不适十余年，当地医院拟"慢性胃炎"用"奥美拉唑"等（具体不详）治疗，症状时好时坏，用药不规则，症状反复、11 年，未规范治疗。

　　体格检查　　T 36.7℃，P78 次/分，R 19 次/分，BP 131/85mmHg，BMI 18.42kg/m²。消瘦貌，腹平软，脐周轻压痛，胃区振水音（＋），未触及包块。

　　辅助检查　　胃镜（图 2-3）提示胃腔大量食物混浊潴留液，胃窦不规则溃疡癌，呈符合 Bormann Ⅲ型胃癌表现，窦部蠕动消失，伴幽门狭窄梗阻，胃镜不能通过。溃疡胃镜活检病理提示证实低分化腺癌。

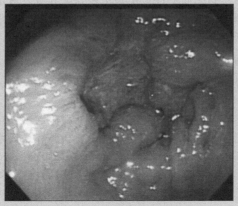

图 2-3　胃镜

血常规：WBC 8.9×10⁹/L，Hb 98g/L，PLT 110×10⁹/L。血生化：TP 61g/L，ALB 30.1g/L，CR 56.0μmol/L，ALT 30U/L，AST 28U/L，TBIL 5.4μmol/L，K⁺ 3.32mmol/L，Na⁺ 134mmol/L。粪 OB 试验阳性。

心电图：窦性心律。

初步诊断　胃窦腺癌并幽门梗阻；营养不良。

 主任医师常问实习医师的问题

● **该患者的诊断依据是什么？**

答：患者老年男性，反复恶心、呕宿食伴有腹胀、消瘦，查体胃区振水音（＋），胃镜提示胃窦癌伴幽门梗阻，病理证实为胃窦腺癌，因此应归为胃流出道恶性梗阻。胃窦腺癌并幽门梗阻基本上可以明确。患者发病以来进食量减少，体重减轻；查体提示患者明显消瘦，BMI 指数低于正常标准；实验室检查提示 Hb、TP、ALB、电解质等指标低于正常参考值，营养不良的诊断可明确。

● **什么是胃流出道梗阻？**

答：胃流出道包括幽门部及十二指肠的全程。由于各种原因导致的该通路的管径变窄和闭塞都会引起胃排空不畅，继而影响食物的摄取与代谢的平衡。因此，胃流出道梗阻（Gastric outlet obstruction，GOO）并非单纯的一种疾病，而是许多疾病进展到可导致胃流出道出现狭窄的一种临床和病理生理结果。按其梗阻部位可分为幽门梗阻和十二指肠梗阻以及术后胃肠吻合口梗阻。

● **胃流出道梗阻的病因有哪些？**

答：胃流出道梗阻是许多疾病的严重并发症。病因可分为以下2 种。

（1）良性疾病　包括溃疡病、胃息肉、吞服腐蚀性化学制剂如强酸强碱、先天性肥厚性幽门梗阻、先天性十二指肠蹼、肠系膜上动脉压迫十二指肠第三部、十二指肠憩室、胆结石梗阻（Bouvert's Syndrome，BS）、胰腺假性囊肿和胃肠结石等，也见于胃肠吻合术后的吻合口狭窄。其中最常见即为幽门部或十二指肠球部溃疡因急性炎症、水肿或纤维增生形成的幽门近远端梗阻，可分为痉挛性、水肿性和瘢痕性。小儿人群中，先天性肥厚性幽门梗阻最为常见，其特点是病因未明的幽门壁环行括约肌肥厚。

（2）恶性疾病　60％以上的胃流出道梗阻为恶性疾病所致。胰腺癌、进展期胃癌是引起胃流出道梗阻的常见恶性肿瘤，15％～20％的无法切除胰腺癌患者可发生流出道梗阻。其他有壶腹周围癌、十二指肠癌、胆管癌和肝癌等。此外，其他肿瘤转移或压迫到胃流出道也可引起梗阻。

● 下一步如何处理？

答：（1）进一步完善检查，如腹部平片、CT增强造影和心肺功能检查等，以评估梗阻部位、长度和心肺状态。

（2）进一步评估营养状态并制订当前营养支持方案。

（3）充分结合病情及患者亲属意见，制订合理的解除梗阻的治疗方案。

⊛ ［住院医师补充病历］

> 男性患者老年，平素无酗酒史、嗜烟史，既往无手术史，无家族及遗传病史。结合患者症状、体征及检查结果，目前主要诊断为"胃窦腺癌并幽门梗阻"，CT增强造影提示胃窦、幽门明显狭窄，长度约4cm。患者生命体征平稳，心肺功能尚可，营养状态差，体力状态欠佳（WHO体力状态评分3分），充分沟通后，亲属要求行内镜介入以解除梗阻症状。今日下午拟行内镜下金属支架置入术。

主任医师常问住院医师、进修医师和主治医师的问题

● 胃流出道梗阻的干预手段有哪些？

答：（1）外科手术　根治性切除术、姑息性切除术、传统胃空肠吻合术、旷置胃空肠吻合术、分隔式胃空肠吻合术、经皮胃/空肠造瘘术等。

（2）内镜干预　探条扩张、球囊扩张、支架置入、内镜下胃/空肠造瘘术等。

（3）其他　放疗、化疗、激光消融、留置鼻胃管或鼻空肠管等。

● 内镜下干预的适应证和禁忌证有哪些？

答：（1）适应证　所有上述良恶性疾病以及术后胃肠吻合口狭窄。

（2）禁忌证　胃镜检查禁忌者，凝血功能严重障碍者。

● 内镜处理前需进行哪些术前评估和准备？

答：（1）术前评估　根据病情选择胃镜或十二指肠镜、超声内镜、内镜逆行胆胰管造影、磁共振胆胰管成像等检查及腹部超声、腹部平片、钡餐造影、CT 平扫/增强造影、MRI 等非侵入性影像学检查，必要时取活检行病理学检查，以明确梗阻性质、部位、长度、程度等。同时完善心肺、肝肾功能以及凝血指标等检查。若存在并发症者可考虑多学科协作治疗方案。

（2）术前准备　择期内镜患者常规禁食、水 6～8h 以上，需急诊内镜者可酌情放宽时间，术前需洗胃、抽吸胃潴留物，可酌情应用山莨菪碱、地西泮等药物。操作困难、有误吸风险、儿童患者可考虑行镇静或气管内插管下进行内镜操作。

● 内镜干预的常用手段及其并发症有哪些？

答：内镜下干预具有患者要求低、操作简单、痛苦少、创伤小、快速且有效缓解梗阻症状的显著优点，其主要手段有：

（1）内镜下球囊扩张术　内镜插入后，内镜前端置于狭窄部位上方，软头硬导丝由活检通道插入，过狭窄段，循导丝进球囊扩张导管，内镜监视下球囊进入狭窄部，球囊中央置于狭窄部后注水扩张，外接压力泵控制扩张程度，逐级扩张撑开狭窄部后，可见狭窄的凹腰征逐渐增粗、甚至消失，抽尽球囊内液体，退出导丝、球囊导管及内镜，完成操作。扩张术通常应用于良性疾病所致的狭窄和部分恶性梗阻支架安置前的扩张。常见的术后并发症为扩张部位的再狭窄，而出血、穿孔较为少见。

（2）内镜下金属支架置入术　内镜插入后，内镜前端置于狭窄部位上方，由活检孔道置入软头硬导丝于狭窄部，胃镜直视下，导丝引导下推进支架穿过于狭窄部，确定支架位置，缓慢推送并释放支架，根据支架近端调节位置，完成操作。大多数的狭窄支架可直接通过，但若狭窄严重且支架置入困难，则可先行球囊扩张后以便使用细径内镜可通过狭窄部观察狭窄远端，并测量狭窄段长度，再行支架置入。术中、术后可依据需要在 X 线透视下进行操作并观察支架位置和扩张情况。支架置入术通常应用于进展期胃十二指肠原发恶性肿瘤导致梗阻，已失去根治性切除机会或不能耐受手术者；胃十二指肠恶性肿瘤术后吻合口复发，浸润小肠，导致出口梗阻者；腹盆腔脏器（如胰腺、胆总管、肝脏、卵巢等）的恶性肿瘤浸润和压迫胃出口或十二指肠导致梗阻者；良性狭窄应是其相对禁忌证。裸金属支架的常见术后并发症为肿瘤组织经网眼腔内浸润生长或沿支架两端扩散，可能导致再次狭窄。覆膜金属支架常见的术后并发症为支架的脱落或移位。上述两者亦皆有发生出血、穿孔、支架阻塞等并发症的风险。

● **内镜下支架置入的疗效如何判断？**

答：（1）临床疗效判断　术后能进食，恶心、呕吐、腹胀等梗阻症状缓解或消失。

（2）技术疗效判断　支架在适当位置张开，并呈持续开放状态，随访中无支架移位或脱落，无与支架有关的难愈合溃疡、出血、穿孔、死亡等并发症。

● **建立肠内营养通路对胃流出道梗阻治疗的价值如何？**

答：对于胃流出道梗阻患者而言，由于长期进食受限、胃肠功能障碍、恶性肿瘤消耗等，严重的蛋白质-能量摄入不足导致重度营养不良，加重局部组织炎症、水肿、胃肠道功能紊乱、机体免疫代谢功能紊乱及肿瘤进展，从而加重胃流出道梗阻，对后续治疗及生活质量产生负面影响。因此，良好的营养支持是胃流出道梗阻治疗的必要环节。尽管胃流出道梗阻患者不能经口进食，但梗阻部位以下的消化道功能尚存，相对于肠外营养（parenteral nutrition，PN），肠内营养（enteral nutrition，EN）具有保护肠黏膜屏障功能、减少细菌易位、降低机体高代谢、改善免疫功能和营养状况、缓解急性炎性反应等优点。因此尽早建立合理的肠内营养通路恢复营养元素摄入对病情益处显著。对于预计将采取外科手术、放化疗或金属支架置入等进一步干预措施而需先行营养支持以改善全身状况的患者，可予建立短期（＜30 天）肠内营养途径，即留置经鼻临时空肠喂养管，由于胃流出道狭窄，通常采用内镜下辅助放置空肠喂养管。对于全身情况差、疾病进展迅速、癌肿多处转移、预期生存期短、其他治疗失败、患者及亲属拒绝等不准备采取进一步干预措施的患者，可予建立长期（＞30 天）肠内营养途径，以往一般通过外科手术行经皮胃/空肠造口，但手术造口具有创伤大、恢复慢、费用高、管饲开始晚的缺点，条件允许下，目前更推荐采取经皮内镜下胃-空肠造瘘术（percutaneous endoscopic gastrojejunostomy，PEGJ）或直接法经皮内镜下空肠造瘘术（direct percutaneous endoscopic jejunostomy，DPEJ）将喂养管开口置入空肠进行管饲，此两种方法能够有效地让患者停止经口进食减轻梗阻症状、恢复营养改善病情，从而提高生活质量、延长生存时间，具有简便、安全、可靠、并发症少、患者耐受良好、可床边操作的优点，对于危重患者尤其适用。DPEJ 应用于因全胃或部分胃切除术后、癌肿侵及胃体、胃体疝、胃壁透光失败等原因无法得到合适的胃壁穿刺点以及幽门或十二指肠严重狭窄以至喂养管无法顺利置入空肠的患者。由于小肠腔曲折狭窄、可变性大，导致腹壁穿刺点定位困难，增加操作难度，应用球囊辅助超声定位进行确认造瘘穿刺点能有效解决这一技术难题提升操作成功率。另外，在置入空肠喂养管的同时，酌情联合留置胃管进行胃肠引流减压能明显缓解因胃腔内潴留大量食糜及胃液引起的胸闷、腹胀、反酸、恶心等不适。

● **梗阻解除后还需进一步考虑的问题有哪些？**

答：（1）梗阻解除，患者恢复进食后，需长期临床和内镜随访，良性疾病需观察病因是否解除，如溃疡是否愈合，恶性疾病需观察梗阻症状是否得到长期有效改善、支架的位置和开放状态是否恰当，并且密切观察是否有再狭窄等远期并发症的发生并及时相应处理。

（2）术后需加强营养支持，纠正营养不良，减少并发症风险，提高生活质量。

（3）部分患者术后可能发生胃运动障碍，可给予相应药物刺激胃的蠕动和排空，缓解症状，减少痛苦。

（4）恶性肿瘤进展或复发时，需消化内外科医生、肿瘤内科医生、放射科医生、消化内镜医生等沟通合作，进行多学科的联合监测和治疗。

主任医师总结

（1）**诊断思路**　基于患者病史及临床症状，即反复恶心、呕吐、腹胀伴体重减轻，查体胃区振水音阳性，结合钡餐造影或 CT 增强造影及内镜检查可以明确诊断胃流出道梗阻。

（2）**治疗**

① 进行上消化道内镜及影像学检查后明确梗阻性质、程度，根据不同性质、程度的梗阻，结合病情及患者和亲属的意愿，采取针对性的干预手段，如息肉病则行内镜下息肉切除，溃疡病则行球囊扩张术，而恶性梗阻则可考虑应用支架置入姑息治疗或外科手术等，恶性梗阻时往往患者全身状态差，并发症及合并症多，因此更推荐多学科协作制订个

性化、合理的治疗方案。

② 尽早建立合理的肠内营养通路对病情转归益处显著。

③ 梗阻解除后应常规进行临床、内镜随访，加强营养支持，提高患者生活质量。

（杨志勇　魏晶晶　庄则豪）

查房笔记

发现胃窦黏膜下肿物 1 个月——胃间质瘤

 [实习医师汇报病历]

　　患者男性，40岁，因"发现胃窦黏膜下肿物1个月"入院。1个月前体检查胃镜示胃窦前壁见一黏膜下肿物，大小约1cm×1cm，表面光滑，考虑胃窦黏膜下肿物性质待定。平时无反酸、嗳气、恶心、呕吐，无腹痛、腹胀、呕血、黑粪，无食欲下降、体重减轻等。既往体健，无恶性肿瘤等家族史。

　　体格检查　生命体征平稳，神志清楚，心肺检查明显异常，腹部平软，全腹无压痛、反跳痛，肝脾未触及，未扪及包块，移动性浊音阴性，肠鸣音3次/分。

　　辅助检查　如现病史。

　　初步诊断　胃窦黏膜下肿物性质待定。

主任医师常问住院医师及主治医师的问题

● 什么是胃间质瘤？

　　答：胃间质瘤是胃肠道最常见的间叶源性肿瘤，由突变的c-kit或血小板源性生长因子受PDGFRA基因驱动，组织学上多由梭形细胞、上皮样细胞、偶有多形性细胞，排列成束状或弥漫状图像，免疫组化检测通常为CD117或D0G-1表达阳性。

● 胃间质瘤的生长方式是什么？

　　答：（1）腔内型　向腔内生长，表面可出现溃疡。

　　（2）壁内型　沿胃壁内生长，肿物表面黏膜隆起。

　　（3）腔外型　向腔外生长。

　　（4）混合型　腔内、腔外混合生长。

● 胃间质瘤的组织学特点有哪些？

　　答：有很大的组织学变异，需借助免疫组化来鉴别诊断。胃间质瘤呈阳性表达的标记物有：kit、CD34、ACAT2、DES、角蛋白，其中kit

是最特异、最敏感的标记物。

胃间质瘤常见的临床表现有哪些？

答：（1）消化道出血 约25%的胃间质瘤有消化道出血，由于肿瘤增长过快使血供不足致黏膜缺血、糜烂、溃疡、中心坏死。

（2）腹痛。

（3）腹部包块等。

超声内镜在胃间质瘤诊断方面的价值如何？

答：胃间质瘤内镜下表现为黏膜下或腔内肿物呈圆形、椭圆形或分叶状隆起，表面黏膜色泽正常，若肿瘤在黏膜下，质地硬，可滑动。超声内镜下表现为黏膜肌层或固有肌层的低回声结节。文献报道，超声内镜下发现肿瘤大于4cm、边界不规则、内部回声＞4mm的囊性变等是恶性瘤的表现。不过目前认为所有胃间质瘤都有潜在恶性，均应进行侵袭危险程度分级。超声内镜显示肿瘤较大、边界不清楚、外形不规则、内部回声不均匀等是具有较高侵袭危险性的特点。

胃间质瘤的治疗方法有哪些？

答：（1）手术治疗 争取达到R0切除，需完整切除肿瘤，避免瘤体破裂和术中播散，对于切缘阳性者，国内外学者倾向靶向药物治疗。

（2）靶向药物治疗 甲磺酸伊马替尼是一种选择性酪氨酸蛋白激酶抑制剂，可选择性作用于胃间质瘤细胞c-kit酪氨酸激酶，起治疗作用。对于术后辅助治疗、转移性及手术无法切除的胃间质瘤患者可考虑甲磺酸伊马替尼治疗。

（3）内镜处理策略 胃间质瘤直径在2cm以下一般认为是极低度恶性肿瘤，可以内镜积极随访。然而，即使肿瘤体积较小，并不能排除其恶性转化的潜在可能，因此，对不愿长期内镜随访者可以考虑内镜下挖除。由于间质瘤一般位于固有肌层，完整挖除肿瘤的过程较常出现穿孔。通常这种医源性穿孔可通过两爪金属夹夹闭、金属夹联合尼龙线圈荷包闭合或内镜金属吻合夹系统（Over The Scope Clip，OTSC）夹闭，但在内镜下闭合困难病例或穿孔后伴浆膜面血管出血、内镜难以止血的病例，应考虑与腹腔镜联合治疗或开腹手术。对于直径超过2cm的胃间质瘤，尽管目前的外科观点认为需外科手术，但已有很多内镜下成功治疗的报道，其远期疗效尚有待进一步研究确认。

主任医师总结

胃间质瘤是胃肠道最常见的间叶源性肿瘤，属于具有恶性倾向的交界性肿瘤，临床表现在良性或者早期者无症状，主要症状依赖于肿瘤的大小和位置，消化道出血是最常见表现。

术前超声内镜可探查到来源于黏膜肌层或固有肌层的低回声包块。对于直径小于2cm可进行内镜随访，对不愿长期内镜随访者可以考虑内镜下挖除；而直径超过2cm者可接受外科手术或根据情况考虑内镜/双镜联合治疗。术后完整切除病理学检查及免疫组化标记是诊断的关键，所有切除病例应进行侵袭危险程度分级，以指导术后的分子靶向治疗等。

（刘益娟　魏晶晶）

查房笔记

第三章 小肠、大肠疾病

反复暗红色血便2个月，再发1天——小肠出血

⊛ [实习医师汇报病历]

患者男性，45岁，以"反复暗红色血便2个月，再发1天"为主诉入院。入院前2个月无明显诱因排暗红色血便，日可数次，便前稍有腹胀，便后可缓解，每次100～200ml，无反酸、嗳气，无恶心、呕吐，无呕血；无腹痛，无发热、眼黄、尿黄，无关节肿痛、视物不清、皮肤红斑，于当地医院"止血"治疗（具体不详）后2日便血止，查"胃镜及肠镜未见出血病灶"，未继续检查治疗。入院前1天再次无诱因出现暗红色血便，先后约10次，总量约1000ml，感头晕、心悸，出冷汗，无腹痛、人事不省，求诊我院。既往体健，独子，父母健在。

体格检查 T 36.6℃，P 85次/min，R 18次/min，BP 110/66mmHg。神志清楚，发育正常，贫血外观，全身皮肤黏膜苍白，心肺无阳性体征，腹软，全腹无压痛、反跳痛。肝脾肋下未及，墨菲征阴性，麦氏点无压痛，肝区无叩击痛，移动性浊音阴性；肠鸣音8次/min。双下肢无水肿。直肠指诊：肠腔未触及肿物，指套带暗红色血迹。

辅助检查 血常规示WBC及血小板正常，Hb 69g/L。

初步诊断 消化道出血：小肠出血可能。

❓ 主任医师常问实习医师的问题

● 本例患者有何特点？

答：中年男性，因血便入院，粪色暗红，无呕血，病史已2个月；

1 天来再出血，有头晕、出冷汗等循环低血容量表现；既往无消化道症状；未服用非甾体类抗炎药或饮酒；胃肠镜未发现出血灶；体格检查除贫血表现外无其他有诊断意义的阳性体征。因其前次出血期已行胃肠道内镜检查且未见出血灶，病变部位应位于小肠段，因其无肿瘤的肠梗阻或炎症性肠病的常见肠内外症状，亦无黏膜损害食物或药物应用史，病因更可能为肠道血管畸形，进一步在积极稳定生命体征的基础上可行胶囊内镜检查。

● 小肠出血的常见病因有哪些？

答：小肠出血指发生于 Treitz 韧带以下，回盲部以上的十二指肠、空肠和回肠出血。不同研究报道的首要病因不同，但均以小肠肿瘤、憩室、炎症及血管疾病常见，各种报道中主要病因分布比例的差异可能与多种因素有关，包括人种、非甾体类抗炎药应用普及程度、炎症性肠病发病率等，也与入选患者的小肠出血形式不同有关。由于小肠出血可以表现为急性大出血，如肉眼观察到呕血、黑粪或暗红色血便伴循环障碍和重度贫血；或慢性显性出血，如肉眼能观察黑粪或血便，临床上无循环障碍史；或慢性隐性出血，如肉眼不能观察到便血，又无明显临床症状，粪潜血试验阳性。目前尚缺乏大样本的、依出血形式分层的病因分析研究。

缺血性肠病是指肠道的支配血管闭塞、痉挛，或全身血流低灌注等原因引起肠道血流减少，造成的肠壁器质性损害的功能障碍。一般根据其发病情况及病变范围可分为急性肠系膜缺血、慢性肠系膜缺血及缺血性结肠炎三类，其中前两者均可引起小肠出血，但急性肠系膜缺血是指突然发作的肠道供血不足，常表现为急性重度腹痛及消化道出血，而慢性肠系膜缺血是肠道低血供以致在进餐等血供需求增加的情况下出现腹绞痛，无出血表现较少，由于缺血相关的小肠出血多有腹痛及心脏血管基础疾病表现，为病因鉴别中的重要环节。

● 如何进行小肠出血的病因诊断？

答：由于小肠出血无特征性临床症状及体征，其病因诊断主要依靠器械检查。即使病情及检查条件允许迅速完成胃肠镜并排除上消化道及大肠疾病所致出血，仍无法及时、准确地判断小肠出血的病因及病变部位。

在传统器械检查方面，B 超、CT 对肿瘤引起小肠出血病例有一定诊断意义，但主要适用于实质性占位性病变，对小肠海绵状血管瘤或美克尔憩室等较小病灶引起的小肠出血难以发现。小肠气钡造影检查可以发现大部分病变，并可以显示清晰的黏膜结构，且并发症少、检查费用较低，但无法获得活检组织进行病理学检查，更重要的是，该技术对影像学检查者的经验及技术水平有较高的要求，其检查敏感性及特异性报道在不同水平的医院有很大差异。选择性肠系膜上动脉血管造影是怀疑血管畸形引起小肠出血的重要检查手段，定位能力优越，兼具治疗作用，但仅限于活动性出血（出血量＞0.5ml/min），诊断阳性率约在30%；放射性核素扫描能够发现急性期的出血灶，作为血管造影前的预备检查可提高诊断阳性率，但同样仅适用于活动性出血患者。所幸随着胶囊内镜的普及以及双气囊中单气囊小肠镜的推广，小肠出血诊断的瓶颈正在被打破。

但是，尽管小肠镜理论上可以观察到全肠道黏膜情况，在条件允许时还可进行内镜下治疗，但现有设备基本上无法一次完成全肠道观察，全小肠检查需经口及经肛两次进行。该检查时间长，患者较痛苦，且可引起小肠继发性出血、穿孔等并发症，在非活动性小肠出血病例，其准确性也并不满意。胶囊内镜具备无创、非侵入性的优点，尤其适合合并有严重心、脑、肾功能不全，难以承受有创性检查的患者，但目前在临床上尚没有可体外控制胶囊运行动作的技术，不能取活组织做病理学检查，且可能受肠道准备条件的影响，对非活动性出血亦没有理想的敏感性。

此外，在缺乏小肠镜检查条件、接受外科手术探查的患者中，术中肠镜是最后诊断隐匿性小肠出血的有效方法。通常选择肠壁切开入镜法，切开肠壁后，于切口处荷包缝合固定，通过肠镜先行肠道减压，吸出肠内积气积血后分别向远、近端探查。

总之，在目前的临床实践中，小肠出血患者可视出血急缓选择诊断手段。根据设备条件，若为急性大出血、慢性显性出血，可选择血管造影及小肠镜，在可能的情况下在诊断的同时进行治疗。对慢性隐性出血，首选B超或CT以排除占位性病变，无阳性发现时行小肠气钡造影或胶囊内镜，可了解有无肿瘤、憩室、炎症病变，进一步可行小肠镜获得病理学证据。对手术探查者，则需术中肠镜确诊。

● 小肠出血的治疗原则是什么？

答：小肠出血的治疗主要包括内科治疗、内镜下止血治疗及外科手术治疗。与其他部位的消化道出血相同，无论何种原因所致的小肠出血，稳定生命体征均是首要的处理措施。可先予输血、补液，在此基础上积极查找病因，具备小肠镜设备时，在内镜检查发现病因后做内镜下止血治疗亦是一种可行方法。药物治疗在多数情况下是首选的治疗手段，但治疗无效或反复出血时则需手术治疗。对于不能确诊出血原因的患者，则应积极手术探查。在小肠镜设备及检查条件不具备时，外科手术治疗仍是针对小肠出血最为有效的治疗方式。

 ［住院医师补充病历］

> 患者入院后经积极补液、输血处理，奥曲肽 25μg/min 持续静脉泵入等处理后生命体征稳定，胶囊内镜检查发现空肠血管瘤。确诊为消化道出血：空肠血管瘤。

主任医师常问住院医师、进修医师和主治医师的问题

胃肠道血管畸形有哪几种类型？

答：胃肠道血管畸形（gastroenteric vascular malformation）是一组胃肠道血管异常病变的总称，尽管其命名并没有国际通行的标准，在不同文献中有毛细血管扩张（telangiectasia）、血管扩张（vascular ectasia）、局部动静脉畸形（localized arteriovenous malformation）、血管瘤（hemangioma）或血管发育不良（angiodysplasia）等多种名称，但一般是指黏膜下畸形静脉以及毛细血管所发生的扩张性病变，各种名称的定义不一，有人认为在相当程度上可以通用。由于病变血管壁常变薄，可致出血。尽管出血病灶仅约占全部胃肠道血管畸形的 10%，且部分有自限倾向，但其中有约 50% 会反复出血。

现行的各种分类标准中，根据胃肠道血管畸形临床表现分类的 Lewi 胃肠道动静脉畸形分类及依据形态学特点分类的 Boyle 分类较为常用，见表 3-1 及表 3-2。

表 3-1　胃肠道血管畸形的 Lewi 分类法

分类	临床表现
Ⅰ型	最常见，表现为孤立性黏膜下血管发育不良，为获得性血管畸形，盲肠及右半结肠常见，老年人相对多见。根据血管壁厚度分为薄壁的Ⅰa型及厚壁的Ⅰb型
Ⅱ型	先天性，多见于青年人，有血管错构瘤表现
Ⅲ型	极少见，有遗传病基础，如遗传性出血性毛细血管扩张症

表 3-2　胃肠道血管畸形的 Boyle 分类法

血管畸形和肿瘤样血管病变
血管扩张和毛细血管扩张
血管发育不良
血管瘤病
血管曲张
血管瘤
毛细血管瘤
海绵状血管瘤
混合型

🔴 肠道血管畸形是如何形成的？

答：肠道血管畸形发生可能与多种因素有关。由于 20～30 岁及 60～70 岁各有消化道血管畸形的病变检出高峰，因此其病因可能有先天性血管发育异常及获得性血管病变两类。在先天性因素方面，消化道血管畸形可能与所谓血管直径持续恒定有关，即血管进入消化道管壁后，从浆膜层至黏膜层管径并不出现正常情况下的逐渐减小，而其对应的表面黏膜则由于缺少细小分支和毛细血管供血而更易缺血、坏死，也更易受食物在消化过程中的机械性或消化液的化学性损伤，从而引起出血。而获得性血管病变则可因心肺疾病、慢性肾功能不全而引发，由于胃肠黏膜灌注压降低和慢性缺氧，进而造成局部黏膜缺血、细小血管扩张而黏膜变薄，局部更易形成糜烂、坏死和浅溃疡，并进而引起出血；在老年人，获得性病因可能更常与血管获得性退行性变有关。有研究发现，60 岁以上人群中约 2.5% 可出现无症状的结肠血管扩张且随年龄增长而增加，这可能与肠壁肌肉不断收缩对肠壁黏膜下静脉回流长期形成阻力有关。在此阻力影响下，静脉流出压力上升，逐渐引起静脉、毛细血管及黏膜下小动脉扩张，最终形成小动静脉分流及黏膜下血管扩张。由于在相同腔内压下管腔越宽时管壁承受的张力越大，因此肠腔更宽的右半结肠肠壁可能因此承受更大张力，回流阻力更高，也更易出现血管畸形。

🔴 胃肠道血管畸形在内镜下有何特点？

答：胃肠道血管畸形可出现于整个胃肠道，内镜下此类病变可为平坦或稍高出黏膜，呈红色，直径一般在 2～10mm，可为圆形或星状，边缘可有少量放射状血管分布，部分病变外周有整圈色泽苍白的黏膜环，可能为相对缺血区，但其临床意义不明。一些研究发现，伴有慢性肾功能不全者的消化道出血者中胃肠道血管畸形的检出率更可高达 13%。

● **消化道血管畸形有何治疗方法？**

答： 消化道血管畸形的治疗包括内镜下治疗、外科治疗及药物治疗。尽管部分小肠血管发育不良患者可以通过手术去除病因，但是一些弥漫性血管发育不良的患者因为病变范围广泛难以手术治疗，也有一些患者因为其他脏器功能障碍而不适合做外科手术。因此，内镜下治疗也是胃肠道血管畸形病变的重要治疗方法。内镜下治疗包括内镜下的光动力治疗、激光消融治疗、氩离子凝固治疗及热电极治疗等，但对小肠血管畸形而言，病灶常位于传统胃肠镜难以达到的部位，因此，药物仍是部分胃肠道血管畸形患者的主要治疗选择。

然而，目前尚缺乏足够有效的药物治疗手段。有报道每日用炔雌醇 0.05mg 及炔诺酮 1mg 连续 6 个月可预防出血复发。但是也有一些高循证级别研究并不支持这一方法的疗效。抗血管形成药物沙利度胺已在数个研究中表现出预防出血复发的作用，但是纳入的患者数均较少。

鉴于消化道血管畸形所致出血主要与血管畸形本身有关，在 Treitz 韧带以下的小肠出血，对胃及十二指肠出血有强效的、抑制胃酸及胃蛋白酶活性的质子泵抑制药并无特效，而生长抑素及其类似物减少内脏血流的作用已得到大量证实，这对胃肠道血管畸形急性出血的控制应有一定的作用。另一方面，对垂体腺瘤患者进行的研究发现，术前使用奥曲肽可以显著降低术后标本免疫组化染色的血管内皮生长因子（VEGF）表达水平，这种抑制 VEGF 表达的作用可能对抑制小肠血管畸形病灶有利。

一些研究认为，小肠血管发育不良患者长期使用奥曲肽可预防小肠血管发育不良相关消化道出血，每 12h 皮下注射 50mg 奥曲肽 1～2 年的患者再出血比例为 23%，而随机安慰剂对照组则为 48%，与此同时，奥曲肽治疗组铁剂的补充量也更少，且未显示出明显药物副作用。

主任医师总结

（1）小肠出血指发生于 Treitz 韧带以下，回盲部以上的十二指肠、空肠和回肠出血，以往认为小肠出血在全部下消化道出血中所占的比例不足 5%，但随着胶囊内镜的普及和单（双）气囊小肠镜的推广，越来越多以往所认为的不明原因消化道出血被确认为小肠出血。

（2）小肠出血的常见原因包括小肠肿瘤、憩室、炎症及血管疾病，在临床上，可根据设备条件和病情程度选择诊断手段。急性大出血、慢性显性出血可选择血管造影及小肠镜，有可能在诊断的同时进行治疗；慢性隐性出血者可先通过 B 超或 CT 以排除占位性病变，进一步选择小肠气钡造影或胶囊内镜，最后可通过小肠镜或术中肠镜确诊。

（3）目前手术治疗仍是很多小肠出血患者的主要治疗选择，内镜下治疗的比例可能随着小肠镜的进一步推广而增加。药物治疗方面，而生长抑素及其类似物可减少内脏血流，甚至可能影响血管内皮生长因子（VEGF）表达，对包括胃肠道血管畸形在内的多种小肠出血病因可能有益。

（庄则豪）

查房笔记

反复间断性排柏油样粪便25年，
再发2天——下消化道出血

 [实习医师汇报病历]

患者男性，55岁，因"反复间断性排柏油样粪便25年，再发2天"为主诉入院。25年来无明显诱因出现反复排柏油样粪便，偶尔呈暗红色血便，量为50～80ml/次，由起初2～3次/年发展为近来1～2次/月，伴全身乏力，偶尔感头晕及下腹部不适，无呕血、腹痛、腹胀、胸闷、气促、四肢冰凉等。每次发作均在当地卫生院对症处理后好转，未进行检查。2天前排暗红色血便4次，150～200ml/次，无呕血，感疲乏、无力、心悸、耳鸣，出冷汗，当地医院补液（具体未详）后转我院。

辅助检查（门诊）　血常规示白细胞 4.5×10^9/L，红细胞 2.8×10^{12}/L，血红蛋白68g/L，血小板计数 230×10^9/L。粪常规：血液（＋＋＋），红细胞（＋＋），白细胞（－），隐血阳性。

入院诊断　消化道出血。

治疗：入院后给予补液、输血、止血等治疗。

主任医师常问实习医师的问题

● 该患者的病史特点有哪些？

答：本患者的病史特点是中年男性，病情复发25年，表现为间断性排柏油样粪便，近来排血便次数增多，每次均无呕血，门诊查粪常规：血液（＋＋＋）、红细胞（＋＋）、隐血阳性，血常规：白细胞 4.5×10^9/L，红细胞 2.8×10^{12}/L，血红蛋白68g/L，血小板计数 230×10^9/L。

● 目前考虑的诊断是什么？

答：考虑下消化道出血。

● 下消化道出血的诊断依据是什么？

答：① 排血便或柏油样便。

② 贫血症状（疲乏、无力、心悸、耳鸣）。

③ 血红蛋白浓度下降，68g/L。

④ 粪常规：血液（＋＋＋＋），红细胞（＋＋），隐血阳性。

● **还需要哪些进一步检查来证实诊断？ 如何鉴别小肠出血和结肠出血？**

答：① 还需要做结肠镜检查、X 线钡剂造影等检查以明确诊断。

② 小肠出血的特点：一般腹痛位于脐周，高位小肠出血，如出血量不大，粪便呈柏油样，出血量大且位于末端回肠粪便可呈暗红色。

③ 结肠出血的特点：一般腹痛或腹部不适位于下腹部，出血量小，右半结肠出血的，粪便大部分为暗红色或柏油样；血色鲜红，附于粪表面多为肛门、直肠、乙状结肠病变；便后滴血或喷血常为痔或肛裂。

✿ ［住院医师补充病历］

　　该患者近 25 年来间断性黑粪，偶尔仅查粪便 OB 试验阳性，稍补液或未给予治疗，出血可自行停止，经常鼻出血。

　　本次入院体检：BP 92/60mmHg，P 100 次/min，R 20 次/min，中度贫血外观，浅表淋巴结未触及，面部、口腔内及手背可见成簇的、极细小的毛细血管扩张，直径为 1～3mm，部分呈紫色或鲜红色点状或斑片状，下腹部轻微压痛。直肠指诊：指诊所至处肠壁光滑，未触及肿物，指套退出染有暗红色血迹。

　　患者前天急诊入院，昨天上午已行肠镜检查，内镜所见：回盲部、升结肠、乙状结肠及直肠可见多发平坦或稍隆起鲜红色的斑、点、线样改变，直径约笔尖到 2cm 不等，表面见少许渗血。放大像可见血管丛样结构，部分病灶呈星状不整齐，线样病变常扭曲、簇状。肠腔内见暗红色血迹。未见溃疡及新生物。

 主任医师常问住院医师、进修医师和主治医师的问题

● **对目前的诊断有何不同意见？**

答：（1）该患者排柏油样便为主，本次病情再发，出血量加大，呈暗红色血便，所以在诊断下消化道出血的同时还需先排除上消化道出血，患者平时无中上腹饥饿性疼痛、反酸等症状，本次出血无明显诱因

（如服用非甾体类抗炎药、应激等），既往无肝病史，近期内无纳差、体重减轻，并且病情复发 25 年间断性出血，所以上消化道出血中较常见四大病因（消化性溃疡、急性胃黏膜病变、食管-胃底静脉曲张破裂出血、胃癌）可能性小，最好行胃镜检查以排除。在排除上消化道出血后，结合该患者上述病史特点：25 年来复发间断性黑粪，面部、口腔内及手背可见成簇的毛细血管扩张，出血后有自限性止血，结合粪便结果、肠镜所见结果，考虑为下消化道出血，定位在结直肠出血，当然还要进一步做小肠方面的检查，了解小肠是否同时存在病灶。

（2）诊断结直肠出血，结合临床特点及肠镜所见病因考虑为遗传性出血性毛细血管扩张症。可进一步做检查以辨别肺、肝、脑及脊柱等脏器是否同时存在动静脉畸形。

● **临床上遇到结直肠出血患者，需考虑哪些疾病？**

答：主要考虑以下疾病。

（1）肿瘤和息肉　恶性肿瘤（癌、类癌、恶性淋巴瘤、平滑肌肉瘤、纤维肉瘤、神经纤维肉瘤）和良性肿瘤（平滑肌瘤、脂肪瘤、血管瘤、神经纤维瘤、囊性淋巴管瘤、黏液瘤），以结肠癌多见。息肉多发于大肠，主要是腺瘤性息肉，还有幼年性息肉及幼年性息肉病及波伊茨-耶格（Peutz-Jeghers）综合征（又称黑斑息肉综合征）。

（2）炎症性病变　各种病原体感染所致的感染性肠炎，如肠结核、肠伤寒、菌痢、阿米巴肠炎、血吸虫及鞭毛虫感染所致肠炎；非特异性肠炎，如溃疡性结肠炎、克罗恩病、结肠非特异性孤立溃疡、抗生素相关性肠炎、缺血性肠病、放射性肠炎及非甾体类抗炎药相关性肠病。

（3）血管性病变　多由于血管畸形导致出血，常与上消化道畸形并存。有以下四种类型。

① 遗传性出血性毛细血管扩张症（HHT，别名 Oslen-Weber-Rendu 病）。

② 血管发育不良：又称为结肠血管扩张或动静脉畸形。

③ 血管瘤：大部分为海绵状血管瘤。

④ 静脉曲张：多见于门静脉高压所引起的罕见部位静脉曲张出血，可位于结直肠和回肠末段。

（4）肠壁结构性病变　憩室、肠重复畸形、肠气囊肿病。

（5）全身疾病累及肠道　白血病和出血性疾病，风湿性疾病如系统性红斑狼疮、结节性多动脉炎、贝赫切特综合征（Behcet 病）等，恶性组织细胞病，尿毒症性肠炎。

据统计，引起结直肠出血的最常见原因为结肠癌和结肠息肉，肠道炎症性病变次之，其中肠伤寒、肠结核、溃疡性结肠炎、克罗恩病有时会发生大出血，而血管性病变大部分表现为慢性间断性出血。

● 血管性结直肠出血有哪些特点？

答：（1）遗传性出血性毛细血管扩张症　是一种常染色体显性遗传性疾病，特点是在皮肤、黏膜和胃肠道存在毛细血管扩张斑，临床可见皮肤及黏膜紫色或鲜红色点状或斑片状毛细血管扩张斑，直径为1～3mm，见于面部、手背、足底、唇、舌及口腔，鼻黏膜也较多见，常有鼻出血和口腔黏膜出血。这种血管异型常伴随其一生，常在40岁之后有加重的倾向，男性稍多于女性，病变也同时存在除结直肠外的消化道黏膜。慢性少量出血者可仅表现为贫血及粪潜血阳性。多数患者呈反复间断出血，出血量往往不多，多数可以自行停止，但也有急性大出血，较少见，对于下消化道复发出血而不能用常见的原因解释者应特别注意皮肤及黏膜是否存在毛细血管扩张，内镜是诊断本病最直接的证据。

（2）血管发育不良　系一种老年人的退行性病变，常发生于60岁以上的老年人，认为与年龄有关的血管退行性变有关，是老年人下消化道出血的常见病因。血管发育不良病变小，直径在10mm以内，多在5mm以下，多位于右半结肠，尤以回盲部及附近的升结肠为多。表现为便血出血量不多，但为复发性，在开始阶段出血来自毛细血管和小静脉，量少，常有失血性贫血。以后由于动静脉沟通被破坏，可大出血甚至休克。在大出血病例中，20%～25%同时有主动脉狭窄，亦可见其他心脏病，如冠心病、高血压性心脏病等，多数仅为年龄增长的结果，故对老年人反复血便而无其他症状，常规检查阴性者应考虑本病。

（3）血管瘤　又称蓝色橡皮泡状痣，是皮肤和胃肠道同时可见的海绵状血管瘤。血管瘤由大而充满血液的动脉或静脉窦组成，血窦壁厚实，如橡皮乳头，蓝色，压之塌陷，放手后又扩张，一般多发，位于黏膜下，直径从数毫米到数厘米。有研究发现血管瘤主要发生在小肠（约40%），其次为胃（约31%），而在结肠、直肠者约26%。血管病变也可见于其他内脏部位，如心脏、肝脏及脑等。

● 结直肠出血有哪些检查手段？其各自特点是什么？

答：（1）结肠镜检查　是诊断结直肠病变的首选检查，敏感性高，可发现活动性出血，结合活检病理学检查可判断病变性质。

（2）X线钡剂造影　目前常用的是气钡对比造影，优点是微小病灶（0.5～1cm）也能显示出来，故对结肠肿瘤及憩室等的诊断仍有重要意义，对内镜不易发现的病变有相互补救之功。在透视过程中还可以了解病变部分与其邻近器官的关系，狭窄肠段的局部情况。但是不能在出血期进行检查，不能做活检，且有些肠段相互重叠，影响诊断，对一些小的或浅表病灶，如早期结肠癌或血管畸形等不易发现。

（3）放射性核素扫描　必须在活动性出血时进行，适用于内镜检查和X线钡剂造影不能确定来源的结直肠出血；严重急性大出血或其他原因不能进行内镜检查者，用锝99^m标记的患者自体红细胞扫描，出血速度>0.1ml/min，可探测标记物从血管外溢的证据，且监测出血达24h，是一种简便而无痛苦的检查方法，但存在假阳性和定位错误，报告错误可达40%以上，只能作为初步出血的定位。

（4）选择性动脉造影　经X线及内镜检查仍不能确定病因的隐源性急性结直肠出血，可行选择性腹腔动脉、肠系膜上动脉造影检查，主要对血管性病变有诊断意义，如血管异常、血管发育不良、血管扩张、血管瘤、动静脉瘘及血管丰富的肿瘤等。对活动性出血速度>0.5ml/min时，才能显示出造影剂外溢的影像，以确定出血的部位。

● 针对本患者应选择哪些治疗？

答：（1）一般治疗与监测　保持患者呼吸道通畅，头偏向一侧，因目前有排暗红色血便，宜先禁食，观察粪便情况，暗红色转为黑粪后，无活动性再出血，可适当进流质饮食。如患者入院后生命体征仍然不稳定，有继续再出血征兆，禁食时间可延长，以随时请外科会诊，必要时随时手术。监测生命体征、意识状态，腹部肠鸣音情况，肢体温度、尿量、中心静脉压等。

（2）液体复苏　应立即建立快速静脉通道以补液或输血：在禁食状况下，应补足液体（液体量控制在2000～2500ml）及能量，可选用5%或10%葡萄糖液、生理盐水、平衡液、右旋糖酐-40、脂肪乳剂、复方氨基酸、微量元素（安达美）、水溶性维生素及脂溶性维生素。该患者有贫血症状即疲乏、无力、心悸、耳鸣，血红蛋白68g/L，血压92/60mmHg。临床上有输血指征，给予输血对症处置。输液及输血速度均不可太快，以免短期内升高血管压力而增加出血机会。

（3）止血措施

① 内镜下止血：内镜下治疗起效快、疗效确切，该患者系血管性病变，应作为首选方法。可视当时肠镜结果选择局部喷洒和注射药物（肾上腺素）、热凝固止血法、使用止血夹、套扎等治疗。

② 内镜下注射稀释的肾上腺素：是最常见的方法。一般用 1：10000 或 1：100000 的经生理盐水或高渗盐水稀释的肾上腺素于出血血管周围进行多点注射，每次 1～2ml，3～6 点，平均用量 6～10ml，多能取得即时止血的效果。

③ 热凝固止血法：利用一定的体外能源产生的热量，使组织血管发生凝固、血栓形成等起到止血作用。有高频电、激光、微波、射频、氩离子束凝固术。

④ 内镜下放置血管钳止血：确定出血点后用止血钳夹住出血点，主要适用于血管断端出血和局部组织出血，对弥漫性出血不适用。

⑤ 止血药物：如该患者入院后有凝血功能障碍及防治继发性纤溶，可使用维生素 K_1 和氨甲苯酸，也可使用云南白药。

（4）手术治疗　该患者诊断明确，经上述内镜下治疗、药物治疗无效时，如能排除胃及小肠病灶可考虑行局部肠段切除。

● 遗传性出血性毛细血管扩张症的诊断标准是什么？

答：2000 年国际遗传性出血性毛细血管扩张症基金科学顾问委员会的诊断标准如下。

① 鼻出血：反复、自发性鼻出血。

② 毛细血管扩张：位于特征部位（如嘴唇、口腔、手指和鼻部）的多发毛细血管扩张。

③ 内脏损害：如胃肠毛细血管扩张（伴或不伴出血）、肺动静脉畸形、肝脏动静脉畸形、脑动静脉畸形和脊椎动静脉畸形。

④ 家族史：根据上述诊断，患者一级亲属中，至少有 1 位被诊断为遗传性出血性毛细血管扩张症。

以上 4 项中，符合 3 项即可确诊遗传性出血性毛细血管扩张症，符合 2 项则疑诊为遗传性出血性毛细血管扩张症，如少于 2 项则诊断可能性不大。

主任医师总结

（1）结直肠出血属于下消化道出血，临床多表现为黑粪、暗红色血便、鲜红色血便，因此，在诊断时需排除上消化道出血及小肠源性出血。诊断结直肠出血时，同样要对其出血量、是否存在再出血、患者死亡风险做一全面评估。年龄超过 70 岁，合并有肺部疾病、恶性肿瘤、肝病、神经精神病、脓毒败血症、近期大手术、心脏疾病（充血性心力衰竭、缺血性心脏病、心律失常）、肾疾病（急性肾功能不全、血肌酐大于 353.6μmol/L）等，血常规示有血小板减少、凝血机制异常的都可增加患者死亡风险。

（2）本患者结直肠出血，病因诊断为遗传性出血性毛细血管扩张症（HHT），它是以出血和血管畸形为特征的常染色体显性遗传病。多年来一直认为其发病率很低，是一种常染色体显性遗传的以多系统血管发育异常，临床表现以反复鼻出血为特征，伴有皮肤及内脏血管扩张的出血性疾病。国外有关的流行病学调查显示，欧洲国家遗传性出血性毛细血管扩张症的发病率相对比较高，人群中遗传性出血性毛细血管扩张症的平均发病率约为 1/2000；北美洲国家遗传性出血性毛细血管扩张症的发病率比较低，人群中遗传性出血性毛细血管扩张症的发病率约为 1/10000；而在黑种人和阿拉伯人中遗传性出血性毛细血管扩张症罕见。在亚洲国家中，遗传性出血性毛细血管扩张症的发病率也比较低，日本北部的秋田县遗传性出血性毛细血管扩张症的发病率为 1/8000～1/5000。目前国内尚缺乏临床流行病学的资料统计，只有散发的病例报道。最近的流行病学研究显示其发病率为 1/8000～1/5000，临床上患者表现为遗传性、血管畸形和出血素质三联症，而血管畸形就有可能突然引起危及生命的情况，由于患者可到多科就诊，特别当血管畸形累及肝、肺、中枢神经等内脏行影像学检查时，还涉及影像科医师对本病的认识不足，容易造成误诊。因此我们应该关注遗传性出血性毛细血管扩张症患者，抓住主要矛盾，既要避免病情恶化，又要兼顾并发症和（或）伴随症的处理，同时还要注意家系的调查。遗传性出血性毛细血管扩张症一般预后良好，有脑、肝、肺内动静脉畸形并出现相应并发症时预后欠佳，病死率为 10%左右。

（3）如病变部位肠道较局限，内镜下治疗是一种不错的选择，近年来高剂量的雌激素——黄体酮治疗价值有争议，但有报道对内镜治疗困难的遗传性出血性毛细血管扩张症能够减少出血，血管造影栓塞治疗也可以用于活动性出血的血管畸形病灶的治疗。

（李文清）

反复下腹痛、腹泻4年——肠易激综合征

❀ [实习医师汇报病历]

患者女性，39岁，已婚，因"反复下腹痛、腹泻4年"入院。4年前出现下腹部闷痛，不剧烈，多数在排大便之前出现，排大便之后可以缓解；大便1天3~5次，不成形或者稀糊状，有时有黏液，无脓、血。4年来上述症状时常发作，在喝冷水、休息不佳或者月经期更容易出现。本院门诊粪常规：稀糊状便，少许黏液，WBC阴性，RBC阴性；OB试验阴性。食欲正常，睡眠好，小便正常，无消瘦。既往：10年前有"甲状腺功能亢进症"病史，规则服用"他巴唑"2年后"治愈"，多次复查"甲状腺功能都正常"。

体格检查　T 36.7℃，P 76次/min，R 18次/min，BP 116/76mmHg。神志清楚，发育正常。左右锁骨上等处浅表淋巴结未触及。巩膜无黄染，无凸眼征，眼球运动正常。甲状腺未触及，未闻及血管杂音。双肺叩诊呈清音，呼吸音清，未闻及啰音。心界不大，心率76次/min，心律齐，未闻及杂音。腹部平，触诊软，左下腹部有轻微压痛，无反跳痛，其余腹部无压痛、反跳痛，肝脾未触及，未触及包块，肠鸣音正常。直肠指诊：肛门括约肌张力适中，直肠内空虚，未触及肿物，宫颈无触痛，退出指套无染血。双下肢无水肿，四肢无震颤。

辅助检查　粪OB试验阴性，余见现病史。初步诊断　肠易激综合征（腹泻型）。

[?] 主任医师常问实习医师的问题

● 归纳本病例的临床特点有哪些？

答：（1）中年女性，病史4年。

（2）以下腹痛、腹泻为主要表现，排大便后腹痛缓解，粪中未见病理性成分。

（3）症状波动性发作，与饮食、休息、月经等有关。

（4）既往有"甲状腺功能亢进症"病史，规则治疗后"正常"。

（5）左下腹部轻微压痛，其余无阳性体征。

● 根据临床特点，是否可以明确疾病的定位诊断？

答：根据病历特点，本患者的主要症状是下腹痛和腹泻，而且两者之间有内在关联性，应该是同一个病理生理学改变的共同结果，考虑结肠疾病的可能性比较大。但是，临床上很多疾病都可以引起这些症状，临床思路应该更加开阔。

① 腹腔内疾病：包括消化系统疾病、泌尿-生殖系统疾病等。

② 腹腔以外疾病：如内分泌疾病、脏器功能不全、系统性血管炎、重金属中毒等。

本患者既往有"甲状腺功能亢进症"病史，规则治疗后复查"甲状腺功能正常"，目前也缺乏"甲状腺功能亢进症"的典型表现，如易饥、多食、消瘦、多汗、怕热等，体检未发现甲状腺肿大和血管杂音，无心动过速和四肢震颤等，因此"甲状腺功能亢进症"的证据不足。综上所述，本患者的下腹痛、腹泻主要考虑肠道疾病，特别是结肠疾病的可能性比较大。

● 现在认为是结肠疾病，具体考虑什么疾病？

答：根据上述定位诊断分析，考虑引起下腹痛、腹泻的疾病定位于结肠，能够引起这些症状的结肠疾病比较多，需要鉴别的包括以下几种。

（1）感染性肠道疾病　如慢性细菌性痢疾（菌痢）、慢性阿米巴痢疾等。

（2）炎症性肠病　如溃疡性结肠炎、克罗恩病等。

（3）肠道占位性疾病　如结肠息肉、腺瘤、结直肠癌等。

（4）功能性肠病　如肠易激综合征（irritable bowel syndrome，IBS）、功能性腹泻等。功能性腹泻与IBS的区别在于功能性腹泻往往没有腹痛或者腹部不适的症状。

综上所述，本例患者考虑肠易激综合征（腹泻型）的可能性比较大。

● 为了进一步明确诊断或排除其他诊断，需要做哪些化验或检查？

答：根据上述定位诊断和定性诊断的分析，需要完善以下检查。

（1）三大常规检查　特别注意血嗜酸性粒细胞计数，粪常规、寄生虫卵和粪OB试验等。

　（2）大便病原学检查　包括粪细菌培养、粪便查找阿米巴原虫等。

　（3）排查系统性疾病　甲状腺功能、血糖、肝功能、肾功能等。

　（4）腹部影像学　如B超，了解肝胆、胰腺和妇科情况。

　（5）肠道检查　电子肠镜检查＋活检组织病理学检查。如果无法进行肠镜检查，钡剂灌肠造影可以作为候选方法。

　（6）其他　必要时进行乳果糖氢呼气试验以了解是否存在小肠细菌过度生长、乳糖不耐受症等。

● **根据现有的诊断，初步治疗措施有哪些？**

　答：根据现有资料，考虑肠易激综合征（腹泻型）可能性比较大，在相关检查未回报之前，可以先行以下治疗。

　（1）解释病情，适当休息。

　（2）调整饮食　避免能够诱发或加重症状的饮食，尽量减少牛奶等奶制品的摄入。

　（3）适当使用解痉药物，如匹维溴铵、屈他维林、曲美布汀等。

　（4）目前大便并非水样便，对水-电解质平衡没有明显的影响，暂时不用止泻或者收敛制剂，如洛哌丁胺（易蒙停）等。

　（5）其他　若夜间睡眠差，可以适当加用催眠药物，如艾司唑仑（舒乐安定）等。暂时不用抗抑郁药物。

✵ ［住院医师补充病历］

　　第一次查房之后：患者自诉腹痛减轻，大便1～2次/d，软，精神状态改善。

　　尿常规、粪常规、血常规、肝功能、肾功能、甲状腺功能等均正常；粪OB阴性；粪细菌培养：未见致病菌生长。

　　肠镜：回肠末端、结直肠黏膜未见明显异常。腹部B超：未见明显异常影像改变。

？ **主任医师常问住院医师、进修医师和主治医师的问题**

● **经过初步处理和相关检查，患者的症状有明显改善，现在能明确诊断吗？**

　答：入院后三大常规、肝肾功能、甲状腺功能均正常。肠镜检查提示回肠末端、结直肠黏膜未见明显异常。符合腹泻型肠易激综合征的诊断标准，而且按照 IBS 治疗获得初步疗效，也支持这个诊断。

● 肠易激综合征的诊断标准有哪些？

答：以前肠易激综合征的诊断标准比较多，如 Manning 标准等，目前最新的诊断标准是功能性胃肠病罗马Ⅳ委员会发布的 Rome Ⅳ诊断标准，其中 IBS 的诊断标准是：

反复发作的腹痛，近 3 个月内平均发作至少每周 1 次，伴有以下 2 项或者 2 项以上：①与排便相关；②伴有排便频率的改变；③伴有粪便性状（外观）改变。

诊断前症状出现至少 6 个月，近 3 个月符合以上诊断标准。

● 肠易激综合征的发病机制有哪些？

答：肠易激综合征的病因和发病机制尚未完全阐明，目前认为是多种因素共同作用的结果。胃肠道动力异常和内脏高敏感是肠易激综合征主要的病理生理基础。

（1）肠道动力异常　异常消化道动力异常是肠易激综合征的重要发病机制。肠易激综合征患者的动力异常主要表现在结肠，进餐后结肠运动增加，乙状结肠收缩幅度增加，推进性蠕动频率增加，非推进性蠕动频率变化较小。不同类型肠易激综合征患者结肠传输时间不同。

（2）内脏高敏感　肠易激综合征患者存在内脏高敏感，即肠道对刺激的感受性增强，是肠易激综合征的核心发病机制，在肠易激综合征症状发生和疾病发展中有重要作用。临床上大多数肠易激综合征患者有与症状相关的感觉异常，内脏高敏感可以放大胃肠动力事件而产生症状。内脏高敏感的改变可能与疾病的活动有关。

（3）脑-肠轴功能调节异常　脑-肠轴是将胃肠道与中枢神经系统联系起来的神经内分泌网络，对胃肠道各种功能进行调控。肠易激综合征患者存在脑-肠轴功能调节异常，主要表现在中枢神经系统对肠道刺激的感知异常与神经内分泌系统调节异常。

（4）肠道微生态失衡　包括肠道微生物构成比例的改变或微生物代谢活性的改变。研究表明益生菌治疗可显著改善肠易激综合征患者的症状。此外，肠易激综合征患者存在明显的小肠细菌过度生长。

（5）肠道感染和免疫因素　免疫-炎性激活可能在肠易激综合征的发病中起作用。各种感染后引起肠道功能紊乱而发生肠易激综合征，即感染后肠易激综合征。患者肠道黏膜可持续存在低度炎性反应，诱发免疫炎性细胞因子风暴反应，这些细胞因子作用于肠道神经和免疫系统，影响肠道动力和感觉，从而产生肠易激综合征症状。

（6）精神心理因素 相当比例的肠易激综合征患者伴有不同程度的精神心理障碍，包括焦虑、紧张、抑郁、失眠和神经过敏等。抑郁或焦虑障碍是肠易激综合征的危险因素，严重影响其发生、发展和预后。

● 胃肠道功能性疾病诊断过程中需要注意哪些"报警征"？

答： 所谓的"报警征（alarm sign）"，也称"red sign"，一旦出现就需要进一步深入检查，以排除器质性疾病。"报警征"包括：①45岁以后首次出现胃肠道症状；②有胃肠道出血，或反复粪 OB 阳性；③明显的消瘦和体重下降；④明显的贫血；⑤出现腹部包块。这个患者都没有"报警征"。

● 肠易激综合征的治疗措施有哪些？

答： 没有特异性的治疗方法，需采用个体化、综合性治疗措施。

（1）建立良好的医患沟通和信任关系 让患者参与到疾病预防与治疗的全过程中。简明扼要地向患者解释本病的相关知识（包括发病机制、影响因素、治疗措施、预后等），查找并避免诱发或者加重症状的因素。

（2）认知疗法 是肠易激综合征治疗中的必要环节。其内容和目标是使患者充分了解肠易激综合征是功能性疾病，没有证据显示肠易激综合征可以直接进展成严重的器质性疾病或恶性肿瘤，通过生活方式调整，以及适当的药物治疗，多数患者的肠易激综合征症状是可以比较理想地得到改善。

（3）调整饮食习惯，改善生活方式 避免诱发或加重症状的食物，调整相关的生活方式对改善肠易激综合征症状有益。低发酵性寡糖、双糖、单糖及多元醇（FODMAP）饮食能较好改善肠易激综合征患者腹痛、腹胀症状，提高患者对排便的满意度。应避免摄入不耐受食物。减少烟酒摄入、注意劳逸结合、保证充足睡眠、坚持体格锻炼等行为改善能明显阻止肠易激综合征症状恶化。

（4）肠道动力调节药物 如促胃肠动力药和解痉药。解痉药可以改善腹泻型肠易激综合征患者总体症状，对腹痛疗效较明显，根据实际情况选择应用。

（5）大便习惯改变的处理 便秘患者可以适当使用通便药物，如聚乙二醇、乳果糖、麦麸制品等，但不宜长时间使用刺激性泻药或蒽类泻药（如番泻叶、大黄、芦荟等）；腹泻患者可以适当服用止泻药物或收敛药物，如地芬诺酯（苯乙哌啶）、洛哌丁胺（易蒙停）、蒙脱石等。这类药物常常与肠道动力调节药物联合使用。

（6）肠道黏膜保护药　目前没有更多的循证医学证据证明这类药物有良好的治疗效果，但可能存在安慰剂效应。

（7）抗菌药物和微生态制剂　抗菌药物不宜成为肠易激综合征的常规治疗药物，如果存在肠道菌群紊乱或小肠细菌过度生长，可以考虑适当使用抗菌药物，目前国际上推荐使用肠道不吸收的抗生素，如利福昔明等，对部分肠易激综合征患者有效。微生态制剂包括益生菌和益生元等。常用的益生菌多为乳酸杆菌、双歧杆菌等的复合制剂。地衣芽孢杆菌相当于益生元，它本身不是肠道的常籍菌，但它有助于肠道内正常菌群的生长。微生态制剂对部分肠易激综合征患者有效。

（8）抗抑郁药物　对于合并抑郁、焦虑状态的患者，可以考虑使用抗抑郁药物，如 5-羟色胺再摄取抑制药等。这类药物可能引起便秘，对于便秘型肠易激综合征患者需要特别注意。

● 肠易激综合征的预后如何？

答：这是肠易激综合征患者比较关心的问题。肠易激综合征的预后良好，他们发生大肠癌的概率与当地普通人群一样，即：肠易激综合征患者的大肠癌发生率并不增高，这一点应该告诉所有肠易激综合征患者。肠易激综合征患者常常担心癌变，会经常、主动要求做电子肠镜检查。因此，与普通人群相比，他们的肠道常受到更频繁的监测。肠易激综合征的症状常是波动性发作的，多数患者一生中的症状并不会进行性加重，部分患者的症状也会消失、完全恢复正常。肠易激综合征主要影响患者的生活质量，对寿命并没有影响。

主任医师总结

（1）肠易激综合征是一种功能性肠病，以腹痛、腹胀或腹部不适为主要症状，排便后症状多改善，常伴有排便习惯［频率和（或）性状］的改变，缺乏临床常规检查可发现的能解释这些症状的器质性病变。

（2）肠易激综合征的发病机制复杂且尚未完全明确。肠易激综合征的各种病理生理机制并非各自独立，而是相互作用、相互联系。胃肠道动力异常和内脏感觉过敏是肠易激综合征主要的病理生理学基础。

（3）肠易激综合征的治疗目标是改善症状，提高患者的生命质量。需要制订个体化、综合性治疗策略，积极主动的、治疗性的医患关系是肠易激综合征治疗的基础。

（赵　钦　王承党　庄则豪）

查房笔记

腹痛、腹泻 10h，发热、神志淡漠 2h——感染性腹泻

❀ ［实习医师汇报病历］

患者男性，67岁，以"腹痛、腹泻 10h，发热、神志淡漠 2h"入院。10h前出现脐周和下腹部阵发性疼痛，每次持续 1～2min，不剧烈，没有涉及其他部位，腹痛时有便意，排大便后腹痛可以缓解，但间隔数分钟之后腹痛再次发作，每次发作性质相似。发病初期排2次成形软便，之后转为糊状便和稀水样便，24h内大便次数超过10次，每次量 50～100ml，含有少量黏液无脓液和血液，无恶心、呕吐、发热等。6h前就诊当地诊所，诊断为"急性肠炎"，予以口服"小檗碱（黄连素）、山莨菪碱（654-2）、复方苯乙哌啶"等，并予以葡萄糖等输液，腹痛稍有缓解，排糊状便1次，量不多，但出现持续的全腹部胀痛。2h前发热，体温 37.9～38.6℃，神志淡漠，不爱言语，无抽搐、胡言乱语，无咳嗽、咳痰、心悸、气促等。发病后排尿2次，尿量中等，仅进食少量米汤。

既往史：本次发病前 6h进食冰箱冷冻食品（进食前未加热），同餐者无不适。32年前因为"十二指肠球部溃疡并大出血"行胃大部切除术，术后无腹痛等症状。否认高血压病、糖尿病等病史。

体格检查　T 38.8℃，P 126 次/min，R 20 次/min，BP 90/66mmHg。神志淡漠，倦怠，言语含糊，定向正常；全身未见皮疹、出血点，四肢肢端温暖；左右锁骨上等处浅表淋巴结未触及；结膜无充血、出血，巩膜无黄染，瞳孔对光反应存在；扁桃体无肿大；颈部无抵抗；双肺叩诊呈清音，呼吸音清，未闻及啰音；心界不大，心率126 次/min，心音较低钝，闻及偶发期前收缩，1～2 次/min，未闻及杂音；腹部较膨隆，腹部脂肪比较厚，全腹腹肌软，脐周和下腹部有轻压痛，无反跳痛，其余部位无压痛，肝脾未触及，未触及包块，移动性浊音阴性，肠鸣音较弱，听诊 3min 闻及 2 次肠鸣音；直肠指诊：直肠内空虚，前列腺Ⅰ度大，无压痛，指套退出无染血；双下肢无水肿；四肢肌力、肌张力正常，双侧 Banbinski 征阴性。

辅助检查 血常规，WBC 15.8×10⁹/L，N 85.4%，其余正常。粪常规：糊状便，黄色，WBC（＋＋＋），RBC（＋），黏液（＋），OB 试验（＋）。尿常规：比重 1.046，尿酮体（＋＋），其余正常。急诊血液生化：肝功能、血脂、血糖正常，BUN 16.8mmol/L（正常值 2.86～7.14mmol/L），Cr 76μmol/L（正常值 40～84μmol/L）。血沉 43mm/h；C 反应蛋白（CRP）37mg/L（正常值 0～8.00mg/L）。

入院诊断 感染性腹泻；全身炎症反应综合征；氮质血症；胃大部切除术后。

 主任医师常问住院医师、进修医师和主治医师的问题

● **本病例的临床特点有哪些？**

答：（1）老年男性，有胃大部切除病史，进食冰箱食品后急性起病。

（2）先表现为脐周-下腹痛、腹泻（糊状便-水样便），后表现为腹胀、发热、神志模糊。

（3）中度发热，BP 90/66mmHg。神志淡漠，倦怠，言语含糊；心率 126 次/min，心音较低钝，闻及偶发早搏；腹部较膨隆，全腹腹肌软，脐周和下腹部轻压痛，无反跳痛，移动性浊音阴性，肠鸣音较弱，听诊 3min 闻及 2 次肠鸣音；病理征阴性。

（4）血 WBC 和中性粒细胞均升高。粪常规提示有病理性成分[WBC（＋＋＋）、RBC（＋）、黏液（＋）]和 OB（＋）。血 BUN 升高，Cr 正常。血沉和 CRP 均升高。

● **根据临床特点，是否可以明确疾病的诊断？**

答：根据上述病历特点可以发现以下几点。①患者是在进食未经加热的冰箱食品之后 6h 出现腹痛-腹泻等，因此，可以明确是与食物有关的肠道疾病。粪常规发现 WBC、RBC 等病理性成分，以 WBC 为主，血沉、CRP 升高，提示肠道存在炎症，因此，可以诊断为感染性腹泻（infectious diarrhea）或感染性肠炎（infectious colitis）。②2h 之前开始出现的发热、神志淡漠等表现应该是全身炎症反应综合征的表现，但未排除脓毒血症的可能性。③血 BUN 升高，Cr 正常，可能与急性腹泻、血容量不足引起肾前性肾功能不全，这种情况常在补足血容量之后获得改善，但应警惕持续低血压、低血容量、严重炎症反应等导致急性肾小管坏死，引起急性肾功能不全。

因此，初步诊断为：①感染性腹泻（或感染性肠炎）；②全身炎症反应综合征；③氮质血症：肾前性；④胃大部切除术后。

> 现在可以诊断"感染性肠炎"，感染性肠炎引起的腹泻称为"感染性腹泻"，有哪些原因呢？

答： 广义的感染性腹泻是指各种细菌、病毒、真菌、寄生虫等感染引起肠道炎症所致的腹泻。临床上所称的感染性腹泻多为狭义的感染性腹泻，是指除霍乱、细菌性痢疾、阿米巴性痢疾、伤寒和副伤寒以外的感染性腹泻，为《中华人民共和国传染病防治法》中规定的丙类传染病，疑诊患者需要按规定报告"传染病疫情报告"。

感染性腹泻的病原体包括细菌、病毒、真菌、寄生虫等。

（1）细菌　常见的有志贺菌、肠致泻性大肠杆菌、空肠弯曲菌、沙门菌、弧菌等。

肠致泻性大肠杆菌包括：肠致病性大肠杆菌，可引起婴幼儿水样或蛋花汤样便；肠产毒性大肠杆菌，可引起霍乱样水样便；肠侵袭性大肠杆菌，可引起细菌性痢疾样便；肠出血性大肠杆菌，感染者早期为水样便，后为血便；肠集聚性黏附大肠杆菌，与小儿顽固性腹泻有关。

由空肠、结肠弯曲菌引起的肠炎分布较广，主要表现为发热、腹泻和腹痛，少数有呕吐，与细菌性痢疾相似，但病情相对较轻。

耶尔森菌感染也是急性肠炎或急性胃肠炎的常见致病菌。

全球已发现2000多个菌型的沙门菌，其中已知能引起人类致病的有57个型，主要在A～F群内，某些菌型可致人急性腹泻和食物中毒暴发。鼠伤寒沙门菌感染遍及全国各地，常有医院儿科、产科婴儿室交叉感染的报告。

在弧菌属中，把与O_1群霍乱弧菌具有共同鞭毛抗原、生化性状类似、仅菌体抗原不同的弧菌统称为霍乱弧菌。根据菌体抗原不同，目前已发现200个以上血清群，除O_1/O_{139}群为霍乱的病原体外，其余统称为非O_1/非O_{139}霍乱弧菌，有些能引起散发性腹泻或食物型暴发。

（2）病毒　在感染性腹泻中占很大的比例，包括轮状病毒、腺病毒、星状病毒、杯状病毒等，目前在我国主要是轮状病毒。

（3）其他病原体　各种寄生虫感染也可能引起急性或慢性感染性腹泻。贾第虫病是由蓝氏贾第鞭毛虫所致，以儿童多见，多在夏秋季发病。该虫寄生于肠道，可引起腹泻、腹痛、吸收不良和黏液性大便。隐孢子虫能引起隐孢子虫病，是人兽共患疾病，呈世界性分布。

● 这些病原体是怎样引起感染性腹泻的？

答：上述众多病原体引起的感染性腹泻，主要包括 2 个类型。

（1）分泌性腹泻　各种病原体或其产物作用于肠上皮细胞，引起肠液分泌增多和（或）吸收障碍，而导致腹泻。这类腹泻患者常无明显发热，粪便多为稀便或水样便，粪便显微镜检查多无细胞，或仅见少量红细胞、白细胞。霍乱是属于典型的分泌性腹泻，此外，肠产毒性大肠杆菌肠炎、致泻性弧菌肠炎、非 O_1/非 O_{139} 霍乱弧菌肠炎、轮状病毒肠炎、隐孢子虫肠炎、蜡样芽孢杆菌腹泻、金黄色葡萄球菌腹泻等也都属于分泌性腹泻。这类属于狭义的感染性腹泻。

（2）炎症性腹泻　各种病原体侵袭肠黏膜上皮细胞，引起炎症反应（感染性炎症、免疫性炎症等）导致的腹泻。这类腹泻患者常有发热，粪便多为黏液便或黏液血便，粪便显微镜检查可以发现较多的红细胞、白细胞。细菌性痢疾属于典型的炎症性腹泻，此外，侵袭性大肠杆菌肠炎、肠出血性大肠杆菌肠炎、弯曲菌肠炎、小肠结肠炎耶尔森菌肠炎等也属于炎症性腹泻。这类感染性腹泻由于存在明显的肠道炎症反应，因此，也归属为感染性肠炎（infectious colitis）。

上述 2 种腹泻类型并没有截然的界限，可以同时存在。此外，大量腹泻或慢性腹泻常常容易导致肠道菌群紊乱和小肠细菌过度生长，甚至真菌生长。

● 本患者发生感染性腹泻的原因是什么？

答：本患者是在进食未经加热的冰箱冷冻食品后急性起病的，因此，本次急性感染性腹泻可能与以下原因直接相关。

（1）冰箱不是"保险箱"　普通家用冰箱的保鲜作用是具有时限性的。据有关部门调查发现，家用电冰箱细菌污染问题比较严重，其中经常放生食品的下层部分卫生合格率几乎为零。虽然冰箱的低温可以抑制部分细菌的增殖，但也给某些微生物的生长提供了好机会。冰箱里经常有食物残渣、汤水等，它们是微生物良好的培养基，容易遭遇细菌污染。还有一些"嗜冷菌"可以在 $0 \sim 20\text{℃}$ 的环境中生长，如耶氏菌、李斯特菌等。另外，真菌可以耐受 4℃ 的环境。肉类、奶和奶制品、豆制品、沙拉、水产品都是较易受污染的食物。常见的冰箱污染菌为大肠杆菌，有的甚至检出痢疾杆菌。因此，对患者的健康教育应该包括正确使用冰箱。

（2）此为老年、胃大部切除患者，胃酸分泌量常低于正常人，降低了对经口摄入细菌的杀灭作用，即胃肠道感染的第一道防御屏障减弱了，容易导致小肠内细菌过载（overload）。长期大量抑制胃酸分泌的患者也可能存在这个问题。

● **本患者为什么出现全身炎症反应综合征？**

答： 全身炎症反应综合征（systemic inflammatory response syndrome，SIRS）是指感染性或非感染性因素作用于机体，而引起失控的、自我持续放大和自我破坏的全身性炎症反应。当机体受到致病因素（感染性或非感染性）打击时，可促发初期的炎症反应，这些炎症反应常有限度、可控等。当炎症不可控时，机体产生的内源性免疫炎性因子可能对机体造成"二次打击"，使炎症的后果继续扩大而形成"瀑布效应"，这时就出现 SIRS。

（1）目前临床通用的 SIRS 的诊断标准

① 体温>38℃或<36℃。

② 心率大于各年龄组正常均值加 2 个标准差。

③ 呼吸大于各年龄组正常均值加 2 个标准差，或 $PaCO_2$<4.3kPa。

④ 白细胞总数>$12.0×10^9$/L 或<$4.0×10^9$/L，或杆状核细胞>10%。

具备上述 2 项或 2 项以上者即可诊断。此诊断标准比较宽松，有利于医务人员对危重病的早期诊治。

（2）根据 SIRS 的严重程度，可以将 SIRS 进行临床分期

① 全身感染或脓毒症（Ⅰ期）：为 SIRS 早期，符合上述 SIRS 的诊断标准。

② 败血症综合征（Ⅱ期）：在败血症的基础上出现以下任意一项：精神状态异常、少尿、低氧血症、高乳酸血症。

③ 早期败血症休克（Ⅲ期）：在Ⅱ期（败血症综合征）的基础上出现血压下降、微循环充盈差，但对输液和药物治疗反应良好。

④ 难治性败血症休克（Ⅳ期）：败血症性休克持续>1h，需正性血管活性药物维持血压。

⑤ 多器官功能不全综合征（MODS）（Ⅴ期）：发生弥散性血管内凝血（DIC）、急性呼吸窘迫综合征（ARDS）、肝肾及脑功能障碍等。

因此，本患者符合 SIRS 的诊断标准。患者已经有神志淡漠等精神异常，需要注意败血症综合征（Ⅱ期）的可能。

（3）本患者在感染性腹泻的过程中出现 SIRS，考虑与以下因素有关。

① 高龄、肠道屏障功能减弱。

② 使用"山莨菪碱、复方苯乙哌啶"等可能引起肠道蠕动减弱，使腹泻次数减少，但是也可能导致肠道内细菌过度生长，毒素吸收甚至细菌易位，诱发全身炎症反应综合征甚至发生脓毒血症。

因此，对于高龄患者，使用"山莨菪碱、复方苯乙哌啶"等能够明显影响胃肠道运动功能的药物时需要慎重选择，必要时可以选择抗分泌药物（如消旋卡多曲、生长抑素及其类似物等）或吸附剂（如蒙脱石散等）。

● 目前需要做哪些化验或检查？

答： 根据上述诊断分析，目前需要完善以下检查。

（1）三大常规检查 即粪常规＋OB、血常规、尿常规等。

（2）病原学检查 包括粪细菌培养、血细菌培养等。

（3）血液指标 血液生化、电解质、血气分析、凝血全套＋D-二聚体等。

（4）炎症和感染指标 血沉、C反应蛋白、降钙素原（PCT）等。

（5）腹部影像学 如B超、腹部立位X线平片或腹部CT等。

（6）其他 必要时查肺部CT、心脏彩色超声＋心功能测定等。

● 根据现有的诊断，初步治疗措施有哪些？

答： 根据现有资料，目前诊断：感染性肠炎、全身炎症反应综合征、氮质血症（肾前性）。治疗目的是控制炎症进展、纠正内环境紊乱、支持对症处理，其中恢复肠道的正常功能、控制全身炎症反应综合征为首要任务。具体的处理措施有以下几方面。

（1）一般治疗和病情监护 卧床休息，吸氧，心电、血压、氧饱和度持续监护。监护心脏功能、肺功能和肾功能。

（2）饮食管理 目前患者肠道功能比较差，但没有呕吐，不宜长时间禁食。可以给予流质饮食，如米汤等，但牛奶、豆浆等暂时不适合。

（3）营养支持和稳定内环境 按照 25kcal/kg 体重计算热能需要；注意晶体和胶体溶液的补充。电解质和酸碱平衡情况可以根据急诊生化检查结果再作调整和补充。需要注意的是，本患者可能存在代谢性酸中毒，这种代谢性酸中毒在补充血容量之后可以获得纠正，一般无需过早补碱。对于这类代谢性酸中毒，碱的补充不宜首选，仅限于急性而严重的酸血症（pH值＜7.1）。氮质血症也可以通过补充血容量而获得纠正。注意补充肠上皮细胞新陈代谢所必需的谷氨酰胺，必要时可以使用生长激素。

（4）抗感染治疗　一般的感染性腹泻，无需使用抗菌药物。但是，本患者高龄、出现全身炎症反应综合征、血 WBC 和中性粒细胞增高、粪 WBC（＋＋＋），因此有必要使用抗菌药物，在病原学培养结果未回报之前，可以经验性选择对革兰阴性菌（如大肠杆菌）敏感的抗生素，如第三代头孢菌素等。

（5）对症处理　目前大便并非水样便，对水-电解质平衡没有明显的影响，暂时不用止泻或收敛制剂等。必要时可以使用抗分泌药物，如生长抑素及其类似物、消旋卡多曲等。

（6）其他治疗　若患者肠道功能进一步恶化、或出现其他脏器功能不全，需要进行床边连续肾脏替代疗法（continuous renal replacement therapy，CRRT）以清除体内炎症介质。

⊛ ［住院医师补充病历］

> 　　按照第一次查房医嘱对患者进行了相关检查和治疗。在病程中一度出现腹胀加重、神志模糊、烦躁不安、血压下降（需要多巴胺维持）、高热等。粪便和血液培养均见大肠杆菌生长；血气分析提示失代偿性代谢性酸中毒，血 BUN 和 Cr 持续升高等。因此，在综合治疗的基础上，对患者进行了 CRRT 治疗；胸腺肽 1.6mg，肌内注射，调整机体免疫功能；持续静脉推注生长抑素类似物奥曲肽（25μg/h）以减少肠道分泌、减低肠腔内压力、促进肠道血运的恢复。
>
> 　　经过 12 天的综合治疗，现在患者已无发热、腹痛、腹泻，大便 1 次/d，成形。已经恢复正常饮食，患者本人认为生命活力已经恢复到患者之前的状态。体格检查：T 36.6℃，P 76/min，R 16 次/min，BP 116/74mmHg；双肺呼吸音清，未闻及啰音；心率 76 次/min，心音有力，律齐；腹部平坦，全腹腹肌软，无压痛、反跳痛，肠鸣音 3 次/min。复查三大常规和血液生化、血气分析等均正常。再次血液培养：无细菌生长。

❓ 主任医师常问住院医师、进修医师和主治医师的问题

● **患者经过治疗已经恢复健康，那么完整的出院诊断是什么？**

　　答：①感染性肠炎：大肠杆菌败血症，全身炎症反应综合征（Ⅲ

期）；肠道功能障碍；感染性休克；氮质血症（肾前性）；代谢性酸中毒（失代偿性）。② 胃大部切除术后。

● **什么是肠功能障碍？**

答：正常的肠道除了具有运动、分泌、消化和吸收功能以外，还具有非常强大的屏障功能，以阻挡肠道内微生物和具有抗原活性的物质进入体内，一旦其屏障功能受损，就可能出现肠道功能不全甚至肠道功能衰竭。肠道功能障碍或衰竭是由多种病因引起的肠道消化吸收障碍、肠道运动功能减退、肠屏障功能受损，从而发生肠道细菌过度繁殖和（或）菌群失调，细菌及内毒素易位，终致诱发、加剧 MODS。

（1）**肠道的屏障功能** 包括非特异性黏膜屏障、免疫屏障、生态屏障等。

① 非特异性黏膜屏障：肠道基本结构的物理和化学特性，构成第一道非特异性屏障，包括酸碱环境、黏液层、完整的上皮细胞层、正常的肠蠕动。其中完整的上皮细胞构成肠上皮屏障，如肠上皮细胞间的紧密连接、肠上皮细胞的快速更新、微绒毛组成的刷状缘等。肠上皮杯状细胞能够分泌黏液，保护上皮细胞不受肠道渗透压的影响和有毒物质毒害，为黏液屏障。肠道连续、规律的、各部位相互协调的单向运动状态，保证了食物运送、吸收以及食物残渣和有害物质（包括黏附于黏膜上的细菌）及时从体内排除。

② 免疫屏障：肠道是含淋巴组织最多的器官，含有占体内总免疫效应细胞的 40%，包括淋巴细胞、上皮内淋巴细胞、肥大细胞和吞噬细胞。浆细胞产生分泌型 IgA，能与抗原结合，阻止抗原进入黏膜，激活机体的特异性杀菌作用。肠道的 M 细胞具有抗原提呈作用，通过胞饮作用将抗原完整地经上皮屏障输送给邻近的淋巴细胞。

③ 生态屏障：肠道内的正常菌群具有定植抗力，形成生态屏障。肠道细菌与肠黏膜上皮细胞上的特异性受体结合，形成组分相当固定的正常菌膜结构，抵御外籍有害细菌对机体的侵袭，防止外袭菌定植于肠道。此外，正常菌群能够产生挥发脂肪酸和乳酸，降低肠道内环境 pH 和氧化还原电势；某些菌群还会释放抗生素和细菌毒素；正常菌群有利于维持正常肠道的正常蠕动，以机械运动消灭外袭菌；正常菌群还是免疫细胞的刺激剂，某些细菌可以产生大量的免疫调节物质。

因此，尽管肠道与外界有广泛的接触，内环境非常复杂，但是由于肠道具有良好的屏障功能，使机体能够处于健康状态。

（2）肠道功能衰竭 危重病（严重感染、创伤、休克、烧伤、中毒、窒息等）时，可能出现肠道功能障碍或肠道功能衰竭，肠道常成为全身炎症反应综合征甚至全身多脏器功能衰竭的"发动机"和"放大器"。

① 肠道功能障碍的原因：最常见的原因是休克、肠道低灌注，如腹腔内脏器血流低灌注，血流再分布致肠系膜血流减少；肠黏膜逆向血流交换网的氧回路缩短；组织氧需要量增加；组织氧摄取受损。此外，大量氧自由基产生和炎症介质释放、肠道菌群生态平衡失调、高代谢状态（如负氮平衡、酸中毒、高血糖症等）、较长时间胃肠外营养可使黏膜萎缩，这些因素都可能导致肠道功能障碍甚至肠道功能衰竭。

② 肠道功能障碍的临床表现：在危重症的基础上，一旦出现腹胀、肠鸣音消失，重者出现消化道出血、肠道菌群易位生长等，常提示出现肠道功能障碍。临床上肠道功能障碍没有统一的诊断标准，目前国内分为3型：Ⅰ型指小肠长度绝对减少，如短肠综合征；Ⅱ型为小肠实质广泛损伤，如炎性肠病、放射性损伤等；Ⅲ型为急性肠衰竭，见于严重感染、创伤、大出血等所致的器官功能障碍综合征时，常以肠道运动功能受损、肠黏膜屏障功能障碍为主要表现。

本患者在病程过程中，出现全腹部胀、肠鸣音明显减弱、血培养有大肠杆菌感染及肾功能不全、内环境紊乱等，都是肠道功能障碍的表现或后果，因此，在本例患者的抢救过程中，恢复肠道功能成为临床治疗的首要任务。

综合治疗非常重要，其中 CRRT 发挥了关键作用。 如何应用 CRRT ？

答：从这个病例看，所谓的"急性肠炎"也不是那么简单的病，有时甚至是致命的。入院后病情加重，出现多脏器功能不全或衰竭的表现，因此，在综合治疗的过程中适时采用了 CRRT 技术，使病情得到及时控制、缩短了治疗时间和住院时间。CRRT 是指"连续肾脏替代疗法（continuous renal replacement therapy）"，也称为"床旁血液滤过（continue blood purification，CBP）"，是一种采用每天 24h 或接近 24h 的长时间、连续的体外血液净化疗法，以替代受损的肾功能。首届国际 CRRT 学术会议上（1995 年，美国圣地亚哥）CRRT 被定义为：所有能够连续性清除溶质并对脏器功能起支持作用的血液净化技术。目前 CRRT 包括 9 种技术：连续动脉-静脉血液滤过（CAVH）、连续静脉-静脉血液滤过（CVVH）、连续动脉-静脉缓慢滤过（SCUF）、连续动脉-

静脉血液透析（CAVHD）、连续静脉-静脉血液透析（CVVHD）、连续动脉-静脉血液透析滤过（CAVHDF）、连续静脉-静脉血液透析滤过（CVVHDF）、连续静脉-静脉血液透析和（或）滤过-体外膜氧合（CV-VH/DF-ECMO）、连续静脉-静脉血液透析和（或）滤过静脉-静脉旁路（CVVH/DF-VVBP）。

CRRT 可以清除体内过多水分，清除体内代谢废物和毒物，清除各种细胞因子和炎症介质，纠正水-电解质紊乱，确保营养支持，促进肾功能恢复。用于各种心血管功能不稳定的、高分解代谢的或伴脑水肿的急慢性肾衰竭，以及多脏器功能障碍综合征、急性呼吸窘迫综合征、挤压综合征、急性坏死性胰腺炎、慢性心力衰竭、肝性脑病、药物及毒物中毒等的救治。

主任医师总结

（1）老年男性患者，既往有"胃大部切除术"，进食未经加热的冰箱冷藏食品后出现腹痛、腹泻等"急性肠炎"的表现，在病程中发展成为"全身炎症反应综合征"，并出现多器官功能不全或衰竭。因此，在临床工作中，需警惕高龄患者的"急性肠道感染"，其可能成为全身炎症反应综合征的"发动机"，抑制肠道运动的药物［如山莨菪碱（654-2）］需要慎重使用，必要时可以使用抗分泌药物（如生长抑素及其类似物、消旋卡多曲等）或吸附剂（如蒙脱石散）。

（2）在治疗过程中需要抓住矛盾的主要方面。本患者的"肠道功能障碍"是全身炎症反应综合征的首要病因。因此，在处理全身炎症反应综合征的同时，需要设法恢复肠道的正常功能。

⊛ ［扩展阅读］

Dupont HL. Approach to the patient with infectious colitis. Curr Opin Gastroenterol，2012，28（1）：39-46.

（庄则豪）

査房笔记

反复下腹痛、黏液血便3年——溃疡性结肠炎

❀ ［实习医师汇报病历］

患者男性，45岁，已婚，因"反复下腹痛、黏液血便3年"入院。3年前开始无明显诱因出现下腹部闷痛，多数在排大便之前出现，排大便之后可以缓解，不剧烈；每天大便2～3次，劳累时可达5～6次/d，呈糊状，有黏液和血液，血液量时多时少、混合于大便中间，有轻微的里急后重感。3年来体重下降8kg，食欲正常，睡眠好。既往：5年前，因为进食隔夜食物后出现腹痛、呕吐、腹泻，当地医院诊断为"急性胃肠炎"，予输液（含左氧氟沙星）等治疗3天后症状消失，大便1天1次。4年前因为排尿不尽感，在某三级甲等医院经过前列腺液检查，诊断为"慢性前列腺炎"，连续服用"克拉霉素"4周后，排尿不尽感明显改善，但劳累时仍容易发作，常不定时自服"克拉霉素"。2个月前仍然有自服该药物。吸烟12年，每天20～30支；无饮酒。

体格检查　T 37.7℃，P 88次/min，R 18次/min，BP 120/70mmHg，体重47kg，身高168cm。神志清楚，发育正常，消瘦外观，中度贫血貌。左右锁骨上等处浅表淋巴结未触及。睑结膜中度苍白，巩膜无黄染。甲状腺未触及。双肺叩诊呈清音，呼吸音清，未闻及啰音。心界不大，心率88次/min，心律齐，未闻及杂音。腹部平，触诊软，中下腹轻压痛，无反跳痛；左下腹可触及长条状物（乙状结肠），软，轻压痛；肝脾未触及；肠鸣音正常。直肠指诊：肛门括约肌张力适中，直肠内少许粪便，前列腺Ⅱ度大，软，轻触痛，指套上染少许暗红色血迹。双下肢无水肿。

辅助检查　粪常规（门诊）：糊状便，黄色，WBC（+），RBC阴性，OB试验阳性（单克隆抗体法）。血常规：WBC $5.6×10^9$/L，N 72.8%，RBC $3.95×10^{12}$/L，Hb 89g/L，HT 0.34，PLT $430×10^9$/L。尿常规：正常。

初步诊断　(1) 结肠炎症性疾病：溃疡性结肠炎可能性大，慢性肠道感染未排除；中度贫血。(2) 慢性前列腺炎。

主任医师常问实习医师的问题

● 本病例的临床特点是什么？

答：（1）中年男性，有吸烟史。

（2）3 年来反复下腹闷痛、黏液血便 3 年，伴有里急后重感。

（3）5 年前有 1 次"急性胃肠炎"病史，"治愈"。近 4 年来有"慢性前列腺炎"史，常服用"克拉霉素"。

（4）体检　T 37.7℃，消瘦和中度贫血貌；下腹部轻微压痛，乙状结肠可以触及并有轻压痛；前列腺Ⅱ度大，有触痛。

（5）粪常规示黄色糊状大便，WBC（＋），OB 试验阳性。血常规示中度贫血（RBC、HT 下降）、PLT 升高（430×10^9/L）。

总之，中年男性，下腹部闷痛、黏液血便 3 年，慢性"前列腺炎" 4 年。

● 根据临床特点，是否可以明确疾病的定位诊断？

答：本患者主要症状是下腹痛、黏液血便。此外，有"慢性前列腺炎"史，经常服用"克拉霉素"。病程中患者没有皮肤出血的表现，也缺少血管炎等直接证据，因此，血液和风湿性疾病（如过敏性紫癜、系统性血管炎等）的证据不足。

根据本病例特点，引起"下腹痛、黏液血便"的疾病主要定位于结肠。排便有里急后重感、粪便中的血液比较鲜红。因此，病变主要位于左半结肠和直肠。

● 现在认为是结肠疾病，具体考虑什么疾病？

答：根据上述定位诊断分析，考虑疾病主要位于左半结肠和直肠。有黏液血便，粪常规 WBC（＋）、OB 试验阳性。因此，可以认为结肠存在炎症性疾病（inflammationary diseases，广义的"结肠炎症性疾病"），包括以下几种。

（1）感染性肠道疾病　如慢性菌痢、慢性阿米巴痢疾等。患者 5 年前曾经有"急性胃肠炎"病史，是否存在慢性肠道感染，需要关注。

（2）炎症性肠病（inflammationary bowel diseases，IBD，属于狭义的"结肠炎症性疾病"）　如溃疡性结肠炎、克罗恩病等。溃疡性结肠炎（ulcerative colitis）是一种累及结-直肠黏膜、黏膜下层，以腹痛、黏膜血便为主要表现的肠道炎症性疾病，本患者考虑此病的可能性比较大。

克罗恩病可以发生于全胃肠道，以回盲部及其邻近的肠道多发，根据定位诊断分析，本患者克罗恩病的可能性相对较小。

（3）肠道占位性疾病合并感染　如结肠息肉、腺瘤、结肠癌合并感染等。单发的结肠息肉、腺瘤合并感染时，出现腹痛的概率比较小，而且呈长期、慢性发作的可能性不大。由于病程已经3年，大肠癌的可能性不大。

患者有中度贫血外观，血常规提示 RBC 3.95×10^{12}/L，Hb 89g/L，HT 0.34，RBC 数量和 HT 仅轻微下降，但是 Hb 下降比较明显，提示小细胞低色素性贫血的可能性比较大。贫血可能与肠道慢性失血有关。

4年前因"排尿不尽感"，在某医院诊断为"慢性前列腺炎"，结合本次入院时体检发现"前列腺Ⅱ度大，有触痛"，"慢性前列腺炎"的诊断应该可以确立。值得注意的是：①直肠前方紧邻前列腺，那么，"慢性前列腺炎"与"下腹痛、黏液血便"是否有关系？需要注意前列腺疾病对直肠的影响（如前列腺癌直接侵犯直肠）；②长期服用"克拉霉素"可能导致肠道菌群紊乱，后者可以引起腹痛、腹泻等。

因此，初步诊断考虑：①结肠炎症性疾病：溃疡性结肠炎可能性大，慢性肠道感染需要进一步排除；中度贫血。②慢性前列腺炎。

为了进一步明确诊断或排除其他诊断，需要做哪些化验或检查？

答：根据上述定位诊断和定性诊断分析，除了三大常规检查、血液生化和电解质检查之外，尚需要完善以下检查。

（1）肠道感染的证据　大便细菌＋真菌培养、阿米巴、寄生虫卵等；血清降钙素原（PCT）等；必要时检查病毒感染的证据，如巨细胞病毒抗体等。

（2）肠道炎症的证据　血沉、C反应蛋白、抗中性粒细胞胞浆抗体（ANCA）、抗酿酒酵母菌抗体（ASCA）等。

（3）前列腺检查　前列腺液常规＋培养等。

（4）肿瘤学指标　主要检查肠道和前列腺恶性肿瘤指标，如 CEA、前列腺特异性抗原（PSA）等。

（5）腹部影像学　如腹部彩色B超，了解肝胆、胰腺、前列腺和腹腔淋巴结情况等。

（6）肠道检查　电子肠镜检查＋活检组织病理学检查。病理学检查时特别注意结肠黏膜是否有明显的嗜酸性粒细胞浸润、上皮内瘤变、隐窝脓肿等，是否有包涵体，其中包涵体是巨细胞病毒感染的重要证据之一。

（7）其他　必要时进行乳果糖氢呼气试验以了解是否存在小肠细菌过度生长。门诊查血常规时发现"血小板 $430×10^9/L$"，需要复查血常规，如果血小板计数仍然比较高，可能提示存在慢性炎症活动。此外，还要化验凝血指标和 D-二聚体等，如果是溃疡性结肠炎，常常存在血液高凝状态，容易出现深静脉血栓形成和肠道黏膜下微血管内微血栓形成。

● **根据现有的诊断，初步治疗措施有哪些？**

答：根据现有资料，初步诊断考虑：①结肠炎症性疾病：溃疡性结肠炎可能性大，慢性肠道感染需要进一步排除；中度贫血。②慢性前列腺炎。在相关检查/检验未回报之前，可以先行以下治疗：

（1）解释病情，适当休息　由于首先考虑溃疡性结肠炎的可能性比较大，现在暂时不建议患者戒烟，待完全明确诊断之后再做决定。

（2）调整饮食　食用清淡、容易消化的食物，避免食用生冷、能够诱发或加重症状的饮食。

（3）抗感染　由于病史长达 3 年，肠道黏膜屏障功能可能受损，粪常规提示"WBC（＋）"，提示存在肠道局部感染或肠道菌群紊乱，可以考虑短期口服抗菌药物，如甲硝唑等，但暂时不需要静脉给药或抗病毒药物。

（4）支持、对症处理　若进食比较少，可以适当进行能量支持治疗，同时注意补充维生素和微量元素。腹痛比较明显时可适当使用解痉药物，如匹维溴铵、屈他维林、曲美布汀等，但尽量避免使用阿托品、山莨菪碱（654-2）等。当肠道有少量便血时，暂时不宜使用"止血药物"[如氨甲环酸（止血环酸）、酚磺乙胺（止血敏）等]。若夜间睡眠差，可适当加用催眠药物，如艾司唑仑（舒乐安定）等。目前没有输血指征，可以适量给氧。

（5）慢性前列腺炎的治疗　目前症状并不明显，暂时不予治疗，待相关检查、检验回报后，再做决定。

※ [住院医师补充病历]

第一次查房之后的情况：入院后食欲较差，每天大便 3～4 次，糊状便，有暗红色血液，排便前仍然有下腹部闷痛。今日体格检查：体温波动于 38.5～39.0℃；较虚弱；巩膜无黄染；双肺呼吸音清，未闻及啰音；心率 109 次/min，心音强，未闻及啰音和附加音；全腹平，软，左下腹部有轻压痛，无反跳痛，肠鸣音正常；双下肢无水肿。

　　粪常规：糊状便，黄色，WBC（＋＋），RBC（＋），OB 试验阳性（单克隆抗体法）；未查到阿米巴等寄生虫或虫卵。2 次粪培养：白色假丝酵母菌生长，无致病菌生长。血常规：WBC 11.3×10^9/L，N 81.4%，RBC 3.62×10^{12}/L，Hb 83g/L，HT 0.33，血小板 467×10^9/L。血液生化：白蛋白 28.6 g/L，血钠 127mmol/L。AST、ALT 等肝功能指标正常，肾功能、血脂、血糖均正常。血氯、血钾正常。血沉 106mm/h，CRP 86.7mg/L，PCT 正常。外周型 ANCA（pANCA）阳性，ASCA 阴性。凝血全套：纤维蛋白原 7.9g/L，凝血酶原时间（PT）、活化部分凝血酶时间（APTT）正常，D-二聚体正常。

　　血 CEA、复合前列腺特异性抗原（cPSA）、游离前列腺特异性抗原（fPSA）、CA19-9 均正常。前列腺液检查：卵磷脂减少，WBC（＋）；细菌培养：无细菌生长。腹部 B 超：前列腺 Ⅱ 度大，可见钙化结节。腹腔脏器声像正常，腹膜后未发现肿大淋巴结。电子肠镜：回肠末端、回盲部、升结肠、横结肠黏膜相正常，结肠左曲（脾曲)-降结肠-乙状结肠-直肠之结肠袋消失，黏膜充血水肿、弥漫性糜烂、浅溃疡和假息肉形成，被厚苔，易出血，活检质地软。肠镜活检标本病理学检查：结肠黏膜炎症性改变，大量急性和慢性炎症细胞浸润，可见隐窝微脓肿，未见上皮内瘤变和包涵体。

❓ 主任医师常问住院医师、进修医师和主治医师的问题

⬤ 根据患者的病史特点，结合入院后相关化验/检查，现在能明确诊断吗？

　　答：（1）溃疡性结肠炎，左半结肠型，慢性持续型，活动期，重型；并发：非特异性肠道感染、肠道菌群紊乱；营养不良。

　　（2）慢性前列腺炎。

⬤ 溃疡性结肠炎的诊断标准是什么？

　　答：目前国内应用的诊断标准是由中华医学会消化病学分会炎症性肠病学组于 2012 年发布的《中国炎症性肠病诊断与治疗的共识意见》，其中对溃疡性结肠炎的诊断标准如下。

　　（1）临床表现　有持续或反复发作的腹泻、黏液脓血便伴腹痛、里

急后重和不同程度的全身症状,病程多在 4~6 周以上。可有皮肤黏膜、关节、眼和肝胆等肠外表现。

黏液血便是溃疡性结肠炎的最常见症状。超过 6 周的腹泻病程可与多数感染性肠炎鉴别。

(2) 结肠镜检查 结肠镜检查并活检是溃疡性结肠炎诊断的主要依据。结肠镜下溃疡性结肠炎病变多从直肠开始,呈连续性、弥漫性分布,表现为:①黏膜血管纹理模糊、紊乱或消失、充血、水肿、易脆、自发或接触出血和脓性分泌物附着,亦常见黏膜粗糙,呈细颗粒状;②病变明显处可见弥漫性、多发性糜烂或溃疡;③可见结肠袋变浅、变钝或消失以及假息肉和桥黏膜等。

内镜下黏膜染色技术能提高内镜对黏膜病变的识别能力,结合放大内镜技术,通过对黏膜微细结构的观察和病变特征的判别,有助溃疡性结肠炎的诊断,有条件的单位可开展。

(3) 黏膜组织学检查 建议做多段多点活检。组织学可见以下主要改变:

活动期:①固有膜内有弥漫性急慢性炎症细胞浸润,包括中性粒细胞、淋巴细胞、浆细胞和嗜酸性粒细胞等,尤其是上皮细胞间中性粒细胞浸润及隐窝炎,乃至形成隐窝脓肿;②隐窝结构改变,如隐窝大小、形态不规则,排列紊乱,杯状细胞减少等;③可见黏膜表面糜烂,浅溃疡形成和肉芽组织增生。

缓解期:①黏膜糜烂或溃疡愈合;②固有膜内中性粒细胞浸润减少或消失,慢性炎症细胞浸润减少;③隐窝结构改变,如隐窝减少、萎缩,可见潘氏细胞化生(结肠脾曲以远)。

溃疡性结肠炎活检标本的病理学诊断:活检病变符合上述活动期或缓解期改变,结合临床,可报告符合溃疡性结肠炎的病理改变。宜注明为活动期或缓解期。如有隐窝上皮异性增生(上皮内瘤变)或癌变,应予注明。

(4) 其他检查 结肠镜检查可以取代钡剂灌肠检查。无条件做结肠镜检查的单位可行钡剂灌肠检查。检查所见的主要改变为:①黏膜粗乱和(或)颗粒样改变;②肠管边缘呈锯齿状或毛刺样,肠壁有多发性小充盈缺损;③肠管短缩,袋囊消失,呈铅管样。

结肠镜检查偶遇肠腔狭窄镜端无法通过时,可应用钡剂灌肠检查、CT 或 MRI 结肠显像显示结肠镜检查未及部位。

(5) 手术切除标本做病理学检查 大体和组织学改变上见上述溃疡

性结肠炎特点。

诊断要点：在排除细菌性痢疾、阿米巴痢疾、慢性血吸虫病、肠结核等感染性结肠炎，以及结肠克罗恩病、缺血性结肠炎、放射性结肠炎等疾病的基础上，可按下列要点诊断：①具有上述典型临床表现者为临床疑诊，安排进一步检查；②同时具备上述结肠镜和（或）放射影像学特征者，可临床拟诊；③如再加上上述黏膜活检和（或）手术切除标本组织病理学特征者，可以确诊；④初发病例如临床表现、结肠镜及活检组织学改变不典型者，暂不确诊溃疡性结肠炎，应予随访。

2015 年，世界胃肠病组织（WGO）发布了《全球炎症性肠病（IBD）实践指南》，其中关于炎症性肠病的诊断：要求全面的病史回顾及体格检查，各种检查包括血液、粪便、内镜活检及影像学检查均有助于排除其他病因，确立诊断。规定炎症性肠病的诊断标准为：①出现典型临床表现为临床疑诊，要求进一步检查；②临床表现加影像学或内镜检查支持为拟诊；③在拟诊的基础上，溃疡性结肠炎应排除慢性血吸虫病、阿米巴病、肠结核、缺血性肠炎、放射性肠炎、结肠克罗恩病；克罗恩病诊断则需排除慢性肠道感染（小肠结核、阿米巴病、耶尔森菌感染）、性病性淋巴肉芽肿、放线菌病、肠道淋巴瘤、慢性憩室炎、缺血性结肠炎、贝赫切特综合征、溃疡性结肠炎、非甾体抗炎药肠病，在结核流行区域，结核杆菌培养阴性（活检或肠切除）；④在拟诊基础上，排除上述疾病，再加上典型的组织病理学表现即为确诊。

WGO 还推荐了诊断选择的"级联化流程"：在疑诊的基础上进一步检查排除并确立诊断的过程中，基于资源充足程度进行诊断选择，级联化流程分为三级。

（1）I 级（资源有限）

① 粪便检查排除感染，粪隐血。

② 全血细胞计数（CBC），血清白蛋白。

③ 高危人群需检查 HIV 和总胆红素（TB）。

④ 情况允许行纤维乙状结肠镜检查或结肠镜检查。

⑤ 如果无法行内镜检查而钡剂检查可行，则行小肠钡餐检查或钡灌肠。

（2）II 级（资源一般）

① 粪便检查排除感染。

② 粪便潜血试验，粪便白细胞（如果行内镜检查则无此必要）。

③ CBC，血清白蛋白，血清铁蛋白，C 反应蛋白（CRP）。

④ 高危人群需检查 HIV 抗体和结核菌素试验。

⑤ 情况允许行纤维乙状结肠镜或结肠镜检查。

⑥ 如果无法行内镜检查而钡剂检查可行，则行小肠钡餐检查或钡灌肠。

⑦ 腹部超声。

⑧ 腹部 CT。

（3）Ⅲ级（资源充裕）

① 粪便检查排除感染。

② CBC，血清白蛋白，血清铁蛋白，CRP。

③ 高危人群需检查 HIV 抗体和结核菌素试验。

④ 结肠镜检查。

⑤ 腹部超声。

⑥ 腹部 MRI，无放射性，优于腹部 CT。

⑦ 结核普遍流行的地区下消化道内镜检查时行结核杆菌培养是很重要的。

⑧ 如果小肠病变不确定则行小肠钡餐检查。

⑨ 如果怀疑结肠瘘管形成但横断面成像不能明确可行钡灌肠。

⑩ 如果克罗恩病（CD）的诊断仍不明确可行胶囊内镜检查。

⑪ 无法完成结肠镜检查者可首选全结肠 CT 成像。

⑫ 如果病变在小肠可采用双气囊内镜。

● **"溃疡性结肠炎"是否能解释本患者的所有情况，如发热、消瘦、贫血、血小板增高等？**

答：本患者的临床表现还是比较典型的，溃疡性结肠炎基本上都能够解释患者的临床表现。发热的原因考虑：①非感染性发热，即溃疡性结肠炎的炎症活动，这可能是发热的主要原因；体温 38.5～39.0℃、心率 109 次/min、血沉 106mm/h、CRP 86.7mg/L、PCT 正常等提示非感染性炎症的存在；②肠道非特异性感染，粪常规 WBC（＋＋），但这不是引起发热的主要原因甚至不引起发热。

消瘦、贫血主要是营养不良的表现，与下列因素有关：①炎症活动，有证据表明溃疡性结肠炎活动时，可以出现明显的体重下降；炎症活动可能影响骨髓造血功能，重症或者长期未缓解的患者，可以出现慢性病性贫血；②肠道血液丢失；③肠道感染；④营养摄入减少。

溃疡性结肠炎患者中血小板增高也较为常见。研究表明血小板功能的激活与溃疡性结肠炎的发病机制可能有关，国外有学者将血小板计数和血小板平均体积作为判断溃疡性结肠炎病情活动的指标，严重的溃疡性结肠炎患者活动期时血小板常大于 400×10^9/L。但是，血小板计数受多种因素影响，故溃疡性结肠炎患者外周血小板计数的升高能否作为反映肠道病变的活动度、疾病程度的指标，还有待于进一步研究。

● **溃疡性结肠炎的治疗措施有哪些？**

答：医师要认真解释病情，鼓励患者积极参与治疗决策。治疗常常包括诱导缓解和维持治疗2个阶段，治疗原则是根据疾病的病变部位和表型、病情轻重、并发症、病期、患者的选择等，确定个体化、合理的治疗方案。治疗目标包括：①改善和维持患者的一般健康状况，改善生活质量；②治疗活动性病变，消除症状，减轻肠道炎症，促进黏膜愈合；③维持无激素的缓解；④防止并发症；⑤维持良好的营养状态。在整个治疗过程中都要注意药物的相互作用及不良反应。

治疗措施包括以下方面：

（1）支持疗法

① 饮食和生活方式：疾病活动时要适当减少纤维饮食，少渣饮食可能减少排便次数；若病变局限于直肠，患者可能以便秘为主要表现，建议高渣饮食。减轻压力可能改善症状或改进治疗方案，同时须注意到共患的精神疾病。

② 症状性治疗：包括止泻、解痉和镇痛药的应用，要权衡利弊，不能轻易滥用。腹泻严重者若不是暴发性结肠炎可给予洛哌丁胺（易蒙停）。镇痛药可给予对乙酰氨基酚，无效者可给予可待因。

③ 营养补充：营养不良或摄入减少期间需注意补充营养。使用激素的患者常规补充维生素D和钙剂，维生素 B_{12} 缺乏者需注意补充，光照不足者需注意补充维生素D。所有患者均可常规补充复合维生素。慢性缺铁性贫血患者若口服铁剂不能耐受则可给予肌注或静脉滴注。

（2）药物治疗

① 氨基水杨酸盐：包括柳氮磺吡啶（SAPS）、5-氨基水杨酸等，可用于诱导缓解和维持治疗。用药剂量要充足。本患者口服美沙拉秦缓释颗粒（艾迪沙）1g，1日3次。

② 糖皮质激素：适用于中-重型、急性活动期患者的诱导缓解治疗，对维持缓解无明显疗效。给药途径有口服、静脉滴注和直肠给药。本患者在住院期间使用甲泼尼龙40mg＋生理盐水100ml，静脉滴注，

每日 1 次，病情明显好转之后改为口服，并逐渐减量至停药，不作为维持治疗。

③ 免疫调节药：包括硫代嘌呤（巯嘌呤、硫唑嘌呤）、钙神经原抑制药（环孢素、他克莫司）和甲氨蝶呤（MTX）。硫代嘌呤起效慢，可能要 2～3 个月后才起效，不适于急性活动性病变；环孢素适用于溃疡性结肠炎，起效迅速，多小于 1 周；他克莫司用于克罗恩病；MTX 可用于克罗恩病，似乎不支持用于溃疡性结肠炎，但该药价格低廉，无法负担抗 α-TNF 高昂费用的可以尝试应用。本患者由于对上述治疗效果良好，暂时没有使用免疫调节药。

④ 抗 α-TNF 制剂：不是"一线"治疗药物，英夫利昔可作为激素抵抗的顽固性重度溃疡性结肠炎患者的拯救治疗药物，但使用该药有使潜在的结核、乙型肝炎病毒激活的危险。

⑤ 抗生素：目前没有数据显示任何抗生素对溃疡性结肠炎有效，但仍常用于暴发性结肠炎。使用抗生素使艰难梭状芽孢杆菌相关疾病的发生风险增加，需要特别注意。

⑥ 益生菌：虽然多数患者使用益生菌治疗，但目前无确切证据证明有效。有部分研究显示益生菌可缓解贮袋囊炎。

⑦ 试验性药物：主要为生物制剂，抗黏附分子制剂（如 α-4 整合素抗体）、抗细胞因子（抗 IL-12/23）、抗炎蛋白、抗 T 细胞标志物、间充质干细胞等。

（3）外科治疗　国外统计发现 25％～30％溃疡性结肠炎患者需要手术治疗，外科切除被认为是治愈性治疗手段，手术方式主要有暂时性回肠造口术、全结肠直肠切除术加永久性回肠造瘘、回肠贮袋-肛管吻合术（IPAA）等。

● **饮食因素与溃疡性结肠炎有什么关系？**

答：饮食是患者非常关注的问题。食物抗原包括食物残渣及其代谢产物，是肠道非细菌性抗原的主要成分，与遗传、免疫等因素协同作用，可致消化道异常炎症反应。尽管临床流行病学研究尚未能明确何种食物与溃疡性结肠炎有关，但许多研究表明饮食中的某些成分与溃疡性结肠炎的发病和复发确实有一定的关系，如高脂肪和高蛋白饮食就被认为与本病的发病有关，而含多不饱和脂肪酸及膳食纤维的食品可能具有一定的保护作用。

（1）蛋白质　早期研究表明，牛奶与溃疡性结肠炎患病有关，并指出牛奶过敏及乳糖不耐受是导致溃疡性结肠炎的原因之一。奶制品中的乳糖、长链甘油三酯以及酪蛋白会引胃肠道黏膜的变态反应，引起以胃肠道症状为主的过敏反应，表现为饱胀、腹痛、腹泻等。但牛奶对炎症性肠病的影响尚存在争议。摄入高蛋白饮食后，到达结肠部位未消化的硫蛋白可以为该段肠道细菌的代谢提供热能，如硫化氢等，这些物质积聚在肠道会对结肠细胞产生一定的直接毒副作用，也可能间接地改变其蛋白功能和抗原性，使结肠黏膜可能失去屏障功能而导致溃疡性结肠炎中的免疫失调。尤其是现代生活中过多地摄入红肉和加工后的肉类，增加了溃疡性结肠炎复发的风险。

（2）脂肪　研究发现某些多不饱和脂肪酸可能具有抗炎活性，如鱼油中 ω-3 脂肪酸可能与作为脂氧酶底物的 ω-6 脂肪酸竞争，使 ω-6 脂肪酸代谢受阻，抑制了炎症介质白三烯的生成，从而减轻溃疡性结肠炎的免疫反应和炎症过程。而主要成分是亚油酸的 ω-6 脂肪酸摄入增多是溃疡性结肠炎发病的危险因素之一。此外，油炸食品为主的西式快餐也可能是溃疡性结肠炎发病的危险因素。油炸食品中含有大量的脂肪，摄入过多的脂肪或不饱和脂肪酸会影响胆固醇代谢，形成的高胆固醇血症，使血液处于高凝状态，引起血管痉挛、血管紧张度增加，从而影响结肠黏膜血液供应，加重结肠黏膜损伤。因此，脂肪摄入与溃疡性结肠炎发病有一定关系。

（3）糖类　高糖摄入可能会导致溃疡性结肠炎的发病，目前研究发现，与正常饮食组相比，常吃含糖量高食物者患溃疡性结肠炎的风险性增高，而合理进食蔬菜和水果的人似乎患溃疡性结肠炎的风险会减少，可能机制是过多摄入糖类物质，可能导致肠道细菌的过度繁殖，细菌对肠道黏膜损伤从而增加肠道黏膜通透性，增加溃疡性结肠炎发病的风险。

（4）膳食　纤维膳食纤维在肠道被肠道菌群分解产生短链脂肪酸，包括醋酸盐、丁盐酸、丙酸盐，其中丁盐酸是结肠黏膜尤其是末端结肠黏膜上皮的主要能源来源，同时通过降低结肠细胞内核因子 κB 活性，抑制促炎性因子生成，对结肠黏膜具有保护作用。有研究表明，蔬菜和水果的摄入与炎性因子的产生呈负相关，因此富含膳食纤维的水果、谷类、蔬菜等的摄入可降低溃疡性结肠炎发病率。

● 为什么不要求溃疡性结肠炎患者戒烟？

答：溃疡性结肠炎患者如果在患病之前已经吸烟的，应从整体健康考虑，如果没有其他禁忌证（如肺部疾病），一般不建议患者立即戒烟，但不提倡大量吸烟或者原来没有吸烟的而学习吸烟。有研究认为吸烟可能是溃疡性结肠炎的保护性因素。但是，吸烟对溃疡性结肠炎影响的机制尚不明确，可能是烟草中的某些成分会增强结肠黏膜屏障、减少炎症介质合成，以及对机体免疫系统的影响。

（1）结肠黏膜表面由黏蛋白等形成的黏液屏障可保护结肠黏膜免受外来物质的侵害，吸烟可增加黏液糖蛋白的合成，因此，可增强黏液屏障、保护肠道黏膜；此外，吸烟还可加强结肠黏膜上皮细胞间的纤维连接，减低肠壁通透性低，减少渗出。

（2）肠黏膜中花生四烯酸代谢产物白三烯（LT）、脂氧素（LX）、前列腺素（PG）等与溃疡性结肠炎活动性呈正相关，白三烯 B4（LTB4）为炎症性肠病最主要的炎症介质，吸烟可通过抑制 cAMP 途径使 PG、LTB4 及血栓素的合成减少，减轻炎症反应。

（3）烟草中的尼古丁可诱导去甲肾上腺素和肾上腺素的释放，减少结肠血流，结肠黏膜表面的血供减少，炎症介质亦减少，减轻肠道炎症反应。

（4）吸烟时香烟不完全燃烧可产生一氧化碳（CO），低浓度的一氧化碳具有抗炎作用，可以抑制白介素（IL)-12 的产生，而 IL-12 有助于激活免疫细胞、加剧炎症反应。

虽然流行病学研究证实吸烟是溃疡性结肠炎发病的保护因素，但目前还没有明确的证据表明尼古丁可以明显缓解溃疡性结肠炎患者的临床症状。烟草中其他成分是否对炎症性肠病有保护作用，还有待于进一步研究。

溃疡性结肠炎在治疗过程中症状复发或者加重，要考虑哪些原因？

答：诊断明确的溃疡性结肠炎患者，在治疗过程中出现症状复发或者加重，应该考虑以下因素。

（1）治疗顺应性　患者是否严格按照医嘱用药，是否随意增减药物。

（2）是否有应激因素　如生活应激、身体应激等。

（3）是否有其他药物的影响　如非甾体抗炎药可能诱发或加重溃疡性结肠炎症状，目前很多"感冒药物"都含有这类药物。

（4）是否合并肠道感染　如难辨梭状杆菌感染、巨细胞病毒感染等，常是溃疡性结肠炎病情加重的重要因素。

● 溃疡性结肠炎患者什么时候复查肠镜？

答：这是溃疡性结肠炎患者比较关心的问题。肠镜检查的目的是了解黏膜愈合情况、检测癌变。经过诱导缓解治疗获得临床缓解，或者治疗无效甚至病情加重，此时复查肠镜的目的是了解疾病的活动情况和黏膜愈合情况。在维持治疗阶段，定期复查肠镜的目的是检测结肠癌变情况。溃疡性结肠炎相关大肠癌是溃疡性结肠炎的严重并发症，溃疡性结肠炎患者总体癌变率约3.7％，确诊后第1个10年、第2个10年、第3个10年的大肠癌发生率分别为2％、8％、18％。

结肠镜检查监测溃疡性结肠炎的价值仍有争论。需要与每位患者讨论发生结肠癌的风险、肠镜检查对鉴别异型增生的意义、监测的局限性（可能遗漏异型增生）、结肠镜检查风险等，应考虑患者的意见，共同制定适当的监测方案。每一次肠镜检查都要取黏膜标本做病理学检查，最好全结肠每隔10cm随机活检4块，可疑病变区额外取活检。

主任医师总结

（1）本患者中年男性，反复下腹痛、黏液血便3年。电子肠镜提示"左半结肠（结肠左曲-降结肠-乙状结肠-直肠）之结肠袋消失，黏膜充血水肿，弥漫性糜烂、浅溃疡和假息肉形成，被厚苔，易出血，活检质地软。"肠镜病理学"结肠黏膜炎症，可见隐窝微脓肿"。没有慢性特异性感染的证据。诊断溃疡性结肠炎的依据充分。

（2）溃疡性结肠炎是一种累及结直肠黏膜及黏膜下层为主的非特异性、非感染性、炎症性肠道疾病，多发生于直肠、乙状结肠，可以往近端发展，如果初诊患者结肠其他部位有糜烂和溃疡等，而直肠黏膜正常，则不支持"溃疡性结肠炎"的诊断。部分溃疡性结肠炎患者可有肠道外表现，如关节痛、类风湿关节炎、强直性脊柱炎等。

（3）溃疡性结肠炎的诊断难度不大，主要与肠道慢性感染相鉴别。病变范围比较广、长期使用免疫抑制药等患者也容易合并肠道感染（如难辨梭状杆菌、巨细胞病毒感染等），而使病情加重或复杂化。诊断溃疡性结肠炎之后，尚需要明确疾病的累及范围、活动性等。

（4）溃疡性结肠炎的治疗遵循个体化、分阶段治疗原则，包括诱导缓解治疗和维持治疗，主要药物包括柳氮磺吡啶和美沙拉秦、糖皮质激素、免疫调节药、生物制剂、微生态制剂等，糖皮质激素不作为维持治疗药物。

（5）我国溃疡性结肠炎的患者比较少，急性并发症（巨结肠、穿孔、大出血等）相对较少。长病程的溃疡性结肠炎患者需要警惕结肠癌变的可能，目前唯一的监测手段是电子肠镜＋病理学检查。

（赵　钦　庄则豪）

查房笔记

右下腹痛、发热 3 天——克罗恩病

✿ ［实习医师汇报病历］

患者男性，43 岁，因"右下腹痛、发热 3 天"入院。3 天前开始无明显诱因出现右下腹部持续性闷痛，不剧烈，可以忍受，与体位、饮食、大便等无关，体温 37.7～39.6℃，发热前多有畏冷或寒战，经过温水擦浴等物理降温后体温可以下降，最低体温为 37.7℃。无恶心、呕吐、腹泻，无咳嗽、咳痰、胸痛，无尿急、尿痛和肉眼血尿等。食欲正常，患病后大便每天 1～2 次，糊状，无黏液和血液，尿量正常。平时大便每天 1 次（偶有每天 2 次），成形。3 年前因左膝关节和右腕关节肿胀、疼痛、活动受限，在国内多家三级甲等医院就诊，均诊断为"类风湿关节炎"，予以"糖皮质激素（短期使用）、柳氮磺吡啶、甲氨蝶呤"等治疗后症状明显缓解，目前仍然规则服用"柳氮磺吡啶 1g/d、甲氨蝶呤 25mg/周"，无关节痛等症状，关节活动正常，多次复查血沉、类风湿因子等均正常。否认急性肝炎、急性阑尾炎、肺结核等病史，无外伤、手术史。吸烟 8 年，每天 20 支，无饮酒。

体格检查　T 38.6℃，P 98 次/min，R 18 次/min，BP 110/70mmHg，体重 56kg，身高 162cm。神志清楚，发育正常，轻度贫血貌。左右锁骨上等处浅表淋巴结未触及。睑结膜轻度苍白，巩膜无黄染。甲状腺未触及。双肺叩诊呈清音，呼吸音清，未闻及啰音。心界不大，心率 98 次/min，心律齐，未闻及杂音。腹部平，右侧腹和右下腹（含麦氏点部位）腹肌较紧张，有压痛，有明显反跳痛，其余部位腹肌软、无压痛；肝脾未触及，未触及包块；肠鸣音 2 次/min，音调正常，移动性浊音阴性。直肠指诊：肛门括约肌张力适中，直肠内少许粪便，前列腺不大、无触痛，指套无染血。闭孔内肌试验阴性。四肢关节正常，双下肢无水肿。

辅助检查　粪常规：糊状便，黄色，WBC 阴性，RBC 阴性，OB 试验阳性（单克隆抗体法）。尿常规：正常。血常规：WBC 23.9×10^9/L，N 92.6%，RBC 4.65×10^{12}/L，Hb 108g/L，HT 0.36，血小板 330×10^9/L。血沉 120mm/h，CRP 87 mg/L（0～8.00mg/L），降

钙素原（PCT）12.6mg/ml（0～0.05mg/ml）；CEA 3.8ng/ml（0～5.2nmg/ml）。急诊腹部 B 超：肝胆脾未见明显异常，肠管胀气比较明显，胰腺和阑尾显示欠清晰，右下腹未见脓肿声像，未见腹水征。腹部 X 线透视：未发现膈下游离气体。

入院诊断　克罗恩病。

主任医师常问实习医师的问题

● 本病例的临床特点是什么？

答：（1）中年男性，急性起病；右下腹痛、发热 3 天，表现为弛张热，伴畏冷或寒战。

（2）有类风湿关节炎病史 3 年，规则服药（柳氮磺吡啶 1g/d、甲氨蝶呤 25mg/周），控制良好。有吸烟史。

（3）体征　T 38.6℃，右侧腹和右下腹有局限性腹膜炎体征。

（4）辅助检查　血 WBC 和 PCT 升高；粪常规阴性；腹部 B 超和 X 线透视未见腹水、膈下游离气体。

● 根据临床特点，是否可以获得初步的临床诊断？

答：根据病例特点，目前诊断为急性感染性发热［急性腹膜炎（局限性，右中下腹）］、类风湿关节炎。

（1）急性感染性发热

① 急性起病，畏冷或寒战，然后出现发热，呈弛张热。

② 右侧腹和右下腹有急性、局限性腹膜炎的体征。

③ 血 WBC 明显升高，其中中性粒细胞（N）92.6%，PCT 明显升高，提示存在急性感染。

因此，急性感染性发热的诊断明确，是否存在败血症综合征甚至脓毒血症综合征则需要进一步检查。

（2）类风湿关节炎　3 年前已经在国内多家三级甲等医院就诊，都诊断为此病，而且按照类风湿关节炎治疗有良好的效果，目前无关节症状、关节功能正常，多次复查血沉等正常，因此，类风湿关节炎诊断明确，目前处于缓解期。由于相关药物的服用时间比较长，需要观察是否有药物不良反应。

（3）目前的急性感染性发热与类风湿关节炎没有明确的相关性，但是未排除引起发热的基础疾病（比如克罗恩病）与类风湿关节炎之间存在某些内在的联系。

⬤ **现在初步诊断急性感染性发热，具体的感染部位和病因是什么呢？**

答：患者有非常明显的右侧腹和右下腹急性、局限性腹膜炎的体征，即：腹肌较紧张、压痛、明显反跳痛，但是腹部其余部位腹肌软，没有压痛和反跳痛，腹部 B 超未发现腹水征，因此，急性感染灶应该位于右中下腹的腹腔内，这种腹膜炎可能是局限性，而并非弥漫性腹膜炎，可能不是某些空腔脏器的游离性穿孔所导致的。急性腹膜炎（局限性，右中下腹部）的具体病因考虑以下几方面。

（1）右中下腹部内脏感染性疾病 如急性阑尾炎和阑尾周围脓肿、肠结核并穿孔、克罗恩病并感染、恶性肿瘤并感染、腰大肌前或髂窝脓肿破溃、结肠气囊肿症等。

① 急性阑尾炎和阑尾周围脓肿：根据腹部体征需要考虑这种可能性，但是没有明显的"转移性右下腹部疼痛"、腹部 B 超没有发现右下腹脓肿征象，这些不支持此诊断。

② 肠结核：好发于回盲部及其邻近的升结肠和回肠末端，溃疡型肠结核有穿孔的可能，但是肠结核属于慢性感染性疾病，病灶周围常有粘连或慢性炎症，不容易在溃疡病灶部位出现穿孔而形成急性感染性腹膜炎。另外，肠穿孔还可能出现膈下游离气体。

③ 克罗恩病：是一种原因未明的非特异性肠道炎症性疾病，可以累及全胃肠肠道，以回盲部多见，炎症常为透壁性的，病灶部位可以合并细菌感染，也可以并发急性肠穿孔或慢性肠穿孔。本患者有类风湿关节炎病史，需要警惕本病的可能。

④ 回盲部恶性肿瘤（如结肠癌、淋巴瘤等）并发感染：可以出现炎症反应、局部压痛等；如果并发急性穿孔，可能出现腹水、膈下游离气体等。目前证据不足。

⑤ 腰大肌前或髂窝脓肿：常见于腰椎结核，脓肿破溃后可以出现急性腹膜炎的表现。患者平时没有结核毒血症状，腹部 B 超未见腹水、腹腔脓肿等，因此，此诊断基本可以排除。

⑥ 结肠气囊肿症（pneumatosis coli）：是一种少见的疾病，是在结肠黏膜下或浆膜下有多发的、含气性囊肿，多发生在横结肠左曲远端的结肠，以乙状结肠多见，可以多部位发生。病因不明，可能是肠道产气

杆菌感染、经黏膜损伤处侵入肠壁淋巴管内而引起感染，形成气囊肿。一般没有症状，大多数为腹部 X 线检查时偶然被发现。如有症状，也多为原发病（如肺或胃肠道疾病）的表现。当浆膜下气囊肿破裂时，可见气腹，但无急腹症表现，因此，当 X 线立位透视或腹部平片检查时发现膈下游离气体，而无消化道穿孔的症状和体征，应想到本病的可能。X 线片或 CT 检查会发现受累肠段有多数散在、成簇状、大小不等的气泡样透明区，形状不一，有时如串珠，有时如蜂窝。本例患者的表现并不符合此表现。

（2）空腔脏器穿孔 如回盲部或升结肠恶性肿瘤（如腺癌、恶性淋巴瘤等）等及胃或十二指肠溃疡穿孔等。

① 部分胃或十二指肠溃疡穿孔后，胃肠内容物沿着肠系膜上动脉向右下腹聚集，表现为右中下腹腹膜炎。本患者长期服用"柳氮磺吡啶"（没有长期服用糖皮质激素）等，可能损伤胃肠道黏膜、诱发溃疡，但是服用"柳氮磺吡啶"剂量比较小，平时没有上胃肠道症状，如腹痛、腹胀、泛酸、嗳气等，X 线透视未发现膈下游离气体（胃十二指肠内含气量比较多，穿孔后出现膈下游离气体的阳性率比较高）。因此，胃或十二指肠溃疡穿孔的可能性不大。

② 回盲部或升结肠恶性肿瘤（如腺癌、恶性淋巴瘤等）等穿孔，可以出现右中下腹腹膜炎表现。但是患者平时大便基本正常，没有消瘦等消耗性表现。因此，回盲部或升结肠恶性肿瘤的证据并不多，但不能完全排除。

因此，初步诊断考虑：①急性感染性发热：急性腹膜炎（局限性，右中下腹），急性阑尾炎并阑尾周围脓肿？克罗恩病并感染或穿孔？②类风湿关节炎。

● 初步需要做哪些检查？

答：根据上述定位诊断和定性诊断分析，目前诊断：①急性感染性发热：急性腹膜炎（局限性，右中下腹），急性阑尾炎并阑尾周围脓肿？克罗恩病并感染或穿孔？②类风湿关节炎。因为急性腹膜炎是外科疾病范畴，第一步需要考虑的是患者是否需要急诊手术探查（传统开腹手术或腹腔镜手术），所以，比较急的检查包括以下几方面。

（1）诊断性腹腔穿刺 如果能够获得穿刺液，需要做细菌培养和常规检查。

（2）腹部 CT 扫描 条件许可时需要做增强扫描，特别是中下腹部需要做薄层扫描。

（3）感染和病原学证据 血常规、血清 PCT、血细菌培养等。

（4）急诊手术所需的指标 如凝血全套、血型、生化全套等。

（5）其他 血沉、C 反应蛋白、ANCA、ASCA、肿瘤标志物（如 CEA）等。

● 根据现有的诊断，初步治疗措施有哪些？

答：根据现有的初步诊断，需要请外科专家会诊，先行以下治疗，并做好手术治疗的思想准备及其他的术前准备。

（1）解释病情，卧床休息，监测生命体征和腹部体征变化。

（2）禁食，必要时留置胃管。

（3）抗感染 选择针对革兰阴性菌和厌氧菌的抗菌药物，如头孢哌酮/舒巴坦钠＋甲硝唑，或美罗培南＋甲硝唑，并根据血培养结果调整用药方案。

（4）支持对症处理 因为禁食，予以静脉营养支持，同时注意补充维生素和微量元素。若腹痛明显，可适当使用解痉药物，如匹维溴铵、屈他维林、曲美布汀等，但尽量避免使用阿托品、山莨菪碱（654-2）等。

（5）"类风湿关节炎"的治疗 目前没有明显症状，暂时不予治疗，密切观察病情变化。

❀ ［住院医师补充病历］

第一次查房之后的情况如下：

诊断性腹腔穿刺：未抽出液体。急诊 CT 平扫＋增强：回盲部和升结肠壁增厚（0.8～1.2cm）、充血水肿，累及肠管长度约 8cm，沿该肠管周围可见液体渗出，肠壁上可见一个微小的气泡；阑尾显示欠清楚；未见游离腹水。血常规：WBC $18.1 \times 10^9/L$，N 89.3%，PCT 8.4mg/ml。血沉 80mm/h，CRP 103mg/L；ANCA 和 ASCA 阴性；血 CEA 正常。血细菌培养（口头报告）：革兰阴性菌生长。

经过综合治疗（抗菌药物：美罗培南 1.0g 静脉滴注，q8h；甲硝唑 0.5g，静脉滴注，q12h）36h 后：患者精神状态好转，腹痛减轻，体温 36.2～38.4℃，多在下午发热，发热前有时有畏冷，没有寒战。体格检查：右侧腹和右下腹部腹肌稍紧张，有压痛，反跳痛较前明显减轻，移动性浊音阴性，肠鸣音 4 次/min，无金属音。

外科医师会诊意见：考虑阑尾周围脓肿可能性比较大，建议外科手术探查（腹腔镜）。

内科医疗组意见：①目前综合治疗已经见到初步效果。②从 CT 扫描图片分析：主要病变局限在回盲部和升结肠壁增厚（0.8～1.2cm），累及肠管长度约 8cm，不支持阑尾周围脓肿和占位性疾病，不能排除克罗恩病。如果是克罗恩病，手术后容易出现肠瘘等。因此，内科医疗组的意见是，在密切监护下，继续内科治疗，并积极查找病因，必要时行住院期间的择期手术治疗。

家属意见：继续内科综合治疗，如果病情没有好转或恶化，需要外科手术治疗时，家属将遵从医师的选择。

 ## 主任医师常问住院医师、进修医师和主治医师的问题

● 根据上述情况，目前的诊断是什么？

答： 初步治疗已经取得良好的效果，结合 CT 等检查/检验结果，目前诊断考虑：急性感染性发热［急性腹膜炎（局限性，右中下腹），败血症综合征，克罗恩病并感染或穿孔？］及类风湿关节炎。

CT 显示：病灶主要在回盲部和升结肠，累及的肠管比较长，以肠壁增厚（0.8～1.2cm）、充血水肿、渗出为主要表现，而且在肠壁上还可见一个微小的气泡。因此，引起感染性发热的基础疾病位于回盲部和升结肠。其中，急性阑尾炎和阑尾周围脓肿、肠结核和回盲部恶性肿瘤（如结肠癌、淋巴瘤等）等均不符合上述表现。需要重点考虑的疾病是克罗恩病。

● 下一步的诊疗计划是什么？

答：（1）目前治疗取得良好效果，因此，继续以抗感染、营养支持为主的内科综合治疗。暂时不考虑外科急诊手术探查。

（2）复查入院时有异常的化验指标。

（3）适时进行电子肠镜检查和组织病理学检查。

※ ［住院医师再次补充病历］

经过内科综合治疗，患者已经没有腹痛和发热，精神状态和体力状况已经恢复到平时的 70％左右。已开始进食清淡半流质饮食，大便

2 天 1 次，糊状，无脓血便。

血液致病菌培养：大肠杆菌生长。

在入院第 8 天时进行了电子肠镜检查：肠镜进入回肠末端约 20cm 未见明显异常；回盲瓣正常，回盲部、升结肠中段、结肠右曲（肝曲）黏膜充血水肿，见铺路石样改变、大小不等的糜烂和溃疡，以升结肠中段溃疡为大，约 2cm×1.5cm，较深，有苔，活检质地软；横结肠、降结肠、乙状结肠、直肠未见明显异常。

电子肠镜病理学检查：结肠黏膜呈慢性炎症改变，固有膜慢性炎性细胞浸润、腺窝底部和黏膜下层淋巴细胞聚集，见到一个非干酪性肉样芽肿。

 主任医师常问住院医师、进修医师和主治医师的问题

● **本患者以发热、局限性腹膜炎为首发表现，临床症状不典型，易误诊而接受急诊外科手术治疗，那么如何诊断克罗恩病呢？**

答：本病在西方国家是常见病、多发病，诊断并不困难。我国是结核病高发区，右半结肠溃疡性疾病需要重点鉴别的疾病是克罗恩病、贝赫切特综合征（白塞病）、肠结核、肠道淋巴瘤。肠道淋巴瘤的诊断相对容易一些，只要内镜医师取材足够多、足够深，进行常规病理学染色和免疫组化染色有助于诊断或者排除肠道淋巴瘤。尽管肠结核的溃疡有其特点，但是表现不典型的仍然难以鉴别，所以在没有办法区别肠结核和克罗恩病时，可以先试行抗结核治疗。

类风湿关节炎可以是克罗恩病的肠道外表现，可以先发生于克罗恩病，也可以在克罗恩病诊断之后若干年才发生类风湿关节炎。本患者先出现类风湿关节炎。

目前国内应用的诊断标准是由中华医学会消化病学分会炎症性肠病协作组于 2012 年发布的《对我国炎症性肠病诊断治疗规范的共识意见》，其中对克罗恩病的诊断标准如下：

（1）临床表现　慢性起病，反复发作的右下腹或脐周腹痛、腹泻，可伴腹部肿块、梗阻、肠瘘、肛门病变和反复口腔溃疡，以及发热、贫血、体重下降、发育迟缓等全身症状。阳性家族史有助于诊断。

（2）影像学检查　胃肠钡剂造影，必要时结合钡剂灌肠。可见多发性、跳跃性病变，呈节段性炎症伴僵硬、狭窄、裂隙状溃疡、瘘管、假息肉和鹅卵石样改变等。腹部超声、CT、MRI 可显示肠壁增厚、腹腔或盆腔脓肿、包块等。

(3) 肠镜检查 结肠镜应达末段回肠。可见节段性、非对称性的黏膜炎症、纵行或阿弗他溃疡、鹅卵石样改变，可有肠腔狭窄和肠壁僵硬等。胶囊内镜对发现小肠病变，特别是早期损害意义重大。双气囊小肠镜更可取活检组织助诊。如有上消化道症状，应行胃镜检查。超声内镜有助于确定病变的范围和深度，发现腹腔内肿块或脓肿。

(4) 黏膜组织学检查 内镜活检最好包括炎症和非炎症区域，以确定炎症是否为节段性分布，每个有病变的部位至少取 2 块组织，注意病变的局限或片状分布。病变部位较典型的改变有：①非干酪性肉芽肿；②阿弗他溃疡；③裂隙状溃疡；④固有膜慢性炎性细胞浸润、腺窝底部和黏膜下层淋巴细胞聚集；⑤黏膜下层增宽；⑥淋巴管扩张；⑦神经节炎；⑧隐窝结构大多正常，杯状细胞不减少等。

(5) 手术切除标本病理学检查 可见肠管局限性病变、节段性损害、鹅卵石样外观、肠腔狭窄、肠壁僵硬等特征。除上述病变外，病变肠段镜下更可见穿壁性炎症、肠壁水肿、纤维化以及系膜脂肪包绕等改变，局部淋巴结亦可有肉芽肿形成。

在排除肠结核、阿米巴痢疾、耶尔森菌感染等慢性肠道感染、肠道淋巴瘤、憩室炎、缺血性肠炎、贝赫切特综合征（白塞病）等基础上，可按下列标准诊断。①具备上述临床表现者可临床疑诊，安排进一步检查。②同时具备上述条件和（或）特征者，临床可拟诊为本病。③如再加上述项病理学检查，发现非干酪性肉芽肿和其他项典型表现、或无肉芽肿而具备上述项典型组织学改变者，可以确诊，即强调临床拟诊、病理学确诊。④在排除上述疾病之后，亦可按世界卫生组织结合临床表现、X 线、内镜和病理学检查结果推荐的诊断要点进行诊断（表 3-3）。不过由于这些条件在临床上难以满足，使该诊断标准应用受限。⑤初发病例、临床表现和影像学或内镜检查以及活检难以确诊时，应随访观察 1 个月。如与肠结核混淆不清者应按肠结核做诊断性治疗 4～8 周，以观后效。

表 3-3 WHO 推荐的克罗恩病诊断要点

项　　目	临床表现	X 线	内镜	活检	切除标本
①非连续性或节段性病变	—	+	+	—	+
②铺路石样表现或纵行溃疡	—	+	+	—	+

项　　目	临床表现	X 线	内镜	活检	切除标本
③全壁性炎症病变	＋(腹块)	＋(狭窄)	＋(狭窄)	—	＋
④非干酪性肉芽肿	—	—	—	＋	＋
⑤裂沟、瘘管	＋	＋	—	—	＋
⑥肛门部病变	＋	—	—	＋	＋

诊断标准：1. 具有①、②、③者为疑诊；2. 再加上④、⑤、⑥三者之一者，可确诊；3. 具备第④项者，只要加上①、②、③三者之二亦可确诊。

● **本患者出院之后，如何继续治疗克罗恩病？**

答：治疗克罗恩病要比治疗溃疡性结肠炎更加难，而且克罗恩病容易复发。因此，医师要认真解释病情，鼓励患者积极参与治疗决策。

（1）原则性意见

① 治疗目标：分为诱导缓解和维持缓解两个阶段，防治并发症，改善生活质量。

② 在活动期，诱导缓解治疗方案的选择主要依据疾病的活动性、严重度、病变部位以及对治疗的反应和耐受性而决定。在缓解期必须维持治疗，防止复发。出现并发症应及时予以相应的治疗。

③ 与溃疡性结肠炎相比，克罗恩病有如下特点：疾病严重程度与活动性判断不如溃疡性结肠炎明确；临床缓解与肠道病变恢复常不一致；治疗效果不如溃疡性结肠炎；病情复杂多变。因此，必须更重视病情的观察和分析，更强调个体化的治疗原则。

④ 尽管相当部分的患者最终难免手术治疗，但术后复发率高，因此基本治疗仍是内科治疗。应在治疗过程中慎重评估手术的价值和风险以及手术范围，以求在最合适的时间施行最有效的手术。

⑤ 所有患者必须戒烟，并注意包括营养支持、对症和心理治疗的综合应用。

⑥ 对重症患者均应采用营养支持治疗，可酌情予要素饮食或全胃肠外营养，以助诱导缓解。

（2）内科治疗药物　包括氨基水杨酸盐（柳氮磺吡啶、5-氨基水杨酸等）、糖皮质激素、免疫调节药（巯嘌呤、硫唑嘌呤、他克莫司、甲氨蝶呤等）、抗 α-TNF 制剂（如英夫利昔等）等，其中糖皮质激素只能用于诱导缓解阶段的治疗，对维持缓解没有明显的作用，而且有比较多的不良反应。

抗生素（如甲硝唑）、益生菌、其他的生物制剂 [如 α-4 整合素抗体、抗细胞因子（抗 IL-12/23）、抗炎蛋白、抗 T 细胞标志物、间充质干细胞等]也试用于克罗恩病的治疗。

（3）外科治疗 手术治疗是治疗的最后选择。

● **生物制剂在克罗恩病治疗中的作用和不良反应如何?**

答: 为了更好地治疗克罗恩病,目前已经开发出了许多针对炎症因子或细胞因子的新型生物制剂,包括重组人蛋白、单克隆抗体和融合蛋白,如抗肿瘤坏死因子（TNF）单克隆抗体（anti-TNF monoclonal antibody）、T 淋巴细胞迁移抑制药（inhibitors of T cell migration）、Th1 细胞极化抑制药（inhibitors of Th1 polarization）、T 淋巴细胞激活因子抑制药（inhibitors of T cell activation）、促上皮细胞修复因子（epidermal repair factor）、集落刺激因子（colony-stimulating factor）等。美国 FDA 批准用于炎症性肠病治疗的生物制剂主要有抗 α-TNF 单克隆抗体（如英夫利昔、阿达木单抗等）、塞妥珠单抗（Certolizumab pegol）、α-4 整合素抗体（如那他组单抗）等。这些生物制剂为炎症性肠病治疗（特别是重症溃疡性结肠炎或顽固性克罗恩病的治疗）提供了强有力的治疗手段,取得比较好的治疗效果。但是其安全性也是值得关注的,已经报到的不良反应或者不良后果有以下几种。

（1）感染 许多生物制剂都是通过抑制或者拮抗人体内炎症因子或细胞因子的活性,这些炎症因子或细胞因子被抑制之后,可能会降低机体对一些病原微生物的抵抗力,而诱发感染,如引起细菌感染、增加机会性感染、激活潜伏感染（如结核杆菌感染、乙型肝炎病毒感染）等,这些感染有时是致命的。因此,在使用生物制剂之前,都是十分认真细致地排查是否存在结核杆菌、乙型肝炎病毒等的感染。

（2）自身免疫性疾病 由于生物制剂可能干扰了机体的免疫功能和免疫调节,而诱发自身免疫性疾病,如狼疮样综合征或自身免疫性溶血。

（3）恶性肿瘤 炎症性肠病患者发生恶性肿瘤的危险性增加,生物制剂可能影响机体的抗肿瘤机制,如果长期阻断 TNF 的作用,是否增加发生恶性肿瘤的风险呢?目前的研究样本量还不够大、临床研究影响因素多,很多患者都联合应用免疫抑制药,所以尚难完全判断。

（4）其他 在生物制剂的使用过程中还会发现一些特异性或者非特

异性的非治疗反应。多数非治疗反应可能是非特异性的，如上腹痛、头痛、胃轻瘫、肠梗阻、食管炎、呕吐、流感样综合征、肝炎样综合征、输液反应等。也有神经系统病变（视神经炎、多灶性运动型神经病、脱髓鞘性病变）、心力衰竭的报道。

● 克罗恩病的外科手术指征是什么？

答：外科手术是克罗恩病治疗的最后选择。适用于经过积极的内科治疗无效而病情危及生命或严重影响生存质量者，以及有并发症（如穿孔、肠梗阻、腹腔脓肿等）需外科治疗者。

● 饮食因素与克罗恩病有什么关系？

答：饮食是患者非常关注的问题。食物抗原包括食物残渣及其代谢产物，是肠道非细菌性抗原的主要成分，与遗传、免疫等因素协同作用，可致消化道异常炎症反应。尽管临床流行病学研究尚未能明确何种食物与克罗恩病有关，但许多研究表明饮食中的某些成分与炎症性肠病（溃疡性结肠炎、克罗恩病）的发病和复发确实有一定的关系。

牛奶中含有的酪蛋白及牛血清白蛋白等成分作用于胃肠道黏膜，引起以胃肠道症状为主的过敏反应，表现为饱胀、腹痛、腹泻等，这种现象在成人与儿童均可发生，且在亚洲人群中普遍存在乳糖酶缺乏现象，牛奶中所含的乳糖未能充分分解吸收、积聚在结肠中，在肠道细菌的作用下可生成甲酸、乙醛、吲哚、短链脂肪酸等潜在的毒性成分，均有可能损伤结肠黏膜。此外，蛋白分解产生的含硫氨基酸在肠道细菌的作用下，产生多种含硫化合物，如硫化氢等会对结肠细胞产生直接毒性作用，也可能间接地改变细胞的蛋白功能和抗原性而加重炎症反应，在硫化物灌注鼠结肠实验中亦发现了结肠黏膜细胞凋亡腺体结构变形、黏膜溃疡和杯状细胞消失等类似溃疡性结肠炎的改变，硫化物对结肠细胞的毒性作用也可能作为结肠炎形成的一个重要途径。

一项流行病学调查中发现：摄入高糖食物（如巧克力、口香糖和可乐食品）的人群易患IBD，但并没有发现低糖对疾病的缓解有明显帮助。摄入相对低糖的高纤维食物对克罗恩病患者的疾病缓解率并没有明显的提升作用。摄入过多脂肪，尤其是多不饱和脂肪酸可能与克罗恩病的发病率增加有关，但是摄入较多的蛋白质与克罗恩病发病没有明显的相关性。

此外，食物中的无营养微颗粒物质（如食物中的微小污染物、食物添加剂等）可能与肠内细菌脂多糖等成分结合形成抗原，引起免疫反应。如果克罗恩病患者的食谱中减少此类物质的摄入，其疾病活动指数、激素用量均减少。

主任医师总结

本患者中年男性，以"右下腹痛、发热、局限性腹膜炎"为首发表现，并出现大肠杆菌性败血症。在以抗感染、营养支持为核心的内科综合治疗的同时，及时进行腹部 CT 扫描（平扫＋增强）、电子肠镜和组织病理学检查，在排除其他疾病的基础上确诊克罗恩病。因此，在急腹症的鉴别诊断时，应该考虑克罗恩病。

克罗恩病是一种慢性肉芽肿性炎症，病变可累及胃肠道各部位，以末段回肠及其邻近结肠为主，呈穿壁性炎症，多为节段性、非对称性分布。临床表现主要为腹痛、腹泻、瘘管、肛门病变等。部分克罗恩病患者可有肠道外表现，如关节痛、类风湿关节炎、强直性脊柱炎等。

在西方国家，克罗恩病的诊断难度不大，在我国，克罗恩病主要与肠道慢性感染性疾病（肠结核、阿米巴痢疾）、淋巴瘤、贝赫切特综合征等相鉴别。病变的分布特点、电子肠镜表现、病理学检查等是鉴别诊断的重要依据。诊断克罗恩病之后，还要注意疾病的累及部位（特别要注意：非常见部位是否也存在病灶）、严重程度和活动度、并发症和肠外表现等。

克罗恩病的治疗遵循个体化、分阶段治疗原则，包括诱导缓解治疗和维持治疗，主要药物包括柳氮磺吡啶和美沙拉秦、糖皮质激素、免疫调节药、生物制剂（如英夫利昔等）、微生态制剂等，某些抗生素（如甲硝唑）可能也有治疗作用。糖皮质激素不作为维持治疗。外科手术是治疗克罗恩病的最后选择，术后复发率高，需要正规的内科综合治疗。

⊛ ［拓展阅读］

［1］中华医学会消化病学分会炎症性肠病协作组. 对我国炎症性肠病诊断治疗规范的共识意见. 胃肠病学，2007，12（8）：488-495.

［2］Sartor RB. Microbial influences in inflammatory bowel diseases. Gastroenterology，2008，134（2）：577-594.

［3］薛林云，欧阳钦. 世界胃肠病组织推荐的 IBD 全球实践指南. 国际消化病学杂志，2010，30（4）：195-209.

［4］Richards RJ. Management of abdominal and pelvic abscess in Crohn's disease. World J Gastrointest Endosc，2011，3（11）：209-212.

[5] Tsianos EV，Katsanos KH，Tsianos VE. Role of genetics in the diagnosis and prognosis of Crohn's disease. World J Gastroenterol，2012，18（2）：105-118.

（庄则豪）

查房笔记

腹泻、腹痛 3 年，加重伴发热 3 个月——肠结核

❀ ［实习医师汇报病历］

　　患者男性，30 岁。以"腹泻、腹痛 3 年，加重伴发热 3 个月"为主诉入院。患者 3 年前无明显诱因出现腹泻，大便呈黄色糊样，每日 4～6 次，间有便秘，呈羊大便状，伴有轻微下腹痛，便后可缓解，在当地医院行结肠镜检查提示"克罗恩病"，住院 2 周，口服柳氮磺吡啶及激素治疗，大便恢复正常。出院 1 个月后再次出现腹泻，大便性状同前，每日十余次，腹痛加重，伴有低热，体温波动于 38.5℃左右，伴盗汗，继续服用上述药物治疗 2 个月无效，为进一步诊治再次住院。8 年前曾有"肺结核"史，经抗结核治疗（具体用药及疗程不详）后"痊愈"，无肝炎和糖尿病等疾病史，无腹部手术史，亦无特殊烟酒嗜好。

　　体格检查　T 37.8℃，P 76次/min，R 18次/min，BP 135/70mmHg。发育正常，营养较差，精神欠佳，自动体位，神志清楚、体格检查合作；全身皮肤无黄染及出血点；浅表淋巴结无肿大；双肺呼吸音清晰，未闻及干湿啰音；心界无扩大，心率 76 次/min，律齐，各瓣膜听诊区无杂音；腹平软，无腹壁静脉怒张，无胃肠型及蠕动波，无压痛及反跳痛，右下腹可触及 3cm×5cm 大小的包块、较固定、表面不平、压痛阳性，肝脾肋下未触及，墨菲征阴性，肝浊音界存在，移动性浊音阴性，双肾区无叩击痛，肠鸣音活跃，无血管杂音。

　　入院肠镜　见回盲部变形，局部呈结节状隆起，黏膜充血、糜烂，肠腔狭窄，内镜不能通过。

❓ 主任医师常问实习医师的问题

● 目前考虑诊断什么疾病？

　　答：本例为青壮年，有慢性腹痛、腹泻，有肠外结核（肺结核）病史，伴有发热、盗汗等全身中毒症状；体检有腹部包块及肠鸣音活跃，

肠镜见回盲部溃疡，考虑肠结核的诊断。

● 本例的诊断思路如何展开？

答：患者为青年男性，有发热，伴腹痛、排稀便等明显的消化道症状，肠镜见回盲部溃疡，病变部位明确。鉴别诊断思路可从感染性疾病及非感染性疾病角度展开。非感染性疾病方面，嗜酸性粒细胞胃肠炎可出现回盲部溃疡，但本例无该病常见的胃窦和近端空肠受累，无过敏体质，如无血、骨髓嗜酸性粒细胞升高，病变部位活检无大量嗜酸性粒细胞浸润则可排除；肠型贝赫切特综合征（白塞病）亦好发于回盲部附近，可出现类似腹痛、发热及肠道溃疡，但一般有突出的复发性口腔、外阴溃疡，并可有皮肤病变、眼炎和虹膜睫状体炎等肠外表现，多有针刺反应阳性，组织病理学改变是中等及小血管的非特异性炎症，很少出现炎性肉芽肿；溃疡性结肠炎虽亦有人认为病变可呈节段分布，但其病变多从直肠向上发展，不会仅局限于回盲部，肠镜下溃疡浅，可以排除。恶性肿瘤是肠道溃疡的另一类常见非感染性病因，本例患者年龄尚轻，肠镜所见溃疡以回肠末段为重，病变形态不符合结肠癌，活检组织病理学检查可排除；消化道类癌病灶亦常见于小肠、回盲部，但常因5-羟色胺、缓激肽和组胺等物质的释放伴有皮肤潮红、哮喘，且活检有特殊组织学表现。

肠道感染性疾病方面，肠伤寒可致肠道溃疡，且早期接受抗生素治疗的伤寒患者肥达反应在病程中可能始终阴性，但其溃疡常呈椭圆形或圆形，沿肠纵轴排列，在病程第6周以前多可愈合；肠阿米巴病慢性期粪检可找到阿米巴滋养体，肠镜检查所见多为大小不等的散在溃疡；肠结核最易与克罗恩病混淆，但患者常既往或现有肠外结核，内镜下溃疡常表现为横行，病理发现致密、融合的干酪样肉芽肿和抗酸杆菌染色阳性为其特征。多年来不断有学者提出克罗恩病与非典型分枝杆菌感染（mycobacterium avium subspecies paratuberculosis，MAP）有关，MAP感染是克罗恩病的始动因素，甚至是直接病因。这一假说面临的主要质疑是已进行的抗生素临床试验并不能完全治愈克罗恩病而免疫抑制药却肯定有效。不过，也有人提出MAP对绝大多数临床试验所用的抗生素未必敏感，因此，简单地肯定或否定两者的关系均还没有足够的证据。由于MAP同样是抗酸染色阳性（细胞壁缺陷型细菌例外），如果其与克罗恩病确实有关，则更增加了对克罗恩病与肠结核鉴别诊断的难度。

本例应注意肠镜病理学检查结果，并可考虑行T细胞斑点检测结核杆菌（T-SPOT. TB）以证实现症结核感染。

T 细胞斑点检测结核杆菌检查有何意义？

答：T 细胞斑点检测结核杆菌是一种敏感度可达单个细胞水平的酶联免疫斑点技术，可检测结核感染后特异性 T 细胞分泌的 γ-干扰素，并据此判断是否感染结核。传统的结核菌素试验（TST）用于临床筛查结核，虽然操作简单、观察结果方便，但有较高的假阳性和假阴性，对临床的指导意义不大；细菌学虽是诊断结核的金标准，但常规培养需 2 个月、快速培养也要 1 周，且阳性率受采集标本中细菌数量的影响，临床上并未用于常规检查。

国外资料显示 T-SPOT. TB 技术在普通人群中的敏感性为 96％、健康人群中的特异性为 100％，已广泛用于活动性结核病和结核潜伏感染者的诊断及 HIV 合并结核感染的检测，可区别结核感染与卡介苗接种，也用于耐药结核杆菌感染的快速检测，仅 2 天即可报告结果，是检测肺外结核的有效手段。

肠结核的病理表现有何特点？

答：肠结核主要位于回盲部即回盲瓣及其相邻的回肠和结肠，其他部位依次为升结肠、空肠、横结肠、降结肠、阑尾、十二指肠和乙状结肠等处，少数见于直肠。

结核菌数量和毒力与人体对结核菌的免疫反应程度影响本病的病理性质。按大体病理，肠结核可分为以下 3 型：

（1）溃疡型肠结核 肠壁的淋巴组织呈充血、水肿及炎症渗出性病变，进一步发展为干酪样坏死，随后形成溃疡。溃疡边缘不规则，深浅不一，可深达肌层或浆膜层，并累及周围腹膜或邻近肠系膜淋巴结。因溃疡基底多有闭塞性动脉内膜炎，故较少发生肠出血。因在慢性发展过程中，病变肠段常与周围组织紧密粘连，所以溃疡一般不发生急性穿孔，因慢性穿孔而形成腹腔脓肿或肠瘘亦远较克罗恩病少见。在病变修复过程中，大量纤维组织增生和瘢痕形成可导致肠管变形和狭窄。

（2）增生型肠结核 病变多局限在回盲部，可有大量结核肉芽肿和纤维组织增生，使局部肠壁增厚、僵硬，亦可见瘤样肿块突入肠腔，上述病变均可使肠腔变窄，引起梗阻。

（3）混合型肠结核 兼有这两种病变者并不少见，称为混合型或溃疡增生型肠结核。

✴ ［住院医师补充病历］

入院查：

（1）三大常规　血、尿常规无异常；血沉：30mm/h；粪常规：黄软便，白细胞0～1个/HP。

（2）肝肾功能、血糖、电解质、肝炎病毒学检测　均阴性。

（3）痰涂片查抗酸杆菌　三次均阴性，血TB DNA阴性。

（4）腹部B超　肝、胆、胰、脾、肾大致正常。

（5）胸部X线片　未见明显异常。

（6）胃镜　浅表性胃炎Ⅱ级。

❓ 主任医师常问住院医师、进修医师和主治医师的问题

● 如何诊断肠结核？ 肠结核患者应做哪些实验室检查？

答：（1）诊断肠结核

① 可有肺外结核病史，如肺结核。

② 临床表现有腹痛、腹泻、右下腹包块和压痛，原因不明的肠梗阻，体重下降，结核毒血症状等。

③ X线钡餐或钡剂灌肠检查发现回盲部有激惹、肠腔狭窄、肠段缩短变形等征象。

④ 内镜下见病变黏膜多呈环形溃疡，溃疡边缘呈鼠咬状，肠腔狭窄等。肠镜下活组织检查如能找到干酪样坏死和结核性肉芽肿，或抗酸染色发现结核杆菌具有确诊意义。

⑤ PPD试验强阳性，结核抗体和蛋白芯片检查阳性，血沉增快和C反应蛋白增高有参考价值。

⑥ 怀疑肠结核但鉴别诊断十分困难时，可考虑抗结核诊断性治疗，或酌情考虑剖腹探查。

（2）肠结核患者应做的实验室检查

① 血常规：肠结核患者可有贫血，也应注意白细胞的变化。

② 血沉和C反应蛋白：90%肠结核患者血沉增快和C反应蛋白增高，可作为评估结核病活动程度的指标。

③ 结核菌素试验：PPD试验阳性，对诊断有参考价值。

④ 结核蛋白芯片或抗体检查：肠结核患者可阳性，但临床特异性

有待评价。

⑤ 肝肾功能检查：应重视肠结核患者肝肾功能的检查，注意抗结核药物的副作用。

● **结核杆菌进入肠道后为何多在回盲部引起结核病变？**

答： 肠结核主要经口感染。由于结核杆菌的抗酸性，结核杆菌可顺利通过胃到达淋巴组织丰富的回盲部。肠结核好发于回盲部，主要是因为含结核杆菌的肠内容物于回盲部停留较久，而且这部分肠管蠕动和逆蠕动较强烈，容易引起局部组织机械系损伤，这样就使肠道内的结合杆菌有充分的时间和机会接触肠黏膜而发生感染。回盲部结核杆菌经吞食后沿肠管的淋巴系统进入绒毛内的中央淋巴管，隐藏在黏膜的深面，开始了炎症的过程。侵犯到固有层、黏膜下层、肌层的结核菌进入 Peyer 集合淋巴结形成含有上皮和淋巴组织的结核结节，再进一步由浆膜下沿着肠管的肠系膜附着部位连接到肠系膜淋巴结。所以回盲部是肠结核的主要侵犯部位。

● **肠结核的治疗应包括哪些方面？**

答： 治疗目的是消除症状、改善全身情况、促使病灶愈合及防治并发症。早期病变具有可逆性，强调早期治疗。若病程已至后期，即使合理规范抗结核，并发症尚难完全避免。

（1）一般治疗

① 休息与营养：活动性肠结核患者应卧床休息，适当补充维生素和钙剂，积极改善营养，加强患者抵抗力，是治疗的基础。

② 对症治疗：腹痛可用抗胆碱能药。摄入不足或腹泻严重者应注意纠正水-电解质与酸碱平衡紊乱。不完全性肠梗阻患者，需进行胃肠减压。

（2）抗结核化学药物治疗　它是肠结核治疗的关键。治疗原则为早期、适量、规律、全程、联合。治疗药物有异烟肼、利福平、吡嗪酰胺、链霉素、乙胺丁醇、对氨基水杨酸等。任何化疗方案均包括强化治疗和巩固治疗两个阶段。目前多采用短程化疗，方案如下：异烟肼、利福平、吡嗪酰胺、乙胺丁醇四联 2 个月，继续异烟肼、利福平二联 4 个月。

（3）手术治疗　适应证包括：完全性肠梗阻；急性肠穿孔或慢性肠穿孔瘘管形成经内科治疗而未能闭合者；肠道大量出血经积极抢救不能有效止血者；诊断困难需剖腹探查者。

主任医师总结

（1）肠结核患者可有肠外结核病史，如肺结核，临床表现为腹痛、腹泻、右下腹块和压痛，原因不明的肠梗阻，体重下降，结核毒血症状等。

在临床上根据病理分为溃疡型肠结核与增生型肠结核。腹痛多为隐痛或钝痛，有时在进餐时诱发，这是由于回盲部病变使胃回肠反射亢进，进食促使病变肠曲痉挛或蠕动加强，从而出现腹痛与排便，排便后即有不同程度的缓解。腹泻与便秘，腹泻是溃疡型肠结核的主要临床表现之一，每日排便2～4次不等，粪便呈糊样，不含黏液或脓血，不伴里急后重。

在增生性肠结核多以便秘为主要表现。腹泻与便秘交替进行实际上是胃肠功能紊乱的一种表现，也可见于其他肠道器质性病变或肠易激综合征。腹部肿块，主要见于增生性肠结核。肿块多位于右下腹，一般比较固定，中等质地。

溃疡型肠结核可有结核毒血症状，可有肺结核的临床表现。

（2）由于克罗恩病需要抑制免疫治疗，鉴别诊断错误会加重结核病情，并可能带来严重后果，对初发病例，根据临床、影像学或内镜表现及活检改变难以确诊时，应随访观察3～6个月，克罗恩病与肠结核混淆不清者应按肠结核做诊断性治疗，拟诊克罗恩病接受治疗者应严密观察病情，及时修正可能出现的诊断错误。

（赵　钦　李丽斌　庄则豪）

查房笔记

腹痛、便血 1 天——缺血性肠病

⚙ ［实习医师汇报病历］

　　患者男性，70 岁，已婚，因"腹痛、便血 1 天"入院。入院前 1 天饱餐后出现左下腹痛，为持续性绞痛，排鲜血便 1 次，量约 200 ml，排便后腹痛稍缓解，无恶心、呕吐，无发热。既往有高血压病 20 年，血压最高 170/100mmHg，不规则服用降压药，3 年前有脑梗死病史，经治愈后出院。

　　体格检查　T 36℃，P 60次/min，R 20次/min，BP 150/95mmHg，神志清楚，双肺呼吸音清，未闻及干湿啰音，心律齐，未闻及杂音。腹平软，左下腹压痛（＋），无反跳痛。移动性浊音（－），肠鸣音减弱。直肠指诊：指套染血，未触及肿块。

　　辅助检查　血常规：WBC 10.8×10^9/L，N 87.1%，Hb 120g/L；粪常规：隐血（＋＋），红细胞（＋＋＋）。红细胞沉降率（ESR）25mm/h；尿常规、凝血功能、生化全套、CRP 正常。结肠镜：乙状结肠、降结肠可见片状糜烂及溃疡，黏膜充血水肿，黏膜间无正常组织，并见陈旧性出血点。腹部 B 超：肝胆胰脾未见异常，腹腔少量积液。腹部立位片正常。

　　初步诊断　缺血性结肠炎、高血压病。

　　治疗　予吸氧、禁食及解痉镇痛药、酚磺乙胺（止血敏）止血、罂粟碱改善微循环、门冬氨酸钾镁（潘南金）调节电解质、左氧氟沙星和甲硝唑抗炎、氨氯地平（安内真）降压、补液营养支持等处理。

❓ 主任医师常问实习医师的问题

● 该患者的诊断依据是什么？

　　答：老年患者，有明显的腹痛、血便。既往有高血压病及脑梗死病史，血 D-二聚体明显升高，结肠镜提示结肠缺血性改变。

● 该病常见的好发部位是哪里？ 为什么？

　　答：乙状结肠、降结肠和脾区等左半结肠是病变的最好发病部位，为 32.6%～87.0%。这是因为结肠脾区 Griffith 点和直肠乙状结肠交接 Sudeck 点属于结肠血供的"分水岭流域"，血管发育不良，易缺血。另外，左半结肠是肠系膜下动脉供血，它与腹主动脉呈锐角，也影响血液灌注。左半结肠受累时，病变多为一过型，病情较轻。而孤立性右半结肠受累多为坏疽型，病情较重，重症患者的比率明显高于其他受累部位。

● **还需要做什么检查？**

答：可以进行 CT 血管造影（CTA）或肠系膜动脉血管造影，但是如果病变比较轻、梗死的血管比较小，少有阳性发现。

● **缺血性肠病和缺血性结肠炎的关系是什么？**

答：广义的缺血性肠病定义为各种原因引起肠道血液供应不足、回流受阻或是局部血管异常导致肠壁缺氧性损伤，从而引起急性或慢性的炎症性改变。它的范畴很大，包括坏疽性小肠和大肠疾病、非坏疽性小肠和大肠疾病及慢性肠系膜缺血，可分为急性肠黏膜缺血、慢性肠黏膜缺血及缺血性结肠炎三种类型。而我们在临床上经常谈到的狭义的缺血性肠病往往指的是缺血性结肠炎，它只是缺血性肠病的一部分。

✿ ［住院医师补充病历］

> 男性患者，腹痛、血便 1 天，发病前无不洁饮食，无发热，体重无减轻。家族中无类似病史，血 D-二聚体：200μg/L。血、尿淀粉酶正常。

？ 主任医师常问住院医师、进修医师和主治医师的问题

● **该患者诊断是否明确？ 如何鉴别诊断？**

答：患者有腹痛、血便 1 天以及既往有高血压、脑梗死等缺血性肠病的好发因素，体检左下腹有压痛，血白细胞稍升高，D-二聚体升高明显，肠镜有典型缺血性改变，故缺血性肠病诊断明确。应与以下疾病鉴别。

（1）溃疡性结肠炎 一般表现为慢性复发或持续性腹痛、腹泻、黏液便或黏液血便，里急后重，偶有高热，同时腹痛一般不剧烈，活动期 CRP 和血沉一般会升高，故不考虑本病。

（2）**小肠憩室伴出血** 憩室通常无任何症状，也无特殊的体征，但当憩室内出现食物淤积，可出现继发性憩室炎或憩室溃疡。部分患者可出现腹痛甚至是腹部绞痛不适，严重者伴有出血或穿孔，通过结肠镜可以鉴别。

（3）**小肠血管病** 如血管发育不良、血管扩张症、静脉扩张症，一般不表现为腹痛，主要以血便为主要表现，出血时间比较长，故不考虑本病。

（4）**急性出血坏死性肠炎** 常见于青年儿童，发病前有不洁饮食或暴饮暴食史。本病起病急，病情重，主要临床表现为腹痛、腹泻、便血、发热、呕吐和腹胀等症状，严重者可出现中毒性休克、麻痹性肠梗阻、消化道大出血和肠穿孔，病程较短，病程相对凶险，故不考虑本病。

（5）**肠道恶性淋巴瘤** 为原发于胃肠道的恶性淋巴瘤，好发于回盲部，临床上以发热、盗汗、乏力、消瘦等全身症状，以及腹痛、腹泻等消化道症状为主，血便较少见，且病程一般比较长，故不考虑本病。

（6）**急性胰腺炎** 急性上腹痛、恶心、呕吐、发热、血清和尿淀粉酶显著升高，但一般无排血便等，CT可以鉴别。

缺血性肠病的发病原因有哪些？

答：（1）**血管因素** 缺血性肠病大部分病例发生于左半结肠，是因为左半结肠的血供区域对内脏缺血造成的缺血性损伤比较敏感。

（2）**肠管因素** 肠腔压力增加能促使肠壁的血供减少，造成肠壁局限性缺血、坏死，以及一过性肠黏膜缺血性损害。

（3）**血液变化** 血液高凝状态容易导致腹腔血管血流缓慢，血栓易于形成而堵塞肠道血管，譬如真性红细胞增多症、血小板增多症、严重感染、长期口服避孕药、弥散性血管内凝血（DIC）及放、化疗等疾病等，血液呈高凝状态，是发生该病的高危因素。

（4）**血流量不足** 在腹腔血管病变的基础上，各种原因如冠状动脉粥样硬化性心脏病、心律失常或休克、心力衰竭等易引起心排血量减少，可诱发肠道缺血。

（5）**其他疾病** 如肠道及腹部恶性肿瘤、肠梗阻等也可促使致缺血性肠病的发生。

缺血性结肠炎可以分为几期，每期的特点是什么？

答：缺血性结肠炎的分期，目前常用的为Marston分期，即按病程分为三期。

（1）缺血期　可见肠腔积液，肠腔扩大；肠壁充血水肿，明显增厚；黏膜呈点状或片状坏死脱落，显微镜下可见肠上皮细胞坏死，黏膜固有层出血、水肿，中性炎细胞浸润，黏膜下层毛细血管扩张，小静脉内血栓形成。

（2）修复期　可见大小不等的溃疡，多位于系膜的对侧，溃疡多呈纵形，修复后形成瘢痕。有时因腺体增生，形成肠道炎性息肉。显微镜下可见残留的黏膜腺体出现增生现象，溃疡底部见丰富的毛细血管，伴浆细胞和淋巴细胞浸润。

（3）狭窄期　常引起肠腔狭窄，肠壁增厚、僵直。显微镜下可见黏膜腺体结构不完整，大量纤维组织增生。

● 缺血性肠病的诊断标准是什么？

答：缺血性肠病的临床表现缺乏特异性，而辅助 X 线检查、肠镜检查以及血管造影等检查均缺乏敏感性和特异性，因此本病的诊断较为困难。目前其诊断标准也较多，较常用的诊断标准有长迴纥氏提出的诊断标准。

（1）确定诊断

① 临床上有充分根据考虑到有血流减少的原因。

② 突然起病，出现腹痛、便血。

③ 纤维结肠镜有急性区域性肠炎的改变。

④ 曾使用任何抗生素而细菌学检查为阴性。

同时具备上列 4 项者，即可诊断。

（2）疑诊病例

① 上列 4 项中，病变部位仅见于直肠或有跳跃式病灶（skip lesions）出现。

② 上列 4 项中缺一项者，或偶然使用过抗菌药物，或虽然细菌学检查阴性，但考虑为继发性感染所致。

● 目前有哪些影像学检查对该病的诊断有帮助？

答：肠镜；选择性血管造影；CT 血管造影（CTA）可以观察肠系膜动脉主干及其二级分支的解剖情况；腹部 X 线检查，典型征象是"指压痕"征；超声检查可以显示动静脉是否狭窄和闭塞。

● 怀疑缺血性肠病预行结肠镜检查时有哪些注意事项？

答：（1）在可疑患者中，应实施早期结肠镜检查（发病 48h 内）以明确诊断。

（2）在可疑患者中实施结肠镜检查时，结肠气体灌注应最小化。

（3）非坏疽患者应实施结肠黏膜活检。

（4）在严重缺血患者中，应通过 CT 评估疾病分布。结肠镜检查仅适用于 CT 检查结果异常的患者，且应进镜至疾病扩展的最远端。

（5）在伴有急性腹膜炎征象或不可逆缺血性损伤证据的患者中（即坏疽和积气），不应实施结肠镜检查。

🔵 缺血性肠病的处置原则是什么？

答： 一般采取非手术治疗。轻度患者可自行恢复，仅需密切观察和支持治疗，中度和重度患者需要给予广谱抗生素，重度患者需要手术治疗。具体治疗手段如下：

（1）积极治疗原发病。

（2）全身支持治疗 包括休息、禁食，补液、维持水电解质平衡。

（3）合理使用抗生素 早期使用广谱抗生素，预防菌血症。

（4）促进侧支循环建立 应用血管扩张药如罂粟碱，抗血小板药如阿司匹林或氯吡格雷，抗凝溶栓药如尿激酶等。

（5）手术治疗 若出现腹痛加重并有明显腹膜刺激征时应剖腹探查。有肠狭窄或出血不止时，在原发病允许的情况下可手术治疗。

（6）介入治疗 一旦选择性肠系膜动脉造影确诊为闭塞性肠缺血，可经造影导管向动脉内灌注血管扩张药。

（7）内镜治疗 经内镜球囊扩张和（或）金属支架置入术治疗结直肠狭窄，已取得良好效果，是手术的替代治疗方法。

🔵 缺血性结肠炎治疗后什么时候复查结肠镜？ 依据是什么？

答： 缺血性结肠炎肠黏膜病变变化快，短期可恢复正常，根据此特点在短期内复查结肠镜，更有助于确诊本病。治疗 1～2 周后复查结肠镜，大部分患者肠黏膜可基本恢复正常，可进一步确定缺血性结肠炎的诊断。此外，有些炎症性肠病的病例，经抗炎治疗后短期内肠黏膜病变也可消失，但易复发。因此，起病 3～6 个月后仍有症状发作者，需再次复查结肠镜，以明确有无炎症性肠病的存在。

主任医师总结

（1）该患者的诊断思路 以腹痛、血便为主要症状进行鉴别，加上高龄，既往有高血压病及脑梗死病史，血 D-二聚体明显升高，肠镜提示结肠缺血性改变，所以缺血性结肠炎可以诊断，然后要与一些会引起腹痛、便血的疾病进行鉴别，如溃疡性结肠炎、小肠憩室伴出血、小肠血管病、肠道恶性淋巴瘤、急性出血性坏死性肠炎。

（2）该病的临床表现　突发的痉挛性腹痛，多位于左下腹，进食后加重。腹痛时多伴有便意。部分患者可在24h内排出与粪便相混合的鲜红色或暗红色血便，其他症状有厌食、恶心、呕吐、低热等；体检可发现腹部轻中度压痛、低热、心率加快等。大部分患有动脉粥样硬化和风湿性心脏病病史。

（3）该病的检查手段　目前临床上常用的辅助检查是肠镜和选择性血管造影、CTA。

（4）缺血性肠病的治疗　一旦确诊该病，应及时使用罂粟碱，同时进行抗血小板、抗凝溶栓等治疗。目前常用的药物有阿司匹林或氯吡格雷、尿激酶等。急性期有手术或介入指征者应尽早进行治疗。

（赵　钦　丁　健　郭晓雄）

查房笔记

反复右下腹疼痛、血便 9 个月——肠贝赫切特综合征(白塞病)

❋ [实习医师汇报病历]

　　患者男性，27 岁，未婚，因"反复右下腹疼痛、血便 9 个月"入院。入院前 9 个月出现右下腹疼痛，阵发性，排暗红色血便，便后腹痛缓解，血便每日 2～4 次，暗红，量少，无伴发热、咳嗽咳痰、关节疼痛。近半年反复口腔溃疡，近半个月好转。

　　体格检查　生命体征平稳，神志清楚，轻度贫血外观，口腔未见明显溃疡，左锁骨上淋巴结等浅表淋巴结未触及，双肺呼吸音清，未闻及痰鸣音，心律齐，未闻及杂音。腹软，右下腹轻压痛，无反跳痛，未触及包块。直肠指诊未触及包块，肛周未见溃疡。阴茎龟头处见 1.0cm×1.2cm 深溃疡，未见出血。

　　辅助检查　ESR 升高，血清 CRP 升高，血 CEA 阴性，血 ANCA 阴性。针刺反应阳性，结核菌素（PPD）试验阴性。肠镜发现回肠末段、回盲部及升结肠多发溃疡，病理学检查提示慢性炎症。钡灌肠提示回盲部发现黏膜集中的溃疡龛影。胃镜未见明显异常。肺部 CT 未见异常。

　　初步诊断　下消化道出血；贝赫切特综合征（白塞病）？

　　治疗　充分休息，给予流质饮食。补液纠正电解质紊乱，予以柳氮磺吡啶（SASP）治疗。

❓ 主任医师常问实习医师的问题

● 该患者的诊断是什么？

　　答：下消化道出血回肠末段、结肠多发溃疡，贝赫切特综合征？

● 贝赫切特综合征的诊断标准是什么？

　　答：本病诊断主要依据临床症状，应进行详尽的病史采集，注意典型临床表现。目前较多采用国际白塞病研究组于 1989 年制订的诊断标准，见表3-4。

表3-4　白塞病国际诊断（分类）标准

临床表现	定义
反复口腔溃疡 加以下任何2项	由医生观察到或患者诉说有阿弗他溃疡。1年内反复发作至少3次
反复外阴溃疡	由医生观察到或患者诉说外阴部有阿弗他溃疡或瘢痕
眼病变	前和（或）后色素膜炎、裂隙灯检查时玻璃体内有细胞出现，或由眼科医生观察到视网膜血管炎
皮肤病变	由医生观察到或患者诉说的结节性红斑、假性毛囊炎或丘疹性脓疱；或未服用糖皮质激素的非青春期患者出现痤疮样结节
针刺试验阳性	试验后24～48h由医生看结果

有反复口腔溃疡并由其他4项中2项以上者，可诊断为本病，上述表现需排除其他疾病。应用标准时注意：并非所有贝赫切特综合征患者均能满足上述标准，国际白塞病研究组的标准不能替代具体患者的临床诊断。

● **针刺反应试验具体怎么操作？　如何做阳性判断？　有什么临床意义？**

答：（1）操作　用20号无菌针头在前臂屈面中部斜行刺入约0.5cm沿纵向稍做捻转后退出，观察24～48h。

（2）结果判读　24～48h后局部出现直径＞2mm的毛囊炎样小红点或脓疱疹样改变为阳性。

（3）临床意义　此试验特异性较高，且与疾病活动性相关，阳性率为60%～78%。静脉穿刺或皮肤创伤后出现的类似皮损具有同等价值。

❀ ［住院医师补充病历］

　　该患者近半年反复难以愈合的口腔溃疡及阴茎溃疡，时好时坏，家族中无结核患者。无明显关节疼痛，无眼部不适。出血时外院二次胃镜检查均未见明显异常。

主任医师常问住院医师、进修医师和主治医师的问题

● **结合患者病史、症状及临床表现，诊断考虑什么？**

答：该患者有复发性口腔溃疡、外阴溃疡及针刺试验阳性，符合国际白塞病研究组于 1989 年制订的诊断标准，且可排除其他疾病，故贝赫切特综合征诊断基本成立。

● **肠贝赫切特综合征有什么临床表现？**

答：（1）口腔溃疡　几乎 100％患者均有复发性、痛性口腔溃疡（阿弗他溃疡），多数患者为首发症状，也是诊断本病的最基本必备症状。

（2）生殖器溃疡　约 75％患者出现生殖器溃疡，溃疡深大，疼痛较剧烈，愈合慢。

（3）眼炎　约 50％患者有眼炎，双眼各组织均可累及。表现为视物模糊、视力减退、眼球充血、疼痛、畏光流泪、异物感等，致盲率可达 25％，是本病致残的主要原因。最常见为色素膜炎，可伴有或不伴有前房积脓。

（4）皮肤病变　皮损发生率高，可达 80％～98％，表现多种多样，有结节性红斑、脓疱疹、丘疹、痤疮样皮疹等，同一患者可有一种以上皮损。有诊断价值的皮肤体征为结节红斑样皮损和对微小创伤如针刺后的炎症反应。

（5）神经系统损害　又称神经白塞病，可有多部位受累，主要在中枢神经系统受累，可出现头痛、Horner 综合征、假性球麻痹、癫痫等，预后不佳。

（6）消化道损害　又称肠白塞病，全消化道均可受累。

（7）血管损害　基本病变为血管炎，大小血管均可累及，静脉系统较动脉系统受累多见。

（8）肺部损害　发生率较低，但大多病情严重。肺动脉瘤体破裂可形成肺血管-支气管瘘；肺静脉血栓形成可导致肺梗死等。

（9）其他　50％左右患者有关节症状，表现为局限性、非对称性关节炎。肾脏、心脏损害较少见。

● **肠贝赫切特综合征的内镜表现是什么？**

答：贝赫切特综合征的肠道溃疡好发于回盲部，结肠镜检查最有意义，溃疡多发生于肠系膜附着的对侧，呈网形、小而深的溃疡，有多发及穿孔的倾向。仔细观察，小肠亦可发生溃疡，但与大肠溃疡的外观形态不同。小肠溃疡小而深，常多发，黏膜向溃疡集中，溃疡的周边隆起不明显，溃疡为边缘非常清楚的圆形凿出样的急性溃疡，在溃疡底部不附有白苔，大多在 2cm 以下，亦有直径大到 2～3cm。大肠溃疡内镜可见对向溃疡中心部的黏膜明显集中，溃疡周边形成明显隆起，为环堤状。单凭溃疡的形态与回盲部单纯溃疡难以区分。

● 肠贝赫切特综合征的病理改变是什么？

答：病理上把贝赫切特综合征肠溃疡分为坏死型、肉芽肿型以及混合型。坏死型为急性、亚急性病变，肉芽肿型为慢性病变，混合型介于两者之间。镜下可见肠黏膜水肿，黏膜固有层和黏膜下组织内的肠淋巴管扩张。肠的血管病变为伴随溃疡出现的血管炎性变化，主要表现为血管内膜的肥厚。以黏膜下组织的血管，特别是静脉明显。这种血管病变与溃疡的大小无关，受时间推移的影响，急性期溃疡（坏死型）的血管病变比慢性期溃疡（肉芽肿型）血管炎性病变为轻。溃疡越深血管病变越明显。而无溃疡的肠黏膜，多见不到明显血管炎性变化。这种血管病变与肺结核、克罗恩病、溃疡性结肠炎的血管病变基本上无太大差异。

● 肠贝赫切特综合征如何鉴别诊断？

答：（1）与关节症状为主要表现者，需与类风湿关节炎、赖特综合征、强直性脊柱炎等疾病鉴别。

（2）有皮肤黏膜损害者，需排除多形红斑、结节红斑、梅毒、寻常型痤疮、单纯疱疹感染、系统性红斑狼疮、艾滋病等疾病的可能。

（3）胃肠道受累出现溃疡者，需与克罗恩病、溃疡性结肠炎、肠结核、淋巴瘤等相鉴别。

（4）神经系统损害者，需排除感染性、变态反应性脑脊髓膜炎及脑脊髓肿瘤、多发性硬化等。

● 肠贝赫切特综合征治疗策略是什么？

答：目的为控制现有症状，防治重要脏器损害，减缓疾病进展。

（1）一般治疗　在活动期，应限制活动，充分休息，避免进食刺激性食物，待病情好转后改为富含营养、少渣饮食。对于剧烈腹痛和便血的急性期，要绝对安静，给予肠外中心静脉营养或肠内营养制剂。注意纠正水-电解质平衡紊乱，贫血者可输血，低蛋白血症者适当补充人血白蛋白。抗生素治疗对一般病例并无指征。但对重症有继发感染者，应积极抗感染治疗。

（2）局部治疗　即对各部位溃疡的外用敷药等。

（3）全身药物治疗

① 糖皮质激素：根据脏器受累及病情的严重程度酌情使用，注意

减量速度不要太快以防疾病复发，重症患者如严重眼炎、中枢神经系统病变、严重血管炎患者可静脉使用大剂量甲泼尼龙冲击，1000mg/d，疗程 3~5d。

② 免疫抑制药：重要脏器损害时应选择此类药物，常与糖皮质激素联用，用药时需注意药物不良反应。

a. 硫唑嘌呤：为多系统病变的主要用药，口服用量为 2~2.5mg/(kg·d)，可改善疾病预后。用药期间定期复查血常规和肝功能。

b. 甲氨蝶呤：口服或静脉，每周 7.5~15mg，用于神经系统、皮肤损害等，用药时应监测血常规和肝功能。

c. 环磷酰胺：用于急性中枢神经系统损害或肺血管炎、眼炎，与泼尼松联合使用，用药时应让患者大量饮水，避免出血性膀胱炎，注意白细胞减少等不良反应。

d. 环孢素：有神经毒性，不用于有中枢神经系统损害的患者，对其他免疫抑制药疗效不佳的眼贝赫切特综合征效果较好。注意监测血压、肾功能。

e. 柳氮磺吡啶：用于肠贝赫切特综合征或关节炎者，4g/d，分 4 次口服。注意监测血常规及可能的过敏反应。

③ 生物制剂：如英夫利息单抗，为肿瘤坏死因子 TNF-α 拮抗药，起效快，但停药易复发。使用时要注意预防感染，尤其是结核病。

④ 抗生素的使用：对一般病例并无指征。但对重症有继发感染者，应积极抗菌感染治疗。

(4) 手术治疗　一般不主张，若并发肠穿孔的病例应紧急手术，但术后复发率高，因而适应证的掌握应该慎重。术后应继续应用免疫抑制药，可减少复发率。

主任医师总结

(1) 贝赫切特综合征，又称白塞病、口—眼—生殖器三联征，是一种慢性全身性血管炎症性疾病，主要临床表现为复发性口腔溃疡、生殖器溃疡、眼炎及皮肤损害，也可累及血管、神经系统、消化道、关节、肺、肾、附睾等器官。该病具有一定的遗传因素，病情呈反复发作和缓解的交替过程。大部分患者预后良好，眼、中枢神经及大血管受累者预后不佳。贝赫切特综合征出现胃肠道受累者又称为肠贝赫切特综合征。我国发病率无确切资料，任何年龄均可患病。

(2) 诊断标准主要采用 1989 年国际白塞病研究组制定的标准，即复发性口腔溃疡以及具备反复外阴溃疡、眼病变、皮肤病变、针刺试验阳性中的任何2项，排除其他疾病，即可诊断。

（3）本病以某一系统症状为突出表现者容易误诊为其他系统疾病，应注意鉴别。

（4）主要的全身药物治疗包括糖皮质激素、免疫抑制药、生物制剂，一般不主张手术，若出现肠穿孔应急诊手术，但复发率高，应继续使用免疫抑制药以减少复发概率。

（魏晶晶　庄则豪）

参 考 文 献

［1］ 中华医学会风湿病学分会. 白塞病诊断和治疗指南. 中华风湿病学杂志，2011，15 (5)：345-347.

［2］ Hatemi G，Silman A，Bang D，et al. EULAR recommendations for the management of Behçet disease. Ann Rheum Dis. 2008，67（12）：1656-1662.

［3］ Hisamatsu T，Ueno F，Matsumoto T，et al. The 2nd edition of consensus statements for the diagnosis and management of intestinal Behçet's disease：indication of anti-TNFα monoclonal antibodies. J Gastroenterol. 2014，49（1）：156-162.

查房笔记

反复脐周痛 3 个月，加剧 2h——小肠恶性淋巴瘤

❀ [实习医师汇报病历]

患者男性，42 岁，因"反复脐周痛 3 个月，加剧 2h"入院。入院前 3 个月反复出现脐周痛，呈阵发性闷痛，伴有纳差、乏力，午后低热，体温最高达 38.3℃，体重下降 3kg。2h 前突发脐周剧痛伴恶心、呕吐，急诊我院。既往史、个人史、婚育史、家族史无特殊。门诊体格检查：T 37℃，P 86 次/min，R 22 次/min，BP 100/64mmHg。神志清楚，消瘦贫血外观，急性病容，腹肌紧，脐周可扪及一质硬包块，边界不清楚，约 3cm×4cm，压痛，反跳痛。肝脾未触及，移动性浊音阴性；肠鸣音 6 次/min。双下肢无水肿。门诊检查：血常规示 WBC 17.34×10⁹/L，N 87.9%，Hb 86g/L，PLT 144×10⁹/L；腹部立位平片：膈下游离气体。诊断为急性肠穿孔。故在全麻下急诊行"剖腹探查术"，术中探查见回肠末端一包块，大小约 2cm×3cm，质地硬，活动差，边界尚清楚，部分大网膜包裹，肠壁可见一大小约 0.5cm×0.5cm 穿孔。故行"回肠肿物切除术"，手术顺利，术后予以补液、抗炎等对症治疗。术后病理示：（回肠）弥漫大 B 细胞性淋巴瘤，肠周淋巴结（0/23）未查见肿瘤累及。免疫组织化学检测（IHC）：肿瘤细胞 CD20、BCL-6、mum-1、CD21（＋），CD3、CD5、CD10、TIA-1、CD4、CD8、CD56（－），EBER（－），ki-67（＋，约 90%）。现转内科进一步治疗。

入科体格检查 T 36.5℃，P 78 次/min，R 19 次/min，BP 110/70mmHg。神志清楚，消瘦贫血外观。颈部、锁骨上、腋窝、腹股沟等浅表淋巴结未及肿大。胸廓无畸形，双肺音清，未闻及干湿啰音。腹部平坦，中上腹见纵形手术瘢痕，腹肌软，脐周轻压痛，无反跳痛，余腹无压痛、反跳痛。肝脾未触及，未及包块。墨菲征阴性，麦氏点无压痛，肝区无叩击痛，肝浊音界上界于右锁骨中线第 5 肋间，下界位于右肋缘，脾浊音界无扩大，移动性浊音阴性；肠鸣音 4 次/min。双下肢无水肿。

初步诊断 回肠淋巴瘤（弥漫大 B 细胞性）。

主任医师常问实习医师的问题

● **该患者的病史有哪些特点？**

答：患者为中年男性，急性发病过程，表现为腹痛、急性肠穿孔。伴有午后低热、夜间盗汗、体重减轻等淋巴瘤的症状。体格检查发现脐周包块。行"剖腹探查术＋回肠肿物切除术"，术后病理示：回肠弥漫大 B 细胞性淋巴瘤，肠周淋巴结（0/23）未查见肿瘤累及。IHC：肿瘤细胞 CD20、BCL-6、mum-1、CD21（＋），CD3、CD5、CD10、TIA-1、CD4、CD8、CD56（－），EBER（－），ki-67（＋，约 90％）。

● **对这个患者最有用的诊断依据是什么？**

答：该患者目前最有力的证据是术后病理结果"（回肠）弥漫大 B 细胞性淋巴瘤，肠周淋巴结（0/23）未查见肿瘤累及"。IHC：肿瘤细胞 CD20、BCL-6、mum-1、CD21（＋），CD3、CD5、CD10、TIA-1、CD4、CD8、CD56（－），EBER（－），ki-67（＋，约 90％）。且有发热、盗汗、体重减轻的症状。

● **目前考虑的诊断是什么？**

答：目前诊断为回肠淋巴瘤（弥漫大 B 细胞性）。

● **还需要哪些进一步检查？**

答：目前需要优先考虑的检查项目为血 LDH、β_2-微球蛋白、尿酸、乙型肝炎相关检测；胸、腹、盆腔增强 CT 扫描，必要时 PET-CT 扫描；骨髓活检＋涂片；心电图、超声心动图检查等。

● **该病需与哪些疾病进行鉴别诊断？**

答：主要是与肠道炎性疾病中的克罗恩病、肠结核以及小肠癌相鉴别。

（1）克罗恩病（克隆病）　可有节段性狭窄、卵石征或假息肉的征象，有时难以与恶性淋巴瘤相鉴别。但克罗恩病一般病史较长、常有复发史及肛周脓肿，可有腹部肿块，往往因局部炎症穿孔形成内瘘，钡剂检查可见内瘘病变，节段性狭窄较光滑，近段扩张较明显，线性溃疡靠肠系膜侧，并有黏膜集中，肠袢可聚拢，呈车轮样改变。小肠恶性淋巴瘤一般无内瘘形成，临床表现重，X 线下狭窄段不呈节段性分布，边缘不光滑，结节大小不一，溃疡和空腔较大而不规则。

(2) **肠结核或腹膜结核** 亦可出现腹部包块，有时与恶性淋巴瘤较难鉴别，但前者一般都有结核病史，有低热、盗汗及血沉加快，腹部检查有揉面感，周身情况一般不出现进行性恶化，小肠结核 X 线见增殖型者表现为单发或多发的局限性肠腔狭窄，边缘较恶性淋巴瘤光滑，近端扩张亦较明显；溃疡型者龛影一般与肠管纵轴垂直，恶性淋巴瘤的溃疡部位不定，龛影较大而不规则。

(3) **小肠癌** 病变往往局限，很少能触及包块，即使有，亦是较小的局限包块。X 线钡餐检查仅为一处局限性肠管狭窄、黏膜破坏。

(4) **免疫增生性小肠疾病（IPSID）** 是一种独特的小肠淋巴瘤，又称为地中海淋巴瘤或 α-重链疾病。典型的症状包括慢性腹泻、脂肪泻，同时伴有呕吐和腹部痉挛性疼痛，亦可见杵状指。许多 IPSID 患者的一个少见的特点是，在血液和肠分泌物中，有一种异常的 IgA，其 α 重链缩短，且不含轻链。IPSID 多发生于有肠内细菌及寄生虫感染的地区，有人认为，其病因可能是小肠内 B 淋巴细胞受肠内微生物抗原的长期反复刺激，引起细胞突变及恶变所致，异常的 α 链是由小肠浆细胞产生的。IPSID 患者往往死于进行性营养不良和衰竭，或侵袭性淋巴瘤。

❀ [住院医师补充病历]

　　患者进一步检查结果回报：血常规，WBC 7.4×10⁹/L，N 67.9%，Hb 92g/L，PLT 164×10⁹/L；肝功能、肾功能正常；血LDH：256U/L，β_2-微球蛋白 2.6mg/L，血沉 25mm/h，乙肝两对半：乙肝表面抗体（HBsAb）阳性，余阴性。骨穿血髓象提示：大致正常。骨髓活检病理结果：骨髓增生活跃，粒细胞/红细胞比约 2∶1，巨核细胞约 5 个/HPF，各阶段细胞分布大致正常，未见明显异型细胞。肺部＋腹部＋盆腔 CT 结果：小肠癌术后改变。心电图：大致正常。心脏彩超结果：房室大小、心室壁运动未见明显异常。左心室松弛减退，左心室射血分数（LVEF）正常。

❓ **主任医师常问住院医师、进修医师和主治医师的问题**

● **淋巴瘤的分期标准是什么？**

答：淋巴瘤常用 Ann Arbor-Colswolds 分期标准。

（1）Ⅰ期　病变涉及一个淋巴结区（Ⅰ）或一个淋巴样组织（如脾、胸腺、咽淋巴环）或一个淋巴结外部位（ⅠE）。

（2）Ⅱ期　病变涉及膈肌一侧的两个或更多的淋巴结区或局限性结外器官或部位（Ⅱ）（如纵隔是一个部位，肺门淋巴结如果双侧受侵是两个部位）；涉及的解剖部位、数量应探明（如Ⅱ₂）。

（3）Ⅲ期　病变涉及膈肌两侧的淋巴结区或结外淋巴组织（Ⅲ）。

① Ⅲ₁：有或没有脾、脾门、腹腔或肝门区淋巴结受侵。

② Ⅲ₂：有腹主动脉旁、髂部、肠系膜淋巴结受侵。

（4）Ⅳ期　淋巴结（S）以外的器官弥漫受侵。

A：无症状。

B：无其他解释的发热、盗汗、体重减轻（6 个月内下降 10％以上）。

X：巨块病变，＞纵隔的 1/3 或淋巴结肿块最大直径超过 10cm。

CS：临床分期。

PS：病理分期。

E：局限性孤立的结外病变，不包括肝和骨髓（归入Ⅳ期），只有一个部位的病变（ⅠE）。

● 该患者的分期应该是哪期？

答：参照 Ann Arbor-Colswolds 分期标准，根据患者的检查结果和伴随有发热、盗汗、体重减轻的症状，该患者应为ⅠEB 期，诊断为回肠淋巴瘤（弥漫大 B 细胞性，ⅠEB 期）。

● 什么是国际预后指数？

答：国际预后指数（international prognostic index，IPI），在预测患者预后和长期生存上比 Ann Arbor 分期更准确。若年龄＞60 岁，LDH＞正常，美国东部肿瘤协作组（ECOG）评分标准≥2 分，Ann Arbor 分期Ⅲ或Ⅳ期，结外受累部位≥2 个部位各为 1 分，据此分型：低危 0～1 分，中低危 2 分，中高危 3 分，高危 4～5 分。

对年龄不超过 60 岁的患者，目前常用的是年龄调整的国际预后指数（aaIPI）：LDH＞正常，ECOG≥2 分，Ann Arbor 分期Ⅲ或Ⅳ期各 1 分，分为：低危组 0 分，低中危组 1 分，高中危组 2 分，高危组 3 分。

● 患者的年龄调整的国际预后指数（aaIPI）是多少？

答：根据患者小于 60 岁，LDH 大于正常，ECOG＜2 分，Ann

Arbor 分期 I 期，aaIPI 为 1 分，为低中危组。

● **为什么淋巴瘤患者开始治疗前要进行乙型肝炎病毒的检查？**

　　答：已有报道，在一些接受利妥昔单抗联合化疗的病例中发生了乙型肝炎病毒重新激活。一些病例在停用利妥昔单抗后发生了病毒感染，最长间隔时间可达 1 年。由于存在乙型肝炎病毒重新激活的风险，对所有准备接受利妥昔单抗治疗的患者，在开始治疗前都必须进行乙型肝炎病毒检查。然而，在仅进行化疗的病例中也可观察到乙型肝炎病毒重新激活，因此对于所有存在危险因素（包括输血史）的患者都必须进行评估。乙型肝炎病毒检查应该包括表面抗原和抗体及核心抗原和抗体。

● **进一步的诊疗计划是什么？**

　　答：根据患者手术的病理以及患者的分期和 aaIPI 评分，该患者应给予 CHOP 或 RCHOP 方案化疗 3 周期，化疗后给予总量 35～45Gy 的放疗。

❋ ［治疗过程］

> 　　对该患者给予 RCHOP［利妥昔单抗＋环磷酰胺（CTX）＋表柔比星（EPI）＋长春新碱（VCR）＋泼尼松（Pred）］化疗 3 个周期，后给予手术野 DT 40Gy/20F 的放疗。

主任医师总结

　　（1）因为小肠淋巴组织较为丰富，所以它是结外淋巴瘤的好发部位。在全部原发性胃肠道淋巴瘤中，以胃淋巴瘤最多（占 1/2），小肠淋巴瘤其次（占 1/3），大肠淋巴瘤少见。国内统计小肠淋巴瘤占小肠恶性肿瘤的 35.5%，是中国第 1 位小肠恶性肿瘤。小肠淋巴瘤的发病年龄有两个高峰期，即 15 岁以前和 40～60 岁。男性多发，男女之比为 2：1。在长期慢性乳糜泻（谷蛋白性肠病），免疫缺陷病如艾滋病（AIDS）患者，长期免疫抑制药治疗及免疫增生性肠病患者发病率可明显增高，故其发病与机体免疫系统失调有关。亦有认为淋巴瘤与某些病毒（如 EBV）感染有关。

　　（2）小肠恶性淋巴瘤一般起源于小肠黏膜下淋巴滤泡组织，向肠壁各层浸润。可发生于小肠任何部位，但由于远端小肠有较丰富的淋巴组织，故恶性淋巴瘤多见于回肠（约 50%），其次是空肠

（30％），十二指肠最少（10％～15％）。小肠原发性淋巴瘤绝大部分属于非霍奇金淋巴瘤，常见类型是弥漫大 B 细胞淋巴瘤、外周 T 细胞淋巴瘤、伯基特淋巴瘤、黏膜相关组织（MALT 淋巴瘤）等。

（3）小肠恶性淋巴瘤的主要治疗方法

① 根治性切除：应切除病变肠管及两端各 30cm 左右的正常肠管，清扫肠系膜上相应的淋巴结。但有时淋巴结融合成团包绕肠系膜上动、静脉的主干，不能整块切除时，可沿上述血管将淋巴结逐一剥离，在瘤床处标以金属标记，以备术后放疗。小肠恶性淋巴瘤除具有肿瘤本身危害性外，还容易发生严重腹部并发症，如肠梗阻、肠套叠、肠穿孔和消化道出血等。这是小肠淋巴瘤的重要特点。因此在治疗上应争取彻底切除原发病灶，将病变小肠连同肠系膜区域淋巴结一并切除。如肿瘤直径＞5cm，侵及肠道外器官者，也应做病变小肠及邻近器官联合脏器切除。对于不能行根治性切除者应争取做姑息性手术，切除肠梗阻的肠段，恢复肠道的通畅。个别情况病变难以切除者可做短路手术。术后采取放疗、化疗等综合治疗方法。

② 化疗：小肠恶性淋巴瘤对化疗较敏感。具体化疗方案的选择和使用的周期数应根据患者的分期和病理类型而定。如弥漫大 B 细胞淋巴瘤可首选 RCHOP 或 CHOP 方案；伯基特淋巴瘤，可选用 CODOX-M 或 Hpyer-CVAD 方案；外周 T 细胞淋巴瘤可选用 CHOP 方案等。

③ 放疗：恶性淋巴瘤对放疗较为敏感，手术后均应行放疗，消灭残留组织，提高疗效。直线加速器一般在腹部前后进行照射，范围可适当放宽。如情况许可，在 4 周内给予组织量 35～45Gy 为宜。小肠本身对放射线的耐受性差，剂量过大可造成放射性小肠炎，发生出血、狭窄、穿孔等并发症。

（4）由于小肠恶性淋巴瘤在诊断上存在一定困难，多数患者在接受治疗时已属晚期，且有相当一部分病例是因出现急腹症时才就诊，故疗效较差。据文献报道小肠恶性淋巴瘤治疗后 5 年生存率为 36％，10 年生存率 14.2％，有一部分患者能够长期生存，并能参加正常工作。预后影响因素有：肿瘤浸润范围、临床分期、细胞分化程度、有无并发症及严重程度。大多数复发病例发生于术后 2 年内，术后 5 年后很少再有复发。不能切除的病例进行化疗的 5 年生存率约为 20％。

（施　烯）

上腹痛、恶心、排稀便
2周——嗜酸细胞性胃肠炎

❀ [实习医师汇报病历]

患者女性，53岁，以"上腹痛、恶心、排稀便2周"为主诉入院。2周前无明显诱因感觉上腹阵发性疼痛，可忍受，持续数十分钟可缓解，与进食无关。伴恶心，无呕吐，感腹胀，排稀糊便日3～5次，无黏液血便。外院拟"胃肠炎"，予"环丙沙星、甲硝唑"不规则口服（检查情况不详），症状无缓解。转诊我院。既往于20年前曾患"肠阿米巴病"，已愈，有"牛奶过敏"（幼年食用后有"湿疹"，后未食用）。

体格检查　生命体征平稳，全身皮肤黏膜无黄染，浅表淋巴结未触及肿大，颈软，心肺听诊无异常，腹软，上腹轻微压痛，无反跳痛及肌紧张，双下肢无水肿。

入院辅助检查　血常规 WBC $9.4 \times 10^9/L$，嗜酸性粒细胞比例8.1%；尿常规、粪常规正常；血生化全套、血脂肪酶正常，血沉、免疫检测均正常。胃镜检查示浅表性胃炎Ⅲ级，胃体、胃窦及十二指肠黏膜多发红斑，肠镜见右半结肠散在红斑；腹部超声、双肺CT平扫、心电图检查未见异常。

治疗　入院后按糜烂性胃炎治疗，症状无改善。复查血 WBC $9.1 \times 10^9/L$，嗜酸性粒细胞比例为11.1%。行骨髓穿刺检查提示嗜酸性粒细胞明显增高，无幼稚粒细胞。

❓ 主任医师常问实习医师的问题

● 本病例特点及目前的拟诊是什么？

答：中年女性近2周上腹痛、恶心、腹泻，症状集中于胃肠道。上腹痛程度不重、与进食无关，但伴有恶心，腹泻次数不多，无病理成分。既往有阿米巴肠病史，有牛奶过敏。入院体检除上腹轻压痛外无明显异常，外周血嗜酸性粒细胞比例稍高，胃肠镜发现胃肠道多发红斑。

其病程已 2 周，无明显发热表现，不符合急性病毒感染相关的胃肠道炎症特点。其他感染性疾病中，其既往有阿米巴肠病史，阿米巴肠病是溶组织内阿米巴引起的肠道感染，多发于近端结肠和盲肠。可以仅表现为水样便或含血，典型的果酱样粪便并不多见。阿米巴肠病可引起肠外并发症，以肝脓肿最常见，可伴发热、肝大，但肝区有明显的局限性压痛及叩击痛，X 线检查有右侧膈肌抬高，运动减弱，B 超有肝区液平段等表现，与本例不似。患者在院外已使用甲硝唑，虽不知其用药剂量是否足够，但症状无缓解，且入我院后复查粪阿米巴阴性，考虑目前症状并不是阿米巴引起的。入院后按胃炎治疗无好转，结合过敏史及外周、骨髓细胞血中嗜酸性粒细胞增高，要考虑嗜酸细胞性胃肠炎（eosinophilic gastroenteritis，EG）的可能。

● 本病需与哪些疾病进行鉴别诊断？

答：本例病史及体检均无具备典型意义的特别提示，但有嗜酸性粒细胞增高，可作为鉴别诊断的切入点。

（1）寄生虫感染虽是引起嗜酸性粒细胞增多的常见原因，但单细胞的原虫感染一般不引起嗜酸性粒细胞增多，而主要见于多细胞的蠕虫、吸虫等，在组织内被包裹以及仅限于肠道腔内的寄生虫感染，一般也不引起嗜酸性粒细胞增多。慢性结核病患者可以有嗜酸性粒细胞增多，亦可出现腹泻，但多有发热和消瘦的表现，应鉴别。某些急性细菌和病毒感染可引起一过性嗜酸性粒细胞增高，但持续时间短，唯有猩红热可以较长时间，甚至在恢复期出现嗜酸性粒细胞增高，但本例没有猩红热的典型皮疹，没有呼吸道症状，且消化道症状明显，可以排除。

（2）炎症性肠病，特别是溃疡性结肠炎可同时伴有血嗜酸性粒细胞增高，但克罗恩病可有肠外表现，如关节痛、血管炎、脓皮病、强直性脊柱炎等，溃疡性结肠炎还可有结膜炎、眼色素层炎等可能与自身免疫有关的疾病，ANCA 可阳性，更重要的是炎症性肠病一般粪便会有病理成分出现，且内镜下会有明显的肠道黏膜改变，如弥漫性充血水肿、糜烂、溃疡以及息肉形成，克罗恩病还可见肉芽肿形成等，与该例不同。

（3）慢性胰腺炎可有腹泻，腹水，外周血嗜酸性粒细胞增多，这些患者多伴发胰腺假性囊肿、腹水及肺渗出，慢性胰腺炎为什么会引起嗜酸性粒细胞增多，原因尚不清楚。有研究认为胰腺局部的炎症可诱导产生某些使肥大细胞脱颗粒的因子及嗜酸性粒细胞趋化因子 A，这可能与嗜酸性粒细胞增多有关，但是慢性胰腺炎引起的腹泻主要为脂肪泻，病程长，多有明显腹痛、胆道疾病史以及糖耐量异常，且与本病的急性起病不相同。

（4）其血嗜酸性粒细胞数高，有牛奶过敏史，提示其可能存在过敏体质，寄生虫等各种原因引起的过敏性紫癜亦可表现腹泻、嗜酸性粒细胞增多，该病患者因各种原因引起自身免疫反应，免疫复合物损害小血管，发生广泛的毛细血管炎，甚至坏死性小动脉炎，造成血管壁通透性和脆性增高，导致皮下组织、黏膜及内脏器官出血及水肿。部分患者在皮肤紫癜出现之前发生肠道症状，但一般多呈自限性，6 周内可自愈，部分病例可有关节症状及肾脏损害。本例无皮疹出现，无肾损害，可鉴别。

（5）嗜酸性粒细胞增多还见于高嗜酸细胞综合征。此综合征可有与嗜酸细胞性胃肠炎相似的腹泻表现，但还要注意有否胃肠道以外的心脏、肺及其他脏器的损害。嗜酸性粒细胞增多的原因中，还有一类称为原发性高嗜酸细胞综合征，是伴有脏器功能损害的长时间高嗜酸细胞状态，表现为骨髓嗜酸性粒细胞生成过多、组织浸润以及器官损害。该综合征男性比女性多（9：1），发病年龄 20～50 岁。其诊断标准包括：①患者嗜酸性粒细胞计数应大于 1500 个/L，持续超过 6 个月；②没有其他明显引起嗜酸性粒细胞数升高的原因，包括寄生虫感染，以及过敏性疾病；③患者应有脏器受累的症状和体征。最后一条排除了有高嗜酸细胞血症但临床上表现良性的患者。高嗜酸细胞综合征并不是一种很确切的诊断，因为除了持续的高嗜酸细胞血症，高嗜酸细胞综合征的表现是多种多样的，在一些患者中组织浸润性的嗜酸性粒细胞特异性颗粒含4 种阳离子：过氧化物酶、主要碱性蛋白（MBP）、嗜酸性粒细胞阳离子蛋白（ECP）及乙二醇二硝酸酯（EDN），均有细胞毒性，可以引起心脏衰竭、肺部病变以及损伤其他脏器。在另一些患者中则以风疹和皮肤瘙痒性结节为主要临床表现。最近还有研究发现，这一疾病具有标准核型分析可以测得的染色体异常，即出现了两种无害基因融合成的有致瘤性的基因表型，这是肿瘤的常见特征之一。

本例血常规示嗜酸性粒细胞增高明显，结合腹泻及胃肠镜表现，应考虑嗜酸细胞性胃肠炎。嗜酸细胞性胃肠炎的诊断尚无金标准，目前通常采用 Talley 标准和 Leinbach 标准。

嗜酸细胞性胃肠炎可以伴有嗜酸性粒细胞增多及胃肠道症状，按N. Talley 等 1990 年总结嗜酸细胞性胃肠炎的特点时提出的诊断标准为：①存在胃肠道症状；②活检病理显示从食管到结肠的胃肠道有一个或一个以上部位的嗜酸性粒细胞浸润；③可除外寄生虫感染和胃肠道外导致嗜酸性粒细胞增多的疾病。

按 Leinbach 提出的诊断标准：①进食特殊食物后出现胃肠道症状和体征；②外周血嗜酸性粒细胞增多；③组织学证明胃肠道有嗜酸性粒细胞增多或浸润。不过，目前认为过敏史及 IgE 增高并不是嗜酸细胞性胃肠炎所必备的，有学者曾报道 7 例无过敏史的嗜酸细胞性胃肠炎，并且控制可疑过敏食物的摄入后，症状并不缓解。有报道同胞姐弟同患此病，提示遗传可能是该病发病因素之一。嗜酸细胞性胃肠炎对糖皮质激素的治疗有良好反应，可以试验性治疗以助诊断。

● **如何对嗜酸细胞性胃肠炎患者进行药物治疗？**

答： 药物治疗方面首选糖皮质激素，国外推荐泼尼松（强的松）用量 $1\sim2\text{mg}/(\text{kg}\cdot\text{d})$，8 周后逐渐减量；国内一般以 $20\sim40\text{mg}/(\text{kg}\cdot\text{d})$ 的用量也能取得良好疗效。局部应用糖皮质激素如氟替卡松吸入剂（$440\mu\text{g}$，bid），4 周后胃肠道症状可缓解，但也有人认为易复发。其他治疗包括色甘酸二钠 200mg 每日 4 次（qid）、白三烯受体拮抗药孟鲁司特 10mg/d，亦报道有效。

❀ [住院医师补充病历]

> 胃镜活检病理学检查示胃窦黏膜大量嗜酸性粒细胞浸润。肠镜病理学检查：升结肠黏膜见黏膜慢性炎症伴淋巴细胞增生及少量成熟嗜酸性粒细胞浸润。确诊嗜酸细胞性胃肠炎，经泼尼松 $40\text{mg}/(\text{kg}\cdot\text{d})$ 治疗症状迅速缓解。外周血嗜酸性粒细胞比例正常。拟出院继续用药。

？ **主任医师常问住院医师、进修医师和主治医师的问题**

● **本例嗜酸性粒细胞比例增高未达嗜酸细胞性胃肠炎诊断标准，为何仍需考虑此诊断？**

答： 本例外周血嗜酸性粒细胞稍有增高，成为诊断的线索，但事实上，尽管组织中嗜酸性粒细胞浸润是嗜酸细胞性胃肠炎的重要特征，但嗜酸性粒细胞升高不是嗜酸细胞性胃肠炎诊断所必需的。有 20% 以上（有报道认为可达40%)的患者并无嗜酸性粒细胞增多,且外周组织嗜酸性粒细胞增高的程度与嗜酸性粒细胞浸润程度以及上皮损伤程度亦无关系。这其中的原因尚不明确。一般认为,嗜酸细胞性胃肠炎是由于嗜酸性粒细胞脱颗粒、释放碱性蛋白、嗜酸性粒细胞阳性蛋白以及神经毒素等各种物质造成的组织损伤,但嗜酸细胞性胃肠炎并不是单一致敏因子导致的疾病过程,推断该病可能会由于摄入不同的食物而不断加剧、恶化。

● **如何对嗜酸细胞性肠炎进行饮食指导?**

答:嗜酸细胞性胃肠炎为自限性疾病,剔除诱因或可自愈,但所需时间较长,易复发。然而,并非所有患者均可发现明确的诱因。食物来源的致敏原常见,最常见的致敏食物包括牛奶及其制品、大豆及其制品、蛋、海鲜、花生等坚果、小麦及面粉制品等,可以先避免常见致敏食物,再逐一增加,无症状发作再增加另一类食物。尽管方法简单,但由于上述食物及其制品应用广泛,且有很多食物加工后难以察觉其来源,如加入花生酱的食物,不经特别提醒不易发现致敏食物花生的存在。因此,对以致敏食物为诱因的患者,饮食需要严格的管理。

● **除本例表现外,嗜酸细胞性胃肠炎还有其他临床表现吗?**

答:Klein等根据临床表现的不同,将本病分为黏膜型、肌层型及浆膜型。

(1) 黏膜型 主要累及胃肠道黏膜,最为常见,患者可有过敏病史,以胃肠道蛋白丢失、贫血、吸收不良、腹泻为主要临床表现。病理学检查可见黏膜内大量嗜酸性粒细胞浸润。

(2) 肌层型 较少见,以肌层嗜酸性粒细胞浸润为主,胃肠壁增厚、僵硬,临床表现为幽门梗阻、肠梗阻症状,偶有胃肠道出血和瘘管形成。

(3) 浆膜型 浸润以浆膜层为主,浆膜增厚,临床表现为腹痛,并可累及肠系膜淋巴结引起腹水及腹膜炎。腹水为渗出液,可见大量嗜酸性粒细胞。

三种类型亦可同时存在。临床上黏膜型常见可能与该型内镜活检相对容易有关。

主任医师总结

(1) 嗜酸细胞性胃肠炎是以胃肠道组织中嗜酸性粒细胞异常浸润为特征的少见的胃肠道疾病。1937年Kajiser首次报道,以往国内报道较少。由于嗜酸细胞性胃肠炎病例特点不一，且具有临床多样性，容易造成误诊。临床以腹痛、腹泻、体重减轻为主要症状，恶心、呕吐、皮疹也较为多见，水肿、血便、发热较为少见。多数研究认为该病是一种对内源性或外源性过敏原的变态反应性疾病，可检测出 IgE 升高。嗜酸细胞性胃肠炎可发生于各年龄阶段，有报道发病高峰为30～50 岁。

（2）嗜酸细胞性胃肠炎患者外周血嗜酸性粒细胞增高往往是诊断的最初线索，但也有部分患者外周血嗜酸性粒细胞并不增高，必须通过胃肠道黏膜组织活检才可确诊。骨髓活检可见嗜酸性粒细胞增高，是重要的诊断依据；如患者有腹水，应检查腹水的嗜酸性粒细胞计数，也具有明确的诊断意义。误诊的主要原因为：①嗜酸细胞性胃肠炎的临床表现非特异性，临床医师对本病的认识不足；②内镜活检点数及深度不够；③腹腔镜未普及，对内镜活检阴性的浆膜型病例易漏诊。

（3）糖皮质激素为其有效的治疗方法，色甘酸二钠、白三烯受体拮抗药也有一定疗效，预后良好。一般开始剂量为泼尼松 15～40mg/d，口服，对一般情况差及不能口服药物的患者可给予甲泼尼龙 40mg/d 静滴，待临床症状和体征改善后逐渐减量。对激素减量后反复的患者可以延长激素用药时间及延缓减量速度。部分患者停药后可能复发，但应用激素治疗仍然有效。建议找出患者的过敏原，注意避免接触，以防复发。

（庄则豪）

查房笔记

体检发现直肠黏膜下肿物
1周——直肠类癌

❀ [实习医师汇报病历]

患者男性，56岁，已婚，因"体检发现直肠黏膜下肿物1周"入院。平素无腹痛、腹胀，无排便异常，无面部潮红等不适。

体格检查　T 36.5℃，P 70次/分，R 20次/分，BP 110/63mmHg。神志清楚，精神正常，呼吸平稳，节律规整，双侧呼吸运动度对称，肋间隙无增宽或变窄，语颤无增强减弱，肺部叩诊呈清音，双肺呼吸音清，未闻及哮鸣音或湿啰音。

辅助检查　血常规示 WBC $7.0×10^9$/L，Hb 145g/L，PLT $200×10^9$/L。尿常规、粪常规正常。肝功能：TP 80g/L，ALT 21U/L，AST 20U/L，TBIL 15μmol/L。肾功能：BUN 7.4mmol/L，Scr 52μmol/L。血电解质：K 4.0mmol/L，Na 140mmol/L。心电图：窦性心律。结肠镜检查：直肠段距肛缘6cm可见一黏膜下隆起，直径约为1.0cm，表面光滑，色略黄。超声内镜：黏膜下层低回声包块。

初步诊断　直肠黏膜下肿物（类癌？）。

治疗　内镜下切除。

❓ 主任医师常问实习医师的问题

● 该患者最有可能的诊断是什么？

答：根据内镜及超声内镜表现，根据该黏膜下肿物的部位和个数，考虑类癌可能，其绝大多数好发部位在距肛缘4~8cm处，多为单发病变。

● 什么是类癌综合征？

答：部分类癌具有神经内分泌特性，尤其发生肝转移时，常出现面部潮红、腹泻、腹痛等症状和体征，称为类癌综合征。

● 类癌的常用实验室及影像学检查方法有哪些？

答：（1）实验室检查　90％NET 呈血清嗜铬粒蛋白 A（chromogranin-nA，CgA）高表达，CgA 在血清和血浆中很稳定，易于检测，可用于 pNET 的诊断、鉴别诊断、疗效评价以及复发转移预测等。高于正常值 2 倍提示 NET，出现转移时 CgA 升高明显，肝转移时可升高 1000 倍。

（2）影像学检查　多期增强 CT 或 MRI、生长抑素受体显像（somotostatin receptor scintigraphy，SRS）检查和超声内镜（endoscopic ultrasonography，EUS）检查。直径＜1cm 的功能性 pNET 检出率不足 50％。CT 检查应强调薄层、多期、增强扫描技术。MRI 敏感性较 CT 高，但平均检出率二者无明显差别。

❀ ［住院医师补充病历］

> 术后病理提示"神经内分泌肿瘤，核分裂像 1 个/HPF，Ki-67 为 1％"。

主任医师常问住院医师、进修医师和主治医师的问题

● 消化系统肿瘤 WHO 分类关于胃肠胰神经内分泌肿瘤分类有哪些？

答：神经内分泌肿瘤（neuroendocrine neoplasms，NENs）是一类起源于胚胎的神经内分泌细胞、具有神经内分泌标记物和可以产生多肽激素的肿瘤。NETs（neuroendocrine tumors）指高、中分化的神经内分泌瘤。NET 分为：NET 1 级（类癌，carcinoid）和 2 级；神经内分泌癌（neuroendocrine carcinoma，NEC）（包括大细胞和小细胞）；混合型腺神经内分泌癌（mixed adenoendocrine carcinoma，MANEC）；部位特异性和功能性神经内分泌肿瘤。

● 神经内分泌肿瘤的病理分级如何？

答：按组织学和增殖活性分级，增殖活性分级采用核分裂象数和（或）Ki-67 阳性指数两项指标，见表 3-5。分类中 NET 定义为高分化神经内分泌肿瘤，可按上述分级标准分为 1 级（G_1）和 2 级（G_2），但不宜采用 NET 3 级，而应使用术语 NEC。也就是说，G_1 等同于既往所说的类癌概念。

表 3-5　胃肠胰神经内分泌肿瘤的分级标准

分级	核分裂象数/10HPF[1]	Ki-67 阳性指数/%[2]
G_1，低级别	1	$\leqslant 2$
G_2，中级别	$2\sim20$	$3\sim20$
G_3，高级别	>20	>20

注：1 为 10HPF＝2mm²（视野直径 0.50mm，单个视野面积 0.196mm²），于核分裂活跃区至少计数 50 个高倍视野；2 为用 MIB1 抗体，在核标记最强的区域计数 500～2000 个细胞的阳性百分比。

● **直肠类癌的诊断方法有无补充？**

答：根据直肠类癌的好发部位特点，一般位于距肛缘 8cm 以下，因此除了肠镜、超声内镜检查及其他影像学检查外，直肠指诊十分重要，是发现类癌的重要检查手段。如触及光滑、圆形的黏膜下硬结，应警惕该病可能。

● **如何进行内镜下良恶性鉴别及其他黏膜下肿瘤的鉴别？**

答：直肠类癌具有潜在恶性，判断良恶性的主要依据是肿瘤的浸润深度和有无转移。肿瘤良恶性与大小显著相关，因此内镜下肿瘤直径≥2cm 者 60％～80％有转移，1.0～1.9cm 者 10％～15％有转移，＜1cm 者转移不足 2％。肿瘤直径是否＞2.0cm 可作为判断良恶性直肠类癌的关键性指标。因 2/3 的直肠类癌直径＜1.0cm，所以本病大部分为良性。当肿瘤直径＞2.0cm，表面溃疡形成脐凹或菜花状，有固有肌层和淋巴血管浸润，提示肿瘤为恶性。

与其他直肠黏膜下肿瘤的鉴别：直肠黏膜下肿瘤肠镜下活检通常为正常黏膜组织。根据肠镜下肿块的色调，活检钳压迫肿块是否出现凹痕（cushion sign），肿块的超声内镜图像可以将直肠类癌与其他黏膜下肿块区别开来。

● **术后如何对患者进行随访？**

答：（1）随访内容　血清 CgA、CT/MRI 以及内镜检查。

（2）直肠 NENs 随访间隔　$G_1\sim G_2$，每年复查 1 次。G_3，＜2cm 者，每年复查 1 次；＞2cm 者，第 1 年每 4～6 个月复查 1 次，以后每年复查 1 次。

主任医师总结

（1）诊断　直肠类癌患者常常无临床症状，但是临床中需要重视的一类疾病。直肠指检是重要的普查及发现手段，疑诊者应进一步行电子肠镜、超声、CT/MRI 及病理评估，一旦发现，应积极进行治疗。

（2）治疗 肿瘤良恶性与其大小密切相关，病灶直径＜2cm 极少出现转移，预后良好，内镜下切除可根治。＞2cm 者多有恶性行为。术后病理结果是重要的随访依据，$G_1 \sim G_2$，每年复查 1 次。G_3，＜2cm 者，每年复查 1 次；＞2cm 者，第 1 年每 4～6 个月复查 1 次，以后每年复查 1 次。

（魏晶晶　庄则豪）

参 考 文 献

[1] 郭林杰，唐承薇．中国胃肠胰神经内分泌肿瘤临床研究现状分析．胃肠病学．2012，17（5）：276-278.

[2] 中华医学会肿瘤学分会胰腺癌学组．胰腺神经内分泌肿瘤诊治专家共识．中华肿瘤杂志．2014，36（9）：717-720.

[3] CSCO 神经内分泌肿瘤专家委员会．中国胃肠胰神经内分泌肿瘤专家共识．临床肿瘤学杂志．2013，18（9）：815-832.

[4] 李景南，张红杰，陈洁，等．胃肠胰神经内分泌肿瘤内科诊治若干建议．中华消化杂志．2014，34（6）：361-367.

[5] 周平红，姚礼庆，秦新裕．直肠类癌的内镜和治疗．中国临床医学．2005，12（5）：756-757.

查房笔记

术后 10 天，腹泻 3 天——抗生素相关性腹泻

✿ [实习医师汇报病历]

　　患者男性，29 岁，因"术后 10 天，腹泻 3 天"转入我科。患者入院前 10 天因车祸致颅脑外伤入住我院神经外科，手术清除硬膜下血肿后转入重症监护病房（ICU），术后因肺炎应用头孢哌酮/舒巴坦（舒普深）3.0g q12h。5 天后因血象复查升高改用美罗培南（美平）1.0g q12h。3 天前患者出现排便次数增多，约十余次/天，粪便呈蛋花汤样，伴有恶臭；近 1 天排便带血丝，伴有下腹闷痛，可阵发性缓解。

　　辅助检查　复查血常规：WBC $22.3×10^9/L$，N 87.2%，Hb 102g/L，PLT $124×10^9/L$；复查粪常规：WBC、RBC 阳性，潜血试验阳性。腹部立位平片：肠腔胀气明显，尤以结肠为重。

？ 主任医师常问实习医师的问题

● **该患者的特点是什么？**

　　答：患者为既往健康的青年男性，外伤后行颅脑手术并入住 ICU，因合并肺部感染应用广谱抗生素。3 天前出现腹泻、腹痛等消化道症状，粪便性质初为水样便，现带有血丝。实验室检查提示外周血白细胞计数明显增高，粪便可检出红白细胞，未见膜状物；影像学检查可见肠腔胀气。

● **该患者的初步拟诊是什么？**

　　答：综合上述病史、症状、实验室检查，初步考虑为抗生素相关性腹泻（antibiotic associated diarrhea，AAD）。抗生素相关性腹泻又称抗生素相关性肠炎（antibiotic associated colitis，AAC），当排泄物有明显膜状物时又称为伪膜性肠炎（pseudomenbraneouscolitis，PMC）。近25%的抗生素相关性腹泻和几乎所有的伪膜性肠炎均由艰难梭状芽孢杆菌（Clostridium difficile，CD）引起，又称艰难梭菌感染（CDI）。在本例，目前粪便中没有膜状物发现，且有便血出现，还需考虑抗生素相关

性出血性结肠炎（antibiotic associated hemorrhagic colitis，AAHC），但此病约85％由口服氨苄西林及其衍生物引起，以肉眼血性大便为主要临床表现，病变局限于右半结肠，每日大便十余次，抗生素相关性出血性结肠炎患者粪便中没有检出艰难梭状芽孢杆菌，原因可能与药物变态反应相关，

病程短，多可在1～3天后自愈，与本例不符。

● 什么是抗生素相关性腹泻？

答： 抗生素相关性腹泻为应用抗生素后发生的、与抗生素有关的腹泻。Bartlett将其定义为伴随着抗生素的使用而发生的无法用其他原因解释的腹泻。在目前已知的700多种可引起腹泻的药物中，抗生素占25％。抗生素相关性腹泻的发病率因人群及抗生素种类的差异而不同，一般为5％～25％。临床表现以腹泻为主，按病情不同，可分为单纯腹泻、结肠炎或伪膜性肠炎。单纯腹泻患者仅表现解稀便2～3次/天，持续时间短，没有因腹泻而发生中毒症状；结肠炎患者临床腹泻次数更多，可合并肠道机会菌感染（如变形杆菌、非伤寒沙门菌、假单胞菌等），粪便中可出现红、白细胞；伪膜性肠炎患者临床症状严重，腹泻水样便可达10～20次/天，大便中可见漂浮的伪膜，伴发热、腹痛、里急后重等。少数极其严重者会出现剧烈腹痛、腹胀、腹泻加重、低血压、脱水、电解质紊乱、低蛋白质血症或败血症等，甚至出现中毒性巨结肠而表现高热、恶心呕吐及肠鸣音减弱，胃肠功能衰竭，此时腹泻可能停止，也可能发生肠穿孔。

● 文献报道的可导致抗生素相关性腹泻的抗生素有哪些？

答： 有研究表明，除万古霉素外，几乎所有能对抗细菌的药物均可引起抗生素相关性腹泻，但实际临床工作中以林可霉素、氯林可霉素、阿奇霉素、广谱青霉素（尤其是氨苄西林）及第二、第三代头孢菌素多见，这些抗生素或是口服后直接在肠道形成高浓度（如头孢克肟、头孢克洛），或是静脉滴注后能经肝排泄、在胆汁中形成高浓度并排入肠腔，从而对肠道菌群结构产生重大影响。氨基糖苷类抗生素较少发生，抗结核杆菌、真菌和抗寄生虫的抗菌药尚未见报道。

● 抗生素相关性腹泻的危险因素是什么？

答： 近期使用抗生素是抗生素相关性腹泻发生的首要危险因素，此外抗生素相关性腹泻的危险因素还包括患者年龄（＜6岁或＞60岁）、

伴随的基础疾病（包括肠梗阻、心肌梗死、心力衰竭、慢性肺疾病、周围血管疾病、复杂的糖尿病、慢性肾衰竭、癌症、电解质或凝血功能紊乱、营养不良、耐甲氧西林金葡菌感染）、既往是否有肠道基础疾病、是否应用免疫抑制药或处于免疫抑制状态（HIV 感染）、住院时间长短（院内感染），以及是否有与侵入性医疗操作如外科手术、鼻饲、灌肠等有关。还有研究表明，质子泵抑制药（PPI）的使用也是抗生素相关性腹泻发生及复发的危险因素。

● 抗生素相关性腹泻的主要发病机制是什么？

答：目前认为，抗生素相关性腹泻主要是由于抗生素的使用破坏了肠内定植菌群的自然平衡状态，导致正常寄居性细菌明显减少、引起菌群失调而引起的。肠道菌群按与宿主关系可分为三大类：共生型原籍菌、条件致病菌及病原菌。肠道菌群失调可导致肠道屏障功能减低，某些外来细菌或过路细菌在肠道定植并大量繁殖从而成为优势菌群而致病。引起肠道菌群严重失衡的原因有感染性有非感染性两类。

（1）非感染性因素可通过多种机制引起腹泻。在肠道菌群失调时，摄入肠道的多糖发酵成短链脂肪酸减少，未经发酵的多糖不易被吸收，可引起渗透性腹泻；抗生素减少了具有羟基作用的细菌，特别是具 7α-去羟基功能的细菌数量，增加脱氧胆酸和鹅脱氧胆酸浓度，可强烈刺激大肠分泌，继发分泌性腹泻；氨基糖苷类、多黏菌素、四环素、新霉素和杆菌肽等可直接损害肠道黏膜、使肠道上皮细胞绒毛萎缩及肠细胞内酶的活性降低，导致吸收障碍性腹泻；还有些抗生素可刺激肠道蠕动引起运动性腹泻，如胃动素受体激动剂红霉素，以及阿莫西林和某些有拟胃肠肽作用的药物。除此之外，药物相关变态反应也与腹泻有关。

（2）感染性因素方面，艰难梭状芽孢杆菌感染最为重要。艰难梭状芽孢杆菌属条件致病菌，在接受广谱抗生素治疗后的患者，由于肠道菌群失调，耐药性艰难梭状芽孢杆菌过度繁殖，并产生毒素。其中毒素 A 为肠毒素，毒素 B 为细胞毒素。毒素 A 有强力的肠毒性和促炎症作用，促进结肠细胞分泌 IL-1、IL-6、IL-8 和 TNF-α 等细胞因子，介导回肠水和电解质的分泌、炎症渗出，毒素 A 还可以诱导紧密连接蛋白的重新分配，导致上皮细胞屏障功能的改变，通透性增加，引起一系列临床症状。毒素 B 可直接损伤肠壁细胞，引起炎症导致渗出性腹泻。非艰难梭菌感染的感染性因素中，念珠菌引起抗生素相关性腹泻的病例也比较常见，过度繁殖的念珠菌可通过其自身分泌的天冬氨酸蛋白酶与其他细菌竞争黏附于肠道黏膜表面，并且侵入组织，抑制乳糖酶活性导致乳糖不耐受而引起腹泻，其毒素及毒素样物质也可引起分泌性腹泻。产气荚膜芽孢杆菌大量繁殖产生的肠毒素亦可致肠上皮细胞坏死，吸收能力下降而腹泻。产酸克雷伯杆菌引起抗生素相关性腹泻常与喹诺酮类和β-内酰胺类抗菌药物有关，尤其在应用青霉素类抗菌药物后更易发生，它们主要致病物质是细胞毒素；另外金黄色葡萄球菌和沙门菌属也可引起抗生素相关性腹泻。

⊛ ［住院医师补充病历］

患者今日为出现腹泻症状的第5天，近2天出现明显的血样便，偶有大便不能自理的情况；阵发性腹痛，腹泻后腹痛消失，腹痛呈绞痛样，不伴有血压下降等表现。同时患者出现发热，监测体温波动在38.2～38.9℃。查体：腹部平软，未见明显肠型及蠕动波，未见包块。肠鸣音活跃，6～7次/分，未闻及气过水声或金属音。全腹软，左下腹有轻压痛，肝脾肋下未及，墨菲征阴性，麦氏点无压痛。腹部鼓音区面积增大，移动性浊音阴性。化验：WBC 24.1×10^9/L，N 84.3%，Hb 91g/L，PLT 114×10^9/L；复查粪常规：WBC、RBC阳性，潜血试验阳性。肝肾功能基本正常，ALB 32g/L，低钾低钠血症：K 2.98mmol/L，Na 122mmol/L，Cl 95mmol/L。C反应蛋白24mg/L，降钙素原（PCT）1.76ng/ml。粪细菌培养结果尚未回报。

腹部CT提示：结肠壁增厚，以降结肠和横结肠近脾区为重。

肠镜：结肠广泛水肿、充血，肠壁血管形态改变，未见明显伪膜形成。

目前考虑抗生素相关性腹泻。

❓ 主任医师常问住院医师及主治医师的问题

● 抗生素相关性腹泻的诊断标准是什么？

答：一般认为，抗生素相关性腹泻的临床诊断条件为近期曾应用或正在应用抗生素而出现腹泻，可伴大便性状改变如水样便、血便、黏液脓血便或见斑块条索状伪膜，可合并下列情况之一：①发热≥38℃；②腹痛或腹部压痛、反跳痛；③周围血白细胞升高。

在临床诊断基础上，符合下述三条之一即可诊断：①大便涂片有菌群失调或培养发现有意义的优势菌群；②如情况许可时做结肠镜检查见肠壁充血、水肿、出血，或见到 2～20mm 灰黄（白）色斑块伪膜；③细菌毒素测定证实。

抗生素相关性腹泻一般发生在使用抗生素的 2 个月内或住院 72h 后，但艰难梭状芽孢杆菌引起的腹泻常在抗生素停药后才发生，因此抗生素相关性腹泻的诊断要依靠相关抗生素使用史、典型症状及粪便中细菌数量和种类的检测。在接受抗生素药物治疗过程中患者出现腹泻、发热、腹痛、白细胞增高等症状，就应高度警惕抗生素相关性腹泻的存在。血常规、粪常规及血生化可早期提示抗生素相关性腹泻的发生，但轻、中型患者这些指标可基本正常，仅少数重型、暴发型患者会出现外周血白细胞明显增高，以中性粒细胞增多为主；粪常规检查可见白细胞，偶可见肉眼血便；伪膜性肠炎患者粪便中可见到斑块条索状伪膜；低蛋白血症、电解质平衡和酸碱平衡紊乱。粪便涂片革兰染色进行肠道菌群分析，分别计算出革兰阳性杆菌、球菌和革兰阴性杆菌、球菌及其比例，在诊断非感染性抗生素相关性腹泻方面意义重大。艰难梭状芽孢杆菌可通过检测细胞毒素来检出，疑似念珠菌、金黄色葡萄球菌等其他细菌引起抗生素相关性腹泻时，可通过粪便直接涂片镜检进行相应的病原体培养做出判断。典型的伪膜性肠炎结肠镜下可见伪膜形成，但近年来由于早期识别及治疗，伪膜并不常见。伪膜性肠炎患者行肠镜检查对确诊很有意义，但在重症及爆发型病例操作过程易发生穿孔。

● 抗生素相关性腹泻的鉴别诊断是什么？

答：抗生素相关性腹泻最重要的鉴别诊断是感染性腹泻。患者临床表现为腹泻次数较多，可由于肠道菌群失调导致合并肠道机会菌感染，如变形杆菌、假单胞菌、非伤寒沙门菌感染等；检查时可见大便检出红细胞、白细胞，因而易被误诊为感染性腹泻，导致医师继续使用原先药物或加用针对杆菌的抗生素从而使腹泻加重，导致病情发展。另外，抗生素相关性腹泻还需与溃疡性结肠炎相鉴别，二者均可出现腹痛、腹泻、血便表现，重症抗生素相关性腹泻患者肠镜下可表现为充血水肿、糜烂、溃疡等黏膜病损，以乙状结肠最为常见，可累及全结肠，与溃疡性结肠炎相似，可进一步行黏膜组织病理学检查鉴别。

● 艰难梭状芽孢杆菌在抗生素相关性腹泻中的临床意义有哪些？

答：约有 25％的抗生素相关性腹泻病例由艰难梭状芽孢杆菌引起，而伪膜性肠炎则 85％～100％与艰难梭菌感染有关。随着适应性强、毒力强的 BI/NAPI/027 型艰难梭状芽孢杆菌菌株的出现，在社区、儿童和无抗生素暴露史的人群中艰难梭菌感染的发病率逐渐升高，需要切除结肠的爆发性艰难梭菌感染的病死率高达 80％。

● 粪培养在抗生素相关性腹泻中的诊断意义有哪些？

答： 大便检查和细菌培养是抗生素相关性腹泻的基本检查。

（1）大便直接涂片革兰染色　该法可以估计总细菌数和观察各类细菌组成比例的大致情况，并由此判断肠道菌群紊乱程度。该方法简便快速，可直接发现肠道细菌量是否改变、革兰阳性菌与阴性菌的比例是否失调、球菌和杆菌的比例是否失调及有无真菌。因此涂片检查与培养结果对判断抗生素相关性腹泻有一定的帮助。

（2）肠道各种细菌定量培养法　选择不同的培养基和不同方法对肠道细菌进行培养并计数和判断菌群比例，但培养法费时费力且只能培养部分肠道细菌，不可能对肠道各种细菌进行培养计数。分子生物学方法更为快速、准确，如 PCR 变性梯度凝胶电泳（PCR-DGGE）、PCR 温度梯度凝胶电泳（PCR-TGGE）、基因芯片等。

艰难梭状芽孢杆菌检测的金标准有 2 种。产毒素培养法（TC）可检测粪便中的产毒型艰难梭状芽孢杆菌，细胞毒性试验（CCTA）即细胞毒性中和试验（CCNA）可检测粪便中的 A 毒素和 B 毒素，但这 2 种检测方法费时、费力。酶免疫法（EIAs）能检测艰难梭状芽孢杆菌产物谷氨酸脱氢酶（GDH），敏感度与阴性预测值可达 80％～100％。核酸扩增检测（NAAT）包括实时 PCR 和 DNA 环介导等温扩增法（LAMP），能定性检测粪便中艰难梭状芽孢杆菌毒素基因。PCR 检测的敏感度和特异度均较高，DNA 检测技术还可以检测 tcdC 基因的突变缺失，预测高产毒RT027 型菌株。NAAT 是唯一可作为独立测试技术检测产毒素艰难梭状芽孢杆菌，但其检测成本较高，需配套特殊检测设备。

2013 年美国胃肠病学会指南和 2017 年中国成人艰难梭菌感染诊断与治疗专家共识均推荐采用多步骤检测法。其中三步法指先通过敏感度高的 GDH 进行初步筛查，对阴性者无需进一步检测；对阳性者继续行EIAs 检测，若 2 个步骤检测结果不一致，则采用第 3 种检测方式（如CCTA、TC 或 NAAT）；两步法指同步联合检测 GDH 和毒素 EIAs 试验，二者结果不一致采用第三种方案 CCTA、TC 或 NAAT 确诊。

● 结肠镜检查在抗生素相关性腹泻中的意义有哪些？

答： 多数抗生素相关性腹泻结肠镜检查并无特异性病变，但在伪膜性肠炎患者可见病变遍布全结肠，少数仅累及乙状结肠或直肠，偶有侵犯小肠。早期病变时在正常肠黏膜上可见散发充血表现，微隆于黏膜，伴有肠道水肿。进一步发展后早期的充血斑呈现点状伪膜，继而相互融合成数毫米至数厘米的圆形、椭圆形伪膜。病变呈散在或较密集分布，散在病灶之间可见正常黏膜是本病的特征之一。重症病例伪膜可融合成片，甚至呈管型。伪膜呈黄白色、灰色、灰黄色、黄褐色不等，隆起于黏膜，周围绕以红晕是另一特征。伪膜不易脱落，如剥下可见黏膜缺损形成糜烂，常有渗血。晚期修复时可见伪膜脱落，隐窝内潴留分泌物排出，黏膜展平上皮细胞再生修复呈红色斑样，多于 10 天后黏膜恢复正常，无瘢痕遗留。病变处采取活组织做显微镜检查，对诊断伪膜性肠炎有很大帮助。疾病早期伪膜很小，肉眼不一定看到，而活组织显微镜下可显示典型病变。伪膜性肠炎病变可遍布全结肠，少数仅累及乙状结肠或直肠，偶有侵犯小肠。需特别指出的是在对危重患者进行肠镜检查时，有引起肠穿孔等严重并发症的危险。

● 抗生素相关性腹泻的治疗原则是什么？

答：抗生素相关性腹泻的治疗原则是停用现有抗生素，对症支持，按是否培养出艰难梭状芽孢杆菌应用甲硝唑或万古霉素。抗肠蠕动药如地芬诺酯、洛哌丁胺等对抗生素相关性腹泻不仅无效，且可诱发中毒性结肠扩张。轻型抗生素相关性腹泻不一定是艰难梭状芽孢杆菌毒素所致，停用抗生素后大多数病例很快恢复。加强支持治疗，纠正低蛋白血症，水、电解质、酸碱失衡。对伪膜性肠炎，欧洲临床微生物学和传染病学协会、美国胃肠病学会和美国医疗流行病学协会与美国传染病协会联合制订的指南均将甲硝唑和万古霉素作为一线用药。甲硝唑适用于轻、中度患者，每次口服 500mg，每日 3 次，连续 10 天，对重度或伴有并发症的患者疗效欠佳。万古霉素可用于甲硝唑治疗失败、耐药或过敏者，以及轻、中度的孕妇和哺乳期患者，口服和直肠应用不吸收，使用方法为每次 125mg，每日 4 次，连续 10 天。在治疗过程中做粪便细胞毒素测定，或做艰难梭状芽孢杆菌培养，对预测停药后复发有一定帮助。复发者使用万古霉素治疗仍有效。另外一种抗生素非达霉素口服不吸收，能有效对抗革兰阳性厌氧菌。双歧三联活菌、酪酸梭状芽孢杆菌、地衣芽孢杆菌胶囊等微生物制剂，对肠道正常菌群生长有促进作用，从而起到调整肠内正常菌群，但目前研究暂无明确依据支持其辅助治疗效果。轻型抗生素相关性腹泻患者经过停用抗生素，对症处理即得到环境、好转；重型患者需要应用甲硝唑、万古霉素，并密切观察腹部CT，必要时与腹部外科医师商议是否或何时进行手术干预。

主任医师总结

（1）抗生素相关性腹泻的诊断既复杂又简单。简单而言，患者在应用抗生素过程中出现的腹泻均应警惕本病的可能。单纯腹泻患者，症状轻微，结肠无伪膜形成，停用有关抗生素后，腹泻自行好转。伪膜性肠炎患者症状较重，每日有 5 次或更多次的不成形便，可无肉眼血便或黏液便，这些患者大多有艰难梭状芽孢杆菌感染，腹泻同时伴有腹胀、腹痛，并有发热，有时被误认为原有感染性疾病的恶化，应注意鉴别。在病变的发展中，可出现难以忍受的腹痛，类似急腹症；如持续使用有关抗生素，则症状加重，可伴脱水、电解质紊乱，大量蛋白丢失，甚至死亡。抗生素相关性腹泻的诊断较为复杂是指患者往往有严重的基础疾病，部分患者本身就是胃肠道大手术后发生的，抑或是因颅脑手术后出现，因此，除了抗生素相关因素外，其他因素需要认真考量，不能诊断简单化、随意化。在 ICU 的患者出现腹泻也应排除重叠感染其他细菌（院内感染）的因素。因此，积极的粪培养、球杆菌比例的测定、艰难梭状芽孢杆菌的培养在这类患者中是标准操作流程，在此基础上，谨慎选择是否进行结肠镜检查。

（2）对抗生素相关性腹泻有确诊价值的实验室检查是粪便厌氧菌培养，其敏感性极高，但结果缺乏特异性，且需 3～4 天才能得到结果。一旦培养出艰难梭状芽孢杆菌，则要进行细胞毒素试验，并观察有无细胞病变反应。毒素培养是实验室诊断的金标准，其敏感性为 94%～100%，特异性为 99%。但是由于试验耗时，大多数医院的临床检验部门不提供组织培养分析。酶免疫分析可以在大多数实验室进行，且敏感性较高，但是毒素 A 或 B 均有 10%～20% 的假阴性率。商业化的试剂盒可以检测毒素 A 或毒素 A 和 B，因为有 1%～2% 的艰难梭状芽孢杆菌菌株只产生毒素 B，因此混合检测是值得推荐的。腹部平片、CT、内镜具有协助诊断的意义，但往往是非特异性的，且相对不敏感。总之，目前还没有一个特异性的抗生素相关性腹泻诊断方法。

（3）抗生素相关性腹泻换用抗生素的原则　在明确交替菌群的特质情况下应用对应的抗生素。采用甲硝唑或万古霉素治疗的适应证包括：艰难梭状芽孢杆菌毒素检测阳性并有明确结肠炎依据，如发热、白细胞升高、CT 或内镜检查中有特征性表现、严重腹泻，或者仍有继续治疗原发感染需要。由于艰难梭状芽孢杆菌主要局限在结肠内，所以最理想的治疗方法是经由口服方式摄取。治疗的预期效果是希望能够在 1 天内控制发热，在 4～5 天内控制腹泻。由于甲硝唑比万古霉素便宜，所以在临床上为第一选择，而且在医院内的患者中应用还可以避免出现万古霉素耐药肠球菌的危险可能。口服万古霉素的适应证包括妊娠，哺乳，不能耐受甲硝唑，或者在甲硝唑服用 5～7 天后仍然无效的患者。甲硝唑或万古霉素对大多数艰难梭状芽孢杆菌感染都有效，如果治疗无效，需要评估依从性，搜寻其他诊断依据，以及检查是否存在梗阻或中毒性巨结肠，因为这些症状的存在会阻止药物到达病变部位。对于存在梗阻的患者，需要使用大剂量的万古霉素口服制剂（500mg 每天 4 次）才能使药物达到结肠内，或者通过胃管或肛管注射万古霉素或甲硝唑。对于病情严重的患者，如果对甲硝唑或万古霉素无效，抗生素治疗的更换方案数据资料有限，像非达霉素在初期的治疗效果不比万古霉素差，但对于严重复杂的患者目前还没有疗效的数据。

（4）抗生素相关性腹泻应用抗生素治疗的主要并发症是感染复发，艰难梭菌感染患者早期阶段经治疗后，8 周内复发的概率为 10%～20%，但如果患者曾经复发过一次，那再次复发概率提升至 40%～65%。首次复发时，治疗选择与初次方案相同，如果严重艰难梭菌感染，应使用万古霉素，第二次复发，应间歇使用万古霉素。如果间歇使用万古霉素后第三次复发，应采用肠道粪菌移植治疗。

（5）益生菌治疗伪膜性肠炎的作用尚不确定，一般认为辅助使用能减少伪膜性肠炎的初发和复发，患者耐受好，严重不良反应少。但是近年来也有文献报道，免疫缺陷或危重患者可出现益生菌相关性菌血症和真菌血症。

（6）艰难梭菌感染治疗后发生腹泻的处理方法与宿主免疫反应关系密切，但目前仍无有效的免疫治疗，单独使用免疫球蛋白治疗复发性艰难梭菌感染无效，但低免疫球蛋白患者可能会受益。在一项临床 II 期试验使用毒素 A 和 B 单克隆抗体显示艰难梭菌感染复发减少，但尚需进一步确认疗效。其他已进临床试验，预期可用于难辨梭状芽孢杆菌相关性腹泻（CDAD）治疗的药物有聚苯乙烯吸附剂 Tolevamer、18 环大环内酯 Tiacumicin B 以及新的糖脂肽类药物 Ramoplanin 等。

（7）肠道粪菌移植（fecal microbiota transplantation，FMT）是指将健康捐献者粪便中的菌群导入患者的肠道，以重建患者肠道菌群稳态，对抗由抗生素等多种因素引起的肠道菌群失衡。2011 年一项 1500

例肠道粪菌移植的报道肯定了其疗效。

2013 年美国胃肠病学院（ACG）指出，肠道粪菌移植的适应证包括：反复发作的伪膜性肠炎（尤其是对万古霉素缓慢减量或冲击疗法无效者）、标准疗法（万古霉素或非达霉素）治疗 1 周无效的中度伪膜性肠炎以及标准疗法治疗 48h 无效的重度或暴发性伪膜性肠炎。

肠道粪菌移植近期与远期的不良反应较小，轻度不良反应包括一过性发热、腹泻、呕吐、便秘等，严重不良反应如穿孔、出血、窒息等主要与粪菌移植的操作有关。

2017 年肠道粪菌移植欧洲共识建议在临床中将肠道粪菌移植作为中度和重度复发性艰难梭菌感染（RCDI）的治疗选择，而目前尚无充足的证据建议对初发艰难梭菌感染行肠道粪菌移植治疗。虽在既往研究中显示肠道粪菌移植治疗安全，然而潜在的感染性病原体传播仍应该密切警惕和关注。为了防止普通细菌和肠道病毒病原体，需对捐献者的血液和粪便进行严格的筛选。欧洲共识中提出对于肠道粪菌移植可能的粪便捐献者，在初期筛选时需经医学检查、面试，并排除既往疾病和危险因素，包括过去 6 个月内未使用过抗菌药物、免疫功能正常、未吸食毒品、无高危行为、近期无疫区旅游史、无慢性消化道疾病如炎症性肠病等。所初筛出的粪便捐献者在捐献当日应进一步筛选以排除近期的可能存在的危险因素，合适的粪便捐献者应至少在捐献前 4 周行血液和粪便的化验，血液检查包括乙型肝炎病毒、丙型肝炎病毒、艾滋病病毒及梅毒，粪便检查包括虫卵和寄生虫、艰难梭状芽孢杆菌、粪便培养和药物敏感试验、鞭毛虫抗原。关于粪便的准备，应尽量使用最少的步骤来准备新鲜粪便，供者操作前晚上服用导泻药，第二天早上收集粪便，混入 500ml 盐水，尽可能混匀，用于肠道粪菌移植的粪便可以冰冻。患有复发性艰难梭菌感染的患者在肠道粪菌移植前至少应用 3 天万古霉素或非达霉素，在粪便灌入前 12～48h 停用抗生素，粪便接受者在经上消化道路径或结肠镜路径行肠道粪菌移植准备时，应使用聚乙二醇进行清洁肠道准备。如果可能，尽量在肠道粪菌移植时将捐献者粪便通过结肠镜的操作通道灌入到右侧结肠。然而在重症结肠炎患者中，为安全起见可将粪便悬浮物喷洒在左侧结肠。肠道粪菌移植可以通过灌肠器灌入，应提前指导患者，灌入的粪便应在肠道内至少保留 30min（2017 年中国成人艰难梭菌感染诊断和治疗共识中为尽量保留 2h），并且尽量仰卧位以减少粪便排出的急迫感。对于治疗失败的艰难梭菌感染或复发性艰难梭菌感染，可重复肠道粪菌移植治疗。对于可能出现的操作步骤相关的急性并发症，应对受者进行监测。目前针对肠道粪菌移植的长期不良事件监测的周期和时间长度尚无定论，随访应包括临床及分析资料，因艰难梭菌感染而行肠道粪菌移植治疗的患者，应至少随访8周。

（郑一星 董 菁 庄则豪）

查房笔记

反复排便减少2年，加重半年——慢性便秘

☸ [实习医师汇报病历]

> 患者男性，65岁，因"反复排便减少2年，加重半年"入院。2年前无明显诱因出现排便减少，3～4天1次，每次量少，质硬，偶呈羊粪样，感便意，但排便费劲，需"开塞露"或手法辅助，排便后感排便不尽感。无腹痛、腹胀、血便等，未诊疗。半年前开始出现4～5天排便1次，最长可达6～8天排便1次，无便意，平时服用"润肠茶"通便。病程中无食欲下降、体重减轻等。夜间睡眠差。既往体健，无恶性肿瘤、糖尿病等家族史。
>
> **体格检查** 生命体征平稳，神志清楚，心肺检查明显异常，腹部平软，全腹无压痛、反跳痛，肝脾未触及，未扪及包括，移动性浊音阴性，肠鸣音3次/分。直肠指诊：肛门括约肌稍紧张，手指未扪及肿物，无触痛，前列腺Ⅱ度肿大，指套退出无染血。
>
> **初步诊断** 慢性便秘。

❓ 主任医师常问住院医师的问题

● 什么是便秘？ 慢性便秘的病程如何？

答：（1）便秘表现为排便次数减少、粪便干硬和（或）排便困难。排便次数减少指每周排便少于3次。排便困难包括排便费力、排出困难、排便不尽感、排便费时和需手法辅助排便。

（2）慢性便秘指便秘的病程至少为6个月。

● 引起便秘的常见原因有哪些？

答：（1）器质性疾病

① 肠道疾病：结肠肿瘤、憩室、肠腔狭窄或梗阻、巨结肠、结直肠术后、肠扭转、直肠膨出、直肠脱垂、痔、肛裂、肛周脓肿和瘘管、肛提肌综合征、痉挛性肛门直肠痛等。

② 内分泌和代谢性疾病：严重脱水、糖尿病、甲状腺功能减退症、甲状旁腺功能亢进、多发内分泌腺瘤、重金属中毒、高钙血症、低钾血

症、卟啉病、慢性肾病、尿毒症等。

③ 神经系统疾病：自主神经病变、脑血管疾病、认知障碍、多发性硬化、帕金森病、脊髓损伤等。

④ 肌肉病变：淀粉样变性、皮肌炎、硬皮病、系统性硬化等。

（2）功能性疾病　功能性便秘、肠易激综合征便秘型、功能性排便障碍。

（3）药物　抗抑郁药、抗癫痫药、抗组胺药、抗震颤麻痹药、抗精神病药、解痉药、钙通道阻滞药、利尿药、单胺氧化酶抑制剂、阿片类药、钙剂、铁剂、止泻药、非甾体抗炎药等。

● **鉴于便秘有如此多的病因，那么在询问病史的时候需注意哪些问题才有助于诊断和鉴别诊断？**

答：慢性便秘的诊断主要基于症状，询问病史非常重要。应全面询问便秘的症状、严重程度、对便秘症状的感受及对生活质量的影响。不同的症候群提示可能的病理生理机制，伴随症状可为鉴别诊断提供线索。同时，患者合并的慢性基础疾病和用药史可能是导致或加重便秘的主要原因。另外，还应了解患者的饮食结构、生活习惯、对疾病的认知程度和精神心理等情况。

● **对慢性便秘的患者，首先需要排除的是肠道肿瘤，所谓的"报警征象"有哪些？**

答：年龄＞45岁，便血、粪隐血试验阳性、贫血、消瘦、明显腹痛、腹部包块、有结直肠息肉史、有大肠癌家族史者，需进行必要的实验室、影像学、内镜检查。

⊛ ［住院医师补充病历］

　　老年男性，慢性病程，长达2年，表现为便秘，每周少于3次，同时有排便费劲、排便不尽感和需手法辅助排便，初始有便意，近半年无便意感，病程中无贫血、体重下降等，夜间睡眠差。查体无明显阳性体征。入院后查血常规、尿常规、粪常规＋OB试验、肝功能、肾功能、电解质、血糖、甲状腺功能、肿瘤指标等未见异常。全腹彩超：前列腺增生。电子肠镜：结直肠未见异常。

主任医师常问主治医师和进修医师的问题

● **结合入院后的常规检查，未见明显器质性疾病，考虑功能性便秘可能性大。 功能性便秘的诊断及分型如何？**

答：（1）根据罗马Ⅳ的诊断标准

① 必须包括下列 2 项或者 2 项以上：25％以上的排便感到费力，25％以上的排便为干球粪或硬粪，25％以上的排便有不尽感，25％以上的排便有肛门直肠梗阻感和（或）堵塞感，25％以上的排便需要手法辅助（如用手指协助排便、盆底支持），每周自发排便少于 3 次。

②不用泻药时很少出现稀粪。

③不符合肠易激综合征的诊断标准。

诊断前症状出现至少 6 个月，且近 3 个月症状符合以上诊断标准。

（2）功能性便秘的分型

① 正常传输型便秘。

② 慢传输型便秘。

③ 排便障碍型或直肠排出障碍。

● **针对上述分型，除了临床特点外，有哪些辅助检查有助于诊断？**

答：（1）直肠指诊 简单、易行，通过指诊可以了解有无肛门直肠肿物等器质性疾病、了解肛门括约肌和耻骨直肠肌功能，对于肛门括约肌不协调收缩、肛提肌综合征和非特异性功能性肛门直肠疼痛等的诊断有提示意义。

（2）结肠传输试验 随标准餐顿服的不透 X 线的标志物（如直径 1mm、长 10mm 的标志物 20 个），简易法于 48h 拍摄腹部 X 线 1 张，若 48h 大部分标志物在乙状结肠以上，可在 72h 再摄片 1 张。根据标志物的分布计算结肠传输时间和排除率，判断是否存在结肠传输延缓、排便障碍。该方法简易、价廉、安全。

（3）肛门直肠测压 能评估肛门直肠的动力和感觉功能，监测用力排便时盆底肌有无不协调收缩、是否存在直肠压力上升不足、是否缺乏肛门直肠抑制反射、直肠感觉阈值有无变化等。

（4）球囊逼出试验 可反映肛门直肠对球囊的排出能力，可作为功能性排便障碍的筛查。

（5）排粪造影 采用 X 线法，将一定剂量的钡剂注入直肠，模拟生理性排便活动，动态观察肛门直肠的功能和解剖结构变化，主要用于与便秘相关的肛门直肠疾病的诊断。

● **对慢性便秘的评估，需注意到疾病本身和精神心理状态间的相互影响，临床上如何实施？**

答：是的，慢性便秘患者往往存在精神心理异常和睡眠障碍，这两个因素也在慢性便秘的病理生理过程中发挥重要作用。在诊治早期就应了解慢性便秘患者的心.理状态、睡眠状态和社会支持情况，行相关的评分表评分如 HAD 评分等，分析判断上述情况和便秘的因果关系，从而在调整生活方式和经验治疗的同时能对上述情况进行调整。

● **如何判断便秘的严重程度？**

答：判断便秘患者的病情严重程度有助于准确认识病情及合理选择治疗方案。根据便秘和相关症状轻重及对生活影响的程度分为轻度、中度、重度便秘。轻度患者，症状较轻，不影响日常生活，通过整体调整，短时间用药即可恢复正常排便。重度患者症状重且持续，严重影响生活、工作，需药物治疗，不能停药或者对药物无效。中度则介于轻度和重度之间。

● **综上分析，该患者完整诊断为功能性便秘(混合型，中度)。 那么慢性便秘的治疗原则是什么？**

答：总的来说，慢性便秘的治疗原则是进行个体综合化治疗，具体包括以下几点。

(1) 合理的膳食结构，每日摄入膳食纤维 25～35g，每日至少饮水 1.5～2.0L。

(2) 建立正确的排便习惯；因晨起和餐后结肠活动最活跃，建议患者在晨起或餐后 2h 内尝试排便，排便时要集中精力，减少外界因素的干扰，逐渐建立良好的排便习惯。对于久病卧床、运动少的患者，适度运动也有利于排便。

(3) 对明确病因者行病因治疗；需长期使用通便药物维持治疗者应避免滥用泻。

(4) 应严格掌握外科手术适应证，并对手术疗效进行客观预测。

(5) 调整患者的精神心理状态。

● **慢性便秘治疗药物的选择有哪些？**

答：选用通便药时应考虑药物应用的循证医学证据、安全性、药物依赖性及效价比。详见表 3-6。

表 3-6　通便药的循证医学等级水平

容积性泻药	循证医学等级水平
欧车前	Ⅱ类，B级
聚卡波非钙	Ⅲ类，C级
麦麸	Ⅲ类，C级
甲基纤维素	Ⅲ类，C级
渗透性泻药	
聚乙二醇	Ⅰ类，A级
乳果糖	Ⅱ类，B级
刺激性泻药	
比沙可啶	Ⅱ类，B级
番泻叶	Ⅲ类，C级
促动力药	
普鲁卡必利	Ⅰ类，A级

● 对特殊人群有哪些特殊的治疗?

答：（1）老年人　一般缺乏运动，同时由于慢性疾病服用多种药物导致慢性便秘，故应调整生活方式，在与专科医生沟通后，对于可以停用且导致便秘的药物应尽可能停用。药物选择上首选溶剂性泻药和渗透性泻药，对于严重便秘者，也可短期适量使用刺激性泻药。

（2）孕妇　调整生活方式，如增加膳食纤维、多饮水、适当运动，可以选用安全性好的溶剂性泻药、乳果糖、聚乙二醇。应避免使用比沙可啶、蒽醌类泻药和蓖麻油。

（3）儿童　儿童处于学习阶段，应注意家庭教育、合理饮食和排便习惯训练。溶剂性泻药、乳果糖、聚乙二醇被证明有效。

主任医师总结

（1）诊断思路如下

① 是否符合便秘的诊断；

② 病程是否超过 6 个月；

③ 排除引起慢性便秘的器质性因素；

④ 慢性便秘的分型；

⑤ 严重程度分析；

⑥ 睡眠、心理状态评估。

（2）根据病情严重程度进行分级诊疗。

① 一级诊疗：适用于多数轻、中度慢性便秘患者。对年龄＞40岁，有报警征象的患者行相关检查排除器质性疾病。对年龄＜40岁，怀疑功能性疾病所致轻中度便秘的患者可直接进行经验性治疗。方法为调整生活习惯、认知疗法及选用合理药物。

② 二级诊疗：一级治疗无效者，需对患者进行相应的便秘相关检查，了解便秘类型及患者的心理精神状况，不同类型选择相应方法。混合型便秘优先选择生物反馈治疗，无效时加用泻药。

③ 三级诊疗：二级治疗无效者，需对患者的生活习惯、精神心理状态、直肠肛管结构和功能进行再评估，往往需要多学科综合治疗。外科治疗一定要仔细评估手术风险及患者获益，严格掌握适应证。

（庄则豪）

查房笔记

第四章 胰腺疾病

眼黄、皮肤黄 1 个月，右中上腹痛 3 天——胰腺癌

[实习医师汇报病历]

患者男性，60 岁，因"眼黄、皮肤黄 1 个月，右中上腹痛 3 天"入院。入院前 1 个月开始出现眼黄、皮肤黄，无呕吐、腹痛、腹泻、头晕、乏力，1 个月来黄疸进行性加剧，入院前 3 天出现右中上腹绞痛，自觉低热、消瘦。

体格检查 神志清楚，浅表淋巴结未触及肿大，巩膜、全身皮肤黏膜中度黄染，心肺体格检查未见明显异常，腹平坦，中上腹压痛，无反跳痛，墨菲征可疑阳性，移动性浊音阳性。

辅助检查 血 CA19-9 1074 U/L；血淀粉酶 282U/L。上腹 CT 平扫＋增强：胰头占位性病变（图 4-1）。

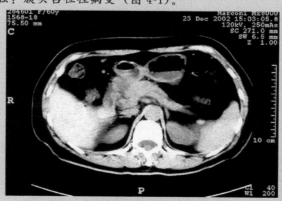

图 4-1 胰腺 CT 平扫示胰头部占位

初步诊断 胰腺癌。

治疗 退黄、支持治疗、手术治疗。

? 主任医师常问实习医师的问题

● 该患者的诊断依据是什么？

答：患者老年男性，无痛性黄疸进行性加重，3 天前开始出现上腹疼痛；CT 检查见胰头占位，血 CA19-9 明显升高。

● 本病需与哪些疾病进行鉴别诊断？

答：本病需与慢性胰腺炎、壶腹癌、胰腺囊腺瘤、囊腺癌、胆石症等进行鉴别。

❀ ［住院医师补充病历］

患者为老年男性，既往有糖尿病病史，有长期吸烟史，本次黄疸、腹部不适发作无明显诱因，家族中无类似疾病史。

? 主任医师常问住院医师、进修医师和主治医师的问题

● 该病的诊断标准是什么？如何鉴别诊断？

答：胰腺癌尚无统一的临床诊断标准，确诊需组织细胞学诊断。

（1）临床诊断

① 临床症状

a. 40 岁以上患者有下列任何表现需高度怀疑胰腺癌的可能性；

b. 不明原因的梗阻性黄疸；

c. 近期出现无法解释的体重下降＞10％；

d. 近期出现不能解释的上腹或腰背部疼痛；

e. 近期出现模糊不清又不能解释的消化不良症状，内镜检查正常；

f. 突发糖尿病而又无诱发因素，如家族史、肥胖；

g. 突发无法解释的脂肪泻，自发性胰腺炎的发作；

h. 如果患者是嗜烟者应加倍怀疑。

② 肿瘤标志物检查：血清 CEA、CA19-9 等标志物水平升高者应高度怀疑。

③ 影像学检查：超声、增强 CT、MRI 等影像学检查发现胰腺肿物，胰腺外形改变等符合胰腺癌影像学特征者可临床诊断为胰腺癌。

（2）组织病理学和细胞学确诊　组织病理学或细胞学检查可确定胰

腺癌诊断。可通过术前/术中细胞学穿刺、活检，或转至有相应条件的上级医院行内镜超声穿刺/活检获得。

胰腺癌需与下列疾病进行鉴别诊断：

（1）**慢性胰腺炎** 慢性胰腺炎是一种反复发作的渐进性的广泛胰腺纤维化病变，导致胰管狭窄阻塞，胰液排出受阻，胰管扩张。主要表现为腹部疼痛、恶心、呕吐以及发热。与胰腺癌均可有上腹不适、消化不良、腹泻、食欲缺乏、体重下降等临床表现，两者鉴别困难。

① 慢性胰腺炎发病缓慢，病史长，常反复发作，急性发作可出现血、尿淀粉酶升高，且极少出现黄疸症状。

② CT检查可见胰腺轮廓不规整，结节样隆起，胰腺实质密度不均。

③ 慢性胰腺炎患者腹部平片和CT检查胰腺部位的钙化点有助于诊断。

（2）**壶腹癌** 壶腹癌发生在胆总管与胰管交汇处。黄疸是最常见的症状，肿瘤发生早期即可以出现黄疸。

① 因肿瘤坏死脱落，可出现间断性黄疸。

② 十二指肠低张造影可显示十二指肠乳头部充盈缺损、黏膜破坏"双边征"。

③ B超、CT、MRI、经内镜逆行胰胆管造影（ERCP）等检查可显示胰管和胆管扩张，胆道梗阻部位较低，"双管征"，壶腹部位占位性病变。

（3）**胰腺囊腺瘤与囊腺癌** 胰腺囊腺瘤临床少见，多发生于女性。临床症状、影像学检查、治疗以及预后均与胰腺癌不同。影像学检查是将其与胰腺癌鉴别的重要手段，B超、CT可显示胰腺内囊性病变，囊腔规则，而胰腺癌只有中心坏死时才出现囊变，且囊腔不规则。

（4）**其他** 包括一些少见的胰腺病变，临床鉴别诊断困难。

胰腺癌怎样分期？

答： 根据AJCC第7版肿瘤分期系统，胰腺癌分期见表4-1。

表4-1 胰腺癌分期

T-原发肿瘤

T_x 原发肿瘤无法评估

T_0 无原发肿瘤证据

Tis 原位癌

T_1 局限于胰腺，最大径小于或等于2cm

续表

T_2 局限于胰腺，最大径大于 2cm

T_3 超出胰腺，但没有侵及腹腔动脉或肠系膜上动脉

T_4 侵及腹腔动脉或肠系膜上动脉（不可切除的原发灶）

N—区域淋巴结

N_x 区域淋巴结无法评估

N_0 无区域淋巴结转移

N_1 区域淋巴结转移

M—远处转移

M_0 无远处转移

M_1 远处转移

分期	T	N	M
0	Tis	N_0	M_0
I A	T_1	N_0	M_0
I B	T_2	N_0	M_0
II A	T_3	N_0	M_0
II B	T_1、T_2、T_3	N_1	M_0
III	T_4	任何 N	M_0
IV	任何 T	任何 N	M_1

胰腺癌的病因及危险因素有哪些？

答：遗传和环境因素是胰腺癌的主要病因。男性胰腺癌的发病率高于女性，60～80 岁的高龄人群易发胰腺癌。大约 10% 的胰腺癌归因于遗传因素，家族性乳腺癌、遗传性非息肉性结肠癌、Peutz-Jeghers 综合征和家族性非典型性多发性黑色素瘤是与胰腺癌相关的家族性肿瘤综合征。17% 的胰腺癌家族史阳性患者可检出乳腺癌易感蛋白 2（breast cancer 2 susceptibility protein，BRCA2）基因突变，这可能是胰腺癌最重要的基因突变。在同时存在胰腺癌家族史患者体内发现了细胞周期蛋白 p16INK4a 突变。种族因素可能影响胰腺癌的自然病程。在美国进行的一项纳入 1 万多例患者的研究中，与黑人和白人相比，亚洲人癌症发病率较低。对该现象目前还没有明确的解释，可能要归因于环境暴露和遗传因素。吸烟是胰腺癌的一个确切危险因素。吸烟者胰腺癌发病危险是不吸烟者的 1.5～3 倍。脂肪含量高的饮食也与胰腺癌相关。工作中经常接触甲醛、有机氯或氯化烃等物质也会导致罹患胰腺癌的危险增加。慢性胰腺炎、糖尿病、胆石症和病理性肥胖等疾病可能增加胰腺癌

危险。有酒精性和非酒精性慢性胰腺炎病史者，其胰腺癌发病危险增加
10～20 倍，有遗传性胰腺炎病史者胰腺癌累计危险较有其他任何已知
危险因素者高 30%～40%，但是只有 3%～4% 的胰腺癌可能与慢性胰
腺炎有关。2 型糖尿病患者胰腺癌发病危险增加 1.3～2 倍，胆石症在
胰腺癌发病中的作用还不确定。与体重指数正常者相比，肥胖患者发生
胰腺癌的危险估计为 19%。

● **胰腺癌的诊断手段有哪些？**

答： 胰腺癌常没有特异性的早期预警症状，只有当肿瘤足够大，影
响胃、肝或邻近器官功能时才出现症状。腹痛和消瘦可能是首发症状。
胰腺癌疼痛是一种模糊的上腹疼痛，可放射至背部，仰卧位加重，蜷缩
位减轻。据报道，腹痛或背痛可能是肿瘤已不可切除的一种预兆。有研
究发现，没有疼痛的胰腺癌 55% 可切除，而有疼痛的胰腺癌只有 25%
可切除。与此相似，没有疼痛的胰腺癌在可切除阶段，患者的中位生存
期为 21.9 个月，而有疼痛的胰腺癌，患者中位生存期仅为 9.2 个月。
在少数患者中，迟发型糖尿病或原因不明的急性胰腺炎发作可能是胰腺
癌的首发症状。50 岁前患 1 型糖尿病（胰岛素依赖性糖尿病）者、非
肥胖者和有糖尿病家族史者，发生胰腺癌的可能性增大。约 80% 的胰
腺癌发生在胰头，引起阻塞性黄疸，还可能存在 Courvoisier 征。胃排
空延迟引起的消化不良和十二指肠梗阻引起的呕吐可能是晚期胰腺癌的
表现。另外，胆道梗阻引起排便习惯改变和腹泻也可能是晚期胰腺癌的
另一种症状。有些临床特征如体重快速下降、腹水、腹块以及锁骨上淋
巴结病通常预示肿瘤已不可切除。

影像学技术的发展使小肿瘤和早期阶段肿瘤得以及时诊断，但是不
能诊断出剖腹手术才能发现的小肿瘤、肝脏转移灶或腹膜播散。

（1）增强 CT　增强 CT 被认为是胰腺癌分期的金标准，其预测胰
腺癌是否可切除的精确率达 90%～100%。由于增强 CT 检测淋巴结转
移、微小局部肿瘤扩散、小的肝转移病灶和直径 <1cm 胰腺癌的精确率
低，故鉴别潜在可切除的小肿瘤欠精确。据报道，螺旋 CT 在确定肿瘤
的可切除性、原发肿瘤的范围、局部扩散、血管浸润和远处转移方面的
精确率分别为 83%、73%、74%、83% 和 88%。

（2）超声内镜（EUS）　EUS 为首选的影像学诊断方法，结合胃和十
二指肠扫描能有效评估整个胰腺并发现微小病变。EUS 对肿瘤分期诊断
的精确率为 78%～94%，对淋巴结分期的精确率为 64%～82%。EUS 引

导下的细针穿刺（EUS-FNA）可对原发肿瘤、淋巴结和远处转移灶进行组织学诊断，当 EUS-FNA 结果不影响胰腺癌治疗时，为防止肿瘤播散，应避免此项操作。与 CT 相比，EUS 在判断肿瘤大小和淋巴结受累方面更精确，对于可切除性胰腺癌是一种性价比最高的诊断方法。

（3）磁共振成像（MRI）　对胰腺癌分期的作用，MRI 等同于或优于 CT，MRI 诊断肿瘤肝转移的能力高于 CT，诊断淋巴结浸润的精确性与 CT 相似。磁共振胰胆管成像（MRCP）和磁共振血管成像（MRA）能提供胰胆管异常和血管受累的额外信息。

（4）经内镜逆行胰胆管造影（ERCP）　ERCP 可以提供主胰管及其分支的详细胰造影图像，揭示导管系统的形态学改变。ERCP 下可以进行胰管的活检、刷细胞学检查，收集胰液进行细胞学检查和基因分析，引入胰管内超声探头有助于诊断导管内和胰腺实质内病变。

（5）腹腔镜检查　腹腔镜检查能够鉴别小的腹膜或肝转移灶，同时联合腹腔镜超声（LUS）和腹膜细胞学检查，能在 10%～35% 的患者中发现腹腔和肝内隐性转移灶，其他影像学检查无法发现这些病灶。

总之，没有一种单一的影像学检查可以对胰腺癌进行诊断和分期，即使联合应用仍有 1/3 以上不可切除性肿瘤被漏诊。为了避免不必要的剖腹探查的花费和可能出现的并发症，手术前常规使用腹腔镜诊断可切除性肿瘤是合理的。

主任医师总结

（1）胰腺癌的治疗手段

① 可切除性胰腺癌：可切除的肿瘤只占胰腺癌的 15%～20%，考虑到单独外科手术治愈率低，研究者们试图通过一些辅助治疗来提高生存率。欧洲胰腺癌研究组试验 1（ESPAC-1）显示，可切除性胰腺癌术后切缘癌细胞阴性，随即进行全身化疗对延长患者生存率有一定作用。ESPAC-3 比较了单独手术治疗和术后辅助吉西他滨或氟尿嘧啶化疗的疗效，其他研究包括联合应用化学免疫抑制药和放疗或动脉内应用细胞生长抑制药。对可切除性胰腺癌，术后辅助治疗似乎可提高生存率。化、放疗可能对手术切缘癌细胞阳性的患者有用。化疗、放疗以及一些以生长因子受体或血管内皮生长因子（VEGF）受体为靶向的治疗对胰腺癌的疗效仍需要大规模随机试验来评估。

② 局部浸润性胰腺癌：局部浸润性胰腺癌指肿瘤扩展到邻近器官，

完整切除并保持切缘癌细胞阴性已不可能。在美国，放疗联合化疗是针对局部浸润性胰腺癌的主要治疗方法。GITSG 和 ECOG 研究是评估化疗或放化疗对局部浸润性胰腺癌作用的两个主要临床试验，联合氟尿嘧啶化、放疗的潜在益处是使局部肿瘤得到控制，改善手术切除率（3%～20%），缓解临床症状，大约 10% 的患者有长期生存可能。到目前为止，联合氟尿嘧啶的放、化疗仍是局部浸润性胰腺癌的标准治疗方法。

③ 转移性胰腺癌：1996 年前，氟尿嘧啶是胰腺癌化疗的最佳一线药物。吉西他滨在改善胰腺癌主要症状，提高患者生存率方面优于氟尿嘧啶的报道是一个重要突破，目前很多关于吉西他滨单药或联合其他药物或放疗的临床试验正在进行。另外，有证据表明，表皮生长因子受体抑制药埃罗替尼（Erlotinib）联合吉西他滨能提高患者生存率，然而单独应用吉西他滨仍然是转移性胰腺癌的治疗选择。

在过去十几年中，胰腺癌化疗取得的进展有限，现在许多研究关注胰腺癌分子水平的靶向治疗。与胰腺癌关系密切的是表皮生长因子受体（EGFR）及其下游信号分子（Ras-Raf-MEK-ERK 轴）、促血管生长因子包括 VEGF、血小板源性生长因子（PDGF）和基质金属蛋白酶等。针对这些分子靶向治疗的Ⅰ期、Ⅱ期和Ⅲ期临床试验正在进行。

（2）胰腺癌的预后 既往研究证实，无淋巴结转移、肿瘤原发灶直径<2cm、肿瘤分化好或中度分化、切缘癌细胞阴性以及无血管浸润是胰腺癌的有利预后因素。其他因素如肿瘤生物学特征、手术后 CA 19-9 水平和辅助治疗的应用均可影响预后。

总之，胰腺癌恶性程度高，起病隐匿，预后很差。外科手术可延长患者生存期，术后辅助化疗也可提高生存率。现在胰腺癌的标准治疗是外科手术联合辅助化疗。今后在胰腺癌诊断、流行病学、肿瘤生物学以及辅助和基因治疗方面的进展可能有助于提高胰腺癌患者的生存率。

（陆　崇）

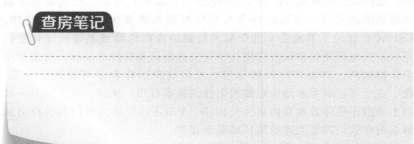

查房笔记

反复中上腹痛4年，再发1天——慢性胰腺炎

❀ [实习医师汇报病历]

　　患者男性，43岁，因"反复中上腹痛4年，再发1天"入院。入院前4年大量饮酒后出现中上腹持续性疼痛，阵发性加剧，无法自行缓解，胰腺CT检查提示"胰腺体积轻度增大，胰周脂肪间隙模糊"，诊断为"急性胰腺炎"，治疗好转出院。4年来上述症状反复，多次住院治疗。1天前无明显诱因再发中上腹疼痛，呕吐胃内容物1次，反复排稀便5次，便中无黏液或鲜血。

　　体格检查　T 37.8℃，BP 132/80mmHg，神志清楚，呼吸稍急促，双肺呼吸音清，心律齐，未闻及杂音。中腹部压痛、反跳痛，肝脾无肿大，移动性浊音阴性。

　　辅助检查　血淀粉酶750U/L，血脂肪酶821U/L。

　　胰腺CT示胰腺大小正常，主胰管扩张明显，胰体部可见一液性病变，条索状，增强扫描胰腺实质呈均匀强化，胰体部病灶未见强化（图4-2）。

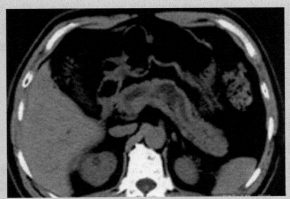

图4-2　胰腺薄层CT扫描可见胰管明显扩张，胰体变形

　　初步诊断　慢性胰腺炎。

　　治疗　禁食、鼻胃管减压、补液、防治休克、营养支持、解痉止痛、抑制胰腺外分泌等。

主任医师常问实习医师的问题

● **该患者的诊断是什么？**

答：目前诊断为慢性胰腺炎。

● **患者有何特殊病史（家族史、既往病史、乙醇摄入量）？**

答：（1）患者家族中无恶性肿瘤、高血压病、糖尿病及类似腹痛病史。

（2）患者既往4年前我院诊断"急性胰腺炎"。

（3）患者饮酒史20年，约每日15g，偶有大量饮酒历史。

● **诊断"慢性胰腺炎"的依据是什么？**

答：患者既往反复"急性胰腺炎"病史，本次有典型中上腹痛、呕吐的临床表现，血淀粉酶高，胰腺CT检查见胰体内囊性液化表现。

主任医师常问住院医师、进修医师和主治医师的问题

● **对该患者的诊断是否有不同意见？诊断标准是什么？**

答：（1）对该患者的诊断无不同意见。

（2）诊断标准　在排除胰腺癌的基础上，下述4项作为慢性胰腺炎（CP）的主要诊断依据：①典型的临床表现（腹痛、胰腺外分泌功能不全症状）；②病理学检查；③影像学上有CP的胰胆改变征象；④实验室检查有胰腺外分泌功能不全依据。

①为诊断所必需，②阳性可确诊，①＋③可基本确诊，①＋④为疑似患者。

● **胰腺外分泌功能检测现状如何？**

答：胰腺外分泌功能检查理论上是诊断慢性胰腺炎的重要依据，但目前国内外开展的各种试验敏感性较差，仅在中、重度慢性胰腺炎才有变化，因而临床价值有限，仅有胰腺外分泌功能改变，不能诊断为慢性胰腺炎。有条件的单位尽可能开展此项工作并寻找更为敏感、特异的胰腺外分泌功能检查方法。

● **如无胰腺外分泌功能检测手段，对慢性胰腺炎有无确诊方法？**

答：关于慢性胰腺炎的诊断，对有典型症状的患者，应尽可能做胰腺（或胰管）的影像学检查和外分泌功能检查，力求达到基本确诊水平。对疑似患者应做影像学检查，影像学检查阴性的患者，有条件的单位可做病理学检查。手术活检是最理想的标本，但通常难以获得；经超声（腹部、EUS）或 CT 引导下的穿刺活检是最常用的方法。

● 慢性胰腺炎有什么典型的病理改变？

答： 慢性胰腺炎的病理改变早期可见散在的灶状脂肪坏死，小叶及导管周围纤维化，胰管分支内有蛋白栓及结石形成。在进展期，胰管可有狭窄、扩张改变，主胰管内可见嗜酸性蛋白栓和结石。导管上皮萎缩、化生乃至消失，并可见大小不等的囊肿形成，甚至出现小脓肿。随着纤维化的发展，可累及小叶周围并将实质小叶分割成不规则结节状，而被纤维组织包裹的胰岛体积和数量甚至会有所增加，偶尔会见到残留导管细胞芽生所形成的类似于胚胎发生时的胰岛细胞样组织，类似于肝硬化时假小叶的形成。晚期，病变累及胰腺内分泌组织，导致内分泌细胞减少，少数细胞如 A 细胞和 PP 细胞相对增生，随着病变的进一步发展，多数胰岛消失，少数病例胰岛细胞显著增生，呈条索状和丛状。

● 慢性胰腺炎的治疗原则是什么？

答：（1）一般治疗 慢性胰腺炎患者须绝对戒酒，避免暴饮暴食。发作期间应严格限制脂肪摄入。必要时可给予肠外或肠内营养治疗。对长期脂肪泻的患者，应注意补充脂溶性维生素及维生素 B_{12}、叶酸，适当补充各种微量元素。

（2）内科治疗

① 急性发作期的治疗：临床表现与急性胰腺炎类似，其治疗亦与急性胰腺炎大致相同。

② 胰腺外分泌功能不全的治疗：对于胰腺外分泌功能不全所致腹泻，主要应用外源性胰酶制剂替代治疗并辅助饮食疗法。此外，胰酶制剂对缓解胰性疼痛也有重要的作用。应选用含高活性脂肪酶的超微粒胰酶胶囊，低活性的胰酶制剂对治疗胰腺外分泌功能不全疗效差。同时可给予质子泵抑制药、H_2 受体拮抗药等抑酸药，以增强胰酶制剂的疗效，并加强镇痛效果。患者应限制脂肪摄入并提供高蛋白饮食，脂肪摄入量限制在总热量的 20%～50%，一般不超过 50～75g/d。严重脂肪泻患者可静脉给予中、长链三酰甘油（MCT/LCT）。

③ 伴糖尿病的患者：按糖尿病处理原则处理。

④ 疼痛的治疗

a. 一般治疗：对轻症者，多数情况下戒酒、控制饮食便可使疼痛减轻或暂时缓解。

b. 镇痛药物：使用抗胆碱药物对轻症者可能达到镇痛效果，疼痛严重者可用麻醉镇痛药。

c. 抑制胰酶分泌：胰酶制剂替代治疗能缓解或减轻腹痛，生长抑素及其类似物、H_2受体拮抗药或质子泵抑制药对减轻腹痛有一定疗效。

d. 抗氧化剂：对于酒精性慢性胰腺炎患者，应用抗氧化剂（如维生素 A、维生素 C、维生素 E、硒、甲硫氨酸）后可缓解疼痛。

e. 对于顽固剧烈疼痛而药物治疗无效者，可在 CT、EUS 诱导下做腹腔神经丛阻滞治疗，对并有胰管狭窄、胰管结石者，可在内镜下做相应治疗。

f. 如上述方法无效时，应考虑手术治疗。

（3）内镜治疗　慢性胰腺炎的内镜治疗主要用于胰管减压，缓解胰性疼痛，提高生活质量。有胰管结石者，可切开取石；并发胰腺假性囊肿者可做内镜下引流术或胰管支架置入术。

（4）外科手术　手术治疗分为急诊手术和择期手术。

① 急诊手术的适应证：假性囊肿出现并发症时，如感染、破裂及出血。

② 择期手术的适应证：a. 顽固性疼痛经内科治疗无效者；b. 并发胰腺假性囊肿、胰瘘或胰管结石内镜治疗无效或不能实施内镜治疗者；c. 伴有可手术治疗的胆道疾病，如结石、胆管狭窄；d. 慢性胰腺炎引起难以消退的阻塞性黄疸；e. 不能排除胰腺癌者。

手术方法有胰管内引流、胰腺远端切除术、胰十二指肠切除术、全胰切除术、胰腺支配神经切断术及针对病因的有关手术等。

主任医师总结

（1）慢性胰腺炎（chronic pancreatitis，CP）是指由于各种不同病因引起胰腺组织和功能的持续性损害，其病理特征为胰腺纤维化。临床以反复发作的上腹疼痛、胰腺外分泌功能不全为主要特征，可并有胰腺内分泌功能不全、胰腺实质钙化、胰管结石、胰腺假性囊肿形成。国内缺乏流行病学统计资料。慢性胰腺炎的病因较多，且存在地区差异。

① 酗酒与慢性胰腺炎关系密切。资料表明我国与西方国家不同，

胆道系统疾病可能是其病因之一。

② 其他病因，如高脂血症、遗传因素、自身免疫性疾病、胰腺先天性异常（如胰腺分裂症、囊性纤维化等）和甲状旁腺功能亢进等。

③ 有 10%～30% 的慢性胰腺炎病因不能明确，称特发性慢性胰腺炎。

(2) 慢性胰腺炎的诊断相对较为复杂。首先要分析患者的临床表现，临床症状仍是诊断慢性胰腺炎的重要依据。轻度慢性胰腺炎无明显特异性临床表现。中、重度慢性胰腺炎的临床表现如下。

① 腹痛、腹胀、黄疸等。腹痛是慢性胰腺炎的主要临床症状，初为间歇性后转为持续性，多位于上腹部，可放射至背部或两肋部。腹痛常因饮酒、饱食、高脂肪餐或劳累而诱发。

② 消化吸收不良、脂肪泻、体重减轻等症状。

③ 可有糖尿病、胰腺假性囊肿形成、腹水、胰瘘、消化道梗阻及胰源性门静脉高压症等并发症。轻度慢性胰腺炎无明显体征，可有轻度压痛。当慢性胰腺炎进展并发巨大假性囊肿时可扪及包块。当胰头显著纤维化或假性囊肿压迫胆总管下段，可出现黄疸。由于消化吸收功能障碍导致消瘦，亦可出现与并发症有关的体征。

(3) 慢性胰腺炎的影像学诊断可有以下特征性表现

① 腹部 X 线片可有胰腺钙化。

② 腹部 B 超：根据胰腺形态与回声及胰管变化可作为慢性胰腺炎的初筛检查，但诊断的敏感性不高。

③ 内镜超声（EUS）：对慢性胰腺炎的诊断优于腹部 B 超，诊断敏感性达 80%。声像图表现主要有胰实质回声增强、主胰管狭窄或不规则扩张及分支胰管扩张、胰管结石、假性囊肿等。

④ CT/MRI 检查：CT 显示胰腺增大或缩小、轮廓不规则、胰腺钙化、胰管不规则扩张或胰周胰腺假性囊肿等改变。MRI 对慢性胰腺炎的诊断价值与 CT 相似，但对钙化和结石则稍逊于 CT。

⑤ 胰胆管影像学检查：是诊断慢性胰腺炎的重要依据。轻度慢性胰腺炎：胰管侧支扩张/阻塞（超过 3 个），主胰管正常。中度慢性胰腺炎：主胰管狭窄及扩张。重度慢性胰腺炎：主胰管阻塞、狭窄、钙化，有假性囊肿形成。胰胆管影像学检查方法主要有：经内镜逆行胰胆管造影术（ERCP）和磁共振胰胆管成像术（MRCP）。

(4) 实验室检查结果与分期有一定关系。急性发作期可见血清淀粉酶升高，如合并胸水、腹水，其胸水、腹水中的淀粉酶含量往往明显升高。血糖测定及糖耐量试验可反映胰腺内分泌功能。慢性胰腺炎也可出现血清 CA19-9 增高，但升高幅度一般较小，如明显升高，应警惕合并胰腺癌的可能。胰腺外分泌功能检查参见上文。

（陆　崇）

查房笔记

饱食后腹痛 1 天——急性胰腺炎，轻症

✵ ［实习医师汇报病历］

患者女性，30 岁，因"饱食后腹痛 1 天"入院。1 天前饱食后出现右上腹持续性疼痛，范围约手掌大，阵发性加剧，放射至腰背部，屈曲体位可缓解，伴畏冷、自觉轻度发热（体温未测），无恶心、呕吐，自行服"胃药"后腹痛无明显缓解，今为进一步诊治就诊我院，查血淀粉酶 580U/L，血糖 19mmol/L，血常规：WBC 13.4×10^9/L，N 91%；急诊肝功能：AST 120U/L，LDH 87U/L。上腹部 B 超提示"胆囊、胰腺轻度肿大，胆总管无扩张"，门诊拟"急性胰腺炎"收住入院。

体格检查 生命体征平稳，巩膜无黄染，心肺未及明显异常，中右上腹压痛，无反跳痛，移动性浊音阴性，肠鸣音 1 次/min。

辅助检查 如门诊。

初步诊断 急性胰腺炎（AP），轻症。

治疗 予禁食、补液等治疗。

❓ 主任医师常问实习医师的问题

⬤ 该患者的病史有哪些特点？

答：该患者的病史特点如下。①患者青年女性；②1 天前饱食后出现右上腹持续性疼痛，阵发性加剧，范围约手掌大，放射至腰背部，屈曲体位可缓解；③体格检查中右上腹压痛，无反跳痛，肠鸣音弱；④辅助检查可见血淀粉酶、血糖 19mmol/L 升高，WBC 和 N 升高。急诊肝功能：AST 和 LDH 也升高。上腹部 B 超提示"胆囊、胰腺轻度肿大，胆总管无扩张"。

⬤ 针对该患者的腹痛需与哪些疾病做鉴别诊断？

答：还需与消化性溃疡急性穿孔、急性胆囊炎、急性化脓性胆管炎、急性肠梗阻及急性心肌梗死鉴别。

● **血淀粉酶在急性胰腺炎的诊断中有何价值？**

答：血淀粉酶在起病后6～12h开始上升，48h开始下降，持续3～5天，超过正常值3倍即可确诊本病。淀粉酶的高低不一定反映病情轻重，重症急性胰腺炎淀粉酶值也可正常或低于正常。其他急腹症如消化性溃疡穿孔、胆石症、胆囊炎、肠梗阻等都可有血淀粉酶升高，但一般不超过正常值2倍。

● **该患者在病情观察中需要注意哪些？**

答：该患者在病情中需要注意动态观察以下几方面。

① 临床症状：精神、腹痛、腹胀、排便等变化。

② 体征：生命体征、腹部体征及肠鸣音。

③ 实验室指标：血淀粉酶、血脂肪酶、尿淀粉酶、血常规、血电解质、肝肾功能等。

● **该患者的治疗原则是什么？**

答：① 禁食。

② 胃肠减压，如腹痛不改善或加剧可考虑实施。

③ 静脉补液维持水-电解质平衡，营养支持。

④ 制酸、镇痛：腹痛剧烈时可用哌替啶，予质子泵抑制药抑制胃酸分泌。

⑤抑制胰酶分泌及抑制胰酶活性：可予加贝酯抑制胰蛋白酶。

⑥ 抗感染：主要针对血WBC高、胆道感染。

✵ ［住院医师补充病历］

　　患者青年女性，本次因"剧烈上腹痛1天"入院。阳性体征有左上腹压痛，肠鸣音弱。根据病史及相关辅助检查考虑"急性胰腺炎，轻症，胆源性？"，已申请胰腺CT检查及给予禁食、补液、制酸等相关治疗，腹痛有所好转。

？ 主任医师常问住院医师、进修医师和主治医师的问题

● **对目前的诊断和治疗有何不同意见？**

答：患者为青年女性，饱食为诱因，有典型腹痛，血清淀粉酶达到正常值3倍，上腹部B超提示"胆囊、胰腺轻度肿大，胆总管无扩张"，

故目前"急性胰腺炎"可诊断，入院 Ranson 评分为 2 分。血 WBC 高，右上腹痛为主及结合 B 超结果考虑胆道感染是其病因。入院后已给予禁食、补液、制酸、抗感染等治疗。今日准备予行胰腺 CT 平扫检查。按照《中国急性胰腺炎诊治指南》（2013 年），本例符合急性胰腺炎诊断标准，无器官功能衰竭、无局部或全身并发症；Ranson 评分＜3 分；APACHE Ⅱ 评分＜8 分；急性胰腺炎严重度床边指数（BISAP）评分＜3 分；修正 CT 严重度指数（MCTSI）评分＜4 分为轻度，故该患者目前诊断为急性胰腺炎轻度（MAP）。

另请将胰腺炎章节的所有轻症、重症的提法替换为轻度、重度。

● Ranson 评分的标准及其意义是什么？

答：Ranson 评分系统是 1974 年引进的一个急性胰腺炎评估系统，主要用于评估急性胰腺炎的严重程度。主要是通过评估 48h 内下述指标的变化。评分规则见下，患者符合所述指标时记为 1 分，按总分来区别轻、重症。

入院时：
① 年龄＞55 岁；
② WBC 16×10^9/L；
③ 血糖＞11.1mmol/L；
④ 血清 AST＞250IU/L；
⑤ 血清 LDH＞350IU/L。

在 48h 内：
① HCT 下降＞10%；
② BUN 升高＞1.79mmol/L；
③ 血钙＜2.0mmol/L；
④ 动脉血气分析提示 PaO_2＜60mmHg；
⑤ 碱剩余（BE）＞4mmol/L；
⑥ 液体需要量＞6L。

Ranson 积分＜3 时病死率为 0～3%；3≤Ranson 积分 6＜时病死率为 11%～15%；Ranson 积分≥6 时病死率为 40%。然而近期有多项研究再评估显示 Ranson 标准判断急性胰腺炎的严重程度，价值有限，不能区分无菌性坏死和感染性坏死，切需要 48h 才可评估，故该方法目前并不作为主流评估方案。

● 血清脂肪酶在急性胰腺炎的诊断价值如何？

答：血清脂肪酶常在起病后 24～72h 开始上升，持续 7～10 天，对病后就诊较晚的急性胰腺炎患者有诊断价值，且特异性也较高。

● **该患者下一步需进行哪些检查来明确病因？**

答： 该患者下一步需进行血脂、血钙、胃镜（可了解十二指肠附近病变）、磁共振胰胆管成像术（了解胆胰管情况）检查。

● **CT 增强扫描诊断急性胰腺炎的最佳时机是什么时候？ 为什么？**

答： 胰腺 CT 增强扫描的最佳时机为发病 48～72h 内，因为此时血管形成，胰腺增强 CT 扫描主要是观察胰腺血流及坏死情况。

● **有哪些原因会导致急性胰腺炎治疗过程中病情加重？**

答： 急性胰腺炎治疗过程中做以下事情有可能会导致病情加重。

① 过早肠内营养加重胰腺负担，胰酶分泌消化胰腺组织。

② 过晚肠内营养使肠道屏障功能破坏，致使肠道细菌易位，导致继发感染发生。

③ 补液不足致使炎症因子不能很好地稀释。

④ 营养支持不足，机体免疫力低下，容易继发感染。

● **生长抑素在急性胰腺炎中的应用价值是什么？ 如何使用？**

答： 生长抑素具有抑制胰液和胰酶分泌，抑制胰酶合成的作用。生长抑素（思他宁）的剂量为 $250\mu g/h$，生长抑素的类似物奥曲肽为 $25\sim 50\mu g/h$，持续静脉滴注，疗程 3～7 天。

主任医师总结 ·········

急性胰腺炎是消化科临床常见的急腹症，患者常以急性腹痛作为首发症状，而且腹痛病情可多变，因此诊治过程中要注意以下几点。

（1）应注意急性腹痛的鉴别诊断，特别要排除急性心肌梗死、消化道溃疡穿孔等。

（2）入院后及时判断急性胰腺炎病情的轻重，根据指标早期评估预后。

（3）急性胰腺炎的病因分析，目前我国还是以胆道疾病最为常见，酒精性原因为次，近年来高脂血症性急性胰腺炎有增多趋势。发现病因，对因治疗才能阻止病情进展，防止复发。

（4）在病程的观察中要注意有无重症化倾向，如有要及时判断处理。

（5）轻症急性胰腺炎的治疗所采取的措施最主要的目的是让胰腺得以充分"休息"，一般病程在 1 周左右可治愈，预后好。

参 考 文 献

中华医学会消化病学分会胰腺疾病学组. 中国急性胰腺炎诊治指南（2013年，上海）. 中华消化杂志，2013，33（4）：217-222.

（吴　婷　许艺容）

查房笔记

饮酒后中上腹痛伴呕吐2天——急性胰腺炎，重症

⚙ [实习医师汇报病历]

　　患者男性，52岁，因"饮酒后中上腹痛伴呕吐2天"入院。入院前2天大量"饮酒"后出现中上腹疼痛，范围约手掌大，疼痛剧烈难以忍受，呈持续性，放射至腰背部，屈曲体位可稍缓解，伴呕吐2次，呕吐物为胃内容物，就诊当地医院，查"血淀粉酶1020U/L，尿淀粉酶3060U/L，血糖21mmol/L"，诊断为"急性胰腺炎"，予"补液、镇痛"等治疗后，腹痛无明显缓解，就诊我院，查血常规WBC 16.4×10^9/L，N 90％；急诊肝功能：AST 350U/L，LDH 560U/L，胰腺CT薄层平扫（图4-3）提示"胰腺炎"。

　　体格检查　T 38℃，P 110次/min，R 23次/min，BP 128/72mmHg，心肺检查无明显异常，全腹膨隆，均有压痛，以左中上腹压痛明显、可疑反跳痛，移动性浊音可疑阳性，肠鸣音1次/min。

　　初步诊断　急性胰腺炎，重症，胆源性？

　　治疗　予禁食、胃肠减压、抑制胰液分泌、抗感染及营养补液治疗。

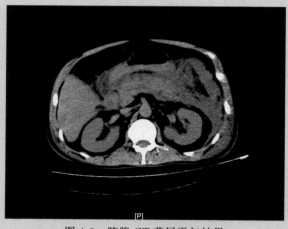

图4-3　胰腺CT薄层平扫结果
可见胰腺肿胀，胰管扩张，胰腺周围大量渗出

主任医师常问实习医师的问题

该患者的病史有哪些特点？

答：① 患者中年男性；起病急，病程短；发病前有大量饮酒史。

② 腹痛位于中上腹，程度剧烈，呈持续性，放射至腰背部，屈曲体位可稍缓解，伴呕吐胃内容物 2 次。

③ 体格检查腹膨隆，左中上腹压痛、反跳痛，肠鸣音弱。

④ 辅助检查：血淀粉酶 1020U/L，血糖 21mmol/L；血常规：WBC 16.4×10^9/L，N 90％。急诊肝功能：TBIL 120mmol/L，AST 350 U/L，LDH 560U/L。胰腺薄层 CT 平扫：胰腺炎。

急性胰腺炎的诊断标准是什么？ 该患者的诊断能否成立？

答：根据 2013 年《中国急性胰腺炎诊治指南》，临床上符合以下 3 项特征中的 2 项，即可诊断为急性胰腺炎。

(1) 与急性胰腺炎符合的腹痛（急性、突发、持续、剧烈的上腹部疼痛，常向背部放射）。

(2) 血清淀粉酶和（或）脂肪酶活性至少＞3 倍正常上限值。

(3) 增强 CT/MRI 或腹部超声呈急性胰腺炎影像学改变。

结合患者病史特点、体征及淀粉酶测定、胰腺 CT 平扫检查，满足上述 3 项诊断标准，故该患者急性胰腺炎的诊断成立。

什么是全身炎症反应综合征？

答：全身炎症反应综合征是因感染或非感染病因作用于机体而引起的机体失控的自我持续放大和自我破坏的全身性炎症反应。

具有下列临床表现中 2 项及以上者即可诊断：

① 体温＞38℃ 或＜36℃；

② 心率＞90 次/min；

③ 呼吸频率＞20 次/min 或 $PaCO_2$＜32mmHg；

④ WBC＞12×10^9 或＜4×10^9。

急性胰腺炎的病因有哪些？

答：急性胰腺炎的病因有胆石症（我国急性胰腺炎的最主要病因）、高三酰甘油血症（三酰甘油≥11.30mmol/L 时）、乙醇、药物和毒物、壶腹乳头括约肌功能不良、外伤性、自身免疫性、先天性等。

● **急性胰腺炎的局部并发症及全身并发症有哪些？**

答：（1）局部并发症　急性液体积聚（acute peripancreatic fluid collection，APFC），急性坏死物积聚（acute necrotic collection，ANC），胰腺假性囊肿，包裹性坏死（walled-off necrosis，WON）和胰腺脓肿等。

（2）全身并发症　器官功能衰竭，全身炎症反应综合征，全身感染，腹腔内高压（intra-abdominal hypertension，IAH）或腹腔间隔室综合征（abdominal compartment syndrome，ACS），胰性脑病（pancreatic encephalopathy，PE）。

❀ ［住院医师补充病历］

> 患者男性，因"饮酒后中上腹痛伴呕吐 2 天"为主诉入院。阳性体征有腹膨隆，左中上腹压痛、可疑反跳痛，肠鸣音弱。辅助检查血清淀粉酶超过正常值上限 3 倍，"急性胰腺炎"诊断明确，既往有"胆石症"病史 5 年，时有右上腹闷痛，未规范治疗。

主任医师常问住院医师、进修医师和主治医师的问题

● **对目前的诊断有何不同意见？　如何评估该患者的病情严重程度？**

答：同意住院医师的意见，该患者急性胰腺炎的诊断成立。结合患者的病史及检查结果对其进行各项评分（常用各项评分系统参见表 4-2～表 4-4，其中 APACHE Ⅱ评分复杂，可由专业医学计算软件计算获得）。

（1）Ranson 评分　为 4 分：血糖＞11mmol/L，白细胞＞$16×10^9$/L，AST＞250U/L，LDH＞350U/L。

（2）改良 CT 严重指数（modified CT severity index，MCTSI）　≥6 分：通过患者胰腺 CT 平扫阅片，胰腺组织周边存在多个液体积聚（4 分），胰腺外并发症胸腔积液（2 分），MCTSI 常用于炎症反应和坏死程度判断，该患者暂未行增强胰腺 CT 扫描，无法对胰腺有无坏死及其程度进行分级。

（3）改良 Marshall 评分系统　为 2 分：PaO_2/FiO_2＞400（0 分）；

血肌酐 142μmol/L（1 分）；收缩压＜90mmHg，复苏有效（1 分）。

结合该患者各项评分结果，中重症急性胰腺炎的诊断可成立，若继续观察伴有持续性（＞48h）器官功能障碍，可诊断为重症急性胰腺炎。

表 4-2　改良 Marshall 各项评分

器官或系统	评分/分				
	0	1	2	3	4
呼吸（PaO_2/FiO_2）	＞400	301～400	201～300	101～200	≤101
肾脏①					
（血肌酐，μmol/L）	≤134	134～169	170～310	311～439	＞439
（血肌酐，mg/dl）	≤1.4	1.4～1.8	1.9～3.6	3.6～4.9	＞4.9
心血管（收缩压，mmHg）②	＞90	＜90，输液有应答	＜90，输液无应答	＜90，pH＜7.3	＜90，pH＜7.2

非机械通气的患者，FiO_2 可按以下估算

吸氧（L/min）	FiO_2（%）
室内空气	21
2	25
4	30
6～8	40
9～10	50

① 既往有慢性肾功能衰竭患者的评分依据基线肾功能进一步恶化的程度而定，对于基线血肌酐 134μmol/L 或 1.4mg/dl 者尚无正式修订方案。

② 未使用正性肌力药物；1mmHg＝0.133kPa。

表 4-3　BISAP 评分

指　标	标　准
BUN（1 分）	＞25mg/dl
意识障碍（1 分）	Glasgow 休克指数＜15
	体温＜36℃ 或＞38℃
SIRS（1 分）	呼吸频率＞20 次/分或 $PaCO_2$＜32mm Hg
	脉搏＞90 次/分
	WBC＜4 或＞12×10^9/L 或杆状核＞10%
年龄（1 分）	＞60 岁
胸腔积液（1 分）	影像学检查可见胸腔积液

表 4-4　改良 MCTSI 指数

特　　征	评分/分
胰腺炎症反应	
正常胰腺	0
胰腺和(或)胰周炎性改变	2
单发或多个积液区或胰周脂肪坏死	4
胰腺坏死	
无胰腺坏死	0
坏死范围≤30%	2
坏死范围>30%	4
胰外并发症，包括胸腔积液、腹水、血管或胃肠道受累等	2

注：MCTSI 评分为炎症反应与坏死评分之和。

（引自：Bollen TL，Singh VK，Maurer R，et al. Comparative evaluation of the modified CT severity index and CT severity index in assessing severity of acute pancreatitis. AJR Am J Roentgenol. 2011，197（2）：386-392.）

哪些疾病也可引起血淀粉酶增高？如何鉴别？

答：很多病也可引起血淀粉酶升高，需注意鉴别，如腹部疾病：消化道脏器穿孔、胆石症、胆囊炎、急性肠梗阻、肠系膜血管栓塞、脾栓塞、脾破裂、高位阑尾穿孔、肾绞痛、异位妊娠破裂；腹外疾病：肺、骨骼、睾丸、甲状腺、扁桃体等器官病变。可通过血尿淀粉酶值高低、影像学表现如腹部 CT、胃镜、腹部立位 X 线平片、肺部 CT、血管造影等鉴别。

急性胰腺炎发病初期治疗的关键问题是什么？该患者治疗上还需注意什么问题？

答：由于全身炎症反应综合征引起毛细血管渗漏综合征，导致血液成分大量渗出，造成血容量丢失与血液浓缩，故在急性胰腺炎诊断成立时应立即积极进行早期液体复苏。主要分为快速扩容和调整体内液体分布 2 个阶段。通常建议第一个 24h 输注液体总量占发病 72h 输液总量的 1/3。复苏晶体液首选乳酸林格液，次之为 0.9% 氯化钠，胶体首选人血白蛋白或血浆，羟乙基淀粉存在争议，扩容时应注意晶体与胶体的比例。扩容治疗需避免液体复苏不足或过度，可通过动态监测中心静脉压（CVP）或肺毛细血管楔压（PWCP）、心率、血压、尿量、血细胞比容（HCT）及混合静脉血氧饱和度（SvO_2）等作为指导。

患者既往有"胆结石"病史，急性胰腺炎病因考虑胆源性，应考虑使用抗生素。另其接诊时肠鸣音较弱，应特别注意维护肠道功能，因为肠黏膜屏障的稳定对于减少全身并发症有重要作用，故需密切观察腹部体征尤其是肠鸣音的变化，以及排便情况，病程早期禁食期间，应及时给予促肠道动力药物，包括生大黄灌肠、口服硫酸镁、乳果糖，酌情使用谷氨酰胺制剂。若病情允许，应尽早恢复饮食或实施肠内营养，对预防肠道衰竭有重要意义。

● 该患者抗生素的使用时机如何？ 如何使用？

答： 根据 2013 年《中国急性胰腺炎诊治指南》，对于非胆源性急性胰腺炎不推荐预防使用抗生素，对于胆源性轻症急性胰腺炎（MAP）、或伴有感染的中重症急性胰腺炎（MSAP）和重症急性胰腺炎（SAP）应常规使用抗生素。

（1）致病菌　主要为革兰阴性菌和厌氧菌等肠道常驻菌。

（2）策略　应遵循"降阶梯"原则，选择抗菌谱为针对革兰阴性菌和厌氧菌为主、脂溶性强、有效通过血胰屏障的药物。

（3）推荐方案　碳青霉烯类、或青霉素及 β 内酰胺酶抑制剂、或第三代头孢菌素＋抗厌氧菌、或喹诺酮＋抗厌氧菌。疗程为 7～14 天，特殊情况下可延长应用时间。

● 在营养支持上可采取什么措施？ 怎样实施？

答： 中重症急性胰腺炎或重症急性胰腺炎患者应及早（48h 内）实施肠内营养（enteral nutrition，EN），可绕过十二指肠降部直接进行空肠营养，最常用的途径是内镜或 X 线引导下放置鼻空肠管。输注能量密度为 4.187J/ml 的要素营养物质。先采用短肽类制剂，再逐渐过渡到整蛋白类制剂。进行 EN 时，应注意患者的腹痛、肠麻痹、腹部压痛等胰腺炎症状和体征是否加重。

● 重症急性胰腺炎患者出现并发症时什么情况下需考虑手术治疗？

答： 外科手术主要针对胰腺局部并发症继发感染或产生压迫症状，如消化道梗阻、胆道梗阻等，以及胰瘘、消化道瘘、假性动脉瘤破裂出血等。

（1）胰腺及胰周无菌性坏死积液　无症状者无需手术治疗，而出现感染性坏死时，有以下情况需考虑外科手术：临床上出现脓毒血症，CT 检查出现气泡征，细针穿刺抽吸物涂片或培养找到细菌或真菌，诊断为感染性坏死者。

（2）急性胰周液体积聚（APFC）和急性坏死物积聚（ANC）　无症状者无需手术治疗，出现胃肠道压迫，影响肠内营养或进食者，或继发感染者，可在 B 超或 CT 引导下经皮穿刺引流，若感染或压迫症状不缓解需进一步手术处理。

（3）包裹性坏死（WON）及胰腺假性囊肿　无感染者，原则上无需手术，随访观察；发生感染时方考虑手术。

（4）胰瘘　多由胰腺炎症、坏死、感染导致胰管破裂引起，治疗以通畅引流和抑制胰腺分泌为目的，可选择内镜或外科手术。

（5）腹腔大出血（假性动脉瘤）　首选血管造影明确出血部位，并行栓塞术。

主任医师总结

重症急性胰腺炎（SAP）是一种严重的常见病，病因复杂，病情变化快。20%～30%患者临床经过凶险，总体病死率为 5%～10%。诊断处理是否及时得当关系到患者的生死存亡。因此在临床诊治过程中要注意以下几点：

（1）入院后一旦诊断重症急性胰腺炎，应进行病情严重程度评估，包括 Ranson 评分、BISAP 评分、改良 MCTSI 指数、改良 Marshall 评分等，并进入监护病房进行生命体征监护和脏器功能的维护。

（2）重症急性胰腺炎病情的发展常分三个阶段，每个阶段应有检查和治疗的重点　第一为急性期，全身炎症反应期，自发病起至 2 周左右，以 SIRS 和器官功能衰竭为主要表现，是第一个死亡高峰期，治疗重点应积极纠正血容量不足、维持水电解质酸碱平衡。第二为演进期，自发病 2～4 周，以胰周液体积聚或坏死性液体积聚为主要表现，此期坏死灶多为无菌性，也能合并感染，治疗重点是感染的综合防治。第三个为感染期，时间为发病 4 周甚至更长，可发生胰腺及胰周坏死组织合并感染、全身细菌感染、深部真菌感染等，继发出血和消化道瘘等并发症，是重症患者的第二个死亡高峰，治疗重点是感染的控制及并发症的外科处理。

（3）治疗的关键　第一早期积极纠正血容量，防止器官衰竭，第二尽早肠内营养，促进肠道动力恢复，防止肠功能衰竭。可建立各种不同的营养通路，如内镜或 X 线辅助放置空肠营养管。

（4）合并有急性胆管炎的重症急性胰腺炎患者应在入院 24～72h 内

行经内镜逆行性胰胆管造影术，解除胆道梗阻，建立通畅的胆道引流。把握出现并发症后行外科手术的指征。

（魏晶晶　庄则豪）

参 考 文 献

[1] 中华医学会消化病学分会胰腺疾病学组．中国急性胰腺炎诊治指南（2013 年，上海）．中华消化杂志．2013，33（4）：217-222.

[2] Bollen TL, Singh VK, Maurer R, et al. Comparative evaluation of the modified CT severity index and CT severity index in assessing severity of acute pancreatitis. AJR Am J Roentgenol. 2011，197（2）：386-392.

[3] Banks PA，Bollen TL，Dervenis C，et al. Classification of acute pancreatitis—2012：revision of the Atlanta classification and definitions by international consensus. Gut. 2013，62（1）：102-111.

[4] 中华医学会外科学分会胰腺外科学组．急性胰腺炎诊治指南（2014）．中华外科杂志．2015，53（1）：50-53.

[5] 中国医师协会胰腺病学专业委员会．中国急性胰腺炎多学科（MDT）诊治共识意见（草案）．中华胰腺病杂志．2015，15（4）：217-224.

查房笔记

反复中上腹痛2个月——胰腺假性囊肿

 ［实习医师汇报病历］

　　患者男性，60岁，因"反复中上腹痛2个月"入院。曾于2个月前因大量饮酒后突发中上腹剧痛，涉及左腰背部，伴呕吐胃内容物3次，急诊我院查血淀粉酶、脂肪酶明显增高（＞3倍正常上限），胰腺CT提示胰腺明显肿胀且胰体前方见明显液体积聚，诊断为"重症急性胰腺炎"，收住院后予重症监护、禁食、胃肠减压、补液、抑制胰酶分泌、抗感染及营养支持等治疗2周症状好转出院；近2周来时感上腹闷胀不适，复查胰腺CT增强提示胰体前方见一假性囊肿，大小约4cm×5cm，考虑急性胰腺炎恢复期并发假性囊肿再次入院。既往无胆石症病史。

　　体格检查　生命体征平稳，神志清楚，心、肺未及明显异常，上腹部深压不适，可触及囊性包块，有波动感，边界触诊不清楚，肝脾未及异常。

　　辅助检查　急查血淀粉酶165U/L，血常规正常。

　　初步诊断　急性胰腺炎，重症，酒精性，恢复期，并急性胰腺假性囊肿。

？ 主任医师常问实习医师的问题

● 什么是胰腺假性囊肿？ 它是如何形成的？

　　答：（1）定义　胰腺假性囊肿是有完整非上皮性包膜包裹的局部液体积聚，内含胰腺分泌物、肉芽组织、纤维组织等。它是急、慢性胰腺炎或胰腺外伤后的常见并发症之一。囊肿通常位于腹中部或左上腹（胰腺体尾部），在小网膜腔内，胃与结肠、胃与肝之间或横结肠系膜之间。

　　（2）形成　部分重症急性胰腺炎、慢性胰腺炎或胰腺外伤发病后胰腺实质会发生自身消化、出血、坏死和液化，主胰管或其分支局部发生断裂，管腔阻塞，引流不畅，于是在炎性反应和组织修复的同时，胰腺实质或胰周出现液体积聚、包裹。

● 胰腺假性囊肿需与哪些疾病鉴别？

答：（1）**胰腺脓肿**　也是形成在重症急性胰腺炎发病后 4 周或 4 周以后，应注意鉴别；它是胰腺周围的包裹性积脓，常伴有畏寒、发热、白细胞增高等急性感染症状，中上腹压痛明显，CT 检查发现囊肿内有气泡影时可明确诊断，必要时可行 B 超定位下穿刺抽囊液进行分析以鉴别。

（2）**囊性胰腺肿瘤**　患者年纪大，应警惕此病可能，但此病多无胰腺炎和胰腺损伤史，血清淀粉酶正常，CT 检查一般为多囊或有分隔，液性部分和实质部分混合存在，囊壁光整且厚薄不均，有中心性或周边钙化，血管造影显示囊壁血管丰富或包绕，囊壁活检或囊液淀粉酶、CEA、CA19-9 以及细胞学检查可协助鉴别。

（3）**胰腺真性囊肿**　较为少见，包括先天性单纯囊肿、多囊病、皮样囊肿、潴留囊肿等，多无胰腺损伤史，常在年幼或年轻时发现，B 超或 CT 定位引导下穿刺取囊壁组织活检可明确诊断。

● 有价值的辅助检查有哪些？

答：有价值的辅助检查有胰腺 CT 增强（图 4-4）、腹部 B 超、磁共振胰腺扫描。

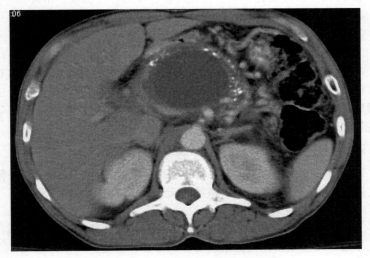

图 4-4　胰腺 CT 见胰头下部一囊肿性占位

● **针对胰腺假性囊肿，该患者是否需予处理，为什么？**

答：该患者目前恢复尚可，且囊肿小于 6cm，无发热、腹痛等继发感染表现，可随访观察，待其自行吸收。

✺ ［住院医师补充病历］

> 患者为老年男性，2 个月前因"突发中上腹痛"住院并诊断为"重症急性胰腺炎"，经相应治疗 2 周后好转出院，至今仍时有上腹闷胀不适，体格检查中上腹深压不适，可触及囊性包块，复查 CT 见胰腺假性囊肿形成。目前"急性胰腺炎，重症，酒精性，恢复期，并急性胰腺假性囊肿"诊断明确。

主任医师常问住院医师、进修医师和主治医师的问题

● **胰腺假性囊肿的形成常见于哪些情况？如何发现？**

答：（1）常见于以下情况

① 炎症后假性囊肿：见于急性胰腺炎和慢性胰腺炎，多发生在急性胰腺炎起病 4 周以后。

② 外伤后假性囊肿：见于钝性外伤、穿透性外伤或手术外伤。

③ 肿瘤所致假性囊肿。

④ 寄生虫性假性囊肿：蛔虫或包囊虫引起。

⑤ 特发性或原因不明性假性囊肿。

（2）当原发病经相应治疗后仍无好转，出现持续上腹痛、恶心呕吐、体重下降等，腹部扪及囊性肿块时，血清淀粉酶常持续升高，应首先考虑胰腺假性囊肿形成的可能，并及时进行 CT、B 超或磁共振等检查，作出诊断。

● **胰腺假性囊肿常有哪些类型？如何判断？**

答：（1）分类　为了更好地指导胰腺假性囊肿的内镜治疗和外科手术，要根据胰腺假性囊肿与主胰管的交通关系进行分类。

① 急性胰腺炎

Ⅰ型：无慢性胰腺炎证据的胰管，与囊肿无相通。

Ⅱ型：无慢性胰腺炎证据的胰管，与囊肿相通。

Ⅲ型：无慢性胰腺炎证据的胰管合并胰管狭窄，胰管与囊肿不相通。

　　Ⅳ型：无慢性胰腺炎证据的胰管合并胰管狭窄，胰管与囊肿相通。

　　Ⅴ型：无慢性胰腺炎证据的胰管合并胰管完全中断。

　　② 慢性胰腺炎

　　Ⅵ型：异常胰管，胰管与囊肿不相通。

　　Ⅶ型：异常胰管，胰管与囊肿相通。

　　(2) 判断　CT增强、MRCP、ERCR或经皮穿刺引流可协助判断。

急性胰腺假性囊肿在治疗上有何措施？

　　答：急性胰腺假性囊肿的直径小于6cm，病程小于6周，或不耐受手术的患者，以内科非手术治疗为主，包括禁食、胃肠减压、抑酸、营养支持及抗感染等，尽早实行肠内营养。一般来说，如果假性囊肿经过3个月或更长时间观察不吸收，或直径超过6cm，有增大趋势，或出现压迫、感染、破裂、出血和梗阻等并发症，或疑有恶变可能，均需要手术治疗。对于急性胰腺假性囊肿则需要等待和观察，根据其体积大小、压迫情况，有否感染、出血、梗阻等并发症等实行个体化处理；大多数患者的假性囊肿在1～6个月内吸收、缩小。

胰腺假性囊肿干预治疗目前有哪些手段？

　　答：(1) 引流　包括经皮引流、内镜引流、外科引流。

　　① 经皮引流：分为经皮抽吸术、经皮穿刺置管引流术等。

　　② 内镜引流：主要凭借普通胃镜或十二指肠镜实现，引流方式包括经胃或十二指肠-囊肿引流术。

　　③ 外科引流：包括外科内引流术和外科外引流术。外科内引流术的目的是将胰腺假性囊肿的内容物引流至胃肠道排出。外科外引流术主要是在囊肿内置入大口径导管将内容物引出腹壁，因常造成外瘘长期不愈合，致大量电解质丢失，故一般不常用。

　　(2) 腹腔镜手术　包括腹腔镜下内引流术、腹腔镜下外引流术及腹腔镜下部分胰腺切除术。

　　(3) 囊肿切除术　一般来说，假性囊肿没有真正的囊壁，多不主张施行切除术。

如何指导胰腺假性囊肿患者随访观察？

　　答：因该患者为急性胰腺炎合并假性囊肿，且囊肿小于6cm，无压迫、感染、破裂、出血和梗阻等并发症，可予随访，观察3～6个月，定期（2～4 周）复查 B 超或 CT；但若有不适（如发热、腹胀加重、腹痛、恶性、呕吐等），立即复诊。平素生活中应注意：充分休息，戒烟酒，低脂清淡饮食，忌暴饮暴食；加强营养促进恢复，可以进食以碳水化合物及蛋白质为主的食物。

主任医师总结

重症急性胰腺炎是一种发病急、进展快、并发症多、病死率高的严重疾病，其局部并发症常见有急性液体积聚、胰腺坏死、假性囊肿、胰腺脓肿。胰腺假性囊肿一般是在重症急性胰腺炎起病 4 周后形成，应注意及时发现，制订个体化的治疗方案，在诊治过程中应注意以下几点：

（1）明确是否为假性囊肿，注意与其他胰腺肿物鉴别。

（2）囊肿大小、类型，是否与胰管相通。

（3）有无合并感染、坏死、梗阻、出血、瘘管等。

（4）明确有无干预治疗指征。

（5）若为随访患者，必须指导患者生活中的注意事项，定期严格随访。

（吴　婷　王培环）

查房笔记

第五章　肝脏疾病

间断乏力 12 年，加重 1 周——慢性乙型肝炎

❀ [实习医师汇报病历]

　　患者男性，28 岁，已婚未育，因"间断乏力 12 年，加重 1 周"入院。入院 12 年前体检发现 HBsAg 阳性，不定期非规范复查，未检测病毒载量（HBV DNA），未抗病毒治疗；自觉时有乏力，休息后可缓解。1 年前体检结论未提示肝硬化。近 1 周来自觉疲乏、轻度厌油，食欲略减退至平日一半，无眼黄、尿黄，尿量大致正常，不伴腹痛、腹泻、腹胀等症状，无黑粪。2 天前本院查肝功能：ALT 217U/L，AST 93U/L，TBIL 51.1μmol/L，DBIL 30.6μmol/L，ALB 34.8g/L，GLB 28g/L，ALP 66U/L，GGT 56U/L，CHE 7425U/ml；PT 11.8s，INR 1.08；Hb 132g/dl，PLT 321×10^9/ml；HBsAg 21089.4IU/ml，HBeAg 723.4s/co，HBV DNA 8.67E+07 IU/ml；抗-HCV 阴性。外院 B 超示肝包膜光滑，回声略粗糙；门脉 1.1cm；脾厚 4.4cm，无腹水。为进一步诊治，门诊拟"慢性乙型肝炎，肝硬化待排"收住入院。既往史、个人史、婚育史无特殊。家族史：其母亲为 HBsAg 阳性患者。

　　体格检查　T 36.3℃，P 64 次/分，R 18 次/分，BP 95/68mmHg。神志清楚，发育正常，营养中等，对答切题，查体合作。全身皮肤黏膜可疑黄染，未见皮疹、出血点；无肝掌，未见蜘蛛痣及毛细血管扩张。双眼巩膜可疑黄染。胸廓无畸形，双肺呼吸音清，未闻及干湿啰音。腹部平坦，腹式呼吸运动存在，腹壁静脉无曲张，腹软，全腹无压痛，无反跳痛。肝脾未触及，未及包块。墨菲征阴性，麦氏点无压痛，肝区无叩击痛，肝浊音界上界于右锁骨中线第四肋间，下界位于右肋缘，脾浊音界无扩大，移动性浊音可疑阳性；肠鸣音 3 次/分。双下肢无水肿。

初步诊断　慢性乙型肝炎。

 主任医师常问实习医师的问题

● **该患者的病史有哪些特点？**

　　答：患者男性，年龄小于 30 岁，慢性起病，有家族史，既往无规范检查。症状仅为轻度乏力，休息可缓解，无严重纳差、尿黄等肝炎症候群。否认配偶为 HBV 感染者。体格检查神志清楚，无神志障碍，无扑翼样震颤。巩膜可疑黄染，腹部查体肝脾肋下未及，腹水征阴性，双下肢无水肿。化验结果提示肝功能异常：肝系酶轻度升高，轻度胆红素升高，以直接胆红素为主，胆系酶无升高，ALB、CHE 无明显下降；病毒学检查提示 HBV 复制活跃，初步排除 HCV 感染。初步影像学检查提示肝脏包膜光滑，门脉无增宽，无脾厚。综合病史、查体、实验室检查和影像学检查，提示患者为 HBeAg 阳性慢性乙型肝炎（CHB），但由于感染史长，需要排除乙型肝炎肝硬化。

● **什么是慢性乙型肝炎？ 其分类是什么？**

　　答：按照《中国慢性乙型肝炎防治指南（2015 年更新版）》的定义，HBsAg 阳性大于 6 个月，出现肝脏功能可检出的损伤，或者肝脏活检证实肝脏实质损伤和纤维化，即定义为慢性乙型肝炎。目前全球有 2.4 亿慢性 HBV 感染者，每年约 65 万人死于 HBV 感染相关疾病：肝衰竭、肝硬化、肝细胞癌（HCC）。全球 30％的肝硬化和 45％的肝细胞癌由 HBV 感染所致。近年来由于 HBV 疫苗的应用，我国的 HBV 感染率大大下降，2014 年中国疾病控制中心数据显示：HBsAg 阳性率在 1～4 岁、5～14 岁和 15～29 岁年龄组分别为 0.32％、0.94％和 4.38％，提示既往严重的母婴传播被得到有效控制。

　　慢性乙型肝炎分为 HBeAg 阳性和 HBeAg 阴性 2 类，两种类型以 HBeAg 是否阳性为分型标准，建议以雅培检测试剂盒半定量方法来区分。年轻人多以 HBeAg 阳性慢性乙型肝炎为主，35 岁以上多以 HBeAg 阴性慢性乙型肝炎为主，但近年来我国 HBeAg 阴性慢性乙型肝炎比例上升。需要指出的是：HBeAg 阴性慢性乙型肝炎除了慢性乙型肝炎诊断标准外还需要附加一项 HBV DNA 阳性，如果阴性，即便有肝脏炎症，未必是 HBV 感染所致。当然 HBV DNA 以高灵敏度试剂盒 (20 IU/ml) 检验为佳。HBV 感染被分为 4 期：免疫耐受期、免疫清除期、免疫控制期（非活动性 HBV 携带期）和再活动期，但 2017 年欧洲肝病学会（EASL）不再应用这种病理生理分期模式，仅分为慢性感染和慢性肝炎 2 种状态。对于免疫清除期和再活动期的慢性乙型肝炎患者，无论 HBeAg 是否阳性，均应严格观察病情走向，积极治疗，把肝硬化和肝细胞癌风险降到最低。

● **慢性乙型肝炎的临床转归是什么？**

答：中国 HBV 感染者约 70% 是母婴传播，25% 是婴幼儿期感染，5 岁以后感染者约 5%。成人急性 HBV 感染非常少见，在临床上也难以定义。慢性 HBV 感染不等同于慢性乙型肝炎。慢性 HBV 感染者每年 2%～15% 出现自发性 HBeAg 血清学转换，每年 0.5%～1.0% 出现 HBsAg 自发性清除。慢性乙型肝炎患者每年进展到肝硬化的比率为 2%～10%，每年发生肝细胞癌的比率为 0.5%～2.0%；HBV 相关性肝硬化患者每年肝细胞癌发生率为 3%～6%，代偿期肝硬化每年转为失代偿期的发生率为 3%～5%，肝硬化失代偿期患者 5 年病死率为 35%～50%。台湾数据表明慢性乙型肝炎患者肝细胞癌发生率为 (403～470)/100000，肝硬化患者肝细胞癌的发生率为 (820～2247)/100000。

● **慢性乙型肝炎诊断的初步评估是什么？**

答：慢性乙型肝炎的评估是一个系统工作，并不简单是以 HBsAg 阳性加上 ALT 升高就可以诊断的。

首先肝脏功能必须详细评估。肝脏功能是指以实验室手段检测肝脏主要生理学功能的评估措施，不是指简单的肝脏生化指标。除了血清学肝功能以外，要检测凝血酶原时间（PT）和国际化标准比值（INR）、前白蛋白、铜蓝蛋白、假性胆碱酯酶等以确定肝脏重要合成功能；检测 BIL 等评估肝脏代谢功能；检测血糖、白蛋白、血脂等评估肝脏对能源物质的平衡功能等；同时也需要以靛青绿排泄试验评估肝脏储备功能。

其次，病毒学评估必须以定量代替定性检测。目前商业化 HBsAg 定量检测和 HBeAg 半定量检测可以给医务人员提供更多的信息，HBsAg 被认为是肝脏细胞内共价闭合环状 DNA（cccDNA）的外在表现，而 cccDNA 是 HBV 在肝脏细胞核内的保存形式。近年来各个地区指南以 HBsAg 阴转为抗 HBV 治疗的硬终点。在临床发现 HBeAg 阴性慢性乙型肝炎的平均 HBsAg 水平远低于 HBeAg 阳性慢性乙型肝炎，肝硬化患者的 HBsAg 水平更低。HBeAg 半定量水平比以往定性结果更为准确地表示 HBV 复制水平，实际上 HBsAg 定量水平（IU/ml）和 HBeAg 半定量水平（s/co）与 HBV DNA 水平有较好的相关性。在慢性乙型肝炎发作期间，监测 HBsAg、HBeAg 和 HBV DNA 水平波动情况，可为是否抗病毒治疗提供重要参考。此外，在有条件医学中心 HBV 基因型、HBV 大蛋白、抗-HBc IgM 等应该予以检测。

第三，肝脏影像学评估。肝脏影像学检测以 B 型超声的经济效益比最高，B 超可以检测出脂肪肝、明显肝硬化、肝囊肿、肝占位性病变，是慢性乙型肝炎鉴别肝硬化的基本技术手段。近年来超声设备有了明显进步，对于慢性乙型肝炎患者如 B 超报告回声增粗、弥漫性病变等，需要注意排查早期肝硬化。在住院早期应该围绕上述检查项目，及时安排合理检查，为进一步诊断提供确凿可信的证据。此外，鉴别诊断项目应予以完善，如：HAV、HEV 标志物，HDV、HCV 标志物；儿童/青少年患者需检测铜蓝蛋白，明显减低者需检测尿 24h 铜排除量以除外肝豆状核变性；女性患者检测自身免疫性肝病指标等。初步评估可按流程图进行（图 5-1）

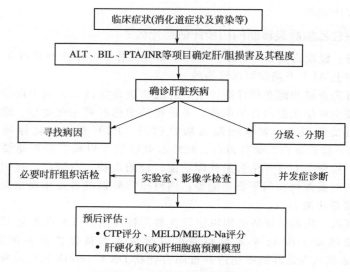

图 5-1　肝病诊断流程原则

慢性乙型肝炎诊断的进一步评估是什么？

答：明确慢性乙型肝炎诊断后，还需要在工作中进一步厘清以下问题——评估患者慢性乙型肝炎炎症、纤维化状态，评估（图 5-2）患者未来肝硬化、肝细胞癌风险，根据上述评估制订抗病毒治疗策略。简而述之，就是要评估患者目前所处状态，是否需要抗病毒治疗及选择何种方式进行抗病毒治疗。评估患者慢性乙型肝炎炎症、纤维化状态有 2 种重要模式：有创性操作和无创性评估。有创性操作主要指肝组织活检，目前以针刺式为主，极其少数的是以手术方式活检；无创性评估主要以肝脏纤维化评估为主，以化验指标计算公式法和肝脏硬度检测（LSM）为常用，前者如 FIB-4、APRI 等，后者如 FibroScan 或 FibroTouch 为手段。近期有学者指出将检测指标与权重后 LSM 测量值相结合，可以更好地评估肝脏的纤维化程度，但也有研究指出无创性评估与肝组织活检的结果符合率差强人意，因此目前尚无有效可信的方法完全代替肝组织活检。患者未来肝硬化、肝细胞癌风险是基于数学模型基础上的评

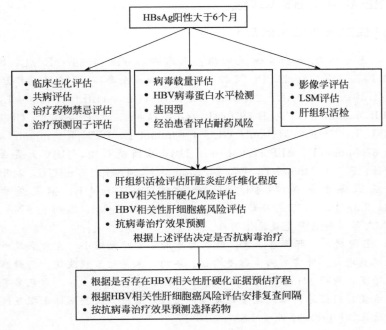

图 5-2　慢性乙型肝炎评估

估，这种估算模式可以提供一个治疗策略制订时的辅助参考。目前有 REACH-B 肝硬化风险模型推导患者未来罹患肝硬化的风险，更新版 REACH-B HCC 风险模型或 LSM-HCC 风险模型评估患者未来罹患肝细胞癌风险。这些评估出的风险比也可被视为一个抗病毒治疗的观察参数，随着抗病毒治疗控制 HBV DNA 复制，乙型肝炎病毒相关性肝硬化/肝细胞癌罹患风险也大大降低。抗病毒治疗策略的制订要考虑 2 个方面：抗病毒治疗的必要性和抗病毒药物的有效性及经济-效益比。抗病毒治疗有明确的入门标准，在《中国慢性乙型肝炎防治指南》（2015 版）中有明确推荐指标，除生化和病毒学指标外，其他治疗必要性因素包括：肝硬化/肝细胞癌家族史、幼年感染/母婴传播、男性、年龄大于 30 岁等。抗病毒治疗的药物选择目前推荐一线药物为：聚乙二醇化干扰素（PEG-IFN）和恩替卡韦（ETV）、替诺福韦（TDF），这些药物的选择要遵循以下原则：在无干扰素应用禁忌证的前提下尽量应用 PEG-IFN 治疗，疗效不佳时改用核苷类似物（NAs）长期治疗，治疗的最基本目标是 HBV DNA 阴转，治疗的理想目标是 HBsAg 阴转/血清学转换。

◎ ［住院医师汇报病历］

　　患者入院后检查结果回报：血常规，WBC 4.36×10^9/L, N 60.1%, Hb 134g/L, PLT 242×10^9/L；凝血全套：PT 10.8s, INR-PT1.10；生化：ALT 208U/L, AST 104U/L, TBIL 11.4umol/L, DBIL 6.3μmol/L, ALB 39.0g/L, GLB 24g/L, ALP 98U/L, GGT 146U/L, CHE 7954U/ml；GLU 4.63mmol/L, BUN 5.31mmol/L, Cr 67.8μmol/L。AFP 17.9ng/ml；HBV 基因型 C 型，HBV 大蛋白阳性。FT$_3$ 4.73pmol/L, FT$_4$ 14.75pmol/L, TSH 3.72mIU/l, 抗甲状腺球蛋白抗体 29.4IU/ml；血清铜 13.21μmol/L，铜蓝蛋白 184.8mg/L；血清免疫球蛋白 IgG 15.2g/L, IgM1.02g/L。ANA、AMA 等多种自身免疫抗体阴性。

　　B 超提示：肝形态正常，肝表面光滑，右叶无缩小，左叶和尾叶无明显增大。肝实质回声弥漫增粗、不均，未见结节状改变。门静脉无增宽，内径 11mm；脾门厚 3.5cm，脾静脉内径 0.4cm。彩色多普勒检查，门静脉内血流速度无减慢，呈入肝血流。腹腔下部未探及液性暗区。FibroScan 测量 LSM：9.8kPa。

主任医师常问住院医师、进修医师和主治医师的问题

● **患者目前的诊断是什么？**

答：患者有慢性乙型肝炎病史，有 HBV 感染家族史；实验室检查表现为肝脏功能明显异常，以肝损伤为主，合成、代谢功能尚可；病毒标志物阳性，HBsAg、HBeAg 和 HBV DNA 等 HBV 复制指标处于高水平状态；影像学检查不支持肝硬化。基于上述资料，目前可以诊断为 HBeAg 阳性慢性乙型肝炎，急性发作期。诊断慢性乙型肝炎需要谨慎定义患者目前的肝脏状态，尽可能精确地界定患者是处于肝硬化期还是慢性肝炎期。对于影像学检查明显的肝硬化固然易于诊断，但是那些均是肝硬化晚期，相当部分移行期肝硬化难以诊断，处于基于常规检查而推导出的诊断的灰色区。在初期检查完善之后，需要分析资料一致性的问题，这是由于肝脏疾病具有特殊性和复杂性使得医师收集到的资料可能出现一定的"矛盾"，而这种矛盾性其实是肝脏病情进展的不均一性导致的，HBV 导致的炎症在前，纤维化在后，但目前没有有效的指标指示肝纤维化程度，因此有相当部分患者长期 ALT 正常，但肝组织活检为肝硬化。本例患者也出现类似情况，患者的合成功能尚可，表现为 ALB、CHE、PT 等指标在正常范围，但铜蓝蛋白低，有研究提出铜蓝蛋白低与肝脏纤维化具有密切相关关系。此外，AFP 是肝脏实质细胞再生指标，在活动性肝炎、肝硬化时均可升高，近期有研究指出 AFP 升高与肝脏纤维化指标具有一定相关性，也是肝脏功能异常的一个间接证据；此外患者检测 LSM 达 9.8kPa，LSM 在低端（<7.3kPa）和高端（>11.1kPa）时诊断意义相对明了，分别为无肝硬化和接近肝硬化，当测量值在此之间时，较难判断肝脏纤维化状态。需要注意的是 ALT 升高时 LSM 测量值可能出现虚高，应当警惕。本患者经过初步整体评估，无 PLT、ALB 下降等明显肝硬化指向性指标，但考虑到其可能为母婴垂直传播，且 AFP 升高并铜蓝蛋白降低，除了需要排除肝豆状核变性以外，也需要警惕 HBV 相关性肝硬化的发生。根据上述资料，可考虑以下检查来评估患者是否罹患肝硬化，本着"先无创后有创"的原则，在完善检查的基础上，按 ALB/GLO、FIB-4、APRI 等计算公式分析患者目前罹患肝硬化的可能性，并结合 LSM 值（ALT 升高时需谨慎对待）进行评估。有较高风险的患者，应该进一步检查，包括：肝脏 CT/MRI 平扫加增强细致展示肝脏内部结构；内镜检查了解有无食管-胃底静脉曲张情况。如果在这些检查完善后仍旧有怀疑患者有 HBV 相关性肝硬化可能，则建议进行肝组织活检。

● **目前无创性慢性乙型肝炎肝脏纤维化评分模型有哪些？**

答： 肝纤维化是由于各种致病因素（如 HBV、HCV、脂肪性肝病等）持续作用下引起肝内细胞外基质的过度增生与异常沉积，导致肝脏结构和功能异常的病理改变。肝脏纤维化较难予以精确分期，学者们以肝组织活检病理为金标准，建立了多个临床可及性较好的无创性慢性乙型肝炎肝脏纤维化评分模型（表 5-1）。APRI、FIB-4 和 FbiroTest 是最早基于常规临床参数构建的无创肝纤维化预测模型，这 3 个模型曾被认为是一个较好的判断肝脏纤维化的指标。APRI 及 FIB-4 是在慢性乙型肝炎患者中被验证及引用最为广泛的模型。APRI 用于预测显著纤维化及肝硬化时，AUC 值分别为 0.65 及 0.70，不能够正确地区分 40%～60%肝纤维化；FIB-4 判断轻微至中度纤维化的 AUC 为 0.81，较 APRI、AST/ALT 等模型有更好的预测价值。国内学者探讨了 HBsAg 与肝脏纤维化的关系，得出模型 $= -0.614 + 0.065 \times \log$（年龄）$- 0.623 \times \log$（HBsAgIU/L）$- 0.631 \times \log$（HBeAgS/co）$+ 9.302 \times \log$（INR），其 AUC 可达 0.87，预测肝硬化的灵敏度为 88.64%，特异度为 78.24%，NPV 为 96.79%，但 PPV 仅为 48.15%。另以铜蓝蛋白为核心构建的肝硬化预测模型 $APPCI = -28.89 + 1.157 \times \log AFP$（ng/ml）$+ 30.284 \times \log PT$（s）$- 0.018 \times PLT$（$10^{11}$/L）$- 0.023 \times CP$（mg/L）。其中 CP 为铜蓝蛋白。该模型辅助诊断肝硬化的 AUC 值高达 0.893。

表 5-1 判断显著纤维化（F2）的慢性乙型肝炎患者无创模型

模型	界值	AUC	灵敏度/%	特异度/%
Hui Score	≤0.15,>0.5	0.79	37～88	50～88
Zeng Score	<3.0,>8.7	0.77	40～98	28～90
Zhang Score	2.2	0.873	79	82
Mehdi Mohamadne	4.72	0.89	97	52
Fung Score	6.87	0.85	82.1	73.5
APPCI	1.68	0.762	69.6	72.4

需要指出的是目前建立的无创模型 AUC 很少大于 0.90。大多数模型对肝纤维化的两极（F0～F1 或 F4）有较好的判定作用，对中等程度的肝纤维化（F2～F3）鉴别能力不佳，因而尚不能替代肝组织活检。

近年来的热门研究是联合了上述无创模型与 LSM 值等来判断肝脏纤维化程度，以提升诊断敏感度和特异度。

肝组织活检在慢性乙型肝炎中的临床意义是什么？

答：肝组织病理学检查一直是肝纤维化诊断的"金标准"，但肝活检存在一定局限性：取样误差、有创伤性、不适合重复检查等。理想的穿刺活检标本应长 2cm 或以上，镜下至少含有 6 个以上的汇管区。对于活检组织首先应仔细观察其大体特征，如外形、颜色、质地等，这样有利于对组织学变化的理解和诊断。

肝穿刺活检的适应证主要包括：①诊断慢性肝炎，特别是慢性乙型肝炎和慢性丙型肝炎的炎症分级和纤维化分期；②诊断脂肪肝；③诊断淤胆性肝病，评估原发性胆汁性肝硬化和原发性硬化性胆管炎；④诊断自身免疫性肝炎、药物性肝病及其病变程度；⑤血色病、肝豆状核变性（Wilson 病）的辅助诊断；⑥评价肝功能试验异常或相关肝病血清学抗原抗体检测阴性的原因；⑦指导肝病治疗，评价肝病治疗方案的效果和不良反应；⑧诊断肝良性和原发或继发的恶性肿瘤性疾病；⑨评价移植肝状态和移植前供肝的状况；⑩评估不明原因发热。

肝脏穿刺的并发症为：①胸膜炎和肝周围炎，气胸也时有发生；②穿刺后出血，也可有肝内血肿；③胆道出血；④胆汁性腹膜炎；⑤损伤其他脏器。

我国学界将慢性乙型肝炎炎症分为 4 级，纤维化分为 4 期，见表 5-2。

表 5-2　慢性乙型肝炎炎症分级和纤维化分期标准

炎症活动度（G0～4）			纤维化程度（S0～4）	
分级	汇管区及周围	小叶内	分期	纤维化程度
0	无炎症	无炎症	0	无
1	汇管区炎症	变性及少数点、灶性坏死灶	1	汇管区纤维化扩大，局限窦周及小叶内纤维化
2	轻度碎屑样坏死	变性，点、灶性坏死或嗜酸小体	2	汇管区周围纤维化，纤维间隔形成，小叶结构保留
3	中度碎屑样坏死	变性、融合坏死或见桥接坏死	3	纤维间隔伴小叶结构紊乱，无肝硬化
4	重度碎屑样坏死	桥接坏死范围广，累及多个小叶（多小叶坏死）	4	早期肝硬化

● 初步的诊疗计划是什么？

答： 在早期住院时医疗组应该完成以下计划。

（1）评估患者此次肝脏炎症发作的严重程度，谨防肝衰竭的发生。

（2）评估患者肝脏炎症、纤维化分期，为进一步治疗做准备。

（3）排除其他原因导致的肝脏疾病，由于 HBsAg 在中国大陆的流行率较高，需要警惕少数重叠感染或其他共有肝病的发生。

（4）检测抗病毒治疗绝对/相对禁忌证项目，如自身免疫抗体、甲状腺功能、血糖等，也需要检测肾功能等指标，肾功能可能在干扰素（IFN）或某些核苷（酸）类似物（NAs）治疗中出现异常，甚至中断治疗，因此必须在治疗前予以检测。

（5）少数以往经过 NAs 治疗的患者还要检测耐药位点。

（6）探询患者的治疗意愿，讲解抗病毒治疗的意义，讲述慢性乙型肝炎的可治性和难治性，讲解疗程的弹性和治疗中的观察节点。

（7）在抗病毒治疗前谨慎的保肝治疗，应用抗炎药物降低 ALT 等指标。

● 慢性乙型肝炎抗病毒用药原则是什么？

答： 2015 年中国指南指出慢性乙型肝炎的治疗目标是控制病情发展，防治病情进展到肝硬化，防治肝细胞癌（HCC）的发生；减轻肝脏炎症和纤维化水平，提高患者生存质量。抗病毒治疗的适应证主要是：有慢性乙型肝炎家族史，尤其是有肝硬化、肝细胞癌家族史；排除其他疾患前提下，证明 HBV 导致的肝损害持续 3～6 个月以上；患者被诊断为 HBV 相关性肝衰竭或有肝衰竭倾向；经肝组织活检病理证实肝脏炎症 G2 以上，肝脏纤维化 S2 以上；HBV 活跃复制：HBeAg 阳性者 HBV DNA 大于 10^5 IU/ml，HBeAg 阴性者大于 10^4 IU/ml。在上述条件具备下，分析患者未来 5 年病情进展到肝硬化的风险为 20% 以上，因此建议积极抗病毒治疗，将风险压至最低。

目前推荐聚乙二醇化干扰素（PEG-IFN）和恩替卡韦（ETV）或替诺福韦（TDF）为一线抗病毒药物。在药物选择时，需要记住的是以 IFN 为核心的治疗具有相对较高比例的慢性乙型肝炎治愈率，即 HBsAg 的阴转/血清学转换；近年来随着长时间服用 ETV 和 TDF 的数据递呈，发现也有 5%～8% 的慢性乙型肝炎患者经过长时间治疗可以达成 HBsAg 阴转，但这方面证据仍需要进一步验证，核苷（酸）类似物仍旧被视为一种有力的 HBV 复制抑制剂，而并非杀灭剂。目前研究推荐慢性乙型肝炎患者在无禁忌证的情况下，尽量选择应用 IFN/PEG-IFN，在疗效欠佳的前提下再改用核苷（酸）类似物长期控制。

✿ ［诊疗过程］

> 入院 2 周后，完善 MRI 检查，未发现明显肝硬化证据；经患者同意，予以肝组织活检，病理诊断：G3S2。复查：血常规 WBC 5.56×10^9/L，N 53.4%，Hb 128g/L，PLT 159×10^9/L；凝血全套：PT 10.4s，INR-PT 1.18；肝功能 ALT 72U/L，AST 36U/L，TBIL 11.0μmol/L，DBIL 8.5μmol/L，ALB 43.2g/L，GLB 25.5g/L，GGT 57U/L，ALP 93U/L，CHE 8864U/L；肾功能、电解质正常。AFP 7.3ng/ml。向患者解释抗病毒治疗的意义后，患者愿意接受 PEG-IFN 抗病毒治疗，给予第一针注射。目前患者生命体征平稳，肝功能好转，IFN 的副作用可以接受，要求出院。

主任医师总结

该患者为典型的慢性乙型肝炎，未达到肝硬化期。经患者及其家属知情同意，嘱其长期应用抗病毒药物 PEG-IFN，可予以安排出院。该患者的诊治及以后随访需要注意以下几点：

（1）慢性乙型肝炎的诊断要求 2 部分证据

① 慢性 HBV 感染证据，且需证明此次肝损害是乙型肝炎病毒复制活跃导致，而非其他疾病导致。

② 尽可能厘清慢性乙型肝炎分期及其纤维化程度，需要结合病史分析为免疫清除期还是 HBeAg 阴性慢性乙型肝炎，在临床实践中，这 2 期并不容易鉴别。

虽然目前有 LSM 检测、无创性肝纤维化模型等多种手段来评估慢性乙型肝炎患者的纤维化状态，但仍有部分患者无法判断。当患者某些检查结果与临床医师的综合评估不一致时，需要选择性的进行肝组织活检明确疾病状态。

（2）慢性乙型肝炎的治疗要考虑几方面

① 患者病史长短，有无家族史，尤其是有无肝硬化、肝细胞癌家族史。

② 患者是首次发病还是多次出现肝功能异常，按照自然史和检验指标，结合 LSM 检测，可以预估慢性乙型肝炎患者未来 3 年进展到

HBV 相关性肝硬化的风险比，并以作为抗病毒治疗的依据。

③ 患者的生育要求，以 IFN/PEG-IFN 为核心的治疗期间及其结束后 6 个月内严禁怀孕，因此必须与患者及其配偶认真协商。坚持要求近期怀孕的患者建议应用 TDF 或替比夫定（L-DT）。这些妊娠时可以服用的药物治疗。

④ 患者的身体状况，由于某些药物的副作用是少见的，需要认真询问其潜在的器官易感性，如已经有肾病的患者（即便肾小球滤过率尚正常）避开应用阿德福韦和替诺福韦，有精神异常史的患者避开应用 IFN 类等，以确保患者治疗期间的安全性。

⑤ 药物的经济-效益比。

总之，在治疗的必要性前提下结合目前抗 HBV 药物的特点，合理地选择药物治疗。

（3）慢性乙型肝炎具有可治性和难治性 2 种特点，在临床工作中往往要采取慢性病管理的策略，因此也需要医患之间建立牢靠的纽带，以保证治疗的有效性和安全性。

首先，在治疗前要告知患者及其家属治疗的长期性，由于患者对 IFN/PEG-IFN 治疗反应的不确定性，相当部分患者在治疗 24 周后需要进行调整，加用或换用 NAs 治疗，从而从有限疗程变化为长期不确定疗程，因而事先需要跟患者较好的沟通使其理解治疗的意义。

其次，在治疗中，需要严密监管。在 IFN/PEG-IFN 治疗过程中，除了检测肝功能、病毒学指标变化外，需要监测甲状腺功能、血糖等指标，治疗过程中也需要精神症状的监测，可以用简单的焦虑、抑郁自评量表评估，有异常者请专业医师评估。对于应用 NAs 者，经过初治一段时期后如达成 HBV DNA 阴转，建议根据 NAs 的耐药屏障高低设计监测间隔，对于低至中耐药屏障的 NAs，如拉米夫定、阿德福韦、替比夫定，建议每 3 个月监测一次；对于恩替卡韦、替诺福韦，建议可每 6 个月监测一次。对于服用替比夫定的患者也需要监测肌酸激酶（CK）等，对于长期服用阿德福韦和替诺福韦的患者需要监测肾功能，必要时也需要监测血磷、钙等与骨形成有关的指标。

第三，治疗并不具有明确的疗程，按照治疗的目标而言，最基本的要求是达到 HBV DNA 阴转，然后是 HBeAg 阳性慢性乙型肝炎患者出现 HBeAg 血清学转换，最理想的目标是达到 HBsAg 阴转或血清学转换。在没有达到 HBsAg 阴转或血清学转换的前提下，任何时候停药都不是绝对安全的，复发率在 20%～50%，这主要是由于 HBV 共价闭合环状 DNA 池没有充分耗竭。相当部分患者停药后需要再次治疗，极少数患者停药后出现肝功能衰竭，因而停药是一个非常慎重的决定，需要医患双方严肃讨论。最后，需要指出的是针对慢性乙型肝炎的治疗是一种 "投资性治疗"，约 70％的肝组织活检证实为早期肝硬化的慢性乙型肝炎患者经过 5 年 NAs 治疗可以出现纤维化程度的好转，但已有证据表明抗病毒治疗并未解决慢性乙型肝炎的所有问题，其肝硬化、肝细胞发生率仍高于 HBsAg 阴性的人群，因而在严密监测药物副作用的前提下的长期治疗是个现实的选择。

（4）慢性乙型肝炎的治疗充满弹性，并非一成不变。各个地区指南只是给出一个框架性建议，目前研究热点在于多次合理应用 IFN/PEG-IFN 治疗，以期获得更好的停药机会。如患者经过 NAs 治疗达到 HBV DNA阴转、HBeAg 血清学转换、HBsAg 水平小于 1500IU/ml，可再次应用 PEG-IFN 以期达成临床性治愈。慢性乙型肝炎临床治愈是指 HBsAg 阴转/血清学转换，伴有肝脏生化学正常，以及组织学好转。来自中国大陆的研究数据表明：经过一段时间 NAs 治疗的优选慢性乙型肝炎患者在无 IFN 治疗禁忌的前提下，应用 PEG-IFN 治疗可使得16％～25％的患者达成临床治愈标准。另一个弹性应用是对经 NAs 治疗的患者，虽然出现 HBV DNA 阴转且 HBeAg 血清学转换但达不到 HBsAg 水平小于 1500IU/ml，或 HBeAg 水平较治疗前明显下降但未达成血清学转换，也可应用 PEG-IFN 治疗以期达成更好的状态停止治疗。

（5）所有抗病毒治疗的患者均应根据药物特点安排积极、严密的随访策略。对于干扰素而言，除了监测 HBV 病毒学变化外，更多的是要安排监测副作用，如：血常规、甲状腺功能、肾功能等。一般而言，启动 IFN/PEG-IFN 治疗后每个月检测肝功能、HBV 病毒标志物定量、HBV DNA、血常规；治疗 3 个月时，应检测肝肾功能、HBV 病毒标志物定量、HBV DNA、血常规、甲状腺功能、血糖等，并予复查 B 超；如病毒学标志物明显下降，副作用轻微，可改为 2 个月监测上述项目，如出现血常规指标明显下降、甲状腺功能异常、血糖水平异常等情况，则需要酌情调整治疗。IFN/PEG-IFN 治疗 24 周/6 个月时，如 HBV DNA 下降小于 2log 则建议调整治疗，要参考 HBsAg 水平和 HBeAg 水平决定。对于 NAs 治疗的患者建议启动治疗后每个月检测肝功能、乙型肝炎病毒标志物定量、HBV DNA；NAs 治疗中主要根据 HBV DNA 下降的幅度来评估复查的频率，当 HBV DNA 阴转后可按照 NAs 种类安排复查节奏，对于应用低至中度耐药屏障药物的患者，如 LAM、

LDT、ADV 者，建议每 3 个月复查；对于应用高耐药屏障药物的患者，如 ETV、TDF 者，建议可每 6 个月复查。对于 NAs 特有的副作用也应注意监测：如服用 LDT 者监测肌酸激酶（CK）指标变化，如长期服用 ADV、TDF 者监测肾功能变化，肾功能以肾小球滤过率（GFR）为主要监测指标，同时也应注意血钙、磷元素变化。总之，抗病毒治疗是长期过程，除了严密监测 HBV 病毒指标的动力学变化外，需要根据不同药物特点监测副作用相关指标，使得医师可以很好地评估患者应用抗 HBV 药物的利弊，也提高患者的依从性。尤其注意不能因为 NAs 的低副作用而忽视了对患者的监测。对于慢性乙型肝炎患者治疗中每 6 个月监测影像学变化。

（6）关于抗病毒治疗的停药问题是目前的学术热点，也是临床难点。对于应用聚乙二醇长效干扰素（PEG-IFN）治疗 24 周疗效不佳者转为联合或序贯核苷类似物（NAs）治疗；而治疗效果较好者疗程结束后停用 PEG-IFN 后可有 20% 患者出现复发。对于 NAs 应用而言，停药指征的可参考性极低，如 2015 年中国指南指出达成 HBeAg 阴转且 HBV DNA 检测不到后继续服用 3 年可以停用抗病毒药物，2017 年欧洲肝病学会更提出 1 年巩固治疗即可停药，这些做法在临床中充满不确定的风险。就亚洲乃至中国大陆患者，我们除了参考 HBV DNA 水平和 HBeAg 阴转时间以外，也有学者建议以 HBsAg 水平作为参考。但临床实际中，我们观察到停药后多种模式的 HBV 复燃，疾病谱从慢性肝炎到肝功能衰竭，因此停药需慎重。此外，CHB 患者抗病毒治疗前需要耐心细致的病情告知，需要在每次复查时增强患者依从性，每年有大量患者自行停药，不仅产生个人病情的转归加重，也可能导致多重耐药病毒株的产生和传播，需要一线医师多加注意。

（董　菁）

查房笔记

体检发现肝功能异常 1 周——慢性丙型肝炎

❀ [实习医师汇报病历]

患者男性，37 岁，已婚，因"体检发现肝功能异常 1 周"入院。入院前无任何不适，单位例行体检时发现肝功能异常：ALT 57U/L，AST 33U/L，TBIL 21.1μmol/L，DBIL 10.6μmol/L，ALB 44.1g/L，GLB 27.4g/L，ALP 116U/L，GGT 95U/L，CHE 6378U/ml；PT 10.6s，INR 1.01；HBsAg 阴性；体检医院 B 超示肝包膜光滑，回声略增强，内部管道清晰；门脉主干内径 1.0cm；脾门厚 3.2cm。为进一步诊治，门诊拟"肝功能异常"收住入院。既往史、个人史、婚育史无特殊，否认手术史、输血史、静脉药瘾史。家族史无慢性肝病患者。

体格检查　T 36.1℃，P 58 次/分，R 16 次/分，BP 105/78mmHg，身高 175cm，体重 76kg，BMI 24.8kg/m²。神志清楚，发育正常，营养中等，对答切题。全身皮肤黏膜无黄染，未见皮疹、出血点，左前臂有一 5cm×7cm 刺青，已褪色；无肝掌，未见蜘蛛痣及毛细血管扩张。双眼巩膜无黄染。胸廓无畸形，双肺呼吸音清，未闻及干湿啰音。腹部平坦，腹式呼吸，腹壁静脉无曲张；腹软，全腹无压痛，无反跳痛。肝脾未触及，未及包块。墨菲征阴性，麦氏点无压痛，肝区无叩击痛，肝浊音界上界于右锁骨中线第四肋间，下界位于右肋缘，脾浊音界无扩大，移动性浊音阴性；肠鸣音 3 次/分。双下肢无水肿。

辅助检查　入院后初步查抗-HCV 23.5s/co，阳性。

初步诊断　慢性丙型肝炎待排除。

❓ 主任医师常问实习医师的问题

● 该患者的病史有哪些特点？

答：患者为青年男性，起病隐匿，无家族史，否认配偶为 HBV、HCV 感染者。既往未检查身体，缺少历史对比资料。无症状，无食欲缺乏、厌食、乏力等肝炎症候群。查体无阳性体征。化验结果提示肝功能轻度异常：肝系酶轻度升高，无胆红素升高，胆系酶无升高，ALB、CHE 正常；血糖 5.4mmol/L，血脂指标正常；Hb 138g/dl，PLT 256×10^9/ml；HBsAg 0.00IU/ml，抗-HBsAg 4652.0IU/ml，HBV DNA＜19.9IU/ml（高灵敏度检测方法）；HCV RNA 8.5E＋08IU/ml，基因型 1b 型；IL-28B 位点 rs12979860 多样性为 C/C 型。影像学检查无肝硬化表现。综合病史、查体、实验室检查和影像学检查，提示患者为慢性丙型肝炎（CHC）。

● 慢性丙型肝炎诊断的定义和分型是什么？

答： 丙型肝炎病毒感染超过 6 个月，肝组织病理学检查符合慢性肝炎特点；或根据症状、体征、实验室及影像学检查结果综合分析，既使感染期限不详亦可诊断。世界卫生组织（WHO）全世界丙型肝炎病毒感染率约 2.2%，约 1.85 亿感染者；2010 年我国卫生部调查结果提示我国属丙型肝炎病毒感染低流行区，一般人群的抗丙型肝炎病毒阳性率为 0.43%，但 WHO 估计我国有慢性丙型肝炎患者约 3000 万。丙型肝炎病毒病因组为单股正链 RNA，约 9600 个核苷酸（nt），属于黄病毒科。丙型肝炎病毒基因组的结构可主要分为 5'非翻译区（UTR）、丙型肝炎病毒前体多蛋白编码区和 3'端 UTR。根据丙型肝炎病毒基因组的差异，目前丙型肝炎病毒分为 6 个基因型，我国流行的基因型主要为 1、2 型，近年 3 型和 6 型报告逐步增多。丙型肝炎病毒主要经血液、血制品或体液传播，还包括静脉输入丙型肝炎病毒污染的血制品、医务工作者意外受到污染针头、器械扎伤、接受丙型肝炎病毒感染的器官、静脉药瘾者共用注射器、性行为等方式。慢性丙型肝炎无症状者多见，肝炎症候群少见，部分患者直接表现为肝硬化症候群，15%～25% 的未予抗病毒治疗丙型肝炎病毒感染者经过 15～20 年进展为肝硬化和肝癌。丙型肝炎病毒感染可由于危险暴露行为的接触时间分为急性丙型肝炎（AHC）或慢性丙型肝炎（CHC）：急性丙型肝炎诊断要求既往无丙型肝炎病毒感染，6 个月内存在以上流行病史及高危因素暴露史，临床及肝组织病学检查符合急性肝炎特点。ALT 多呈轻度和中度升高甚至正常；HCV RNA 阳性。慢性丙型肝炎诊断要求丙型肝炎病毒感染超过 6 个月，或发病日期不明、无肝炎史，但肝组织病理学检查符合慢性肝炎特点；或根据症状、体征、实验室及影像学检查结果综合分析亦可诊断。本例患者曾在多年前有纹身史，不确定其设备是否有污染，综合上述情况，慢性丙型肝炎可能性大。此外，慢性丙型肝炎肝外表现：包括类风湿关节炎、干燥性结膜角膜炎、扁平苔藓、肾小球肾炎、混合型冷凝蛋白血症、B细胞淋巴瘤和迟发性皮肤卟啉症等。

● 慢性丙型肝炎的诊断手段是什么？

答： 目前主要通过血清学检测诊断丙型肝炎病毒感染。酶免疫法（EIA）法检测抗-HCV是目前主要的筛查办法，较为广泛应用的是第三代EIA检测试剂盒，其靶抗原除了原有的C100-3、C22、C33外，增加了核心蛋白（core）和NS3、NS4、NS5的一些多肽，提高了检测的灵敏度和特异度。少数医疗中心应用第四代检测试剂盒。目前抗-HCV阳性率可达92％～98％，仅有少数患者可能漏诊，因此需要HCV RNA检测来予以确认，基于逆转录-多聚酶链反应（RT-PCR）技术的成熟使得医师可以随时了解患者血清内HCV RNA的载量。目前逆转录-荧光定量PCR法HCV RNA检测试剂盒已经标准化，是临床检验中心最重要的检测手段之一，被用于病情判断、早期诊断、治疗检测等多个方面，其灵敏性高，但可能有部分假阳性结果。目前不同试剂有不同检测下限，部分进口试剂检测试剂下限可达到15IU/L，使得监测更为精准便于医师判断抗病毒效果。需要指出是：抗-HCV可能与HCV RNA检测结果不一致：抗-HCV阳性但HCV RNA阴性者意味着丙型肝炎病毒已经被清除，既往感染的可能性大；抗-HCV阴性但HCV RNA阳性者意味着丙型肝炎病毒感染"窗口期"可能性大。临床治疗中主要以HCV RNA定量为判断标准。

● 慢性丙型肝炎的评估需要怎样的流程？

答： 慢性丙型肝炎的评估是一个系统工作。首先确认丙型肝炎病毒感染的现状，通过对抗-HCV、HCV RNA和基因型的检测，明确患者的病毒感染状态，预测病情的进展风险和抗病毒治疗的难易程度。基因1型、4型且病毒载量大于8logIU/L者属于难治患者，至少对聚乙二醇化干扰素（PEG-IFN）联合利巴韦林（RBV）方案（PR）而言，而PR方案仍旧是目前国内可以获得的可及方案。就直接抗病毒药物（DAA）而言，国家食品药品管理局仅批准的百时美施贵宝（BMS）公司产品用于1b型治疗，其他治疗方案待批中。其次，肝脏状态以及共病情况评估，PR治疗相对禁忌证评估。包括肝功能、肾功能、甲状腺功能、血糖、血常规、自身免疫性肝病抗体谱等，此外近年推荐检测IL-28B基因多态性，该指标与丙型肝炎病毒清除率相关。IL-28B基因

rs12979860 位点可呈现单核苷酸多态性（SNP），中国大陆地区患者多为 CC 型，CT 或 TT 型很少见，CC 型是以 IFN 为核心治疗方案疗效较好的预测指标之一，建议有条件医学中心设立为常规检测。也有学者认为 CC 型占主流地位，治疗前没有必要检测。拟进行 PR 方案治疗者最好进行焦虑、抑郁量表测评，必要时请专业医师评估。第三，肝脏纤维化状态评估。肝脏影像学检测以 B 型超声的经济效益比最高，可同时检测出脂肪肝（FLD）、明显肝硬化、肝占位性病变，是肝脏纤维化评估的基本技术手段。除了肝组织活检外，目前较多的应用无创性肝脏纤维化评估，以帮助临床医师确定治疗方案，但随着直接抗病毒药物（DAA）的进展已经出现针对所有基因型所有病期的治疗方案，肝脏纤维化评估的重要性有所下降。无创性纤维化判定模型如下：

（1）FibroIndex $= 1.738 - 0.064 \times$ PLT（10^4/mm³）$+ 0.005 \times$ AST（IU/L）$+ 0.463 \times \gamma$ 球蛋白（g/dl）。cutoff 值设定为 2.25 时，预测 F3 以上肝纤维化的 AUROC 为 0.83，阳性预测值达 94%，特异度可达 97%。

（2）FIB-4 评分模型 $=$ 年龄（岁）$\times$ AST(U/L)/[PLT(10^9/L)/ALT(U/L)$^{1/2}$]。FIB-4 的 cutoff 值设定为 1.45 时，排除 F2 以上肝纤维化的阴性预测值为 94.7%；cutoff 值设定为 3.25 时，诊断 F3 以上肝纤维化的阳性预测值为 82.1%，与肝活检的符合率达到 72.8%。

（3）GUCI（Goteborg University cirrhosis index）模型 $=$ AST $\times$ PT$-$INR $\times$ 100/PLT，当 cutoff 值设定为 1.0 时，诊断肝硬化的 AUROC 为 0.85，灵敏度为 80%，特异度为 78%。

此外，还有 Forn index 模型等被用于评估肝脏纤维化程度。基于超声瞬时弹性技术（UTE）包括瞬时弹性成像（FibroScan）测量技术和声波脉冲辐射力（ARFI）成像技术，已成为重要的间接无创性肝纤维化检测手段。FibroScan 是应用超声波技术测量管状肝组织的硬度，以瞬时弹性（TE）值与纤维化程度与对应起来。TE 的测量应用的是 1 维超声技术，是对低频（50Hz）弹性剪切波在肝脏传播速度的测量，通过弹性公式 $E = 3\rho v^2$ 计算，结果以千帕（kPa）方式表达，检测范围为 2.5～75kPa。FibroScan 的测量有明确的限制，只能检测皮下 25～65mm 的柱形肝脏组织，直径约 1cm，长度约 4cm，因此慢性丙型肝炎患者如较肥胖、肋间隙较窄和腹水均不适合应用该方法。TE 的正常值为 5kPa，约 3% 的患者无法应用该方法测量，约 16% 的结果不可信，因此目前多建议与其他方法互为参考以评估患者肝脏的纤维化情况。对于丙型肝炎病毒相关性肝病患者肝硬化 cutoff 值设为 14.8kPa，综合 Meta 分析表明诊断肝硬化的 AUROC 可达 0.94，敏感度为 83%，特异度为 89%；诊断显著纤维化的 AUROC 为 0.84，敏感度为 79%，特异度为 78%。FibroScan 的优点是：可重复性好，对肝硬化诊断具有可靠的敏感性和特异性，易于操作等；缺点是：仪器成本高昂且需要有经验的操作医师，不可选择感兴趣的区域，对 F2～F3 这样的中度纤维化无法区分，急性肝炎、淤血性肝炎等状态下可能获得假阳性。总之，诊断流程见图 5-3，是一系列量化评估后的综合分析。

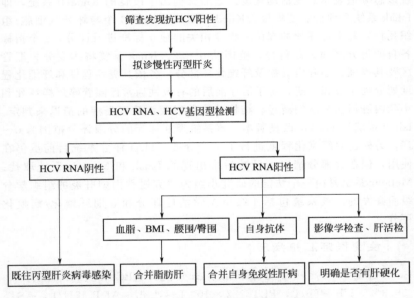

图 5-3 慢性丙型肝炎的诊断流程

肝脏组织活检的意义是什么？

答：（1）精确评估肝实质组织因丙型肝炎病毒感染导致的炎症、纤维化分期，也可明确肝脏脂肪化分期。

（2）鉴别诊断，排除代谢性肝病、自身免疫性肝炎等疾患。

（3）治疗前后进行肝组织活检有助于精确评估慢性丙型肝炎的治疗效果，治疗有效的患者其纤维化程度有明显下降，疗效不满意者纤维化程度无明显下降。肝组织活检时，为避免因为穿刺组织太小给正确诊断带来困难，力求用粗针穿刺。标本要求：长度在 1.5cm 以上，至少在光镜下可观察到至少 6 个以上汇管区。肝穿刺标本应做连续切片，常规苏木素-伊红（HE）及网状纤维染色，以准确判定肝内炎症、肝组织结构改变及纤维化程度等。根据需要进丙型肝炎病毒学检测，特别是可开展肝组织内病毒抗原或核酸的原位检查，以助确定病原及病毒复制状态。目前常用的有 3 种评分系统：1981 年 Knodell 等根据重复肝穿刺病理观察结果，对汇管区周围及桥接坏死、小叶内变性坏死、汇管区炎症及纤维化程度分别予以不同分值，提出了组织活动指数（HAI）计分系统以总分值表示病变活动程度。之后又提出了改良的 Knodell 系统，即 Ishak 系统来评价病变程度。Knodell 系统采用了 4 个与坏死（细胞/组织死亡）和炎症坏死的部位及程度相关的独立标准进行评分，4 个指标各自的得分之和为总得分，范围从 0～22。Ishak 系统将病变分为汇管区及其周围、小叶内炎症及纤维化 3 部分，各依其炎症程度和纤维化程度划分为 4 级和 4 期，对于治疗前后的有效性通常伴随着碎屑样坏死和小叶内肝损伤程度的减轻、结构的改善以及汇管区炎症的消退来判定。Ishak 系统是 HAI 的改良版本。该系统炎症坏死的分级评分范围为 0～18，另外还对纤维化程度进行了 7 个分期。HAI 评分系统目前虽仍在使用，但在大部分情况下已被后来出现的 Ishak 和 Metavir 系统取代。Metavir 系统是由一个法国的研究小组为研究慢性丙型肝炎的组织学分级而开发的。该系统包括 4 级组织学活性评分和 5 期纤维化/疤痕化评分。

⊛ ［住院医师汇报病历］

　　患者入院后检查结果回报：血常规，WBC 4.84×10^9/L，N 56.3%，Hb 146g/L，PLT 282×10^9/L；生化：ALT 47U/L，AST 34U/L，TBIL 13.6μmol/L，DBIL 5.6μmol/L，ALB 43.1g/L，GLB 23g/L，ALP 97U/L，GGT 124U/L，CHE 8237U/ml；GLU 5.13mmol/L，BUN 6.13mmol/L，Cr 57.4umol/L。AFP 8.2ng/ml。FT_3 5.01pmol/L，FT_4 11.57pmol/L，TSH 2.14mIU/l，抗甲状腺球蛋白抗体阴性；铜蓝蛋白248.5mg/L；HBV DNA 阴性；血清免疫球蛋白 IgG 14.3g/L，IgM 1.16g/L。ANA、AMA 等多种自身免疫抗体阴性。FibroScan 测量 LSM：7.8kPa。

主任医师常问住院医师、进修医师和主治医师的问题

● **患者目前的诊断是什么？**

答： 患者有可疑丙型肝炎病毒高危暴露史（纹身），无慢性肝病家族史；实验室检查表现为肝脏功能轻微异常，肾功能、甲状腺功能正常；丙型肝炎病毒复制指标处于高水平状态，1b 型；IL-28B 位点为 CC型；影像学无肝硬化表现，肝组织活检为慢性轻度肝炎伴有轻微脂肪化。基于上述资料，目前可以诊断为慢性丙型肝炎。此外，排除了自身免疫性肝病、肝豆状核变性等疾患，以高灵敏度 HBV DNA 检测排除了隐匿性乙型肝炎病毒感染。综合分析，目前诊断明确，有抗病毒治疗指证。慢性丙型肝炎治疗的总体目标：清除丙型肝炎病毒，减轻肝细胞炎症坏死及肝纤维化，延缓和阻止疾病进展，减少和防止肝脏失代偿、肝硬化、HCC 及其并发症的发生。可及的治疗目标为停止治疗后 24 周患者循环系统中检测不出 HCV RNA，命名为持续性病毒学应答（SVR）24；目前欧美学者多以治疗后 12 周评估，即 SVR-12 为治疗的替代终点。有资料证实 99% 获得 SVR-24 的患者完全清除丙型肝炎病毒，因此以此为替代病毒学治疗终点。

● **目前主要的抗 HCV 方案是什么？**

答： 在目前药物手段的有效性前提下，原则上只要血清 HCV RNA阳性就应该抗病毒治疗。国内直接抗病毒药物（DAA）仅有一种上市，在国内大陆地区仍要以治疗的必要性为选择，即：多种手段评估有进展期肝纤维化者建议积极开始治疗，如肝脏炎症程度和纤维化程度不严重，建议随访监测，等 DAA 进入到国内后，进行积极管控治疗。基于大陆现状，目前推荐的抗 HCV 普遍适应证为：血清 HCV RNA 阳性，肝穿刺活检提示慢性肝炎伴明显纤维化（桥接纤维化或以上），代偿性肝病，有治疗意愿且能坚持治疗的患者。治疗前需要达到的基本指标为：Hb>13g/dl（男性），Hb>12g/dl（女性）；中性粒细胞>1.5×10^9/L；血 Cr<1.5mg/dl（104μmol/L）；无甲状腺功能亢进、未控制的糖尿病等 IFN 治疗相对禁忌证的患者。标准治疗方案（SOC）：鉴于中国的实际情况（我国主要为 1 型），主要治疗方案为 PEG-IFN α 联合利巴韦林（RBV），即 PR 方案，其用量用法见表 5-3。治疗时根据早期病毒学反应（EVR）调整治疗：以下两种情况均属于 EVR，即治疗 12 周HCV RNA 水平下降大于 2log 但仍可检测出，即部分 EVR（pEVR）；

或 HCV RNA 已达检测不出水平，即完全 EVR（cEVR）。EVR 是目前 SVR 最好的预测因子。临床将根据不同基因型的 12 周治疗反应来安排疗程，见图 5-4。PR 方案在以下患者的应用并不理想：初治失败者、现为药物/酒精滥用者、肝穿刺活检提示肝纤维化程度轻或无、急性丙型肝炎、合并 HIV 感染、慢性肾脏疾病、失代偿期肝硬化、肝脏移植受者。这些患者建议应用 DAA 方案处置。

表 5-3　慢性丙型肝炎患者 PR 方案

基因型	PEG-IFN α	RBV	疗程
1/4 型	PEG-IFN α 180μg/周	1000～1200mg/d	48 周
	PEG-IFN α-2b 1.5μg/(kg·周)	800～1400mg/d*	48 周
非 1/4 型且 HCV RNA<6×10⁵IU/ml	PEG-IFN α-2b 1.5μg/(kg·周)	800mg/d	24 周
	PEG-IFN α-2a 180μg/周	800mg/d	24 周
非 1/4 型且 HCV RNA≥6×10⁵IU/ml	PEG-IFN α 和 RBV 的剂量及疗程同基因 1 型		

注：* 为按体重分配剂量。

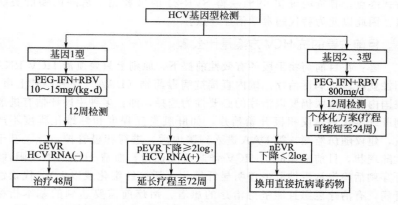

图 5-4　中国大陆慢性丙型肝炎的 PR 治疗中反应引导治疗策略（RGT）

● PR 方案的副作用是什么？ 如何避免？

答： IFN α 的不良反应及其处理如下。

（1）流感样症候群　表现为发热、寒战、头痛、肌肉酸痛和乏力等，可服用解热镇痛药缓解症状。

（2）一过性外周血细胞减少　如中性粒细胞绝对计数≤0.75×10⁹/L

和（或）血小板＜50×10^9/L，应降低 IFN α 剂量，1～2 周后复查，如恢复则逐渐增加至原量；如中性粒细胞绝对计数≤0.5×10^9/L 和（或）血小板＜30×10^9/L，则应停药；对中性粒细胞明显降低者，可用粒细胞集落刺激因子（G-CSF）或粒细胞巨噬细胞集落刺激因子（GM-CSF）辅助治疗。

（3）自身免疫性疾病　可出现自身抗体，较少出现甲状腺疾病（甲状腺功能减退或亢进）、糖尿病、血小板减少、银屑病、白斑、类风湿关节炎和系统性红斑狼疮样综合征等，应请相关科室医师会诊共同诊治，严重者应停药。

（4）精神异常　表现为抑郁、妄想、重度焦虑等精神病症状，对症状严重者，应及时停用 IFN α，必要时协同神经内科或精神科进一步诊治。

（5）其他少见的不良反应　包括肾脏损害（间质性肾炎、肾病综合征和急性肾衰竭等）、心血管并发症（心律失常、缺血性心脏病和心肌病等）、视网膜病变、听力下降和间质性肺炎等，应停止 IFN α 治疗。

RBV 的主要不良反应为溶血和致畸作用。

① 溶血性贫血：须定期做血液学检测，包括血红蛋白、红细胞计数和网织红细胞计数，当 Hb 降至≤80g/L 时应停药。在肾功能不全者可引起严重溶血，应禁用 RBV。

② 致畸性：男女患者在治疗期间及停药后 6 个月内均应采取避孕措施。获得 HCV RNA 阴转的患者治疗中，如因药物副作用需要减量的患者宜按照 80％原则减量，即药量保持 80％以上，疗程维持 80％以上。

● 直接抗病毒药物的应用原则是什么？

答：在充分了解丙型肝炎病毒生活史和基因组结构的前提下，按照药物作用位点的不同将 DAAs 分为：NS3/4 蛋白酶抑制剂、NS5A 抑制剂、NS5B 多聚酶抑制剂 3 类，NS3/4 蛋白酶抑制剂 NS3/4 蛋白酶抑制剂又分为第一代（如 telaprevir）和第二代（如 simeprevir）；NS5B 多聚酶抑制剂又分为非核苷类似物（如 dasabuvir）和核苷类似物（如 sofosbuvir）。根据耐药屏障的高低，目前建议以 NS5B 多聚酶抑制剂为核心，再联合 1 或 2 种其他作用机制的药物，以达到短期强效治疗的目的。已经上市的有索非布韦（sofosbuvir），雷迪帕韦（ledipasvir）、simeprevir、asuneprevir、daclatasvir、ombitasvir、ritonavir-boosted paritaprevir 等，还有部分药物尚处于临床试验阶段。2015 年以来推出无

表 5-4　慢性丙型肝炎患者 DAAs 治疗方案

基因型	PEG-IFNα+RBV+sofosbuvir	PEG-IFNα+RBV+simeprevir+RBV	sofosbuvir	sofosbuvir+ledipasvir	ritonavir-boosted paritaprevir+ombitasvir+daclatasvir	ritonavir-boosted paritaprevir+ombitasvir	sofosbuvir+simeprevir	sofosbuvir+daclatasvir
1a型 1b型	12周	12周（初治或复发）；24周（部分或无应答）	—	8~12周（不加RBV）	12周（加RBV） 12周（不加RBV）	—	12周（不加RBV）	12周（不加RBV）
2型	12周	—	12周	—	—	—	—	12周（不加RBV）
3型	12周	—	24周	—	—	—	—	12周（不加RBV）
4型	12周	12周（初治或复发）；24周（部分或无应答）	—	12周（不加RBV）	—	12周（加RBV）	12周（不加RBV）	12周（不加RBV）
5或6型	12周	—	—	12周（不加RBV）	—	—	—	12周（不加RBV）

IFN（IFN-free）方案覆盖了自慢性丙型肝炎到肝硬化、肝移植等多种严重或终末期丙型肝炎病毒相关性肝病，在谨慎避免药物-药物相互作用（DDI）的前提下，直接抗病毒药物方案有更好的 SVR 率。推荐的治疗方案见表 5-4。组合制剂 Harvoni（ledipasvir 和 sofosbuvir）联合/不联合 RBV 疗程 12 周方案被认为对所有基因型丙型肝炎病毒感染有效，对初治患者 SVR 率接近 100%，是目前Ⅲ期临床试验证明最强有力的抗病毒治疗方案，但仍需要真实世界（real-life）研究证实其有效性。

⊛ ［诊疗过程］

> 　　入院 2 周后，完善 MRI 检查，未发现明显肝硬化证据；向患者充分揭示肝组织活检的临床意义后且经患者同意，在 B 超引导下进行针穿刺肝组织活检，病理诊断：慢性丙型肝炎，病理分期 G3S2F 0～1。复查：血常规 WBC 4.36×10^9/L，N 59.1%，Hb 134g/L，PLT 213×10^9/L；凝血全套，PT 10.1s；肝功能，ALT 32U/L，AST 22U/L，TBIL 10.1μmol/L，ALB 41.8g/L，GLB 21.1g/L，GGT 45U/L，ALP 76U/L，CHE 7834U/L；肾功能正常，Cr 52.7μmol/L，eGFR 104ml/(min·1.73m^2)。经与患者沟通后，患者愿意接受 PR 方案进行抗病毒治疗，治疗后 IFN 副作用可以接受，要求出院予以办理。

主任医师总结

　　该患者为慢性丙型肝炎患者，无症状，排除肝硬化。经患者及其家属知情同意，以 PR 方案进行抗病毒治疗。该患者的诊治及以后随访需要注意以下几点。

　　（1）慢性丙型肝炎的诊断要点

　　① 丙型肝炎病毒感染后病情隐匿，病情缓慢进展，往往毫无症状。临床上要重视慢性丙型肝炎患者的筛查，对于那些具有静脉吸毒、多次应用血液制品、1993 年之前有输血、大面积文身、多次肾透析等高危因素的患者，需要积极排查有无丙型肝炎病毒感染。国内流行病学资料不足，也不可靠，需要临床医生根据当地的具体情况展开积极筛查。

　　② 慢性丙型肝炎诊断以 HCV RNA 水平为金指标，抗-HCV 为初筛手段，抗体阳性者未必 HCV RNA 阳性，反之亦然。明确检测 HCV

RNA 阳性后，需要判断患者所处的疾病状态。对于慢性丙型肝炎而言，抗病毒治疗是重中之重，清除病毒后肝脏炎症和纤维化逐步好转；对于丙型肝炎病毒相关性肝硬化/肝细胞癌而言，抗病毒治疗只是这些疾病的 3 期预防，还需要结合其他治疗。

（2）慢性丙型肝炎的治疗要考虑几方面

① 既往的治疗经验，患者是否应用过常规 IFN 联合/不联合 RBV 治疗过，或者应用 PR 方案，也有少部分患者经由境外自购 DAAs 治疗，这些因素是治疗失败的重要影响因子。

② 就大陆地区而言，HCV 基因型仍旧是一个影响因素，就 PR 方案而言基因型和 HCV RNA 载量是 SVR 最主要的影响因素。1/4 型和非 1/4 型方案有明显区别：前者的疗程长，RBV 剂量大；后者疗程可以适当缩短，RBV 剂量小。但 DAAs 应用于临床后，目前有抗病毒方案可以不在考虑基因型/亚型，所谓通用型（all-type）方案有 2 种：PR＋sofosbuvir 和 sofosbuvir＋daclatasvir 方案。

③ 肝脏病的严重程度是治疗方案选择的参考因素。由于 PR 方案副作用大，绝对/相对禁忌证多，主要治疗的适应证是代偿期丙型肝炎病毒相关性疾病，即慢性丙型肝炎和代偿期丙型肝炎病毒相关性肝硬化，后者的治疗效果也不理想。慢性丙型肝炎伴有糖尿病、甲状腺功能亢进、肾脏疾病、肝硬化失代偿、肝移植等情况建议以 DAAs 为主要治疗手段，SVR 率远高于以往的 PR 方案。

④ 药物-药物相互作用（DDI），DDI 是 DAAs 应用中的一个新问题，尤其是合并感染 HIV 的部分患者。在治疗前建议彻底了解患者服用的药物，如果条件允许可停用某些可能影响 DAAs 代谢的药物，或换用其他药物。DAAs 的药物相关作用可以到此网站查询：http://hep-druginteractions.org/。简而言之，在治疗的必要性前提下结合目前抗HCV 药物的特点，合理的选择药物治疗，既明了 PR 方案的可及性和有效性，也需要了解未来 DAAs 方案的高覆盖性。

（3）慢性丙型肝炎具有可治愈性，是未来拟清除的传染病之一。在临床工作中，诊断慢性丙型肝炎、评估肝脏状态、发现并处置共病、慎重选择抗病毒治疗方案，是主要的工作要点。PR 方案目前具有 $75\%\sim84\%$ 的 SVR 率，IFN 除具有抗病毒效果外，还有抗纤维化、抗肿瘤增殖的作用，因此未来仍有一定应用价值。DAAs 相对而言疗效更高，SVR 在 94% 以上，部分方案可达 100%，但由于该方案尚缺少大样本现实世界（real life）研究，其可靠性仍旧不能完全肯定。丙型肝炎病毒相关性肝病肝移植后的 DAAs 治疗疗程要根据高灵敏度 HCV RNA 检测结果调整，参考病毒动力学变化使得治疗个体化。此外，DAAs 方案对于既往治疗过的患者的 SVR 有所下降，这部分经治患者如何选择治疗方案，或如何调整疗程，尚需要进一步研究。

（4）最后，必须指出的是，慢性丙型肝炎或丙型肝炎病毒相关性肝硬化，抗病毒治疗并不是全部，仍需要根据患者的具体情况合理安排抗炎、抗纤维化药物，肝硬化患者要遵守肝细胞癌筛查指南，每 3 个月安排 B 超和 AFP 检查以期提高小肝癌的发现率。

（董　菁）

查房笔记

呕血 2h——肝硬化合并食管-胃底静脉曲张破裂

⊛ ［实习医师汇报病例］

患者男性，40岁，已婚，因"呕血2h"入院。入院前2h无明显诱因出现呕血，共3次，呕暗红色血液量约600ml，含有少量食物，伴头晕、乏力、心慌、汗出等症状，大便未解，遂急诊120入院。急诊科予抑酸、补液、输血等处理后，经我科医师会诊，以"上消化道出血"收住入院。既往有慢性乙型病毒性肝炎病史二十余年，未系统治疗。

体格检查　T 36.9℃，P 98次/分，R 22次/分，BP 110/63mmHg。神志清楚，精神差，皮肤巩膜未见黄染，睑结膜色淡，颈部及腋下未触及肿大浅表淋巴结，心肺未见异常。腹部平软，全腹无压痛，未触及包块；肝脾肋下未及，墨菲征阴性；肝区及双肾区无叩击痛，移动性浊音阴性；肠鸣音正常。双下肢无水肿。

辅助检查　心电图示窦性心律。胸部X线片：肺纹理增粗。腹部CT：肝硬化，脾大，腹水；门静脉高压；食管-胃静脉曲张；胆囊结石。血常规：WBC 3.92×10^9/L，N 3.0×10^9/L，Hb 71g/L，RBC 2.31×10^{12}/L，PLT 27×10^9/L。尿常规正常，粪常规尚未送检。肝功能：TBIL 56μmol/L，DBIL 42μmol/L，IBIL 14μmol/L，TP 43.2g/L，ALB 25g/L，ALT 46U/L，AST 76U/L。电解质：NA 133.7mmol/L；肾功能：BUN 11.2mmol/L，SCr 88μmol/L。血CEA、CA19-9、AFP均正常。凝血系列：PT 19.7s，PTA％ 49％，INR 1.6，APTT 44s。HBV病毒标识物：HBsAg（＋），抗-HBe（＋），抗-HBc（＋），HBV DNA定量<1000IU/ml。急诊内镜诊断：食管静脉曲张 Lesmi D1 Rf2，门脉高压性胃病。

初步诊断　食管-胃底静脉曲张破裂出血，肝硬化失代偿期（Child-Pugh C）。

治疗　予暂禁饮食，绝对卧床休息，埃索美拉唑静脉泵入持续抑酸、奥曲肽静脉泵入、头孢曲松预防感染、保肝、营养支持等治疗。

主任医师常问实习医师的问题

● **该患者的诊断依据是什么？**

答：有呕血症状，伴循环血容量不足表现如头晕、乏力、心慌、汗出等，既往有慢性乙型病毒性肝炎病史，CT 示：肝硬化，脾大，腹水；门静脉高压；食管-胃静脉曲张。胃镜检查提示：食管静脉曲张 Lesmi D1 Rf2，门脉高压性胃病。综合症状、实验室检查和影像学检查结果，目前诊断：肝硬化失代偿期合并食管-胃底静脉曲张破裂出血。

● **肝硬化合并食管-胃底静脉曲张急性活动性出血的治疗方法有哪些？**

答：肝硬化合并食管-胃底静脉曲张急性活动性出血的治疗方法主要是复苏和药物治疗。

（1）补充血容量　保持有效（至少两条）的静脉通路，以便快速补液输血，根据出血程度确定扩血容量和液体性质，输血以维持血流动力学稳定并使血红蛋白水平维持在 60g/L 以上，不建议短时内将血红蛋白升高过高，容易导致门脉压力增高从而进一步出血。

（2）内科药物治疗　药物治疗是急诊首选治疗手段。

① 使用降低门静脉压力的药物：首选血管加压素及其类似物（特利加压素），也可联合十四肽生长抑素及其类似物（奥曲肽）/生长抑素等。

② 抗生素的应用：短期静脉应用第三代头孢菌素类抗生素已被证明是有益的，特别是针对晚期肝硬化、糖尿病及肝癌患者，可减少感染进而减少继发性肝性脑病的发生率。

③ 质子泵抑制药（PPI）的应用：一般情况下选择质子泵抑制药静脉滴注，对于难控制的静脉曲张出血患者可应用泵入技术持续静脉滴注质子泵抑制药。

④ 目前没有足够的临床证据表明，局部使用凝血酶、冰盐水（8mg 去甲肾上腺素/100ml 盐水）及静脉应用血凝酶、凝血酶原复合物、维生素 K_1 等在肝硬化合并食管-胃底静脉曲张破裂出血的治疗中有确切疗效，应避免滥用这类止血药。内科治疗的原则是尽快将门静脉压力降低到 12mmHg 以下。

● **血容量补足的指征有哪些？　补液注意事项有哪些？**

答：（1）血容量补足的指征

① 收缩压稳定在 90～120mmHg。

② 脉搏＜100 次/min。

③ 尿量＞17ml/h。

④ 神志清楚或好转，无明显脱水征。

（2）补液时需要注意的事项　对肝硬化患者恢复血容量要适当，过度输血或输液可能导致继续或重新出血；也需避免仅用盐溶液补足液体，从而加重或加速腹水或其他血管外部位液体的蓄积。必要时应及时补充血浆和血小板等。

● 如何判断出血是否控制？ 如何判断再出血？

答：（1）有以下表现之一需考虑出血未控制

① 在药物治疗或内镜治疗后≥2h，出现呕吐新鲜血液或鼻胃管吸出超过 100ml 新鲜血液。

② 发生失血性休克。

③ 未输血情况下，在任意 24h 期间，血红蛋白下降 30g/L（血细胞比容降低约 9%）。

（2）提示再出血的征象　出血控制后再次有临床意义的活动性出血事件（呕血、黑粪或便血；收缩压降低＞20mmHg 或心率增加＞20 次/分；在没有输血的情况下血红蛋白下降＞30g/L）。早期再出血：出血控制后 72h 至 6 周内出现活动性出血。迟发性再出血：出血控制 6 周后出现活动性出血。上述情况要求详细观察，每天监测血常规，观察血红蛋白、血细胞比容等指标的变化，根据指标调整治疗方案。

● 药物治疗无效时，需考虑哪些内镜下治疗？ 内镜治疗的禁忌证有哪些？

答：药物治疗无效时须考虑内镜下治疗，包括内镜下曲张静脉套术（EVL）、内镜下曲张静脉硬化治疗术（EIS）及钳夹法或组织黏合剂注射治疗胃静脉曲张。

内镜治疗的禁忌证：①有上消化道内镜检查禁忌，如严重的心律失常等；②未纠正的失血性休克；③未控制的肝性脑病，患者不配合；④伴有严重肝肾功能障碍、大量腹水患者。

❀ ［住院医师汇报病历］

患者为中年男性，呕血 2h，有乙型肝炎病毒感染病史，辅助检查等结果支持肝硬化。胃镜检查：食管距门齿 20cm 以下可见 3～4 条灰蓝色纵行隆起，局部见蔓状血管网，最大直径约 1.0cm，重度串珠状，红色征（＋＋），病变延续至贲门；胃底未见明确静脉曲张。目前消化道出血原因明确：食管静脉曲张破裂出血，此患者无明显胃底静脉曲张。入院后经药物治疗，现患者无活动性出血。

 主任医师常问住院医师、进修医师和主治医师的问题

● 食管-胃静脉曲张破裂出血的一级预防指什么？

答：食管-胃静脉曲张破裂出血（esophagogastric variceal beeding，EVB）一级预防的目的是防止曲张静脉形成和进展、预防中-重度曲张静脉破裂出血，防止并发症的发生，提高生存率。主要包括药物预防和内镜预防。

（1）药物预防　不同程度静脉曲张的预防措施如下：无食管静脉曲张使用非选择性β受体阻滞药无益处。轻度食管静脉曲张：一般不选用，仅在出血风险较大的轻度食管静脉曲张患者中推荐使用非选择性β受体阻滞药。中、重度食管静脉曲张：研究显示使用非选择性β受体阻滞药使首次出血风险明显降低，与内镜下曲张静脉套术（endoscopic variceal ligation，EVL）相比，预防效果相当。卡维地洛为同时具有阻断 α_1 受体作用的非选择性β受体阻滞药，可降低肝血管张力和阻力有望成为新的预防药物，但其有效性和长期应用安全性尚有待进一步研究证实。辛伐他汀可增加肝脏中一氧化氮的含量，从而降低肝硬化患者肝静脉压力梯度且不影响全身血流动力学稳定，但其长期应用的有效性和安全性尚需更大样本的研究。目前不推荐 ACEI/ARB 类药物用于门静脉高压治疗。不推荐在非选择性β受体基础上加用螺内酯。

（2）内镜预防　内镜下曲张静脉套术用于预防食管静脉曲张首次出血具有较好的疗效（不推荐内镜下硬化剂治疗）。

（3）内镜联合药物　在降低首次食管静脉曲张出血率上并无优势，同时不良事件发生率显著增加，故目前不推荐。

（4）门体分、断流手术　均通过降低门静脉压力减少首次出血风险，但其肝性脑病发生率明显升高，病死率反而增加。目前不推荐。

● β 受体阻滞药怎么用？应答标准有哪些？

答：普萘洛尔起始剂量为 10mg，2 次/天，可渐增至最大耐受剂量；卡维地洛起始剂量为 6.25mg，1 次/天，如耐受可于 1 周后增至

12.5mg，1次/天；纳多洛尔起始剂量20mg，1次/天，渐增至最大耐受剂量，应长期使用。

应答达标的标准：肝静脉压力梯度≤12mmHg或较基线水平下降≥10%。应用普萘洛尔或纳多洛尔的患者，若不能检测肝静脉压力梯度应答，则应使静息心率下降到基础心率的75%或静息心率达50~60次/分。

● 如何预防再次出血、降低病死率？即如何做二级预防？

答：二级预防措施包括药物治疗、内镜治疗、外科或放射介入治疗。

（1）药物治疗　非选择性β受体阻滞药，常用药物为普萘洛尔，用法同一级预防。部分肝硬化门静脉高压患者因各种原因对药物无反应或不宜使用，故需选择联合用药，如（普萘洛尔）与硝酸酯类合用、或与螺内酯合用，但这些扩血管药物可能对肝硬化患者急性肾损伤存在不利影响。

（2）内镜治疗　二级预防采用内镜治疗的目的是根除或基本使静脉曲张消失，减少再出血率及相关病死率。内镜治疗包括套扎术（EVL）、内镜下食管曲张静脉硬化治疗术（EIS）及钳夹法或组织黏合剂注射治疗胃静脉曲张。

（3）非选择性β受体阻滞药联合内镜治疗　这是二级预防食管静脉曲张出血首选的标准方案。

（4）外科手术的适应证　反复静脉曲张再出血、内镜或药物治疗无效；Child-Pugh A级或B级；特别是年龄＜60岁者。

（5）经颈静脉肝内门体分流术（TIPS）　作为药物、内镜治疗失败的选择方案。Child-Pugh A、B级的患者，在内镜、药物治疗失败后优先考虑TIPS，在没有进行TIPS治疗条件时再考虑外科分流术。

● 如急性出血经药物治疗无效，又无急诊内镜下治疗条件时当如何处理？

答：如急性出血经药物治疗无效，又无急诊内镜下治疗条件时需考虑以下几点。

（1）三腔二囊管压迫止血　使用三腔二囊管压迫可使80%~90%出血的病例得到控制，但再出血率高达50%以上，并且患者痛苦大，并发症多，如吸入性肺炎、气管阻塞等。一般在药物或内镜治疗失败24h内实施三腔二囊管压迫止血，作为挽救生命的措施，无绝对禁忌证。

（2）经颈静脉肝内门体分流术（TIPS）　TIPS 除了作为药物和（或）内镜治疗失败患者的抢救治疗外，对于存在高风险治疗失败的患者，如 Child-Pugh C 级或 B 级合并活动性出血的患者，在药物和内镜治疗控制出血后即应尽早行 TIPS 治疗，提出了实施早期 TIPS 的概念（72h 内，最好 24h 内）。

（3）外科手术　药物或内镜治疗不能控制的出血或出血一度停止后 5d 内再次出血，Child-Pugh A、B 级者行急诊手术有可能挽救生命。

● 经颈静脉肝内门体分流术的临床应用情况如何？ 其适应证和禁忌证有哪些？

答：经颈静脉肝内门体分流术是经颈静脉穿刺在肝静脉和肝内门静脉分支之间，创建一个减压通道以降低门静脉高压的方法，达到与外科分流相同的效果。优点是微创手术，但也可发生分流道再狭窄或闭塞和肝功能受损及肝性脑病。近年来聚四氟乙烯内膜支架应用于临床，明显降低了经颈静脉肝内门体分流术术后再狭窄及血栓形成的严重并发症，临床应用有增加的趋势。

一旦药物或内镜治疗失败，经颈静脉肝内门体分流术应在早期（72h 内）实施。适应证：存在高风险治疗失败的患者，如 Child-Pugh C 或 B 级合并活动性出血的患者；食管静脉曲张大出血常规药物及内镜下治疗效果不佳；终末期肝病等待肝移植术期间静脉曲张出血等。禁忌证：救治急性食管-胃静脉曲张破裂大出血时经颈静脉肝内门体分流术无绝对禁忌证。但在下列情况下应持谨慎态度，在征得患方充分理解和知情的基础上方可实施。TIPS 的禁忌证：①重要脏器（心、肺、肾等）功能严重障碍者；②难以纠正的凝血功能异常；③未能控制的全身炎症反应综合征，尤其存在胆系感染者；④肺动脉高压存在右心功能衰竭者；⑤反复发作的肝性脑病；⑥多囊肝或多发性肝囊肿（容易导致囊腔内出血）；⑦肝癌合并重度静脉曲张；⑧门静脉海绵样变性。

● 此患者内镜报告示食管静脉曲张 Lesmi D1 Rf2，如何解读？

答：LDRf 是具体描述静脉曲张在消化管道内所在位置（location，L）、直径（diameter，D）与危险因素（risk factor，Rf）的分型记录方法，统一表示方法为：LXxD0.3-5Rf0，1，2。

LXx：第一个 X 为脏器英文名称的首字母，即食管 e（esophageal）、胃 g（gastric）、十二指肠 d（duodenum）等；第二个 x 是曲张静脉位于该器官的哪一段，以食管为例，上段 s（superior）、中段 m（middle）、下段 i（inferior），分别记做 Les，Lem，Lei。

D 0.3-5：表示所观察到曲张静脉最大直径，按"D＋直径数字"方法表示，数字节点以内镜下治疗方式选择为依据：D0.3、D1.5、D3.0等。Rf 0，1，2：危险因素表示观察到的曲张静脉出血的风险指数。静脉曲张破裂出血的相关危险因素有：红色征（RC），RC 阳性包括鞭痕征、血疱征、糜烂、血栓、活动性出血、HVPG 等 5 个因素）。Rf0，无以上任何一个危险因素，无近期出血指征；Rf1，RC 阳性或 HVPG＞12mmHg，有近期出血的征象，需要择期进行内镜下治疗；Rf2，可见糜烂、血栓、活动性出血，需要及时进行内镜下治疗。因此，此患者的内镜报告 Lesmi D1 Rf2，解读为：食管上中下段全程食管静脉曲张，曲张静脉直径为：曲张静脉最大直径＞0.3～1.0cm，可见糜烂、血栓、活动性出血。因此本患者需要及时进行内镜下治疗。

主任医师总结

肝硬化门静脉高压并发食管-胃静脉曲张破裂出血（EVB）是临床常见的危急症之一，其 6 周内病死率达 15%～20%，肝功能 Child-Pugh C 级合并 EVB 患者近期病死率高达 30%～40%，因此急性出血的治疗至关重要。早期重点要给予恢复血容量，但要注意，补液不可过度。同时给予降低门脉压力、抑酸、抗生素等药物治疗。急性出血应首选药物和内镜套扎治疗，二者联合治疗则更为有效，并发症则更少。内镜治疗包括内镜下食管曲张静脉套扎（EVL）、食管曲张静脉硬化剂注射（EIS）和组织粘合剂等。而内镜下治疗无效或再出血时可考虑三腔二气囊管压迫止血，并积极准备内镜下补救、经颈静脉肝内门体分流术或外科手术等措施。

对于初次确诊肝硬化的患者均应常规行胃镜检查以筛查其是否存在 GOV 及其严重程度。建议无静脉曲张的代偿期肝硬化患者每 2 年检查 1 次胃镜，有轻度静脉曲张每年检查 1 次胃镜。失代偿期肝硬化患者 0.5～1 年检查 1 次胃镜。以及时评估及预防出血。

食管-胃静脉曲张破裂出血的一级预防、二级预防，可降低出血风险、病死率。目前指南推荐未接受一级预防的患者，二级预防可选择非选择性 β 受体阻滞药或内镜单独治疗或二者联合治疗。对于已接受非选择性 β 受体阻滞药一级预防应答差或不能耐受者，可改为内镜治疗。如果内镜或外科手术治疗不可及，可以联合应用单硝酸异山梨酯。Child-

Pugh C 级者优先进入肝移植等待名单，根据医院条件和医生经验，选择合适的二级预防方法作为肝移植的过渡。而肝硬化合并顽固性腹水者，无论一级或二级预防均禁用非选择性 β 受体阻滞药。

此外，要重视原发病的治疗及肝癌的筛查，原发病病因包括病毒性、酒精性、胆汁淤积性、自身免疫性、遗传代谢性、药物性肝病及寄生虫病等，应重视对原发疾病的治疗。乙型肝炎病毒感染和丙型肝炎病毒感染是我国肝硬化的主要病因，持久抑制 HBV DNA 或清除 HCV RNA，可防止代偿期肝炎肝硬化进展为失代偿期，降低失代偿期肝硬化并发症的发生率，并可出现肝纤维化和肝硬化逆转。肝硬化是发生肝癌的极高危人群，无论是否进行病因治疗或病因清除，都需要进行肝癌的筛查。

（刘　晓　朱月永）

查房笔记

双下肢无力，行动迟缓并渐加重 1 个月——
肝硬化合并肝性脊髓病

❀ [实习医师汇报病例]

患者男性，53 岁，已婚，因"双下肢无力，行动迟缓并渐加重 1 个月"入院。入院前 1 个月无明显诱因出现双下肢无力，行走迟缓并渐加重。1 周前无法行走，伴头晕、视物模糊，烦躁不安，睡眠倒错，无肢体麻木、二便失禁，遂急诊入院。既往：乙型肝炎肝硬化三十余年，10 年前因反复消化道出血，行"经颈静脉肝内门体静脉分流术"，术后应用恩替卡韦抗病毒治疗至今，期间反复出现肝性脑病。

体格检查   T 36.4℃，P 89 次/分，R 21 次/分，BP 122/68mmHg。神志清楚，对答欠切题，计算力、定向力下降，扑翼样震颤阳性，皮肤巩膜轻度黄染，可见肝掌、蜘蛛痣，心肺未见异常。腹平软，无压痛、反跳痛，未触及包块；肝脾肋下未及，肝区及双肾区无叩痛，移动性浊音阴性；肠鸣音正常，双下肢无水肿。双下肢肌力 3 级，肌张力增高，呈铅管状，双侧膝腱反射亢进，巴宾斯基征阳性。

辅助检查   腹部 MRI 示肝硬化，脾大，少量腹水；门静脉高压，食管-胃底静脉曲张。血常规：WBC 6.32×10^9/L，中性粒细胞 4.1×10^9/L，Hb 124g/L，PLT 146×10^9/L。肝功能：ALT 56U/L，AST 88U/L，TBIL 74μmol/L，DBIL 55μmol/L，ALB 28.1g/L。凝血全套：PT 21.2s，INR 1.86，APTT 48s。肾功能、电解质正常。血浆氨：146μmol/L，血 AFP 正常。HBsAg（＋），抗-HBe（＋），抗-HBc（＋），HBV DNA＜500IU/ml。

初步诊断   乙型肝炎肝硬化失代偿期（Child-Pugh C 级），肝性脑病，肝性脊髓病？食管-胃底静脉曲张，经颈静脉肝内门体静脉分流术术后。

治疗   予禁蛋白饮食，乳果糖通便，乳果糖保留灌肠酸化肠道，门冬氨酸鸟氨酸降血氨等治疗。

主任医师常问实习医师的问题

● **该患者的诊断依据是什么？**

答：患者双下肢无力，行动迟缓并渐加重1个月，查体可见肝掌、蜘蛛痣，入院后查双下肢肌力下降，肌张力增高，呈对称性痉挛性瘫痪，既往有乙型肝炎病毒相关性肝硬化、经颈静脉肝内门体静脉分流术及反复发作肝性脑病病史，肝功能提示 TBIL 升高，ALB 降低，PT 延长；MRI 示肝硬化，脾大，腹水；门静脉高压；食管-胃底静脉曲张；血浆氨升高。目前诊断：乙型肝炎肝硬化失代偿期合并肝性脊髓病、肝性脑病。

● **肝性脊髓病需与哪些疾病鉴别？**

答：（1）**肝豆状核变性** 多见于青少年，有阳性家族史。神经系统主要表现为肌强直、肢体震颤、精神障碍、语言障碍等，眼科检查可见角膜色素环（KF 环），血清铜和铜蓝蛋白降低，尿铜增加，头颅 MRI 提示豆状核变性。

（2）**肌萎缩侧索硬化症** 无肝病基础，多在中年以后发病，缓慢进展，表现为四肢上下运动神经元性瘫痪，手肌萎缩比较明显，常伴有肌肉颤动，无感觉障碍。也可累及尾组运动性脑神经，出现吞咽困难，构音障碍，舌肌萎缩等。

（3）**遗传性痉挛性截瘫** 无肝病基础，多在儿童期发病，多有阳性家族史，缓慢进展的双下肢痉挛性截瘫和剪刀式步态，伴有轻度共济失调，随年龄增长病情稳定或有好转。

✿ ［住院医师汇报病历］

患者为53岁男性，双下肢无力，行动迟缓并渐加重1个月，呈对称性痉挛性瘫痪，既往具有乙型肝炎肝硬化、经颈静脉肝内门体静脉分流术病史，术后反复出现肝性脑病，入院后有肝功能失代偿表现，查血浆氨升高，头颅、脊髓 MRI 平扫：未见异常。胃镜：食管-胃底静脉重度曲张，门脉高压性胃病。肌电图：提示上神经元受损。故目前乙型肝炎肝硬化、肝性脑病、肝性脊髓病诊断明确。入院后经药物治疗，现患者肝性脑病纠正，但双下肢无力无明显改善。

主任医师常问住院医师、进修医师和主治医师的问题

● 什么是肝性脊髓病？

答： 肝性脊髓病（hepatic myelopathy）又称门-腔分流性脊髓病，是肝病相关的神经系统并发症，多见于手术或门-腔循环分流后，大多数与肝性脑病并存。本病的特征是肝病晚期、门体分流、肝功能不全、对称性痉挛性截瘫。

● 肝性脊髓病的发病机制是什么？

答： 本病的病因和发病机制尚不明确，多数认为血氨增高是肝性脊髓病的重要因素。长期高氨血症可影响中枢神经系统对氧的利用，造成神经系统损害和功能减退。血氨升高多由于：①严重肝细胞损伤；②门脉高压，侧支循环建立，尤其是门腔或脾静脉吻合术或自然门体侧支循环形成后，来自肠道的许多有毒物质及其代谢产物不能经过肝脏转化、清除而直接进入体循环。部分观点认为可能与氨基酸代谢不平衡有关：支链氨基（BCAA）与芳香族氨基酸（AAA）比例失常、比值下降，引起脊髓病变；B族维生素缺乏：影响神经能量供应，并使神经髓鞘蛋白产生障碍。

● 本病脊髓的病理特征是什么？

答： 本病中枢神经系统病理改变以脊髓侧索中的锥体束脱髓鞘最为显著，伴有中度轴索变性的胶质细胞增生。病理变化自颈髓向下贯穿脊髓全长，但在胸、腰段脊髓的变性最为显著，颈段脊髓以上的锥体束很少受累。侧索中的脊髓小脑前束、后束和后束中的薄束可有轻度变性。神经细胞明显减少，代之以神经胶质细胞填充。脑部可见阿茨海默Ⅱ型星形细胞广泛存在于大脑皮质深部、豆状核、丘脑、黑质、红核、小脑皮质。在皮质内还可见弥散性层性坏死、神经细胞及髓鞘变性。

● 肝性脊髓病入院后需做哪些检查？

答： （1）肝脏方面　可有 TBIL、ALT、AST 升高，ALB、CHE 降低，PT 延长等肝功能受损表现。

（2）血清铜、铜蓝蛋白、维生素 B_{12}、叶酸检查正常。

（3）眼科检查　在裂隙灯下或肉眼未见角膜 K-F 色素环。

（4）神经系统检查

① 腰穿：脑脊液大多正常，部分患者 CSF 蛋白质轻度或中度增高。

② 肌电图检查显示上运动神经元受损表现。

③ 脑电图可见轻中度弥散性异常。

④ 脊髓 MRI 有助于排除其他脊髓病变。

肝硬化合并肝性脊髓病的治疗方法有哪些？

答：（1）减少肠内毒物的生成和吸收

① 饮食和营养：限制蛋白质的摄入量。

② 灌肠或导泻：清除肠内积食、积血或其他含氮物质，以乳果糖口服或灌肠为首选。乳果糖口服后在结肠中被细菌分解为乳酸和醋酸，使肠腔呈酸性，从而减少氨的形成和吸收，同时促进益生菌的生长。

③ 抑制细菌生长：口服新霉素 $2\sim4g/d$。

（2）促进有毒物质的代谢清除，纠正氨基酸代谢紊乱

① 降氨治疗：乳果糖、利福昔明、门冬氨酸-鸟氨酸。

② 支链氨基酸：口服或静脉注射支链氨基酸，纠正氨基酸代谢的不平衡，抑制大脑中假神经递质的形成。

③ 人工肝：可行血液灌流或血液透析清除血氨和其他毒性物质。

（3）肝移植 肝移植是治疗各种终末期肝病的有效方法。

主任医师总结

（1）肝性脊髓病是终末期肝病的一种神经系统并发症，发病率低，目前病因和发病机制尚不清楚，多数认为与严重的肝硬化、门体血液分流、长期的高血氨有关。同时可能与蛋白质代谢障碍、营养不良、B族维生素缺乏及体内毒性代谢物的积存等多种因素有关。本病以缓慢进行性痉挛性截瘫为特征，脊髓侧索和后索脱髓鞘病理改变为主。

（2）初次诊断肝性脊髓病需注意与肝豆状核变性引起的神经、精神症状相鉴别，需完善血清铜、铜蓝蛋白、24h尿铜、眼科会诊（是否存在 K-F 环）等，必要时肝穿刺活检进一步协助诊断。

（3）目前肝性脊髓病无特效疗法，以综合治疗为主，其中降低血氨尤为重要，包括减少血氨的产生、促进游离血氨的转化清除。

肝移植是治疗各种终末期肝病的有效方法，能从根本上去除肝性脊髓病的病因，有利于防治，但对于已经出现下肢痉挛性截瘫的患者，大多数学者认为无法改善其神经受损的状况。肝性脊髓病的死亡原因主要是肝衰竭及其他严重并发症，如肝性脑病、上消化道大量出血、感染、原发性肝癌、肝肾综合征等。

（4）本病预后不良，脊髓损伤往往为不可逆性，痉挛性截瘫呈进行性加重，因此，早期发现和处置肝硬化，合理处理分流在临床中尤为重要。

（王明芳　董　菁）

查房笔记

孕 26 周，查 ALT 升高——妊娠合并慢性乙型肝炎

⚙ [实习医师汇报]

患者女性，28 岁，孕 26 周，5 天前于当地医院查"肝功能示 ALT、AST 升高；HBsAg 阳性"，无发热、畏冷，无乏力、纳差、厌油，无恶心、呕吐，无腹痛、腹胀、腹泻，无眼黄、尿黄，无皮肤瘙痒、排陶土样便。既往史及家族史：8 年前发现"HBsAg、HBeAg 阳性"，未诊治。母亲及弟弟均为慢性乙型肝炎患者。

体格检查 T 36.6℃，P 75 次/分，R 20 次/分，BP 125/76mmHg。神志清楚，全身皮肤、巩膜未见黄染，未见肝掌、蜘蛛痣，双肺呼吸音清，未闻及干湿啰音，心律齐，未闻及病理性杂音，腹膨隆，宫高脐上 2 横指，可扪及胎体，无压痛、反跳痛，肝脾未触及，墨菲征阴性，肝区未及叩击痛，移动性浊音（一），肠鸣音 3 次/分，双下肢无水肿，四肢肌力、肌张力正常，病理征阴性。

辅助检查 血常规示 WBC $9.41×10^9$/L，N 70.3%，RBC $5.1×10^{12}$/L，Hb 105g/L，PLT $132.0×10^9$/L。尿常规：正常。凝血酶原时间 11.2s，国际标准化比值（INR）1.01。肝功能：ALT 536U/L，AST 409U/L，TBIL 13.30μmol/L，DBIL 5.50μmol/L，ALB 34.3g/L，GGT 57U/L，ALP 112U/L。HBV 病毒标志物：HBsAg 8806.30 IU/ml，抗-HBs 0.00mIU/ml，HBeAg 507s/co，Anti-HBe 3.44s/co，抗-HBc 15.18s/co；HBV DNA 3.50E+06 IU/ml。上腹部彩超示肝实质回声稍增粗。

入院诊断 ①慢性乙型肝炎；②G_1P_0 26 周宫内妊娠。

入院后处置措施 适当休息，间断吸氧；计数胎动；丁二磺酸腺苷蛋氨酸、复方甘草酸苷保肝；替比夫定抗病毒。

❓ **主任医师常问实习医师的问题**

● **该患者的病史有何特点？ 目前考虑什么诊断？**

答：年轻女性患者，存在乙型肝炎病毒感染家族史，本身慢性乙型

肝炎病毒感染史明确。此次于妊娠中期检查肝功能提示以转氨酶
（ALT、AST）明显升高，虽无纳差、恶心、呕吐、黄疸等临床表现，
查体未见肝掌、蜘蛛痣等慢性肝病体征，但结合其有长期乙型肝炎病毒
感染病史，考虑慢性乙型肝炎可能性大。此次化验检查提示 HBsAg、
HBeAg 阳性，HBV DNA 复制活跃，上腹部彩超提示肝实质回声稍增
粗，故初步考虑诊断为妊娠（中期）合并慢性乙型肝炎（CHB）。

需与哪些疾病进行鉴别诊断？

答：（1）**妊娠合并甲、丙、戊型病毒性肝炎**　甲、戊型肝炎常呈急
性发作，多有不洁饮食、生食海鲜等诱因，多有消化道症状，可有一过
性发热、黄疸等表现，化验结果可见转氨酶明显升高，该患者虽无不洁
饮食史及相关临床表现，但肝功能明显异常，需注意，查甲、戊型肝炎
病毒抗体进一步明确；另丙型肝炎多呈慢性感染，多有输血、吸毒、文
身病史，其临床症状与生化指标表现与乙型肝炎相似，患者否认输血、
吸毒、文身等，考虑可能性小，待完善丙型肝炎病毒抗体检查后进一步
排除。

（2）**妊娠肝内胆汁淤积症**　该病常见于妊娠晚期，也可发生于妊娠
中期，以皮肤瘙痒和胆汁酸高值为特征，ALT、AST 可轻中度升高，
与患者表现不符，故不支持。

（3）**先兆子痫**　该病是在妊娠 20 周出现新发的高血压和蛋白尿，
肝脏受损并非常见表现，其发生时症状往往是非特异性的，可有上腹部
不适或右上腹疼痛，ALT 和 AST 可明显升高，该孕妇血压正常，尿常
规检查未见蛋白尿，故不考虑。

（4）**HELLP 综合征**　该病较少见，发生于妊娠中晚期，以溶血、
肝酶升高和血小板减少为特点，临床症状并无特异征象，常见症状可有
右上腹疼痛、恶心、呕吐、乏力、头痛、水肿、体重骤增等，但某些患
者可能无症状，该患者为妊娠中期伴肝酶明显升高，但无溶血及血小板
减少表现，不支持。

[住院医师补充病历]

　　患者入院后完善相关检查：血常规示 WBC 7.34×10^9/L，N
72.9%，Hb 116g/L，PLT 144×10^9/L。凝血全套：PT 12.8s，INR
1.15，APTT 34.7s，FIB 3.20g/L。生化：ALT 597U/L，AST
462U/L，TBIL 15.3μmol/L，DBIL 4.9μmol/L，ALB 33.4g/L，

GLB 24.5g/L，GGT 76U/L，ALP 123U/L，CHE 5041U/L；GLU 4.70mmol/L，TCHO 3.50mmol/L，TG 1.47mmol/L，肾功能、电解质正常。复查乙肝病毒标志物定量：HBsAg 8650 IU/ml，抗-HBs 0.48mIU/ml，HBeAg 564s/co，抗-HBe2.25 s/co，抗-HBc 22.01s/co；HBV DNA 2.70E＋06IU/ml。抗-HAV、抗-HCV、抗-HEV 阴性。

主任常问住院医师、进修医师或主治医师的问题

● 该患者下一步的诊疗方案是什么？

答：结合入院后相关检查，目前基本排除合并其他常见嗜肝病毒感染的可能，妊娠合并慢性乙型肝炎诊断可明确。

治疗上予适当卧床休息，避免劳累，饮食宜清淡易消化，适当补充维生素，并选用对孕妇相对安全的药物丁二磺酸腺苷蛋氨酸、复方甘草酸苷保肝以减轻肝脏炎症，患者于妊娠期间出现乙型肝炎发作，肝脏损伤较严重，根据 2015 年版《慢性乙型肝炎防治指南》推荐，与患者充分沟通后并签署知情同意后，已经给予替比夫定抗病毒治疗，住院期间应密切监测肝功能、凝血功能等指标变化。

● 针对慢性 HB 病毒感染患者妊娠期抗病毒治疗，应如何建议？

答：对于妊娠患者这一特殊群体，根据 2015 年中国 CHB 防治指南和 2017 年欧洲肝病学会（EASL）CHB 防治指南抗病毒治疗的相关建议，可分为以下情况。

（1）妊娠期间慢性乙型肝炎发作的患者，若 ALT 轻度升高可密切观察，暂不予抗病毒治疗，肝脏病变较重者，则在与患者充分沟通并权衡利弊后可使用替诺福韦酯或替比夫定抗病毒治疗，疗程同普通慢性乙型肝炎患者。

（2）母体 HBV DNA 高载量是母婴传播的高危因素之一，为更好地阻断 HBV 母婴传播，基于现有证据，对于免疫耐受期患者，若妊娠中后期 HBV DNA 大于 2.0E＋06 IU/ml，在充分沟通知情同意基础上，建议可于妊娠第 24～28 周开始予替诺福韦酯、替比夫定，并于产后1～3 个月停药。

（3）对抗病毒治疗期间意外妊娠者，如应用干扰素 α，因其对胎儿

发育有明确致畸作用，故建议终止妊娠。如口服核苷（酸）类似物，若是应用替诺福韦酯、替比夫定或拉米夫定，可继续治疗；若口服的是恩替卡韦和阿德福韦酯，换用成替诺福韦酯或替比夫定治疗，可继续妊娠。

此外，可建议有生育要求的慢性乙型肝炎患者，若有治疗指征，应尽量在孕前应用干扰素或核苷（酸）类似物抗病毒治疗，以期在孕前 6 个月完成治疗。

指南作为临床工作的重要参考文件，医师需要遵守，但也要仔细分析：部分证据相对不足基础上提出的建议需要和患者反复沟通后进行，不能盲目照搬。针对孕产妇这一特殊人群，应该秉承几条原则：①孕前 3 个月尽可能不应用药物治疗，以免影响胎儿发育；②孕中 3 个月如出现肝功能异常，宜严密观察，结合 HBV DNA 水平评估患者病情趋势，除非有明确肝硬化证据，否则抗病毒治疗宜谨慎；③ 孕晚期 3 个月患者，如出现 ALT 升高伴有 HBV DNA 高载量，可以予以积极抗病毒治疗；④对于孕期发生慢性乙型肝炎急性发作（flare）的患者，尤其是出现 BIL 升高者，宜立即予以抗病毒治疗，以免病情恶化；⑤对于乙型肝炎病毒相关性肝硬化孕妇，如出现 HBV DNA 阳性，即建议抗病毒治疗。

总之，要在医学原则的指导下，按照药物的安全性和有效性合理安排治疗，以期最大限度帮助患者。所有抗病毒治疗前均要与患者及其家属详细沟通，并获得其充分的知情同意。

● 对于新生儿，应如何进行乙型肝炎病毒感染的预防？

答：接种乙型肝炎病毒疫苗是预防乙型肝炎病毒感染最有效的措施。新生儿全程接种后，抗-HBs 阳转率可达 95%～100%。新生儿乙型肝炎病毒免疫预防方案，详见表 5-5。采取正规预防措施后，对 HBsAg 阳性而 HBeAg 阴性孕妇的新生儿保护率达 98%～100%；对 HBsAg 和 HBeAg 均阳性孕妇的新生儿保护率为 85%～95%，如果不使用乙肝免疫球蛋白（HBIG），仅使用疫苗预防，总体保护率仅有 55%～85%。对于 HBsAg 阳性孕妇的新生儿，完成疫苗接种后应进行 HBV 血清学标志物的随访评估是否预防成功。适当的随访时间应为接种最后 1 针的 1～6 个月。检测结果有：①HBsAg 阴性，抗-HBs 阳性，且＞100mIU/ml，提示预防成功，应答反应良好，无需特别处理；②HBsAg阴性，抗-HBs 阳性，但＜100mIU/ml，提示预防成功，但对疫苗应答反应较弱，可在 2～3 岁加强接种 1 针，以延长保护年限；③HBsAg 和抗-HBs 均阴性（或＜10mIU/ml），说明没有感染乙型肝炎病毒，但对疫苗无应答，需再次全程接种（3 针方案），然后再复查；④HBsAg 阳性，抗-HBs 阴性，提示免疫预防失败；6 个月后复查 HBsAg 仍阳性，可明确预防失败，已为慢性 HBV 感染。

表 5-5　新生儿乙型肝炎病毒免疫预防方案

类别	疫苗种类	剂量 /μg	容积 /ml	接种方案	随访
足月儿					
孕妇 HBsAg（一）	酵母	5 或 10	0.5	3 针方案：0、1、6 个月各注射 1 次	无 需 随访
	CHO	10	1		
孕妇 HBsAg（＋）	酵母	10	1	出生 12h 内注射 HBIG 100～200IU；3 针方案：0、1、6 个月各注射 1 次	7～12 月 龄随访
	CHO	20	1		
早产新生儿且出生体重＜2000g					
孕妇 HBsAg（一）	酵母	5	0.5	4 针方案：出生体重≥2000g 时，1～2 月后重新按 0、1、6 个月 3 针方案接种	可不随访或最后 1 针后 1～6 个月
	CHO	10	0.5 或 1		
孕妇 HBsAg（＋）	酵母	10	1	出生 12h 内注射 HBIG100～200U，3～4 周后重复 1 次，4 针方案：出生 24h 内，1～2 个月后或体重达到 2000g 后重新按 0、1、6 个月 3 针方案接种	最后 1 针后 1～6 个月
	CHO	20	1		

注：HBIG—乙肝免疫球蛋白；CHO—中国仓鼠卵母细胞。

● **通过剖宫产是否可减少母婴传播？**

答：既往有学者认为，自然分娩时因子宫收缩挤压胎盘，促使母体内病毒进入胎儿，引起宫内感染，故理论上剖宫产能减少乙型肝炎病毒的母婴传播。但近期的研究证明，慢性乙型肝炎病毒感染孕妇的新生儿经正规预防后，剖宫产与自然分娩的新生儿乙型肝炎病毒感染率并无统计学差异。由此可见，剖宫产并不能降低乙型肝炎病毒的母婴传播。所以不能以阻断乙型肝炎病毒母婴传播为目的而选择剖宫产分娩。

● 乙型肝炎病毒感染孕妇的新生儿是否可母乳喂养？

答：虽然乙型肝炎病毒感染孕妇的乳汁中可检测到 HBsAg 和 HBV DNA，且有学者推测乳头皲裂、婴幼儿过度吸吮甚至咬伤乳头等可能将病毒传给婴幼儿，但缺乏循证医学证据。现有研究表明，即使无免疫预防，母乳喂养和人工喂养的新生儿的感染率几乎相同。且有进一步的证据表明，即使 HBeAg 阳性的孕妇，母乳喂养并不增加新生儿乙型肝炎病毒感染风险。因此，在接受正规预防后，乙型肝炎病毒感染孕妇的新生儿可以母乳喂养，无需检测乳汁中有无 HBV DNA。但对于接受核苷（酸）类似物治疗者，因核苷（酸）类似物可经乳汁分泌，考虑到核苷（酸）类似物对于新生儿生长发育的潜在风险尚不明确，故有些指南建议口服核苷（酸）类似物期间不鼓励母乳喂养。EASL 认可服用替诺福韦酯的母亲可以母乳喂养。

❀ ［诊疗过程］

> 患者予丁二磺酸腺苷蛋氨酸、复方甘草酸苷保肝，替比夫定抗病毒治疗 2 周后复查肝功能：ALT 74U/L、AST 60U/L、ALB 36.0g/L、GGT 51U/L、ALP 91U/L；HBV DNA 3.2E＋04IU/ml。目前肝功能明显好转，病情平稳，嘱其规律口服替比夫定抗病毒治疗，予以安排出院，嘱其严密随访。

主任医师总结

我国乙型肝炎病毒的母婴传播是导致慢性乙型肝炎病毒感染的最主要途径，新生儿和婴幼儿感染乙型肝炎病毒后，超过 90％将进展为慢性乙型肝炎病毒感染者。2015 年亚太肝病学会（APASL）HBV 防治指南提出："将通过接种疫苗、治疗患者及防治传播达到根除 HBV 感染"的最终目标。因此，如何阻断和降低乙型肝炎病毒母婴传播是亟待临床医师解决的一大难题，也是全球关注的热点问题。

慢性乙型肝炎病毒感染孕妇抗病毒治疗的策略和目的，需根据患者的具体情况而定。对于妊娠期间乙型肝炎病毒发作的孕妇，若肝脏病变较重可能出现肝衰竭危及孕妇生命，应立即进行抗病毒治疗，而非观察等待。我国目前约有 8％的育龄妇女为 HBsAg 阳性，此类患者及时的抗病毒治疗还可降低新生儿乙型肝炎病毒感染的风险。对于处于免疫耐受期的孕妇，此类人群绝大多数为高病毒载量，尽管对新生儿进行了联合免疫阻断，但仍有 10%～30% 的新生儿感染乙型肝炎病毒，已有大量循证医学证据证实，应用核苷（酸）类似物可阻断 HBV 母婴传播且对孕妇和新生儿有良好的安全性。因此，推荐高病毒载量的乙型肝炎病毒携带孕妇在妊娠中晚期进行抗病毒治疗以降低新生儿乙型肝炎病毒感染率，由于担心产后立即停药导致肝炎发作，2015 年版《慢性 HBV 防治指南》建议产后 1～3 个月停药，但应严密随访，部分患者可出现严重慢性乙型肝炎急性发作。但如有哺乳意愿，产妇很难在没有婴儿吸吮的情况下保持良好的泌乳状态，产后 1～3 个月停药后可能无法继续哺乳；另一方面，服用抗病毒治疗药物时间越长，面临的耐药及停药后反弹的问题可能越严重。基于种种原因，停药时机及哺乳等问题尚未完全达成共识。

　　慢性乙型肝炎病毒感染妊娠相关情况的管理需综合考虑乙型肝炎病毒母婴阻断和孕妇健康这两方面因素，基于此，临床医师应结合临床实际情况，严格掌握抗病毒治疗的时机和适应证，根据患者的具体情况制订个体化治疗策略，使更多患者获益。

（朱月永）

查房笔记

孕 36 周，皮肤瘙痒 3 周——妊娠期肝内胆汁淤积症

❈ [实习医师汇报病史]

　　患者女性，23 岁，孕 36 周＋1 天，定期产前检查未见异常，3周前出现皮肤瘙痒，以手掌、脚掌尤甚，夜间明显，无乏力、纳差，无恶心、呕吐，无腹痛、腹胀、腹泻，无尿黄、眼黄、皮肤黄，无排陶土样便，就诊当地医院，查"总胆汁酸（TBA）51.6μmol/L，ALT、AST 正常"，予"熊去氧胆酸"等治疗（具体不详），皮肤瘙痒无明显好转，为求进一步诊治，拟"妊娠期肝内胆汁淤积症"收住入院。既往史、个人史、婚育史及家族史无特殊。

　　入院体格检查　　T 36.6℃，P 96 次/分，R 20 次/分，BP 124/74mmHg。神志清楚，全身皮肤、黏膜完整，巩膜无黄染，未见肝掌、蜘蛛痣，双肺呼吸音清，未闻及干湿啰音；心律齐，各瓣膜区未闻及杂音。腹膨隆，宫高 30cm，腹围 88cm，腹壁静脉无曲张，腹软，无压痛、反跳痛，肝脾触诊不满意，肝区无叩击痛，移动性浊音阴性，肠鸣音 4 次/分，四肢肌力及肌张力正常，双下肢无水肿。

　　辅助检查　　肝功能示 ALT 36U/L，AST 30U/L，TBIL 3.90μmol/L，DBIL 2.30μmol/L，TP 60.0g/L，ALB 36.0g/L，GGT 23U/L，ALP 178U/L，TBA 51.6μmol/L；HBV 病毒标志物：HBsAg 阴性，抗-HBs 阳性；抗-HAV、抗-HCV、抗-HEV 阴性。

　　入院诊断　　①妊娠期肝内胆汁淤积症；②G_1P_0，36 周宫内妊娠。

　　入院后处置措施　　适当卧床休息，左侧卧位，间断吸氧，计数胎动，使用熊去氧胆酸降胆酸等。

❓ 主任医师常问实习医师的问题

● 目前考虑的诊断是什么？ 诊断依据是什么？

　　答：目前考虑诊断为妊娠肝内胆汁淤积症（intrahepatic cholestasis of pregnancy，ICP）。诊断依据：妊娠晚期；出现皮肤瘙痒，以手掌、

脚掌为甚，并无伴随皮疹表现；血清胆汁酸升高等特征。妊娠肝内胆汁淤积症也是一种排他性诊断，需要与以下疾病鉴别诊断：妊娠急性脂肪肝、孕期病毒性肝炎、胆石症、先兆子痫。因此患者入院后应按照标准诊断流程予以评估和鉴别诊断，完善各种病原检查，完成肝脏及胎儿超声检查，在此基础上予以评估判断。

妊娠肝内胆汁淤积症对孕妇和胎儿有何影响？

答：妊娠肝内胆汁淤积症对孕妇和胎儿都有一定影响，但对胎儿的影响更大。

(1) 对孕妇的影响　妊娠肝内胆汁淤积症患者脂溶性维生素 K 吸收减少，致使凝血功能异常，导致产后出血，也可发生糖脂代谢紊乱。

(2) 对胎儿、新生儿的影响　妊娠期肝内胆汁淤积症是一种重要的妊娠期并发症，主要风险为导致围生儿病死率增加。胆汁酸的毒性作用可使围生儿发病率和病死率明显升高。可发生胎膜早破、胎儿窘迫、自发性早产或羊水胎粪污染。此外，还有胎儿生长受限，妊娠晚期难以预测的死胎，新生儿颅内出血、新生儿神经系统后遗症等。

本病的治疗目标是什么？

答：该病的治疗目标有 2 个。一是，缓解孕妇症状，降低血胆汁酸水平，改善肝功能，以降低早产、羊水胎粪污染、胎儿窘迫、死胎等的发生率，延长孕周，改善妊娠结局。治疗原则是早期诊断、密切监护、及时治疗。由于本病可逆，因此对孕妇予以积极对症处置，可以口服熊去氧胆酸（UDCA），静脉/口服 S-腺苷蛋氨酸，虽然治疗方案并未获得更有利的循证医学证据支持，但要考虑到患者的特殊情况，不可能以随机对照研究（RCT）进行临床试验，只能说在目前情况下，保证药物安全性的前提下予以积极治疗。这些药物的应用有助于帮助患者延长孕期，最好达到 37 周再予解除妊娠。二是，监测胎儿发育情况，适时终止妊娠。《中国妊娠期肝内胆汁淤积症诊疗指南（2015 年）》指出，对于妊娠肝内胆汁淤积症孕妇的胎儿缺乏特异性监测指标，建议通过胎动、胎儿电子监护及超声密切监测：①胎动减少、消失或胎动频繁、无间歇的躁动是胎儿宫内缺氧的危险信号，应立即处置；②胎儿电子监护，无应激试验（NST）可作为妊娠肝内胆汁淤积症胎儿的监护方法，推荐孕 32 周起，每周 1 次，重度者每周 2 次。但应认识妊娠肝内胆汁淤积症状态有无任何预兆胎死宫内的可能，并非仅仅靠监测即可排除避免事件的发生；产程初期缩宫素激惹试验（OCT）对围生儿预后不良的发生有良好的预测价值，因此，对妊娠肝内胆汁淤积症孕妇行阴道分娩时建议在产程初期常规行宫缩负荷试验。总之，治疗安排要兼顾母子安全，对孕妇予以积极治疗，对胎儿予以积极监护。

⚙ ［住院医师补充病历］

> 患者经上述治疗后，皮肤瘙痒有所缓解，血 TBA 降至 $20\mu mol/L$ 左右。39 周＋3 天顺利分娩一足月男婴。皮肤瘙痒等症状于产后 2 天消失，肝生化指标于产后 1 个月完全恢复正常。

❓ 主任医师常问住院医师、进修医师和主治医师的问题

● 对该患者的诊断是否有不同意见，如何鉴别诊断？

答：该患者于妊娠晚期出现皮肤瘙痒，血胆汁酸水平升高，于分娩后皮肤瘙痒症状消失，肝生化指标恢复正常，故支持妊娠肝内胆汁淤积症的诊断。妊娠肝内胆汁淤积症患者除皮肤瘙痒，还可有恶心、呕吐、食欲减退、腹痛、腹泻、脂肪痢及轻度黄疸等非特异性表现，肝生化指标可有 ALT、AST 轻至中度升高，可伴 TBIL 水平轻度升高，以 DBIL 为主，GGT 水平也可升高。诊断妊娠肝内胆汁淤积症需排除其他能引起瘙痒、肝生化指标异常的疾病。诊断妊娠肝内胆汁淤积症应排除病毒性肝炎。若患者出现剧烈呕吐、精神症状或高血压，应考虑妊娠急性脂肪肝和先兆子痫。若分娩后患者的相关临床症状未消失，肝生化指标仍未恢复正常，则需考虑其他原因引起的胆汁淤积。有条件的临床中心可检测胆酸和鹅去氧胆酸，这 2 个指标在妊娠肝内胆汁淤积症时可以明显增高，可用于辅助诊断妊娠肝内胆汁淤积症。

● 妊娠肝内胆汁淤积症的发病机制是什么？

答：目前妊娠肝内胆汁淤积症的发病机制非常复杂，是多因素共同作用的结果，至今仍未完全阐明。可能与激素水平、遗传因素及环境因素等其他因素有关。

（1）激素因素　妊娠期胎盘和合成雌激素，体内雌激素水平大幅度增高。雌激素可使 Na^+-K^+-ATP 酶活性下降，能量提供减少，导致胆酸代谢障碍；可使肝细胞膜中胆固醇与磷脂比例上升，流动性降低，从而影响了对胆酸的通透性，使胆酸流出受阻；影响肝细胞蛋白质的合成和血清蛋白的分泌，使胆汁酸分泌不足，导致胆酸代谢障碍、胆汁流出

受阻及胆汁回流增加。此外，孕激素在妊娠肝内胆汁淤积症的发病机制中似乎发挥更重要的作用。

（2）遗传因素 妊娠肝内胆汁淤积症的发病有明显的地域和人群分布的差异，世界各地的发病率明显不同，并且在母亲或姐妹中有妊娠肝内胆汁淤积症的孕妇发病率明显增高。此外，近年研究发现，一些基因的变异与妊娠肝内胆汁淤积症发病存在一定关联，与编码胆汁转运蛋白相关的基因（ABCB4 基因、ATP8B1 基因及 ABCB11 基因）的突变已成为研究热点，为进一步研究妊娠肝内胆汁淤积症的分子致病机制奠定了基础。

（3）其他因素 除激素及遗传因素影响外，环境因素、食物因素可能会增加孕妇发生妊娠肝内胆汁淤积症的危险。妊娠肝内胆汁淤积症各地区发病率不同，不能排除是由于各地不同的地理环境以及生活习惯所致。相关研究指出，冬季妊娠肝内胆汁淤积症发生率明显高于夏季。另外，有学者认为血浆中硒水平与妊娠肝内胆汁淤积症发病率有密切关系。

● 妊娠期应如何筛查妊娠肝内胆汁淤积症？

答： 妊娠肝内胆汁淤积症的发病率存在地区差异，从世界范围看，妊娠肝内胆汁淤积症在南美和斯堪的纳维亚为常见，其中智利的发病率最高；在我国呈现南高北低的趋势，以上海和重庆发病率较高。由于该病在临床上无特征性表现，因此筛查是必要的。

（1）妊娠肝内胆汁淤积症高发区

① 产前检查常规询问有无皮肤瘙痒，若有则测定并动态监测胆汁酸水平变化；

② 有妊娠肝内胆汁淤积症高危因素者，孕 28～30 周时测定 TBA 水平和肝酶水平，结果正常者于 3～4 周后复查；TBA 水平正常，但存在无法解释的肝功能异常也应密切随访，每 1～2 周复查 1 次。

③ 无瘙痒症状者及非妊娠肝内胆汁淤积症高危孕妇，孕 32～34 周常规测定 TBA 和肝酶水平。

（2）非妊娠肝内胆汁淤积症高发区 如出现皮肤瘙痒、黄疸、肝酶和胆红素水平升高，应测定血胆汁酸水平。

● 如何判断妊娠肝内胆汁淤积症的严重程度？

答： 妊娠肝内胆汁淤积症分度有助于临床监护和管理。可分为轻度、重度。

① 轻度：血清胆汁酸水平≥10～40μmol/L，以皮肤瘙痒为主，无明显其他症状；

② 重度：血清胆汁酸水平≥40μmol/L，严重瘙痒，伴有其他情况，如多胎妊娠、妊娠期高血压综合征、复发性妊娠肝内胆汁淤积症、曾因妊娠肝内胆汁淤积症致围生儿死亡；早发型妊娠肝内胆汁淤积症。

● **如何选择终止妊娠时机和分娩方式？**

答：（1）终止妊娠的时机　轻度妊娠肝内胆汁淤积症患者于孕38～39周终止妊娠；重度妊娠肝内胆汁淤积症患者于孕 34～37 周终止妊娠，根据治疗反应、有无胎儿窘迫、双胎或其他合并母体并发症等因素综合考虑。

（2）终止分娩的方式

① 对于轻度妊娠肝内胆汁淤积症、孕周小于 40 周、无其他产科剖宫产指征者，可选择经阴道分娩。

② 存在以下情况者可选择剖宫产：重度妊娠肝内胆汁淤积症；既往有妊娠肝内胆汁淤积症病史并存在与之相关的死胎、死产、新生儿窒息或死亡史；胎盘功能严重下降或高度怀疑胎儿窘迫；合并双胎或多胎、重度子痫前期；存在其他阴道分娩紧急者。

主任医师总结

妊娠肝内胆汁淤积症是妊娠期最常见的肝病之一，发病率为0.3％～5.6％，通常发生在妊娠晚期，也有少数发生在妊娠中期，以皮肤瘙痒和胆汁酸水平升高为特征。妊娠肝内胆汁淤积症危险因素包括有妊娠肝内胆汁淤积症个人史和家族史、既往有口服避孕药诱导的肝内胆汁淤积、有慢性肝胆基础疾病（如丙型肝炎、胆石症、非酒精性脂肪性肝病等）、双胎妊娠、人工授精妊娠等。具有妊娠肝内胆汁淤积症高危因素的人群其发病率明显升高，因此，加强识别妊娠肝内胆汁淤积症高危因素有助于提高该病的诊断。

该病的治疗目的是缓解瘙痒症状，降低血胆汁酸水平，改善肝功能；延长孕周，改善妊娠结局。妊娠肝内胆汁淤积症患者应适当卧床休息，左侧卧位，间断吸氧，计数胎动，进食低脂易消化食物，补充足够的蛋白质、维生素和改善睡眠。至今尚无一种药物能治愈妊娠肝内胆汁淤积症，故临床以合理延长孕周为目的。有一项荟萃分析显示，与其他药物相比，熊去氧胆酸（UDCA）在缓解皮肤瘙痒、血清学指标改善，延长孕周，改善胎儿预后方面具有优势。目前，熊去氧胆酸被推荐作为治疗妊娠肝内胆汁淤积症的一线药物，孕妇和胎儿对熊去氧胆酸的耐受性均良好。建议剂量为 15mg/(kg·d) 分 3～4 次口服，常规剂量疗效不佳又未出现明显副反应时，可加大剂量至 1.5～2.0g/d。S-腺苷蛋氨酸（SAMe）治疗妊娠肝内胆汁淤积症的确切疗效尚无良好的循证医学证据，就其治疗妊娠肝内胆汁淤积症的疗效评价方面，国内有荟萃分析显示，其可以降低剖宫产率、延长孕周等。因此建议作为临床二线用药或联合治疗，剂量为 1g/d，静脉滴注或口服，疗程 12～14 天。对于重度、进展性、难治性妊娠肝内胆汁淤积症可考虑熊去氧胆酸联合 S-腺苷蛋氨酸治疗，但疗效尚难以评价。此外，考来烯胺、苯巴比妥也可用于降低血清胆酸水平，缓解瘙痒症状。如有必要也可应用地塞米松以促进胎肺成熟。

妊娠肝内胆汁淤积症患者 TBA 水平通常大于 10μmol/L，而 TBA 水平大于 40μmol/L 是预测围产结局不良的良好指标，可发生许多并发症，如胎儿窘迫、早产及无任何临床先兆的胎死宫内等风险。因此，对妊娠肝内胆汁淤积症孕妇应加强产前监护。妊娠肝内胆汁淤积症孕妇不论病情程度，每 1～2 周复查 1 次肝功能和 TBA 直至分娩。对程度特别严重者可缩短检测间隔。对于妊娠肝内胆汁淤积症孕妇的胎儿监测缺乏特异性指标，但仍建议通过胎动、胎儿电子监护及超声密切监测胎儿宫内情况，尽可能避免围生期不良结局的发生。

关于妊娠肝内胆汁淤积症终止妊娠时机，至今仍无良好的循证医学证据，终止妊娠的时机和方法需综合考虑孕周、病情严重程度及治疗后的变化趋势来评估，遵循个体化原则。无充分的循证医学证据表明妊娠37 周前终止妊娠能改善围产结局，故不建议过早终止妊娠。但对于早期发病、病程迁延的重度病例，终止妊娠的孕周应适当提早。必须指出的是：孕妇经治疗后生化指标的改善与胎儿宫内情况并无相关性，是否/何时解除妊娠是由对胎儿的监测结果决定的，并不因患者的 TBA 下降而延迟干预的决心，需要更多考量胎儿的实际情况以便做出最适合的决定。

（吴银莲　朱月永）

孕 38 周，神志不清 1 天——妊娠急性脂肪肝

〔实习医师汇报病历〕

患者初产妇，23 岁，因"孕 38 周，神志不清 3 天"入院。患者入院前 3 天无明显诱因出现乏力、尿黄、眼黄，伴上腹痛、食欲缺乏、发热，体温最高 37.5℃，无头晕、头痛，无恶心、呕吐，无咳嗽、咳痰，无腹胀、腹泻，无皮肤出血点等，就诊当地医院，查"生化全套：ALT 587U/L，AST 986U/L，TBIL 187.3μmol/l，DBIL 127.7μmol/l，ALT 587U/L，AST 986U/L，GGT 72U/L，ALP 209U/L，ALB 25g/L，GLO 18g/L，BUN 9.5mmol/L，CR 164μmol/L，GLU 3.0mmol/L，电解质正常。血常规：WBC 21.86× 10^9/L，RBC 3.60×10^{12}/L，Hb 103g/L，N 73.61%，PLT 167× 10^9/L；凝血全套：INR 1.73，PT 20.2s；超声提示胎儿宫内窘迫"，予行急诊剖宫产手术，术顺。1 天前出现神志不清、胡言乱语、烦躁不安，伴全身水肿、腹胀，无发热、畏冷，无恶心、呕吐，无大小便失禁、四肢抽搐，查"生化全套：ALT 179U/L，AST 137U/L，TBIL 194.5μmol/L，DBIL 157.7μmol/L，GGT 91U/L，ALP 173U/L，ALB 23.8g/L，GLO 20g/L，BUN 10.4mmol/L，CR 191μmol/L，GLU 2.2mmol/L；K^+ 3.44mmol/L，Na^+ 136mmol/L。凝血全套：PT 31.3s，INR 2.61，APTT 56.6s，TT 31.2s，FIB 0.44g/L"，考虑病情危重转入我院治疗。既往史、个人史、家族史无特殊。

入院体格检查 T 36.3℃，P 116 次/分，R 20 次/分，BP 104/72mmHg。神志朦胧，呼之能应，定向力、计算力不配合，双侧瞳孔等大等圆，直径 3mm，对光反应灵敏，睑结膜水肿。全身皮肤黏膜、巩膜明显黄染，未见皮肤瘀点瘀斑，无肝掌、蜘蛛痣；颈部稍抵抗，双肺呼吸音清，心音清晰，律齐，各瓣膜区未闻及病理性杂音，腹稍膨隆，下腹部手术切口无明显渗血渗液，腹肌稍紧张，无压痛及反跳痛，肝脾未触及，未触及包块，肝区有叩击痛，肝浊音界无缩小，脾浊音界无扩大，移动性浊音阳性，肠鸣音 4 次/分，四肢肌力、肌张力正常，双侧膝腱、跟腱反射亢进，凯尔尼格征阴性，双侧巴宾斯基征可疑阳性，扑翼样震颤不配合，双下肢中度水肿。

入院诊断 妊娠急性脂肪肝可能性大；急性肝衰竭；肝性脑病；急性肾损伤。

入院处置措施 心电监护，监测生命体征、神志、瞳孔，吸氧，记24h出入量，退黄保肝，抗感染，制酸护胃，输注血浆，补充凝血因子，脱水降颅压，补充能量等。

主任医师常问实习医师的问题

● 该患者病史有何特点？

答：初产妇，急性病程，在妊娠晚期（孕38周）出现右上腹痛、纳差、黄疸等，病情迅速进展，出现神志改变、全身水肿。否认既往慢性肝病病史，查体表现为神志朦胧，定向力、计算力不配合，睑结膜水肿，颈稍抵抗，双侧膝腱、跟腱反射亢进，双侧巴宾斯基征可疑阳性，皮肤巩膜明显黄染，移动性浊音阳性，肝区叩击痛，肝浊音界无缩小，无脾大，双下肢中度水肿。血生化指标提示ALT、AST、BIL明显升高，伴肌酐升高、低血糖，凝血功能异常，腹部超声提示脂肪肝。结合临床表现及辅助检查结果，目前首先考虑妊娠急性脂肪肝（AFLP）可能性大。

● 该患者需进一步完善哪些检查来明确诊断？

答：目前需优先完善的检查项目为肝脏影像学（B超或CT）。典型的超声表现为肝脏弥漫性回声及反射增强，有"亮肝"之称。CT扫描显示肝实质密度减低、肝脏脂肪浸润。肝穿刺组织学检查可明确诊断，妊娠急性脂肪肝主要病理变化为肝细胞肿胀，肝细胞内大量的脂肪微滴浸润，肝小叶结构尚完整，很少出现肝细胞坏死现象，重者可有肝萎缩发生。但由于患者常合并严重凝血功能异常，肝穿刺风险大，故肝穿刺活检在实际临床工作中受到限制，应充分权衡利弊。此外，为鉴别诊断，应完善常见嗜肝病毒标志物（如甲乙丙戊肝标志物）等检查。

● 应与哪些疾病鉴别诊断？

答：（1）妊娠合并重症肝炎 特别是妊娠晚期合并急性暴发型病毒性肝炎，二者临床表现相似，早期血清学转氨酶明显升高，随着病情发展很快出现胆酶分离，但白细胞多正常，肾衰竭出现较晚，体检和影像学检查多有肝脏缩小表现，肝炎病毒血清学检测呈阳性，肝组织学病理学提示肝细胞广泛坏死，缺乏急性脂肪变证据，必要时可行肝穿刺活检明确。

（2）HELLP 综合征 是妊娠高血压综合征的严重并发症，除有妊娠期高血压综合征的症状外，还可出现溶血、血清转氨酶升高、乳酸脱氢酶升高，还伴有血小板减少，极少发生弥散性血管内凝血和意识障碍，血糖亦基本正常，肝组织病理提示肝细胞局灶性坏死、出血、毛玻璃样变的非特异性炎症改变。该患者妊娠以来血压正常，肝损害表现为胆红素增高，以直接胆红素升高为主，无溶血表现，并出现意识障碍，故考虑该病可能性小。

（3）妊娠肝内胆汁淤积症 妊娠中晚期特有的并发症，以瘙痒为首发症状，瘙痒和黄疸为突出表现，且贯穿于整个病程，分娩后症状可消失，消化道症状轻，多数患者肝功能正常或肝酶仅轻度升高，总胆汁酸明显升高，无意识障碍、凝血功能异常和多脏器损害等，患者大多一般情况良好，与该患者表现不符，可排除该病。

◎ ［住院医师补充病历］

患者转入我院后查"腹部超声：脂肪肝，腹腔积液；生化全套：ALT 83U/L，AST 101U/L，TBIL 303.4μmol/L，DBIL 261.3μmol/L，ALB 27.8g/L，GLO 20.3g/L，BUN 15.4mmol/L，CR 256μmol/L，GLU 1.94mmol/L，K^+ 3.39mmol/L，Na^+ 137.2mmol/L。凝血全套：PT 52.6s，INR 4.57，APTT 95.9s，FIB 0.28g/L；血常规：WBC 15.41×10^9/L，Hb 85g/L，N 58.2％，PLT 132×10^9/L；D-二聚体 7.52mg/L；3P 试验：阴性；血气分析：pH 7.441，BE－3.9mmol/L，PO_2 126.0mmHg，PCO_2 30.0mmHg，HCO_3^- 20.4mmol/L；血氨 81.0μmol/L，乳酸 5.68mmol/L；甲、丙、戊型肝炎病毒抗体阴性；乙肝病毒标志物：HBsAg 阴性；HBsAg 阳性；肝病自身抗体阴性；铜蓝蛋白 221mg/L"，患者病情进一步加重，出现明显出血倾向（鼻腔、牙龈、消化道出血，腹部切口渗血），少尿，神志呈浅昏迷，予行血液透析及 2 次血浆置换术，血浆置换后复查"肝功能：ALT 59U/L，AST 68U/L，TBIL 195.4μmol/L，DBIL 159μmol/L，BUN 10.3mmol/L，CR 205μmol/L"，2 天后患者进入深昏迷状态，肝肾功能进一步加重，无尿，患者家属因为经济因素拒绝进一步治疗，要求出院，予办理。

主任医师常问住院医师、进修医师和主治医师的问题

诊断妊娠急性脂肪肝的斯旺西标准是什么？

答：妊娠急性脂肪肝的诊断通常依据相应的临床表现，实验室检查和影像检查结果。斯旺西标准包括 14 条指标：①呕吐；②腹痛；③烦渴、多尿；④脑病；⑤胆红素升高；⑥低血糖症；⑦尿素升高；⑧白细胞增多；⑨超声检查发现腹水或光亮肝；⑩AST 或 ALT 升高；⑪血氨升高；⑫肾功能受损；⑬凝血障碍；⑭肝活组织检查显示微泡性脂肪变性。若无其他病因存在，则符合上述 6 条或更多，可诊断妊娠急性脂肪肝。一项对怀疑妊娠相关肝病妇女进行肝活组织检查的的大型研究显示，应用斯旺西标准筛查肝脏微泡性脂肪变的阳性预测值为 85％，阴性预测值为 100％。ADLP 在临床工作中应用斯旺西标准使得医师在无肝活组织检查证据下及时诊断。

妊娠急性脂肪肝的病因是什么？

答：大多数研究认为，初产妇、子痫前期、多胎妊娠、男胎、低体重指数是妊娠急性脂肪肝发生的高危因素。但迄今为止，确切的病因和发病机制尚未完全阐明，可能与妊娠后期体内激素水平、妊娠环境、免疫应答变化、脂质代谢、蛋白质合成代谢障碍以及胎儿等因素有关，也可能与妊娠期高血压综合征有关。越来越多的研究表明妊娠急性脂肪肝与线粒体脂肪酸氧化功能障碍有关，认为妊娠急性脂肪肝发病与长链 3-羟基辅酶 A 脱氢酶（LCHAD）缺乏密切关联。胎儿由于缺乏这种酶，生成的大量长链脂肪酸不能被有效氧化，通过胎盘进入母体，如果母亲也是 LCHAD 缺陷，容易导致肝脏发生小脂滴脂肪变性而发病。

妊娠急性脂肪肝的治疗原则是什么？

答：本病尚无特效疗法。早期诊断和及时终止妊娠、加强支持疗法是治疗妊娠急性脂肪肝的关键。尽快终止妊娠是提高本病治愈率的重要保证，可使母婴存活率明显升高。故一旦确诊或高度怀疑妊娠急性脂肪肝时，无论病情轻重、病情早晚，均应尽快终止妊娠。关于终止妊娠的方式，目前意见仍不一致。多数学者认为，因胎儿在宫内处于缺氧状态，阴道分娩过程中可能会使病情进一步恶化，有弊无利；分娩方式应首选剖宫产，因剖宫产时间短，可减少待产过程中体力消耗，减轻肝肾负担，且若弥散性血管内凝血经剖宫产术后仍不能控制，可考虑切除子官，有利于及时终止病情的发展，提高母婴存活率。此外，积极的综合支持对症治疗尤为重要，防治并发症及多器官功能障碍，维持内环境稳定，严密监测血糖、肝肾功能、凝血功能，期间注意休息，不宜哺乳。若经积极产科处理和综合内科支持对症治疗后，病情仍继续发展，合并多器官功能障碍，可行血浆置换，血浆置换可迅速改善肝功能和肝性脑病，补充大量的凝血因子改善凝血功能，可以部分代替肝脏功能清除肾素-血管紧张素等血管活性物质，改善肾功能，补充血浆蛋白、调理素、免疫球蛋白等生物活性物质，有利于机体修复。患者肝脏具有潜在逆转能力，故不应过早考虑肝移植，经上述各种方法治疗，病情仍进展，造成不可逆肝损害时，可考虑肝移植，为患者提供最大的生存机会，但由于肝源的缺乏，同时患者存在凝血功能障碍，手术过程风险大，费用也较高，并不适用于大多数病例。

主任医师总结

（1）妊娠急性脂肪肝是妊娠晚期的一种致命性并发症，发生率为$1/17000 \sim 1/6000$，多发生于妊娠$28 \sim 40$周，平均35周左右发病，主要为黄疸、凝血障碍、肝衰竭和肝细胞明显脂肪浸润等表现，常伴有多脏器损害，起病急，进展快，极为凶险，文献报道母儿病死率分别为75%和85%。

（2）患者早期症状多不典型，易被忽视，但本病发展迅速，在短期内造成全身多器官功能障碍，故应高度重视。当临床上出现以下情况时应高度警惕妊娠急性脂肪肝的存在：①妊娠晚期出现无明显诱因的恶心、呕吐、乏力、上腹痛等消化道症状；②继消化道症状后出现黄疸，并迅速加重；③妊娠晚期出现肝功能损害，排除其他肝病引起者；④实验室检查白细胞显著增高，红细胞、血小板减少，血胆红素明显升高，以直接胆红素升高为主，ALT、AST轻到中度升高；⑤妊娠期高血压综合征合并低血糖、低纤维蛋白原、凝血酶原时间延长；⑥妊娠晚期无明确原因出现胎儿窘迫伴凝血功能障碍者；⑦出现多尿等表现。妊娠急性脂肪肝与尿崩症的关系已经引起关注，目前多认为妊娠急性脂肪肝所致抗利尿激素酶在肝脏灭活减少，导致抗利尿激素分解而缺乏所形成的中枢性尿崩症；到目前为止，国外屡见妊娠期短暂性尿崩症并发妊娠期特发肝损害的报道，这些病症与妊娠期尿崩症的相互关系还不清楚；⑧超声提示肝区弥漫的密度增高，呈雪花状，强弱不均，有"亮肝"之称，有肝萎缩者可见肝脏缩小。

（3）早期诊断、及时终止妊娠和支持疗法对于改善母体和胎儿的预后是非常必要的。尽快终止妊娠是治愈本病的前提，在做出积极产科处理的同时，积极的综合治疗也是抢救成功不可缺少的一部分。临床医师在实际工作中应注意做到以下几点。

① 早期加强支持治疗，给予低脂、低蛋白、高碳水化合物易消化饮食，保证足够热量，纠正低血糖，保肝治疗；晚期患者如不能进食可给予静脉营养、胃肠道营养。

② 由于患者常常合并弥散性血管内凝血及产后出血致休克，因此，应尽快恢复有效血容量，改善微循环，纠正低蛋白血症，给予成分输血如大量新鲜冰冻血浆、红细胞、血小板等。

③ 血浆置换配以血液透析可清除血液内毒素，补充凝血因子，减少血小板聚集，对少尿、无尿、氮质血症、高血钾及多脏器功能衰竭者应尽早做血液透析及血浆置换。

④ 防治感染：选用对肝肾功能影响小的广谱抗生素。

⑤ 注意纠正水、电解质、酸碱平衡紊乱。

妊娠急性脂肪肝是产科的危急重症，其来势凶猛，很快进入多脏器功能衰竭阶段。临床医师应了解妊娠期急性脂肪肝的特点，尤其是症状不典型的患者，争取早诊断、早救治，有必要时组织展开多学科协作（MDT）诊疗，以不断提高诊治水平。

（朱月永）

查房笔记

反复肝功能异常 8 个月余——慢性 EB 病毒感染

🏵 [住院总医师汇报病历]

　　患者男性，25 岁，以"反复肝功能异常 8 个月余"为主诉入院。入院年前 8 个月当地医院体检发现肝功能异常，无恶心、呕吐，无畏冷、发热，无咳嗽、咳痰，无眼黄、尿黄，无咽痛。最早肝功能化验示：ALT 164U/L，AST 120U/L，TBIL 14.8μmol/L，DBIL 6.3μmol/L，ALB 39.4g/L，γ-GT 149U/L，ALP 306U/L；HBsAg 阴性，HBsAb 阴性，HBeAg 阴性，HBeAb 阴性，HBcAb 阳性；抗-HCV 阴性。外院 CT 报告：①脾肿大；②肝脏及胰腺平扫未见明显异常。在当地医师建议下不规律口服"复方甘草酸苷"等保肝药物，治疗后 ALT 稍下降，3 周后曾复查：ALT 125U/L，AST 84U/L，γ-GT 162U/L，ALP 298U/L。7 个月前无明显乏力、纳差等症状，复查肝功能示：ALT 321U/L，AST 232U/L，ALB 40.8g/L，γ-GT 131U/L，ALP 344U/L。全腹彩超：①肝脏稍大并门静脉内径稍扩张；②脾肿大并脾静脉内径稍扩张；③左肾肾窦稍分离。后自行停服药物，未复查。2 个月余前自行查肝功能：ALT 54U/L，AST 80U/L，TBIL 14.8μmol/L，DBIL 7.23μmol/L，ALB 40g/L，γ-GT 229U/L，ALP 445U/L。凝血全套、肿瘤指标正常，甲戊型肝炎病毒抗体阴性。1 个月余前转诊某三甲医院，复查肝功能：ALT 60U/L，AST 79U/L，TBIL 9.9μmol/L，DBIL 4.5μmol/L，ALB 33g/L，GLB 40g/L，γ-GT 218U/L，ALP 389U/L。血常规：PLT 112×10⁹/L，余正常；EBV DNA 1.46＋06copies/ml；巨细胞病毒 DNA：低于检测下限；ANA、抗结核抗体、自身免疫性肝病抗体谱阴性；HBV DNA＜100 IU/ml；甲状腺功能、多种肿瘤指标：正常。肝胆 MRI 平扫＋增强＋磁共振胰胆管造影（MRCP）：未见明显异常。骨髓象：大致正常；骨髓穿刺病理：少量骨髓，增生活跃（55%）：粒红比例大致正常，中幼以下阶段为主；巨核细胞可见，分叶核为主；淋巴细胞、浆细胞、组织细胞散在；网状纤维（±）。肝穿刺活检：部分肝细胞轻度水肿，间质见少量慢性炎症细胞浸润；肝细胞 CK8/18，

Heppar-1 阳性，CD34 阴性。外院诊断：肝功能异常原因不明、脾大，予保肝对症治疗后复查肝功能较前相仿，自动出院，口服多烯磷脂酰胆碱（易善复）及复方甘草酸苷片。2 天前门诊复查肝功能：ALT 149U/L，AST 127U/L，TBIL 21.8μmol/L，ALB 45g/L，GLB 43.5g/L，γ-GT 219U/L，ALP 426U/L。现为进一步明确诊治，就诊我院，门诊拟"肝功能异常，脾大"收入院。自发病以来，精神、饮食、睡眠正常，大小便正常，体重下降 4kg。既往史：1 年前无明显诱因出现畏冷、寒战，体温最高 39.0℃，就诊当地诊所予输液及口服药退热（具体药物不详），但仍反复畏冷、发热，持续 1 个月，后自行退热；之后间断反复发热，未特殊处理后能自行退热；均未规范诊治。个人史：饮酒史 5～6 年，平均酒精摄入量 30g/d，戒酒 2 年；平素无吸烟。

体格检查 T 38.5℃，P 82 次/分，R 18 次/分，BP 107/77mmHg。神志清楚，颈软，颈静脉无怒张，巩膜及全身皮肤无黄染，未见肝掌，未见瘀点、瘀斑、蜘蛛痣等，双肺呼吸音清，未闻及干湿啰音，心率 87 次/分，律齐，心脏各瓣膜听诊区未闻及杂音，腹稍平坦，全腹软，无压痛及反跳痛，肝肋下未及、剑突下未及，脾中度肿大，于锁骨中线与肋缘交点下 8cm，最远处可触及 10cm，未越过脐水平线及腹正中线，质韧边缘，无明显触痛。肝肾区无叩击痛，移动性浊音阴性，肠鸣音约 3 次/分，双下肢未见水肿。

入院后再次出现发热，体温最高达 38.5℃，伴畏冷、寒战，白细胞计数 $2.85 \times 10^9/L$，中性粒细胞百分比 30.6%，淋巴细胞百分比 56.5%，血红蛋白 122g/L，血小板计数 $81 \times 10^9/L$。PCT 0.17ng/ml，CRP 7.84mg/L，IL-6 15.46pg/ml。予对症处理后体温降至正常。

辅助检查 肝病自身抗体：抗核抗体（ANA）阴性，抗肝肾微粒体（LKM-1）阴性，抗平滑肌抗体（ASMA）阴性，抗线粒体抗体（AMA）阴性。铜蓝蛋白 493.00mg/L；IgG 19.70g/L，IgA 5.74g/L，IgM 0.89g/L，IgG 4 0.28g/L；高敏 HBV DNA 检测＜19.99IU/ml。自身免疫性肝病 IgG 抗体：抗线粒体抗体 M2 型（AMA-M2）阴性。抗 ds-DNA＜10.0IU/ml。恙虫病抗体；流行性出血热抗体，钩端螺旋体抗体均阴性。上腹部 CT 静脉成像（CTV）示：考虑门静脉高压，脾静脉迂曲增宽；左肾静脉汇入下腔静脉处较细小；肝大、脾大；腹膜后多发淋巴结；右肺中叶条索灶；双侧胸膜肥厚。

主任医师常问实习医师的问题

● 该患者的病史有哪些特点？ 目前考虑的诊断是什么？

答：患者年轻男性，肝功能异常 8 个月余，出现肝功能异常前后有发热病史，否认慢性肝病史。查体未见肝掌、蜘蛛痣，皮肤、巩膜无黄染，脾大（第Ⅰ线 8cm，第Ⅱ线 10cm，质韧边缘，无明显触痛）。EBV DNA阳性。

结合患者特点，目前诊断考虑：EBV 感染相关肝损伤可能性大。

● EB 病毒的发病机制及相应的临床表现有哪些？

答：EB 病毒进入口腔后先在咽部上皮复制，继而侵入血液循环而致病毒血症，并进一步累及淋巴系统的各组织和脏器，如淋巴结、肝、脾等。临床上可表现为发热、淋巴结大、咽峡炎、肝脾大、皮疹，极少部分累及神经系统。血液系统检查部分可见异性淋巴细胞。

❀ ［主治医师补充病历］

进一步检查：EBV 衣壳抗原 IgA 抗体 3.8S/CO，EBV 早期抗原 IgA 抗体 6.3S/CO。EBV 感染相关抗体：EB VCA-IgG＞750.0U/ml，EB NA-IgG 461.0U/ml，EB EA-IgG＞150.0U/ml。IgG 4 0.27g/L。肝组织病理会诊：镜下见中-重度肝小叶炎，部分肝实内见淋巴细胞呈串珠样排列，轻度汇管区炎，部分胆管上皮萎缩，符合急性肝炎改变，EBER 原位杂交染色结果显示散在阳性的淋巴细胞，考虑 EBV 感染相关性肝炎。入院后予更昔洛韦抗病毒，复方甘草酸苷、脱氧核苷酸保肝等治疗，并再次行超声引导下肝穿刺活检术。第二次病理报告：轻度肝小叶炎及汇管区炎，小叶内见肉芽肿样结构散在分布，可见窦周纤维化，汇管区周围可见少量纤维组织增生，EBER 原位杂交染色结果显示散在阳性的淋巴细胞。

主任医师常问实习医师的问题

● EB 病毒感染的临床类型有哪些？

答：EB 病毒感染在儿童多见，大多为急性感染，可无症状或表现为穿行单核细胞增多症。极少数为慢性感染，即慢性活动性 EB 病毒感染。目前证实，EB 病毒感染可引起噬血综合征，慢性 EB 病毒感染还与鼻咽癌、淋巴瘤、胃、乳腺等部位的恶性上皮肿瘤的发生相关；少数还与类风湿关节炎等自身免疫性疾病相关。

● EB 病毒病毒抗体与病程的相关性如何？

答： 根据病毒抗原表达时所处的病毒增殖周期的不同阶段，将 EB 病毒抗原分为 3 类：①潜伏期表达的抗原包括 EB 病毒核抗原（EBNA）和潜伏期膜蛋白；②EB 病毒增殖早期抗原（EA）；③病毒增殖晚期抗原包括 EB 病毒衣壳抗原（VCA）及 EB 病毒包膜抗原（MA）。目前临床上用于 EB 病毒感染的血清学检测主要包括 EB VCA-IgM/IgG/IgA、EB EA-IgG/IgA 及 EB NA-IgG，这些抗体的检测虽然有助于鉴别 EB 病毒原发感染还是感染后再活动，但在疾病的不同阶段，检测的特异性与敏感性不同，因此 EB VCA-IgM 联合 EB DNA 检测，可使诊断阳性率提高到 95%。见表 5-6、图 5-5。

表 5-6　各种 EBV 抗体的出现时间及其临床意义

项目	出现时间	阳性率	持续时间	临床意义
膜壳抗体				
IgM 型	出现临床症状时	100	4～8 周	灵敏性与特异性高，但操作困难
IgG 型	出现临床症状时	100	终身	滴度较高，可终身存在，可用于流行病学调查
早期抗体				
抗-D	发病后 3～4 周达高峰	70	3～6 个月	与病情严重度有关，在鼻咽癌患者可测到
抗-R	发病后 2 周至数月	低	2 个月至＞3 年	见于伯基特淋巴瘤
病毒相关核抗体	发病后 3～4 周	100	终身	较迟出现，有助于嗜异性抗体阴性病例的诊断
补体结合抗体	发病后 3～4 周	100	终身	较迟出现，有助于嗜异性抗体阴性病例的诊断
中和抗体	发病后 3～4 周	100	终身	技术上难度高

● 慢性活动性 EB 病毒感染的诊断标准有哪些？

答： ①持续或反复传染性单核细胞增多症（IM）样症状超过半年 [包括发热、淋巴结肿大、肝脾肿大，同时有其它系统的发症如：血液系统、消化道、神经系统、肺、眼、皮肤和（或）心血管系统]；②异常的抗 EB 病毒抗体：包括 VCA-IgG、EA-IgG、VCA-IgA 和（或）

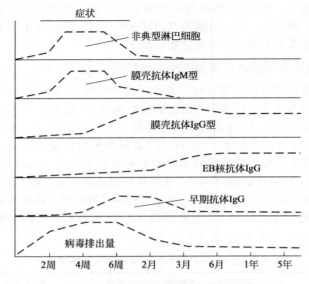

图 5-5　EBV 抗体消长与病程的关系

EA-IgA 等的升高；和（或）检测到受累组织（包括外周血）中 EBV DNA 阳性；③缺乏明确的基础疾病，慢性病程不能用其他疾病所解释，需排除原发免疫异常、X 连锁淋巴增殖、自身免疫淋巴细胞增生综合征、移植后淋巴增生综合征、组织细胞坏死淋巴结炎、其他感染和其他系统疾病。

🏵 ［诊疗过程］

入院后先后予更昔洛韦、干扰素治疗，仍反复发热及肝功能异常，后转上海华山医院治疗。

主任医师总结 ┈┈┈┈┈┈┈┈┈┈┈┈┈┈┈┈┈┈┈┈┈

这是一例典型的慢性活动性 EB 病毒感染伴肝损伤的病例，治疗起来相当棘手。

（1）诊断　随着卫生条件的改善，发病率逐渐减少，且 EB 病毒感染多为急性、自限性的疾病，故临床上容易被忽略。该患者反复发作超过 6 个月，故考虑为慢性活动性 EB 病毒感染，且出现肝损伤，脾大，同时肝穿病理原位杂交 EBER 阳性，结合 EBV DNA 阳性，EA-IgG 等相关抗体阳性，故可明确诊断慢性活动性 EB 病毒感染伴肝损伤。对 EB 病毒感染诊断需要注意以下三点：①EB 病毒感染伴肝损伤患者多有不定期发热等症状，本例患者自己误认为是"感冒"，没有跟初诊医师说明其主要症状，也需要医师仔细询问病史，尤其是排除了其他病因时需要反复核对患者病史；此外，患者可能同时伴有多种不相关的肝外症状，也是该病的一个特色；②以 EBV DNA 阳性为核心的检测结果阳性，结合肝功能异常，仅仅可以用作疑诊 EB 病毒感染伴肝损伤，但仍须肝组织活检并进行 EBER 原位杂交予以协助诊断；③结合病史和肝组织活检原位杂交 EBER 阳性结果，仍需要充分的排除诊断，尤其是 EB 病毒相关性淋巴瘤等，需排除各种病因导致的肝病后方可诊断。有文献指出确诊的 EB 病毒感染伴肝损伤只占肝炎病因的 1%，有文献命名为 EB 病毒肝炎（EBV hepatitis），实际病理过程是 EB 病毒感染导致的系统性损害，因此 EB 病毒感染伴肝损伤这个名词与实际更相接近。也有学者强调 EB 病毒感染后导致肝损害可能具有某些特异性，故命名为慢性活动性 EB 病毒性肝炎（chronic active Epstein-Barr virus hepatitis）。

（2）治疗　阿昔洛韦及其衍生物在体外试验中有拮抗 EB 病毒的作用，但不必常规应用于一般的触染性单核细胞增多症患者，仅有充分证据说明是慢性进行性 EB 病毒感染患者可考虑使用。但随机对照双盲临床试验显示阿昔洛韦并不能清除 EB 病毒，而伐昔洛韦似乎对 EB 病毒的清除有一定作用，但彻底清除病毒可能需要使用伐昔洛韦达 11 年之久，故临床上不现实。

（3）预后　急性 EB 病毒感染预后良好，但对于病情严重，出现神经系统并发症、溶血性贫血、血小板减少性紫癜、心肌炎等并发症时，酌情使用糖皮质激素可缓解病情。但当进展为慢性活动性 EB 病毒感染时，患者预后较差，尤其是 8 岁以上且合并严重并发症者，半数以上 5 年内死亡。多数死亡原因是噬血综合征及其相关并发症。目前为止，没有有效的治疗方案，有报道造血干细胞移植可抑制病毒载量，可能有效。

（曾达武）

皮疹、发热、黄疸 2 个月——成人发病 Still 病

❀ [实习医师汇报病历]

患者女性，52 岁，已婚，因"皮疹、发热、黄疸 2 个月"入院。2 个月前因出现全身红色丘斑疹，可融合成片，无瘙痒，以"前胸、背部"为主；5 天后出现咽痛、发热，最高体温达 39.5℃；15 天后出现全身多关节肿痛，初为双手腕关节、掌指关节，后逐渐发展至膝关节及踝关节，就诊于当地医院诊为"反应性关节炎"，予以"抗感染（具体不详），泼尼松（20mg，bid）以及羟氯喹及沙利度胺抑制免疫"后，无再发热，关节肿痛消失，但仍有前胸处皮疹；查肝功能：TBIL 8.4μmol/L，DBIL 2.7μmol/L，ALT 135U/L，AST 86U/L，GGT 240U/L，无恶心、呕吐，无腹痛、腹泻，无食欲减退、乏力，无眼黄、皮肤黄、尿黄等，考虑"肝功能异常"，予"谷胱甘肽、异甘草酸镁、多烯磷脂酰胆碱"等治疗。后改用甲泼尼龙（甲强龙）40mg，qd"抗炎，皮疹逐渐消退，逐渐减量至甲泼尼龙（美卓乐）口服 16mg，qd。近期自行停药十余天，再次出现皮疹后再次服用激素，期间加用中药 5 天。于外院诊为"未分化型关节炎"，予"激素抗炎，抗肿瘤坏死因子（益赛普）25mg，2 次"，全身红色皮疹消失，后维持美卓乐 12mg qd。10 天前出现眼黄、尿黄、全身皮肤黄，尿如茶色，无陶土样便，无呕吐、恶心，无气促、咳嗽、咳痰，无乏力、纳差，无皮肤瘙痒，无发热，无腹痛、腹泻，无定向力障碍、反应迟钝等，就诊外院诊断"黄疸待查"，给予"易善复、思美泰、苦黄"保肝退黄治疗，皮肤黄染、眼黄无明显改变。为进一步诊治就诊我院，门诊拟"黄疸待查，药物性肝损害"收住入院。既往史、个人史、婚育史无特殊，否认手术史、输血史、静脉药瘾史，有高血压病史，服用苯磺酸氨氯地平片（安内真），血压维持在 110/80mmHg。家族史：儿子有"珠蛋白生成障碍性贫血（地中海贫血）"病史。

体格检查　T 36.3℃，P 77 次/分，R 19 次/分，BP 121/77mmHg，神志清楚，肝病面容，全身皮肤及巩膜重度黄染，皮肤黏膜未见瘀点、瘀斑，全身皮肤未见皮疹，未见肝掌、蜘蛛痣，浅表淋巴结未触及，双肺未闻及干湿啰音，心律齐，各瓣膜区未闻及杂音，

　　腹平坦，全腹部无压痛、反跳痛，肝浊音界存在，肝区无叩击痛，移动性浊音阴性，双下肢轻度凹陷性水肿，病理征未引出。近期服用中药药方：桂枝、蜜柑草、陈皮、厚朴、茵陈、大枣、防风、半夏、威灵仙、白芍、蝉蜕、白蔻仁、续断。

　　初步诊断　黄疸待查，药物性肝损害待排除。

主任医师常问实习医师的问题

● 该患者的病史有哪些特点？

　　答：患者为中年女性，"皮疹、发热"等非消化道症状起病；近期因"未分化型关节炎"应用多种药物，含中药；可疑地中海贫血家族史，否认慢性肝病史。既往未检查身体，无历史对比资料。查体未见皮疹，皮肤、巩膜可见明显黄染，肝脾肋下触诊不满意，移动性浊音阴性，双下肢轻度水肿。入院急诊查：PT 18.4s，INR 1.62；ALT 206U/L，AST 175U/L，TBIL 236.4μmol/L，DBIL 149μmol/L，ALB 29.8g/L，ALP 224.4U/L，GGT 570.4U/L，CHE 4237U/ml。10天前查：ALT 46U/L，AST 237U/L，TBIL 27.6μmol/L，DBIL 19.2μmol/L，ALB 36.2g/L，ALP 252U/L，GGT 858U/L，CHE 6724U/ml。提示黄疸明显加剧，伴有酶学升高，仍以肝损害为主。结合病史，多次检查排除病毒感染，有明确多种用药史，故初步诊断：肝衰竭（可疑药物性肝损害）。

● 肝脏疾病的定义是什么？

　　答：肝病是指多种因素引起的肝脏实质细胞损害，进而造成肝脏多种生理功能如合成、解毒、排泄、代谢和生物转化等功能发生不同的程度障碍。临床医师必须注意的是不可简单地以 ALT 或 BIL 升高作为肝病的判断条件。引起 ALT 升高的病因较多，如：肌肉损伤、心脏损伤等，必须在结合完整病史询问的前提下予以判断。此外，胆道疾患也被列为肝病医师的专业领域，对于 GGT、ALP 升高的患者尤其应予足够的重视。诊断条件：肝病完整的诊断应包括病因、临床类型和肝脏功能状态评估，例如：病毒性肝炎，慢性，乙型，亚急性肝衰竭（中期）；或酒精性肝硬化，失代偿期等。病因：目前国内常见的肝病原因为慢性乙型肝炎（CHB）、非酒精性脂肪性肝病（NAFLD）、慢性丙型肝炎

（CHC）；发病率中等的为酒精性肝病、药物诱导性肝损害、自身免疫性肝炎（AIH）、原发性胆汁性肝硬化（PBC）等；少见的为肝豆状核变性、妊娠急性脂肪肝等。肝病分为急性和慢性，慢性肝病多由于患者处于某种慢性肝脏损害的原因之下，由其他诱因导致肝脏疾患的急剧加重，常见诱因为：劳累、重叠病毒感染、细菌感染等。本患者在排除病毒性肝炎的基础上，要综合评估探索病因，主要是诊疗思路在于仔细分析病情，厘清病理过程：患者是在治疗中出现的药物性肝损害（DILI）还是从皮疹、发热开始就是一个疾病。

● **罕见肝脏疾病的诊断流程是什么？**

答：罕见肝病是指临床上不常见的肝脏疾患，其涵盖的范围极广，种类繁多，实际上在临床实践中并不少见，给医师带来较多的困惑。经过肝功能和常见病因检查后，也排除酒精性肝病等国内中等发病率的肝病后，需要仔细分析后合理安排诊断。在对于罕见肝病诊疗过程中需要

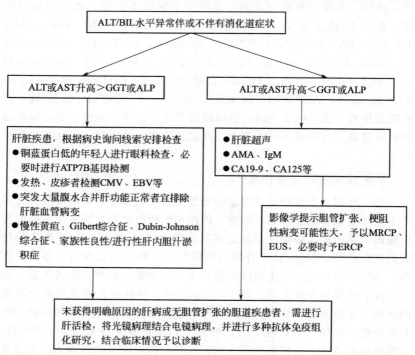

图 5-6　罕见肝脏疾病的诊断流程

注意以下几点：①反复询问病史，从中寻找进一步诊断的根据，如发热合并肝酶学升高，除考虑感染性疾病外，尚需考虑血液系恶性肿瘤如淋巴瘤，或免疫性疾病如成人 Still 病等；②反复询问用药史，国内多个地区在饮食中加用中草药，或饮用药酒，可能是药物性肝损害的诱因；③反复询问家族史，一级或二级亲属的肝病史可给诊断提供线索，如肝豆状核变性可能有患者的兄弟姐妹有类似表现；④利用既往医疗资料，部分患者可反复出现黄疸，伴或不伴有消化道症状，如家族性良性家族性肝内胆汁淤积症等。见图 5-6。

❀ [住院医师汇报病历]

患者入院后检查结果回报：血常规示 WBC 11.83×10^9/L，N 85.6%，Hb 96g/L，PLT 101×10^9/L；生化：ALT 154.7U/L，AST 246U/L，TBIL 362.2μmol/L，DBIL 196.6μmol/L，ALB 25.5g/L，GLB 27.1g/L，ALP 185.5U/L，GGT 577.9U/L，CHE 2813U/ml；GLU 5.03mmol/L，BUN 5.13mmol/L，Cr 56.2μmol/L。AFP 285.4ng/ml。CRP 5.35mg/L。HBsAg（－），抗-HBs（＋），HBV DNA＜500 IU/L；甲、丙、戊肝炎病毒抗体阴性；钩端螺旋体抗体、流行性出血热 IgG、恙虫病抗体、伤寒抗体：均阴性；EBV-IgA 阴性；TB-Ab 阴性；肝病自身抗体谱均阴性；ANCA、抗 DS-DNA、RF、ACA 阴性；铜蓝蛋白 194mg/L，血清铜 11.46μmol/L；铁蛋白 2399.4ug/L。血清免疫球蛋白 IgG 18.4g/L，IgM 1.29g/L。FT_3 2.69pmol/L，TSH 0.194mIU/L，甲状旁腺激素 3.080pmol/L。α-地中海贫血 1 基因：基因缺失，杂合子（--/αα），α-地中海贫血 2 基因：未检测到缺失，β-地中海贫血基因分型：基因突变，－28 位点突变基因杂合子，红细胞孵育渗透脆性实验：13%（65%～100%）；Hb 电泳：A＋F95.72%（96.5%～97.5%）；A 24.28%（2.5%～3.5%）。骨穿病理：（髂后骨髓）送检骨髓组织一条，长 1.0cm，髓腔面积约 0.8cm×0.2cm，镜下见造血成分约占 50%，粒/红比（1～2）：1，巨核细胞 11 个/HPF，未见显著异型成分。双手正斜位片：左右手、腕骨质异常，不能排除类风湿关节炎。肝脏 MR 平扫＋增强：肝脏形态增大，边缘尚光整，肝左外叶延伸脾脏外侧。肝实质信号于 T2WI 脂肪抑制序列弥漫性增高。胆囊腔变小，壁肿胀增厚并见强化，腔内未见明显异常信号，胆囊周围见片状长 T2 信号影围绕。

脾不大，实质信号均匀。肝内外胆管未见明显扩张，门静脉显示清楚，未见负影。印象：肝实质信号弥漫性增高，考虑炎症；少量腹水。胃镜：十二指肠溃疡（A1期）浅表性胃炎Ⅱ级；真菌性食管炎？肠镜：降结肠息肉，内镜下已切除，内痔，回盲瓣和直肠黏膜未见异常。肝穿病理：肝小叶结构破坏，气球样变（＋），肝2～3区融合性肝小叶坏死（＋＋＋＋），伴亚大块坏死趋势及出血和少量中性粒细胞、浆细胞及淋巴细胞浸润，嗜酸性坏死（偶见），碎屑样坏死（＋＋＋），门-门/门-中型桥形坏死（＋＋），活化的枯否细胞增生（＋），肝细胞淤胆（＋），毛细胆管淤胆（＋）。汇管区约13个，扩大（＋＋＋），纤维组织增生（＋＋），弓形纤维形成（－），淋巴、单核细胞浸润（＋＋＋），伴少量中性粒细胞及浆细胞浸润，小胆管淤胆（＋），细胆管反应（＋＋＋），胆管上皮炎症（＋＋＋＋）。免疫组化染色：肝细胞 HBsAg、HBcAg（－）；CK7：胆管上皮细胞阳性。特殊染色结果：Masson 染色结果显示汇管区周围纤维组织增生；网状纤维染色显示正常肝板结构；PAS 和 D-PAS 染色证实以上结果，未见 α1-抗胰蛋白酶小体；铁染色未见含铁血黄素沉积。诊断：镜下肝小叶广泛 2～3 区融合性坏死伴亚大块坏死趋势及出血，淋巴细胞、浆细胞、中性粒细胞浸润，汇管区胆管上皮炎明显伴细胆管反应及急慢性炎症细胞浸润，镜下改变符合急性肝炎改变，不排除向重型肝炎发展趋势，病因结合临床病史首先考虑药物和毒物性肝损害。

 主任医师常问住院医师、进修医师和主治医师的问题

● **患者目前的诊断是什么？**

答：本组经过查阅文献及内部讨论，目前修正诊断为：①成人 Still's 病（AOSD）并药物性肝损害？药物性肝损害是否存在也值得讨论；②珠蛋白生成障碍性（地中海）贫血。在临床实践中，医疗原则要求尽可能用一元论解释病情。本案例患者为女性，有皮疹、发热、关节痛，之后出现肝脏功能异常。化验示：WBC升高，中性粒细胞百分比增高，铁蛋白增高；影像学提示手关节炎症，肝脏炎症性改变；肝脏病理提示急性炎症导致的肝小叶 2～3 区坏死。

目前 AOSD 是以评分制为诊断标准，Yamaguchi 标准的诊断敏感性为 93％。Yamaguchi 评分主要标准为：①39℃以上发热至少一周以上；②关节炎或血管炎 2 周以上；③躯干、四肢出现不伴有瘙痒的皮疹；④白细胞计数大于 $10\times10^9/L$，中性粒细胞比例大于 80%。次要标准为：①咽喉肿痛；②淋巴结肿大；③肝脾肿大；④肝功能异常；⑤RF 和 ANA 阴性。诊断要求至少 2 项主要标准，达到 5 项诊断即可成立。此外，近年来研究认为铁蛋白对于诊断 AOSD 有帮助，但是也有学者认为这个指标是旁观者（by-stander）效应，不必过于重视。AOSD 分为 3 型：自限型、多循环型、慢性关节炎型。本例多循环型可能性大，但因为住院前多次应用激素，不规范减量，可能是造成病情迁延的原因之一。

● 成人 Still's 病的治疗方案是什么？

答：尽管副作用多，但糖皮质激素仍是成人 Still's 病的一线治疗药物，泼尼松龙为首选。有报道称 60% 的成人 Still's 病患者可以应用激素控制病情。此外，也可以试用氨甲蝶呤（MTX）、硫唑嘌呤。本例应用甲泼尼龙静滴后，BIL 下降，PT 缩短，INR 下降，肝脏功能指标不断好转。对于激素治疗效果不好的患者，有学者建议应用二线药物，如环孢素、来氟米特和环磷酰胺等。虽然目前本病并无临床指南，但有证据指出将激素与其他上述药物联合应用，可以减少激素用量，进而减少激素的副作用，以保证治疗的有效性。根据不同成人 Still's 病分型安排疗程，自限型疗程短，多循环型和慢性关节炎型疗程长。

❀ [诊疗过程]

入院 3 周后，激素自静脉应用甲泼尼龙改为口服甲泼尼龙（美卓乐），未联合应用硫唑嘌呤等药物。复查：血常规 WBC 示 $5.3\times10^9/L$，N 73.9%，Hb 78g/L，PLT $96\times10^9/L$；凝血全套：PT 14.4s，INR 1.24；肝功能 ALT 34U/L，AST 53U/L，TBIL 103.7μmol/L，DBIL 87.7μmol/L，ALB 32.8g/L，GLB 20.8g/L，GGT 254U/L，ALP 138U/L，CHE 4324U/L；肾功能 Cr 43.8μmol/L，eGFR 106ml/(min·1.73m²)。经与患者沟通后，患者接受门诊治疗方案，按照肝功能以及其他症状好转情况下逐步减少甲泼尼龙（美卓乐）用量，安排定期复查。

主任医师总结 ·············

该患者系罕见肝病患者，情况复杂。经全面检查，按照一元论提出成人 Still's 病的诊断，治疗初步有效。但仍要注意以下问题：

（1）成人 Still's 病肝脏损伤多见，但病理不具有强烈特异性，因此需要与药物性肝损害（DILI）鉴别诊断。有学者总结成人 Still's 病合并肝损害的病理有以下几个特点：门脉周围单个核细胞浸润；枯否细胞增生；小叶内炎症；肝实质细胞局灶变性；门脉周围纤维化；大块或亚大块坏死；肝血窦扩张并血流方向异常。虽然本例病理与上述成人 Still's 病病理特点多处相似，但与药物性肝损害的病理特点也有相近之处。在单个病例的诊断过程中，需要综合考虑各种临床情况，事实上可能就单一病例而言无法在第一次就诊时给予明确诊断，医师要保持开放心态，在符合原则的治疗中严密观察病情走向，不断修正诊断，以期真正帮助到患者。

（2）成人 Still's 病的治疗要考虑几方面：①首要症状的持续好转，发热、皮疹是否得到好转并消失，肿大的淋巴结、肝脏、脾脏是否好转；②异常的化验指标是否好转，如血常规是否逐步恢复正常，异常的肝功能是否好转等；③注意治疗的副作用，如消化道出血等；④糖皮质激素治疗失败后谨慎选择合并用药，某些国内医师应用的雷公藤等可能进一步导致肝脏损害。

（3）对于系统性疾病伴随的肝脏损害是临床中常遇到的问题，除了特有的自身免疫性肝病外，自身炎症综合征（Autoinflammatory Syndrome）类疾患可以导致肝脏损害，其他类似疾患还包括嗜血综合征等，患者可出现严重的肝脏损害。应该指出的是这类疾患中肝脏损害是继发性的，仅仅予以保肝治疗并不像病毒性肝炎、非酒精性脂肪肝那么有效，必须针对病因予以治疗。即便如此，仍需要提醒医者，系统性应用激素需要非常谨慎。

（董 菁）

查房笔记

反复乏力 2 个月，发现肝功能
异常 3 天——淋巴瘤伴肝损伤

❋ [实习医师汇报病历]

　　患者男性，52 岁，以"反复乏力 2 个月，发现肝功能异常 3 天"为主诉入院。缘于入院前 2 个月因无特殊诱因出现乏力，活动后加重，休息后稍缓解，伴纳差，厌油，食量下降至正常 1/2，无眼黄、尿黄、皮肤黄，无恶心、呕吐，无发热、寒战，无陶土样便等不适，于外院查肝功能正常，B 超示脾脏略大及轻度脂肪肝，未予诊断及治疗。后乏力症状仍反复，自觉下午乏力较重，需要坐卧休息。1 个月前自觉尿色加深，茶色，下午尿色好转，仍感乏力、纳差，无明显眼黄、皮肤黄，无恶心、呕吐，无发热，无排陶土样便等不适，自行服用冬虫夏草、蜂王浆等十余天，后乏力、纳差症状无缓解。入院前 3 天就诊我院，查肝功能：谷丙转氨酶 985U/L，谷草转氨酶 503U/L，总胆红素 19.9μmol/L，直接胆红素 7.8μmol/L，γ-谷氨酰基转移酶 112U/L，乳酸脱氢酶 335U/L，总胆汁酸 15.2μmol/L，门诊拟"肝功能异常"收住我科，自发病来，精神、睡眠尚可，饮食如前述，大便正常，小便如上述，小便量正常，体重无明显变化。既往史：平素体健，否认慢性病毒性肝炎等病史；10 年前体检发现高血压，血压最高至 150/90mmHg，平素口服替米沙坦，近 2 个月监测血压（90～120）/（60～80）mmHg。10 年前发现糖尿病，平素口服伏格列波糖、格列吡嗪、吡格列酮，空腹血糖波动于 6～7mmol/L，餐后 2h 血糖波动于 8～9mmol/L。否认肺结核病史，否认高脂血症病史，否认脑血管疾病、心脏病史，否认精神病史、地方病史、职业病史。否认外伤、输血、中毒史，否认药物、食物过敏史，预防接种史不详。个人史：出生在福建省，久居福建省，生活起居尚规律，无化学物质、放射物质、有毒物质接触史，无冶游、吸毒史，有吸烟史 32 年，平均 30 支/日，未戒烟；饮酒史三十余年，平均酒精摄入量 60g/d，戒酒 3 个月。婚育史：已婚，育有 2 女，配偶及女儿均体健。家族史：父健在，无慢性肝病史；母亲因"肾衰竭"去世，否认其他家族及遗传病史。

　　体格检查　体温 36.3℃，脉搏 88 次/分，呼吸 19 次/分，血压 118/79mmHg，神志清楚，发育正力型，营养良好，安静表情，步行入院，对答切题，查体合作。黏膜色泽未见异常，未见皮疹、黄染、出血点，未见脱屑、紫癜，皮肤温、湿度正常，弹性正常，未见水肿、肝掌、蜘蛛痣。全身浅表淋巴结未触及肿大。头颅无畸形，未及包块，无触痛。五官端正，双侧眼睑正常，无下垂，睑结膜未充血，巩膜无黄染，角膜透明，双侧瞳孔等大等圆，直径 3mm，对光反应灵敏。双侧耳廓无畸形，外耳道通畅无分泌物，乳突区无压痛，双侧听力粗测正常；鼻外形无异常，无鼻翼扇动，鼻腔通畅，未见异常分泌物，鼻中隔无偏曲，鼻旁窦区无压痛；口唇红润，口腔黏膜无破溃，牙齿排列整齐，齿龈无肿胀、溢脓，双侧腮腺开口处无脓性分泌物，伸舌居中，咽部无充血，双侧扁桃体无肿大。颈运动正常，无抵抗，颈静脉无怒张，颈动脉无异常搏动，气管居中，双侧甲状腺无肿大。胸廓正常，胸骨、胸壁无压痛，双肺呼吸运动对称，触诊语颤两侧对称，未及胸膜摩擦感，叩诊呈清音，双肺上界正常，双肺呼吸音清，未闻及干湿啰音；心前区无隆起，心尖搏动位于左侧第Ⅴ肋间锁骨中线内 0.5cm，触诊心尖搏动未及异常，心界无扩大，心率 88 次/分，心律齐，心音正常，各心瓣膜听诊区未闻及杂音，无心包摩擦音，脉率 88 次/分，律齐，无水冲脉、奇脉，周围毛细血管搏动征阴性。腹平坦，腹式呼吸运动存在，未见腹壁静脉曲张，未见胃、肠型及异常蠕动波，腹软，无压痛、反跳痛，肝脾未触及，未触及包块，墨菲征阴性，麦氏点无压痛，肝区未及叩击痛，双侧肾区未及叩痛，肝浊音界存在，位于右锁骨中线第Ⅴ肋间，下界位于右肋缘，脾浊音界无扩大，移动性浊音（－），肠鸣音 3 次/分，未闻及振水音、气过水音及血管杂音。外生殖器无异常。直肠指诊：肛缘无肿物，肛门括约肌紧张度适中，直肠壁光滑，未触及肿物，指套退出无染血。脊柱生理弯曲存在，活动自如，无叩击痛；四肢无畸形，关节无红肿、畸形，活动无受限，双下肢无浮肿。四肢肌力、肌张力正常，双侧膝腱、跟腱反射正常，凯尔尼格征阴性，双侧巴宾斯基征未引出。

　　辅助检查　见现病史。

　　初步诊断　①肝功能异常原因待查：药物性肝损害（DILI）？脂肪性肝炎？②糖尿病；③高血压病。

主任医师常问实习医师的问题

● **该患者的病史有哪些特点？ 可能的诊断是什么？**

　　答：患者中老年男性，有乏力，无明显消化道症状，无发热等其他系统表现，近期查肝功能显著异常；否认慢性肝病史。查体未见肝掌、蜘蛛痣，皮肤、巩膜无黄染；肝脾未触及，肝区叩击痛可疑，墨菲征阴性，移动性浊音阴性。

　　综合患者特点，目前诊断不明，初步考虑：肝功能异常原因待查：药物诱导性肝损害？脂肪性肝炎？因患者近期有应用补品史，之后出现肝功异常，不能排除药物诱导性肝损害（DILI），甚至需要排除中毒性肝炎；但不支持点为患者提供所服用的补品初步分析并无严重肝损害可能，另外作为 DILI 肝功能表现 ALT 升太太明显。脂肪性肝炎，患者有代谢综合征因素，有高血压、糖尿病病史 10 年，且仍饮酒，因而不能排除脂肪性肝炎；但一般脂肪性肝炎发作时 ALT 少有升高如此显著。总之，初步资料提示该患者诊断不明，需要进一步收集相关临床资料加以分析。

● **肝病的病因是什么？**

　　答：肝脏疾患评估分 2 大部分，即肝脏功能的损害程度和病因。肝脏病因可见于表 5-7，大致分为常见和少见两类，根据不同病因的特点予以检测以明确诊断，同时需要大量工作以排除其他病因。

表 5-7　肝脏疾病的病因

常见或较常见	少见或罕见
肝炎病毒	代谢异常
急慢性甲、乙、丙、丁、戊型肝炎病毒感染	肝豆状核变性、遗传性糖代谢障碍等
药物及肝毒性物质	缺血缺氧
酒精性肝损害	休克、充血性心力衰竭等
细菌及寄生虫等病原体感染	肝移植相关肝损害
妊娠急性脂肪肝	部分肝切除
其他病毒	肝脏肿瘤
巨细胞、EB、肠道病毒等感染	原发性或继发性肝脏肿瘤
自身免疫性肝病	农药中毒
原发性胆汁性肝硬化	先天性胆道闭锁
	其他
	创伤、肝梗死等

⊛ ［主治医师补充病历］

　　进一步检查：常规生化检查：谷丙转氨酶 779U/L，谷草转氨酶 326U/L，总胆红素 11.4μmol/L，白蛋白 38.6g/L，γ-谷氨酰基转移酶 113U/L，乳酸脱氢酶 230U/L，碱性磷酸酶 71U/L，胆碱酯酶 5439U/L，肌酐 57.0μmol/L，胱抑素 C 1.19mg/L，肾小球滤过率（GFR）75.36ml/min；总胆固醇 3.30mmol/L，甘油三酯 1.92mmol/L。血白细胞计数 $5.61×10^9$/L，中性粒细胞百分比 42.8%，血小板计数 $115×10^9$/L。凝血酶原时间 13.0s，国际标准化比值 1.13，活化部分凝血活酶时间 32.7s，纤维蛋白原定量 1.58g/L，凝血酶时间 23.9s。C 反应蛋白 1.95mg/L。D-二聚体定量 0.48mg/L。血氨 52.0μmol/L，乳酸 1.84mmol/L。甲型肝炎病毒抗体、丙型肝炎病毒抗体、戊型肝炎病毒 IgM 抗体：阴性（一），戊型肝炎病毒 IgG 抗体：阴性（一）。HBsAg 阴性，抗-HBc 阳性，HBV DNA＜20IU/ml。EB 病毒感染相关抗体：EB VCA-IgG 抗体＞750.0U/ml（↑），EB NA-IgG 抗体 112.0U/ml（↑），EB EA-IgG 抗体＞150.0U/ml（↑），EBV-IgM 抗体＞160.0U/ml（↑）。EB 病毒核酸（EB DNA）：3.00E＋05copies/ml（↑）。糖化血红蛋白 A_1c 6.10%。游离 T_3 5.540pmol/L，游离 T_4 15.730pmol/L，超敏促甲状腺素（TSH）3.05mIU/L，抗甲状腺球蛋白抗体＜10.000IU/ml，抗甲状腺过氧化物酶抗体 9.440IU/ml。癌胚抗原 1.95ng/ml，甲胎蛋白 3.46ng/ml，糖类抗原 125 14.29U/ml，糖类抗原 19-9 11.81U/ml，总前列腺特异性抗原 0.380ng/ml，游离前列腺特异性抗原 0.269ng/ml，fPSA/tPSA 70.79%。尿本周蛋白定性：阴性。血清铁蛋白测定（FE）：1616.000ng/ml（↑）。上腹部 MRI 平扫＋增强：①动脉期肝包膜下异常强化灶，考虑灌注异常。②肝Ⅵ段小海绵状血管瘤。③肝 Glisson 囊增厚，考虑炎症性病变。④胆囊腺肌症。⑤脾大，脾脏弥漫性病变，淋巴瘤浸润？副脾。⑥左肾囊肿。⑦肝门区、腹腔内及腹膜后多发肿大淋巴结；少量腹水。肝脏脂肪定量检测＋弹性成像：CAP（dB/m）195；E（kPa）9.8。

主任医师常问实习医师的问题

● 疑难性肝病的诊断流程是什么？

　　答：多数机构都根据自己医疗资源的获得能力设计诊断流程，本中

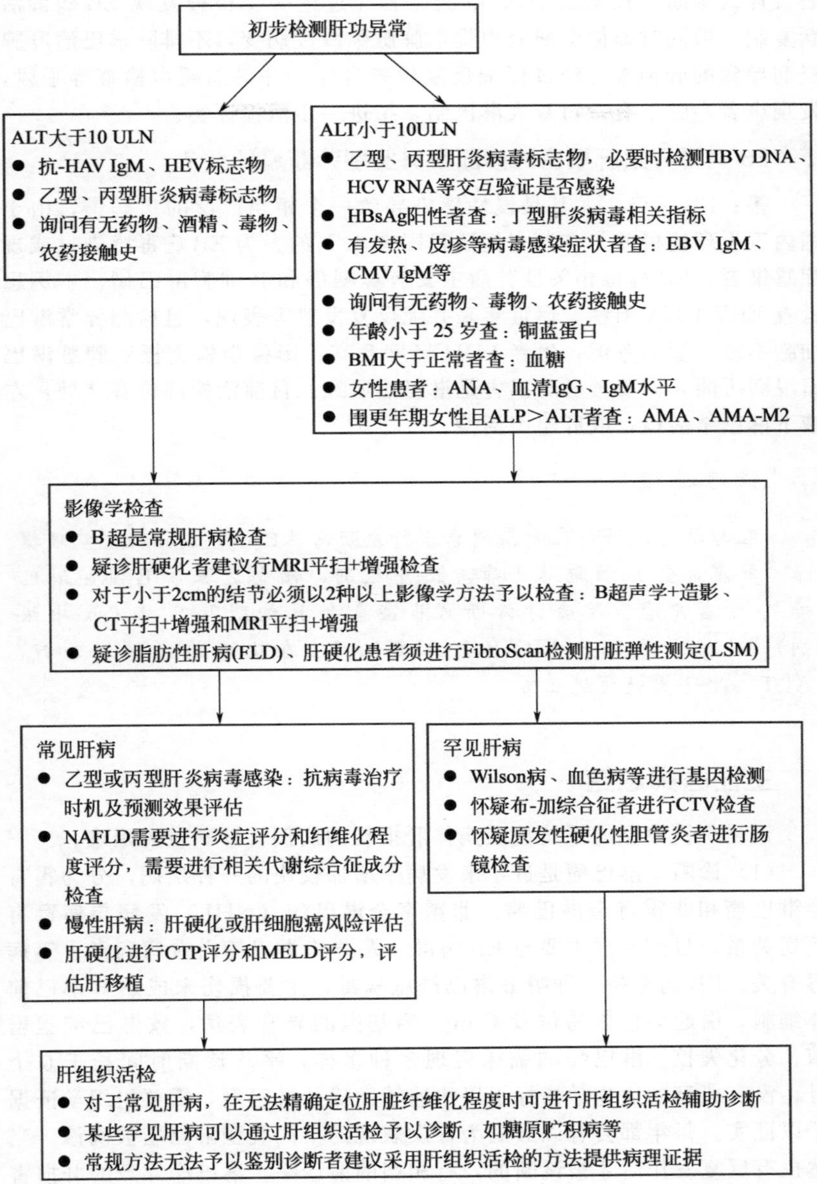

```
                         ┌─────────────────┐
                         │  初步检测肝功异常  │
                         └─────────────────┘
```

ALT大于10 ULN
- 抗-HAV IgM、HEV标志物
- 乙型、丙型肝炎病毒标志物
- 询问有无药物、酒精、毒物、农药接触史

ALT小于10ULN
- 乙型、丙型肝炎病毒标志物，必要时检测HBV DNA、HCV RNA等交互验证是否感染
- HBsAg阳性者查：丁型肝炎病毒相关指标
- 有发热、皮疹等病毒感染症状者查：EBV IgM、CMV IgM等
- 询问有无药物、毒物、农药接触史
- 年龄小于 25 岁查：铜蓝蛋白
- BMI大于正常者查：血糖
- 女性患者：ANA、血清IgG、IgM水平
- 围更年期女性且ALP＞ALT者查：AMA、AMA-M2

影像学检查
- B超是常规肝病检查
- 疑诊肝硬化者建议行MRI平扫+增强检查
- 对于小于2cm的结节必须以2种以上影像学方法予以检查：B超声学+造影、CT平扫+增强和MRI平扫+增强
- 疑诊脂肪性肝病(FLD)、肝硬化患者须进行FibroScan检测肝脏弹性测定(LSM)

常见肝病
- 乙型或丙型肝炎病毒感染：抗病毒治疗时机及预测效果评估
- NAFLD需要进行炎症评分和纤维化程度评分，需要进行相关代谢综合征成分检查
- 慢性肝病：肝硬化或肝细胞癌风险评估
- 肝硬化进行CTP评分和MELD评分，评估肝移植

罕见肝病
- Wilson病、血色病等进行基因检测
- 怀疑布-加综合征者进行CTV检查
- 怀疑原发性硬化性胆管炎者进行肠镜检查

肝组织活检
- 对于常见肝病，在无法精确定位肝脏纤维化程度时可进行肝组织活检辅助诊断
- 某些罕见肝病可以通过肝组织活检予以诊断：如糖原贮积病等
- 常规方法无法予以鉴别诊断者建议采用肝组织活检的方法提供病理证据

图 5-7 肝病的诊断流程

心设计的诊断流程见图 5-7。本例患者经过进一步检查发现 EB 病毒活跃复制，但同时影像学研究也提示脾脏弥漫性病变，不排除淋巴瘤肝脾浸润导致的肝损害。经过仔细反复检查身体，并借助超声检查等手段，发现患者左腋下有一黄豆大淋巴结，拟进一步活检证实。

● **EB 病毒导致肝损害的诊断及其鉴别诊断是什么？**

答： EB 感染，尤其是慢性感染导致一个相当广泛的疾病谱，由于国内卫生环境极差，有调查提示我国有 50％的人为 EB 病毒感染过或现症感染者。EB 病毒相关性肿瘤主要有鼻咽癌和 B 细胞淋巴瘤。本例患者查 EBV DNA 阳性，但近年来并无反复发热等表现，且检测异常淋巴细胞不多，暂不考虑；患者 LDH 轻度升高，影像学检查提示脾脏淋巴瘤浸润可能，需要考虑肝损害是淋巴瘤所致。目前活检部位有 2 处：左腋下淋巴结活检，或肝组织活检。

◉ ［诊疗过程］

> 经与患者沟通，在知情同意下行左腋窝淋巴结穿刺活检，病理提示"非霍奇金 B 细胞淋巴瘤，低-中级别，倾向边缘带 B 细胞淋巴瘤"。于省肿瘤医院会诊诊断"非霍奇金 B 细胞淋巴瘤（低-中级别）"，转血液科行 R-CHOP 方案化疗。在化疗前经保肝治疗，ALT、AST 大致接近正常。

主任医师总结

这是一例典型的系统性疾病伴肝损伤的病例，诊断较为困难。

（1）诊断　淋巴瘤是近年来发病率增加较快的一种疾病，分为霍奇金淋巴瘤和非霍奇金淋巴瘤。非霍奇金淋巴瘤（NHL）发病与病毒有密切关系，目前发现主要与 EB 病毒、人类 T 淋巴瘤白血病病毒Ⅰ等病毒有关。EB 病毒是一种嗜 B 淋巴细胞病毒，主要损伤未成熟 B 淋巴前体细胞，引起染色体易位及 C-myc 癌基因的异常表达，致淋巴细胞增殖、分化失控。淋巴瘤的临床表现多种多样，平均诊断时间长于 6 个月，没有典型的生物学指标予以快速辅助确认淋巴瘤，需要组织学证据予以证实。每年都会有以肝病为首发表现的不同类型淋巴瘤被确诊，当然也有反复发作后才被诊断的，有相当的漏诊率。淋巴瘤导致的肝损害多为肿瘤细胞浸润所致，表现类似急性肝炎，也有黄疸出现，甚至肝功能衰竭样表现，因此值得医师在临床实践中予以警惕。

（2）治疗 就治疗而言，针对淋巴瘤的病因治疗为主要治疗方案，辅助以保肝治疗。但需要支出的是，针对目前弥漫大 B 淋巴瘤方案中多应用利妥昔单抗（美罗华）作为重要的治疗组分。利妥昔单抗是一种单克隆抗体，该抗体与 CD20 抗原特异性结合。利妥昔单抗与 B 淋巴细胞上的 CD20 结合，从而引起 B 细胞溶解，也被称为 B 细胞耗竭剂。必须指出的是，很多病毒感染后可以被人体免疫系统清除，但也有极少量病毒存活在细胞内，一旦患者免疫系统受到严重损害时潜伏病毒可以再次活跃，并造成器官损伤，HB 病毒即是如此。该患者虽然查为 HBsAg 和 HBV DNA 阴性，但抗-HBc 阳性，一旦应用利妥昔单抗（美罗华）将有 10％～15％的可能出现 HB 病毒再激活，少部分患者可以出现肝功能衰竭。因而对于 HBsAg/抗-HBc 阳性患者，在应用利妥昔单抗时有 2 种应对策略：①以核苷（酸）类似物（NA）治疗前开始应用以预防 HB 病毒再激活；或②对于依从性良好的患者在应用利妥昔单抗期间严密监测 ALT、HBV DNA、HBsAg 变化，一旦出现 HBV DNA 升高或者 HBsAg 阳转即开始治疗。辅助性抗病毒治疗目的是防止 HB 病毒再激活导致的肝衰竭发生。

（董 菁）

查房笔记

肝功能突发明显异常 2 日——缺氧性肝炎

⚜ [实习医师汇报病历]

患者男性，72 岁，已婚，因"心前区疼痛 2h"入院，在心脏监护病房（CCU）治疗期间监测肝功能发现明显异常，2 天内 ALT、AST 急剧升高，不排除急性肝炎，特此要求会诊。1 周前因行走过程中出现心前区疼痛，呈压榨性，故就诊我院。既往有高血压史，有冠心病史，服用多种药物降压、降血脂，但未应用阿司匹林等血小板凝聚拮抗剂。入院后诊断急性心肌梗死（AMI），急诊进行经皮冠状动脉腔内成形术（PTCA）。术前查肝功能正常，术后 48h 监测心脏酶学指标渐回落至正常范围。2 天前出现咳嗽，偶有红色泡沫痰；呼吸困难，端坐呼吸，床边 X 线片示双下肺斑片影，予以头孢噻肟抗感染，查肝功能：TBIL 18.3μmol/L，DBIL 11.3μmol/L，ALT 4107U/L，AST 3916U/L，GGT 640U/L，ALP 230U/L，伴食欲减退、乏力，无眼黄、皮肤黄、尿黄等，CCU 医师考虑"肝功能异常"，予"谷胱甘肽、多烯磷脂酰胆碱"等治疗，并邀请我科室予以会诊协助诊治。既往史、个人史、婚育史无特殊，否认慢性肝病史、输血史、静脉药瘾史。

体格检查　T 36.8℃，P 102 次/分，R 22 次/分，BP 130/85mmHg。神志清楚，对答切题，坐式呼吸，呼吸频率略快；全身皮肤及巩膜无黄染，皮肤黏膜未见瘀点瘀斑，全身皮肤未见皮疹，未见肝掌、蜘蛛痣；颈静脉显现，无明显颈静脉波动，肝颈静脉回流征可疑阳性，浅表淋巴结未触及；双肺可闻及干啰音，心律齐，100 次/分，各瓣膜区未闻及杂音，腹平坦，全腹部无压痛、反跳痛，肝浊音界存在，肝区无叩击痛，触诊肋下 2cm，质中等，移动性浊音阴性，双下肢轻度凹陷性水肿，病理征未引出。入院后化验 HBsAg 阴性，抗-HCV 阴性。

辅助检查　复查肝功能：TBIL 14.1μmol/L，DBIL 8.5μmol/L，ALT 3895U/L，AST 4305U/L，GGT 537U/L，ALP 207U/L；CK 125U/L，CK-MB 28U/L，LDH 352U/L；WBC 15.46×10⁹/L，N 75.1%，Hb 105g/L，PLT 91×10⁹/L。

主任医师常问实习医师的问题

● **该患者的病史有哪些特点？**

答： 患者为老年男性，急性起病，酶学突发异常增高；近期因急性心肌梗死应用多种药物，含他汀类降脂药物，并行 PTCA 术；否认慢性肝病史，1 周前查肝功能大致正常，AST 轻度升高。查体未见肝掌、蜘蛛痣，皮肤、巩膜无黄染，颈静脉充盈，腹部触诊示肝脏大，移动性浊音阴性，双下肢轻度水肿。今日急诊查：PT 10.1s，INR 1.11；脑钠肽前体（pro-BNP）8600pg/ml。初步诊断：急性肝炎，缺氧性肝炎可能性大。

● **缺氧性肝炎的定义是什么？**

答： 缺氧性肝炎（hypoxic hepatitis，HH），以往又被称为缺血性肝炎（ischemie hepatitis）或休克肝（shock liver），也被称为淤血性肝炎（congestion hepatitis）。病理特点是肝小叶中央细胞坏死（CLN）导致的血清中 ALT 急剧升高，病理生理机制是由于心脏或其他器官疾病导致的供氧不能，进而引起的肝脏损害。HH 的诊断需要 3 个条件：①心脏或呼吸-循环严重障碍为基础疾病；②ALT 升高 20～70 倍正常上限（ULN）以上，伴有 BIL、LDH 的急剧升高和 PT 延长；③排除其他病因导致的肝损害，尤其要排除药物性肝损害和中毒性肝损害。缺氧性肝炎的临床表现见表 5-8。

表 5-8 缺氧性肝炎的临床表现

表现	发生频率/%
肝脏肿大	95
外周水肿	75
腹水	25
脾大	12～25
黄疸	20
血清 BIL 水平升高	70
血清 ALT 水平升高	63～80

● **缺氧性肝炎的发生率为多少？**

答： 缺氧性肝炎是一种常被低估的疾病。有研究认为住院患者中缺氧性肝炎发生率为（1.05～1.6)/1000 患者，在 ICU 患者中为 0.9%～

11.9％不等，在 CCU 为 2.6％，缺氧性肝炎发生率与原发病病情严重程度呈正比。按照不同病情缺氧性肝炎的发生率也有所差异：心源性休克患者缺氧性肝炎发生率为 39％～70％，其中心肌梗死为 12.5％～36％，呼吸衰竭为 7％～20％，脓毒性休克患者缺氧性肝炎发生率为 13％～32％。90％的缺氧性肝炎病例是这几种疾病的继发性损伤，因此当这些病发生时需要注意缺氧性肝病的出现。

缺氧性肝炎的病理基础是什么？

答：肝脏的血供占全身体重的 2.5％，却接受心排血量 25％的血流，800～1200ml/min。肝脏血流约 2/3 来自门静脉，提供营养物质；1/3 来之肝动脉。当任何情况导致心排血量下降并进而导致门静脉血流下降时，机体可通过反射性保护性机制增加肝动脉血流量，这个机制称为肝动脉缓冲反应（hepatic arterial buffer response）。肝脏供氧几乎平均地来自门静脉和肝动脉，腺泡 3 区的肝细胞对缺血缺氧相对敏感。有一个指数被引进到缺氧的评估，即系统性氧运（systemic oxygen delivery，DO_2）指数，该指数受到心排血量、Hb 水平和 Hb 氧化饱和度的影响，DO_2 正常范围为 520～720mlO_2/（min·m^2），当低于 330mlO_2/（min·m^2）时可造成组织明显缺氧。充血性心力衰竭对肝脏的影响主要起源于三个致病因素：肝脏有效血流减少、肝静脉压力升高以及动脉血氧饱和度下降。但就脓毒性休克出现的缺氧性肝炎而言，除了脾脏窃血导致的供氧下降外，肝脏对氧的需求剧烈增加也是损害原因之一；当休克纠正成功后的缺氧/再氧化（hypoxia/reoxygenation injury）过程可能是肝炎的原因之一，该过程又称缺氧/再灌注损伤（ischaemia/reperfusion injury，IR injury）。

缺氧性肝炎的诊断流程是什么？

答：缺氧性肝炎诊断见图 5-8。当病程典型时，如右心衰竭后出现肝功能异常，并不需要肝活检予以诊断。但有些类型的缺氧性肝炎并不具有上述典型临床过程：儿童缺氧性肝炎低血糖发生率较高；肝硬化患者在大出血或脓毒血症后可出现缺氧性肝炎。其他可导致缺氧性肝炎的疾患还有中暑、镰状细胞贫血、癫痫大发作、阻塞性睡眠呼吸暂停、主动脉瘤、布-加综合征（Budd-Chiari syndrome）、遗传性出血性毛细血管增多症等。诊断缺氧性肝炎多基于基础疾病和临床表现，但在现实临床工作中往往有较多的混杂因素，如药物等。最主要的鉴别诊断是肝脏梗死，增强 CT 或 MRI 可资鉴别。

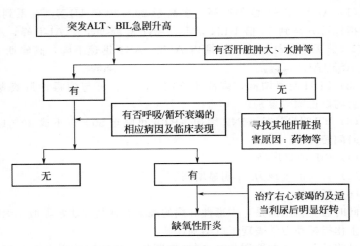

图 5-8　缺氧性肝炎的诊断流程

◈ [住院总医师汇报病历]

　　患者会诊后予以充分利尿，维持电解质平衡，2 日后复查结果回报：血常规示 WBC $10.38 \times 10^9/L$，N 73.4%，Hb 117g/L，PLT $174 \times 10^9/L$；生化：ALT 353.6U/L，AST 142U/L，TBIL 82.1μmol/L，DBIL 56.4μmol/L，ALB 35.6g/L，GLB 24.8g/L，ALP 374.5U/L，GGT 532.1U/L，LDH 2345U/L，CHE 7623U/ml；GLU 3.2mmol/L，BUN 4.3mmol/L，Cr 73.1μmol/L。AFP 5.1ng/ml。CRP 15.5mg/L。HBsAg（-），抗-HBs（+），HBV DNA $<$ 500IU/L；甲、丙、戊肝炎病毒抗体阴性；血清免疫球蛋白 IgG 13.1g/L，IgM 1.01g/L。肝脏急诊超声：肝脏形态明显增大，边缘光滑，肝叶比例适中，弥漫均匀低回声声相。脾大，实质信号均匀。肝内外胆管未见明显扩张，门静脉显示欠清楚，未见负影。少量腹水，未见明显腹腔肿大淋巴结。

? **主任医师常问实习医师的问题**

● **缺氧性肝炎的生化学表现特征是什么？**

　　答：缺氧性肝炎有一系列生化变化，具有一定的特征性。

（1）ALT、AST 剧烈升高，多高于 20～30 倍 ULN，有系列报道酶学指标可升高到 50 倍 ULN 以上；AST 高峰期早于 ALT 峰，AST/ALT＞1。无论怎样治疗，短期内 ALT、AST 迅速下降，高峰期 2～3 天后 AST/ALT＜1。

（2）LDH 明显增高，多高于 20 倍 ULN，可与病毒性肝炎鉴别，但需要与淋巴瘤等鉴别。

（3）PT 明显延长，INR 增加，PTA 可降至 50％以下或 20％以下，发生时间短暂。

（4）BIL 明显增高。

（5）肾功能表现为 Cr 明显增高。

（6）低血糖。

同时需要指出的是，中毒性肝病的酶学表现与此非常类似，无法单纯以生化指标动力学表现予以鉴别诊断。

目前部分地区按性别分设 ALT 截断值，如欧洲采用女性 19U/ml，男性 30U/ml 为正常值，亚洲部分国家采用这个体系，因而我们在临床中以 ULN 代替简单的 ALT 检测值可以更好的反应诊治原则。

● **缺氧性肝炎预后如何？**

答：缺氧性肝炎预后极差，有大样本研究指出 56％发生缺氧性肝炎患者在住院期间死亡，仅 25％的患者生存期长于 1 年。但需要指出的是，伴有缺氧性肝炎情况的患者多因原发病过世，而并非因肝衰竭过世，当然此时发生缺氧性肝炎也可被视为多脏器衰竭的一部分或一个阶段，是预后不良的标识。研究认为 INR＞2、脓毒性休克和序贯性器官衰竭（SOFA）是缺氧性肝炎患者死亡的主要危险因素。

● **缺氧性肝炎的治疗原则是什么？**

答：缺氧性肝炎的治疗原则是尽快恢复有效循环，稳定动力学情况，从而改善组织供氧以达到稳定肝脏功能的目的。在休克或循环失能状态下，血流的再分布使得脑部和心脏的血流得到一定保证，而肝脾的血流有所减少，正在进行的研究试图探讨何时的血管收缩剂剂量，使得能够保证肝脏的血供。应用中要探索如何改善肝脏微循环的方式方法。目前医疗技术中，合理应用药物和技术避免肝脏/血管的过度充盈，避免肝脏血液淤积是现实的技术指标，合理安排利尿药，必要时应用托伐普坦纠正心力衰竭排除过多水分，或应用持续性肾脏替代（CRRT）方法保证排出量大于入量，对于右心衰竭导致的缺氧性肝炎具有一定效果。

⊛ ［诊疗过程］

　　会诊 1 周后，患者应用利尿合剂并托伐普坦等治疗，保持每日出超量为 800ml，患者自觉呼吸困难症状明显好转，尿色转清，对答切题，纳差改善。复查：血常规示 WBC 6.2×10^9/L，N 57.5%，Hb 97.8g/L，PLT 116×10^9/L；凝血全套：PT 15.6s，INR 1.34；肝功能：ALT 132.4U/L，AST 153.6U/L，TBIL 63.4umol/L，DBIL 43.1umol/L，ALB 29.8g/L，GLB 19.5g/L，GGT 355U/L，ALP 233U/L，CHE 3237U/L；GLU 5.1mmol/L；肾功能：Cr 73.3umol/L，eGFR 78ml/(min·$1.73m^2$)；pro-BNP 1200pg/ml。患者肝功能以及其他症状好转，患者转出 CCU 病房继续治疗心脏疾患。

主任医师总结

　　该患者系重症疾患救治过程中常见的合并肝病，病因相对复杂多变，临床中要注意以下问题：

　　（1）缺氧性肝炎在 ICU 是多见合并疾患，在临床中常被忽略或误诊，或者由于混杂因素的存在被考虑为药物性肝损害等情况。查体时发现肝脏肿大，腹水征阳性，结合近期心脏状况，尤其是伴有一过性低血压者，出现上述情形时要考虑缺氧性肝炎诊断。

　　① 右心衰竭、休克、脓毒血症为基础疾病时，临床中以急性心力衰竭伴有低血压时更为多见。

　　② ALT、AST 急剧升高，AST＞ALT，伴有突然 BIL 升高和 PT 延长，可在心脏严重事件后 12～14h 发生。也有学者认为 ALT 升高在 10 倍 ULN 以下，这些患者缺氧性肝炎的诊断需要肝组织活检，但在临床实践中可及性较差。

　　③ 排除其他病因导致的肝损害，尤其是抢救过程中应用的大量药物可能导致的药物性肝损害（DILI）。

　　临床实践中第三项较难以明确排除，有报告指出 13% 的缺氧性肝炎合并药物性肝损害，7% 合并病毒性肝炎，此外，近 25% 的缺氧性肝炎患者还合并胰腺胆道损害。由于国内患者去世后肝组织病理学检查较少，而 ICU 状态下经颈静脉肝组织活检的比率也很低，临床上很难以特征性的肝组织病理来诊断缺氧性肝炎，所以仍旧以临床诊断为主。

　　（2）缺氧性肝炎在病理生理 有 2 种模式：急性低血流供应的前向

衰竭（forward failure）和肝静脉严重血流淤积的后向衰竭（backward failure）。这2种模式导致肝损害的机制不同，因而要求相应的对应策略不同。临床中后向衰竭的诊断率较高，治疗效果优于前向衰竭的患者。不管怎样，ICU医师、心脏科医师在处置心肺功能障碍时要警惕缺氧性肝炎的发生，尤其是出现射血分数严重降低者和明显右心衰竭者，无论是否合并低血压/休克都需要严密监测肝功能变化，具体结合患者情况分析肝功能异常是前向还是后向衰竭。无论上述2种学说如何解释，需要指出的是氧自由基堆积在这个过程中可能是致病的共同通路，临床中要靠前处置减少自由基伤害。一旦针对性处置有效缺氧性肝炎患者在72h内ALT下降50%。

（3）缺氧性肝炎也是肝硬化基础上合并严重并发症时的继发性损伤的一部分。当以ALT急剧升高20倍ULN为定义时，肝硬化住院患者缺氧性肝炎的发生率为3%；当以ALT升高3～10倍ULN为定义时，缺氧性肝炎发生率为10%。缺氧性肝炎经常继发于肝硬化基础的大量腹水合并原发性细菌性腹膜炎、门脉血栓或癌栓、上消化道大出血等，这些情况减少了本就不足的肝脏血供，同时增加了肝脏对氧的需求量。这也要求其他科室医师要在积极处置原发病时兼顾肝脏疾患的诊治，尤其是以代谢综合征为主要表现的心脏疾患，患者中可能夹杂不少非酒精性脂肪性肝炎（NASH）相关性肝硬化，这部分患者容易漏诊、误诊。当然，严重、持久的右心衰竭可导致反复缺氧性肝炎发作，也可进一步导致心源性肝硬化的发生。

（4）缺氧性肝炎可能是原发疾患基础上继发的序贯性器官衰竭的一部分。日本学者报道发生缺氧性肝炎的患者多同时伴有血小板降低、肾功能损害等情况。多脏器损伤也许是共同原因造成，如严重感染等；也许是某个系统严重功能障碍后导致的多米诺骨牌现象，如急性严重右心衰竭等。临床上面对患者时必须具体情况具体分析，虽然缺氧性肝炎呈一定的自限性，但是在合并肾功能衰竭的情况下有条件的单位可以持续肾功能替代（CRRT）方法，可以缩短危险期的时间，提高患者的短期生存率。

（董　菁）

发现 HBsAg 阳性 22 年，乏力、黄疸 1 个月余
——免疫缺损状态下 CHB 再激活

⚛ [实习医师汇报病历]

　　患者女性，37 岁，以"发现 HBsAg 阳性 22 年，乏力、眼黄 1 个月余"为主诉入院。入院前 22 年体检时发现"HBsAg 阳性"，无特殊不适，无定期随访及治疗。入院前 1 年半发现"急性单核细胞白血病"，于省某三甲医院血液内科化疗（诱导缓解方案：HAD 方案，高三尖杉酯碱 $2mg/m^2$，第 1～7 天；阿糖胞苷 $100mg/m^2$，第 1～7 天；柔红霉素 $40mg/m^2$，第 1～3 天；巩固方案 HA 与 DA 方案交替，共 6 个疗程），住院期间曾查 HBV DNA 1.11 E＋7IU/ml，予拉米夫定抗乙肝病毒治疗约半年，多次复查"肝功能正常，HBV DNA 阴性"，自行停药。入院前 5 个月被告知"白血病已临床治愈"，并终止化疗。入院前 1 个月余无明显诱因出现乏力，程度较剧烈，不能胜任日常工作，休息不能缓解。并出现眼黄、尿黄，尿呈浓茶色，黄染呈进行性加重，迅速出现皮肤黄染。食欲下降为原先 1/3～1/2，伴恶心、厌油，偶有呕吐少许黄色胃内容物。于当地市医院查："HBsAg 阳性、HBeAg 阳性，HBV DNA 1.94E＋08U/ml；肝功能 ALT 420U/L，AST 879U/L，TBIL 229.3μmol/L，ALB 31.3g/L；PT 25.60s。INR 2.24"，予拉米夫定抗乙肝病毒及保肝等治疗，病情无好转，并出现咳嗽，干咳为主，伴气促，活动后加剧，休息可缓解，无双下肢肿、尿少，无发绀、胸痛，无畏冷、发热，无皮肤瘀斑、牙龈出血，无胡言乱语、行为失常等。为进一步诊治，转诊我院。

　　体格检查 生命体征平稳，神志清楚，慢性病容，皮肤、巩膜重度黄染，未见肝掌、蜘蛛痣。双肺呼吸运动对称，右下肺语颤减弱，右下肺叩诊呈浊音，余肺部叩诊呈清音。听诊右下肺呼吸音低，双肺均未闻及干湿啰音。心律齐，各瓣膜区未闻及杂音。腹部平坦，腹式呼吸运动存在，腹壁静脉无曲张，腹软，全腹无压痛，无反跳痛。肝脾未触及，未及包块。墨菲征阴性，麦氏点无压痛，肝区无叩击痛，肝浊音界上界于右锁骨中线第 V 肋间，下界位于右肋缘，脾浊音界

无扩大，移动性浊音阴性；肠鸣音 3 次/分。双下肢无水肿。

辅助检查：见现病史。

初步诊断：①慢加亚急性肝功能衰竭；②HBeAg 阳性慢性乙型肝炎；③肺部感染、右侧胸腔积液可能；④急性单核细胞白血病化疗后。

 主任医师常问实习医师的问题

● 该患者的病史有哪些特点？

答：患者为 37 岁女性，发现 HBsAg 阳性 22 年，无规则随访及监测，开始无特殊不适。1 年半前诊断"急性单核细胞白血病"，予高三尖杉酯碱、阿糖胞苷和柔红霉素化疗 6 个疗程。化疗期间 HBV DNA 高载量，予短期拉米夫定抗病毒治疗，HBV DNA 转阴后自行停药。化疗结束后约 3 个月余开始出现乏力、黄疸，伴恶心、厌油等不适。查体：神志清楚，慢性病容，皮肤、巩膜重度黄染，未见肝掌、蜘蛛痣。腹部平坦，腹式呼吸运动存在，腹壁静脉无曲张，腹软，全腹无压痛，无反跳痛。肝脾未触及，未及包块。墨菲征阴性，麦氏点无压痛，肝区无叩击痛，肝浊音界上界于右锁骨中线第 V 肋间，下界位于右肋缘，脾浊音界无扩大，移动性浊音阴性；双下肢无水肿。结合外院检查 TBIL>10 倍 ULN，INR>1.5，HBV DNA 高载量，故目前诊断"慢加亚急性肝功能衰竭，HBeAg 阳性慢性乙型肝炎"，需评估 Child-Pugh 评分及 MELD 评分，并评估有无感染、腹水、肝性脑病及肝肾综合征等并发症。

● 免疫抑制药应用患者 HBV 再激活的定义是什么？

答：目前，对于 HBV 再激活的标准尚不统一。

1975 年 Wands 等最早提出 HBV 再激活的定义：①HBsAg（＋）患者表现为 HBsAg 的血清滴度升高；②HBsAg 阴性/抗-HBs 阳性患者显示抗-HBs 阴转伴随 HBsAg 转阳；③排除其他原因导致的肝功能损害。

2000 年 Yeo 等提出：①细胞毒性化学治疗期间或之后立即出现肝炎；②伴随 HBV DNA 水平增加不小于 10 倍，或绝对值超过 10^6 copies/ml，或血清 HBV DNA 从阴性转为阳性；③排除其他原因导致的肝功能损害。

2013 年 10 月由中国临床肿瘤学会、中华医学会血液学分会和中国医师协会肿瘤医师考核委员会共同发布《淋巴瘤免疫化疗 HBV 再激活预防和治疗中国专家共识》中的 HBV 再激活定义：①在免疫化疗或免疫抑制药治疗期间或之后，血清 HBV DNA 由不可测转为可测；②HBV DNA 载量比基线水平升高 10 倍以上，如从 10^3 IU/ml 升至 10^4 IU/ml 以上；③以 ALT 升高为主要表现的肝脏炎症损伤加重，例如 ALT 由正常变为异常，并可排除原发病、药物性肝损伤等其他原因导致的肝功能损害。

紧随其后，2013 年 11 月由中华医学会血液学分会、中国抗癌协会淋巴瘤专业委员会和中华医学会肝病学分会也共同发布了《中国淋巴瘤合并 HBV 感染患者管理专家共识》，该共识中 HBV 再激活定义为：①HBsAg 阳性患者，符合下列任一条件者可定义为 HBV 再激活：a. 血清 HBV DNA 由不可测变为可测或超过基线水平 $\geqslant 1\log_{10}$；b. HBeAg 阴性患者血清 HBeAg 转阳。②HBsAg 阴性/抗-HBc 阳性患者，符合下列任一条件者可定义为 HBV 再激活：a. 血清 HBsAg 转阳；b. 血清 HBV DNA 由不可测变为可测。

免疫抑制药应用患者 HBV 再激活的危险因素有哪些？

答：免疫抑制药应用患者 HBV 再激活的危险因素主要包括治疗方案、病毒学因素和宿主因素等。免疫抑制药损害宿主淋巴细胞功能，削弱宿主免疫系统清除病毒的能力；皮质类固醇可激活 HBV 基因组的糖皮质激素应答元件，强化病毒复制和基因表达；两种效应叠加导致宿主病毒载量增加，但抑制宿主肝细胞炎症反应。当免疫抑制药减量或停用后，宿主免疫系统激活、淋巴细胞功能恢复，导致强烈的抗 HBV 免疫应答，大量肝细胞炎症坏死。免疫抑制程度深或联合糖皮质激素将显著增高严重肝炎的发生率。

（1）治疗方案　免疫抑制药可被分为低、中、高险 3 类 HBV 再激活治疗方案。

① 高风险治疗方案：HBsAg 阳性/抗 HBc 阳性患者或 HBsAg 阴性/抗 HBc 阳性患者，接受抗 CD20 治疗（利妥昔单抗或奥法木单抗）；HBsAg 阳性/抗 HBc 阳性的患者，接受蒽环类衍生物或中等以上剂量糖皮质激素治疗（泼尼松当量 $\geqslant 10$ mg/d，疗程 $\geqslant 4$ 周）。

② 中风险治疗方案：HBsAg 阳性/抗 HBc 阳性的患者，接受抗-

TNF（如依那西普、阿达木单抗、赛妥组单抗、英夫利昔单抗）、细胞因子或整合酶抑制剂（如阿贝西普、优特克单抗、那他组单抗、维多组单抗）或酪氨酸激酶抑制剂（如伊马替尼、尼罗替尼）治疗；HBsAg阳性/抗 HBc 阳性患者接受低剂量糖皮质激素治疗（泼尼松当量＜10mg/d，疗程≥4 周）；HBsAg 阴性/抗 HBc 阳性患者，接受接受蒽环类衍生物或中等以上剂量糖皮质激素治疗（泼尼松当量≥10mg/d，疗程≥4 周）。

③ 低风险治疗方案：HBsAg 阳性/抗 HBc 阳性患者，或 HBsAg 阴性/抗 HBc 阳性患者，接受传统免疫抑制药、关节内激素、或短期使用糖皮质激素（≤1 周）；HBsAg 阴性/抗 HBc 阳性患者，接受低剂量糖皮质激素治疗（泼尼松当量＜10mg/d，疗程≥4 周）。

（2）病毒学因素　基线 HBV DNA＞10^5 IU/ml 是 HBV 再激活重要的危险因素。

（3）宿主因素　淋巴瘤患者 HBV 再激活发生率最高，未使用利妥昔单抗的 HBsAg 阳性患者 HBV 再激活发生率为 24%～53%，使用利妥昔单抗的 HBsAg 阳性患者 HBV 再激活发生率约 80%；造血干细胞移植患者的 HBV 再激活发生率达 48%左右。

免疫抑制药应用患者 HBV 再激活的临床表现及转归是什么？

答：免疫抑制药应用患者 HBV 再激活的发病率显著高于普通慢性HBV 感染者。HBsAg 阳性的免疫抑制应用患者 HBV 再激活的发病率高达 20%～50%，病死率高达 5%～40%。而在慢性 HBV 感染的自然病程中，处于免疫控制期的患者自发 HBV 再激活的年发病率约为10.3%，肝衰竭发病率约 2%。

HBV 再激活可分为两个阶段。第一阶段发生化疗/免疫抑制药治疗期间，其特征是病毒复制活动，主要表现为血清 HBV DNA 载量比基线水平升高 10 倍以上，HBeAg 可由阴性转为阳性；第二阶段发生于化疗/免疫抑制药减量或停药后，此时患者免疫功能逐渐恢复，对 HBV 产生免疫应答，肝脏炎症发生，表现为血清 ALT 上升，患者可出现乏力、厌油等临床症状，轻者可为自限性肝炎，严重者可出现肝衰竭，甚至死亡。

在 HBV 再激活早期，大多数患者可以是 HBeAg 阴性，甚至是隐匿性感染，肝脏病变多处于静止状态，症状常不明显；肝脏炎症发生后，大部分患者可以同时检测到血清 ALT 和 HBV DNA 升高，小部分患者有可能在肝酶开始升高时，HBV DNA 水平正在下降，所以在 ALT 升高时有可能检测不到血清 HBV DNA。

● 免疫抑制药应用患者应初步评估哪些指标？

答：所有接受免疫抑制药治疗的患者应评估 HBV 感染状态，评估指标包括：乙型肝炎血清标志物和肝功能试验。若患者血清 HBsAg 阳性和（或）抗 HBc 阳性，则应进一步检测血清 HBV DNA，建议同时检测甲胎蛋白和肝脏超声。

● 免疫抑制药应用患者防治 HBV 再激活应随访监测哪些指标？

答：血清 HBsAg 阳性/抗 HBc 阳性的患者接受化疗/免疫抑制药治疗，或 HBsAg 阴性/抗 HBc 阳性的患者接受抗-CD20 治疗期间，应至少每个化疗周期检测 1 次乙型肝炎血清标志物、HBV DNA 和肝功能；化疗结束后，所有患者应至少每 3 个月检测 1 次乙型肝炎血清标志物、HBV DNA 和肝功能。

血清 HBsAg 阴性/抗 HBc 阳性的患者，接受抗-TNF、细胞因子或整合酶抑制剂治疗、酪氨酸激酶抑制剂、蒽环类衍生物或中等以上剂量糖皮质激素（当泼尼松量＞10mg/d，疗程≥4 周）也可能导致 HBV 再激活，对这些患者应加强监测。

● 免疫抑制药应用的 HBsAg 阳性患者预防 HBV 再激活的有效措施是什么？

答：对于 HBsAg 阳性/抗 HBc 阳性患者，应至少在开始化疗/免疫抑制药治疗前 1 周予预防性抗病毒治疗。如果患者已经接受抗病毒治疗，则应继续治疗。对于 HBsAg 阴性/抗 HBc 阳性患者，如准备接受抗-CD20 治疗，也应予预防性抗病毒治疗。建议肝病科或传染病科医师定期会诊，根据抗病毒疗效及耐药情况及时调整和优化抗病毒治疗方案。接受化疗/免疫抑制药治疗的患者一旦发生 HBV 再激活或病毒学突破，可能发生肝衰竭或肝炎活动被迫停止化疗/免疫抑制药治疗，相关病死率很高，故推荐尽可能采用高效、低耐药的抗病毒药物进行预防，如恩替卡韦和替诺福韦酯。预防性抗病毒治疗需至少维持至免疫抑制药治疗结束后 6 个月，对接受抗-CD20 治疗患者至少为 12 个月。如患者存在 HBV 相关肝病（肝炎活动、肝硬化或肝细胞癌等），疗程参照慢性乙型肝炎防治指南中国 2015 更新版和 EASL2017 更新版。

哪种控制 HBV 激活的治疗方法最可靠？

答：根据抗病毒治疗开始时间的不同，将控制 HBV 激活的治疗方法分为三种：预防治疗、早期治疗和延迟干预。在化疗开始前予抗病毒治疗称为预防治疗，是预防 HBV 再激活最有效的方法。HBV DNA 升高而 ALT 未升高前开始抗病毒称为早期治疗。待 ALT 升高后再接受治疗，即为延迟干预。

以往拉米夫定用于预防性抗病毒治疗安全有效，有大型临床随机对照试验和荟萃分析的结果支持。但由于拉米夫定长疗程治疗可导致 HBV 耐药风险显著增加，恩替卡韦或替诺福韦作为高基因耐药屏障药物，近年来已被推荐为一线预防性抗病毒药物。预防治疗能降低患者 HBV 再激活率、防止肝脏炎症活动、衰竭，降低化疗中断率，最终提高患者生存率。早期疗法和延迟干预都是等到患者 HBV 活动之后再进行干预，其 HBV 再激活率、肝炎发作率、肝衰竭发生率及化疗中断率均显著高于预防治疗，总体病死率显著高于预防治疗。

⊛ ［住院医师汇报病历］

> 患者入院后检查结果回报：血常规中白细胞计数 2.51×10^9/L，中性粒细胞数 1.97×10^9/L，中性粒细胞百分比 78.4%，血红蛋白含量 116g/L，血小板计数 95×10^9/L。C 反应蛋白 14.07mg/L，降钙素原 2.94ng/ml。凝血酶原时间 29.1s，INR 2.25。乳酸 2.43mmol/L。肝功能：ALT 365U/L，AST 660U/L，TBIL 226.7μmol/L，ALB 29.1g/L，GLO 13.8g/L，CHE 3400U/L，GGT 106U/L，ALP 151U/L；Cr 62umol/L。AFP 208.3ng/ml，CA125 100.9U/ml，CA19-9＞1000U/ml，CEA 1.78ng/ml。
>
> 胸部 CT：1、右侧胸腔大量积液伴右下肺受压膨胀不全。2、右肺中叶、下叶炎症。上腹部 CT 平扫＋增强：脂肪肝，脾大。
>
> 骨髓检查：可见幼稚细胞占 1%。胸水常规：李凡他实验弱阳性（±），有核细胞计数 703×10^6/L，多个核细胞 5%。胸水细菌培养及鉴定：培养 48h 无细菌生长。

主任医师常问住院医师、进修医师和主治医师的问题

患者目前诊断是什么？

答：患者为 37 岁女性，发现 HBsAg 阳性 22 年，乏力、眼黄 1 个

月余，伴随纳差、腹胀、恶心等消化道症状，黄疸进行性加深，TBIL升高＞10倍 ULN，INR＞1.5，故"慢加亚急性肝功能衰竭"诊断成立，TBIL 226.7μmol/L，血肌酐 62μmol/L，INR 2.25，病因 HBV 感染，MELD 评 25 分；ALB 29.1g/L，无腹水、无肝性脑病，Child-Pugh评 10 分。患者右下肺呼吸音低、语颤减弱，肺 CT 示双肺炎症、右侧大量胸腔积液，CRP、PCT 升高，胸水白细胞总数升高，故考虑合并肺部感染、胸腔积液。

● **初步的诊疗计划是什么？**

答：患者入院时医疗组应该完成以下计划。

（1）评估患者此次肝脏炎症发作严重程度；监测肝功能、凝血功能变化趋势。

（2）明确病因，检测 HBV 标志物，监测 HBV DNA 水平。

（3）排除其他原因导致的肝脏疾病，如检测甲肝抗体 IgM、戊肝抗体及丙肝抗体等指标，排除重叠其他嗜肝病毒感染可能；检测肝病自身抗体、铜蓝蛋白及甲状腺功能等，排除合并其他病因所致肝病可能。

（4）评估肾功能，监测血常规、炎症指标、血糖、血氨和血乳酸等项目，评估有无感染、肝性脑病、肝肾综合征及上消化道出血等并发症。

（5）患者曾接受过拉米夫定治疗，还需要检测耐药位点。

（6）积极保肝治疗，如病情加重，应向患者解释人工肝治疗的目的和必要性；如经内科积极治疗病情仍持续发展，应向患者推荐紧急肝移植治疗。

（7）积极防治感染等并发症，注意营养支持，指导患者饮食，保证热量和蛋白质的摄入充足。保持大便通畅，避免过量摄入蛋白而诱发肝性脑病。

✸ ［诊疗过程］

患者入院后完善相关检查，HBV 标志物：HBsAg＞250.00IU/ml，HBeAg 99.74s/co，HBV DNA：1.06E＋05IU/ml。基因分型：C 型。检测到耐药株（rtA181V）。甲丙肝抗体、HIV、RPR 均示阴性。考虑到患者已出现肝衰竭，且检测到 HBV 耐药位点变异（rtA181V），为强效迅速抑制病毒复制，予恩替卡韦联合阿德福韦酯抗病毒，并积极保肝、输 ALB 支持治疗，并行人工肝治疗 3 次（血浆置换量 2000ml/次）。患者肺部感染、胸腔积液，予头孢美唑抗感染 1 周后，患者出现发热、气促，复查肺 CT 示炎症进展，胸腔积液显著增加，予改用美罗培南抗感染治疗。治疗 3 周后复查血常规：WBC 2.44×10^9/L，中性粒细胞百分比 69.5%，Hb 91g/L，PLT 66.0×10^9/L。凝血酶原时间 19.3s，国际标准化比值 1.65。C 反应蛋白 27.82mg/L，降钙素原 0.92ng/ml。肝功能：ALT 95IU/L，AST 206IU/L，TBIL 172.4μmol/L，ALB 40.1g/L。HBV 标志物：HBsAg ＞ 250.00IU/ml，HBeAg 3.7s/co，HBV DNA：7.02E ＋ 02IU/ml。停用抗生素，患者无再发热，无气促、咳嗽，复查肺 CT 炎症好转，胸腔积液吸收。治疗 4 周后复查血常规：白细胞计数 1.67×10^9/L，中性粒细胞百分比 57.4%，Hb 93g/L，PLT 61.0×10^9/L。肝功能：TBIL 66.4μmol/L，ALB 33.3g/L，ALT 60U/L，AST 104U/L，GGT 121U/L。凝血酶原时间 16.4s，国际标准化比值 1.41。AFP 27.660ng/ml。HBV 标志物：HBsAg ＞ 250.00IU/ml，HBeAg 3.08s/co，HBV DNA 8.18E＋02IU/ml。患者病情好转出院，长期服用恩替卡韦联合阿德福韦酯治疗，复查肝功能及凝血功能逐渐正常，HBV DNA 均阴性，抗病毒治疗 3 年时出现 HBeAg 血清学转换，肾功能、血磷正常，目前仍于门诊随访。

主任医师总结

本病例为 37 岁女性，发现 HBsAg 阳性 22 年，因诊断"急性单核细胞白血病"，予含蒽环类衍生物化疗方案，并曾予拉米夫定预防性抗病毒治疗，但因患者依从性差，擅自停药，终造成 HBV 再激活、肝炎活动、肝衰竭，并出现感染等并发症，病情危重。幸而患者白血病已临床治愈，无继续化疗需求，后经肝内科抗病毒、保肝、抗感染及人工肝等治疗，感染控制，HBV DNA 阴转，黄疸下降，PT 好转，最终病情稳定，重获生机。该患者诊疗及随访过程应强调以下几点。

（1）要强调接受化疗/免疫抑制药治疗的 HBsAg 阳性/抗 HBc 阳性患者预防性抗 HBV 治疗的重要性，而接受抗-CD20 治疗的患者，即使 HBsAg 阴性、抗 HBc 阳性，也需要预防性抗病毒治疗，以防 HBV 再激活。

（2）对这类患者进行预防性病毒治疗，有助于预防 HBV 再激活、保护患者肝功能、阻止肝病终末期事件的发生，为患者接受规范化化疗/免疫抑制治疗创造了良好条件，如果等待 HBV 再激活后再予补救措施（早期治疗或延迟干预），往往不能改变疾病预后，或因肝炎活动导致患者化疗/免疫抑制治疗被迫停止，不利于疾病控制。

（3）预防性抗病毒治疗可减少 HBV 相关肝炎活动，有利于患者接受规范的化疗/免疫抑制药治疗。至于是否应长期使用强效高耐药屏障药物，欧美指南给出了明确肯定的建议，国内基于国情等原因仍有一定争议。如本例患者，曾使用拉米夫定抗病毒治疗，后检测出 HBV 耐药变异位点 rtA181V，改用恩替卡韦联合阿德福韦酯治疗。因此，长期使用强效高耐药屏障药物无疑可以降低 HBV 发生耐药变异的风险、持续稳定地抑制病毒，从而最大限度地降低 HBV 再激活的发生率。

（4）一旦启动抗病毒治疗，患者于免疫抑制治疗期间及治疗结束后需按肝病专科意见进行随访监测肝功、HBV DNA 等指标，切记不可自行停药，需由有经验的肝病专家提供是否停药意见。

（5）化疗/免疫抑制药应用患者 HBV 再激活的诊断在临床上容易被漏诊；因这类患者多在非肝病科接受化疗/免疫抑制药治疗，治疗前肝功、B 超多数正常，HBV DNA 多为阴性，如没有给予预防性抗病毒治疗，在免疫抑制治疗期间又不注意监测肝功能、HBV DNA 等指标，一旦发生 HBV 再激活，可能因肝炎活动、肝功能失代偿而影响患者免疫抑制药的治疗，且肝衰竭发生率高，患者病死率高。接受抗-CD20 单抗治疗的 HBsAg 阴性/抗 HBc 阳性患者更容易漏诊，临床上可能出现患者淋巴瘤已临床治愈却因急性肝衰竭导致死亡的悲剧。

因此，从我国国情出发，对所有接受化疗/免疫抑制药的患者，应常规筛查 HBV 标志物，对 HBsAg 阳性患者应及时予预防性抗病毒治疗；对接受抗 CD-20 单抗治疗的患者，如为 HBsAg 阴性/抗 HBc 阳性，也应予预防性抗病毒治疗。并在化疗/免疫抑制治疗期间密切监测肝功能、HBV DNA 等指标。对 HBsAg 阴性、抗 HCV 阴性的患者，建议进一步检查 HBV DNA 及 HCV RNA，以避免漏诊隐匿性肝炎病毒感染的可能。建议主管医生请肝病专家会诊，从多学科角度管理患者，进行规范的临床诊疗，才能使患者得到更多获益。见图 5-9、图 5-10。

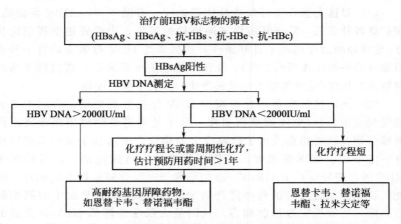

图 5-9　化疗/应用免疫抑制药患者预防 HBV 再激活的管理

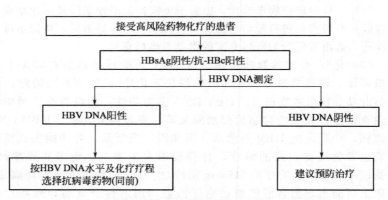

图 5-10　接受高风险免疫抑制药治疗（抗-CD20 单抗）
的 HBsAg 阴性患者的管理

（游　佳）

查房笔记

发热、畏冷、寒战 7 天——细菌性肝脓肿

✵ [实习医师汇报病历]

　　患者男性，51 岁，以"发热、畏冷、寒战 7 天"为主诉入院。入院前 7 天劳累后出现发热、寒战，体温最高达 39.7℃，热型不详，伴全身疲乏无力、食欲减退，自行服用"三九感冒灵颗粒"，仍发热，体温波动于 38.0～39.5℃，伴有畏冷，无寒战，入院前 3 天就诊外院，考虑"发热原因待查"，查"血常规：WBC 19.55×10⁹/L、N 92.24%、Hb 139g/L、PLT 172×10⁹/L；腹部 B 超：右肝低回声团（大小约 39mm×31mm），性质待定，肝脓肿？"予"头孢唑肟钠、地塞米松"抗感染治疗 2 天，体温有所下降，波动于37.3～38.5℃，无畏冷、寒战，今为求进一步诊治，门诊拟"肝占位性病变：肝脓肿可能"收住入院。发病以来，精神、睡眠较差，食欲如上述，大小便正常，体重无明显改变。既往史、个人史、婚育史、家族史无特殊。

　　体格检查　T 38.0℃，P85 次/min，R19 次/min，BP 124/60mmHg，神志清楚，发育正常，营养良好，正常面容，精神倦怠，步行入院，对答切题，体格检查合作。皮肤、巩膜无黄染，无肝掌、蜘蛛痣，胸廓无畸形，双肺呼吸音清，未闻及干湿啰音，心音清晰，律齐，未闻及病理性杂音，腹平软，无压痛、反跳痛，肝脾未触及，墨菲征阴性，麦氏点无压痛，肝区轻度叩击痛，肾区无叩击痛，肝浊音界上界于右锁骨中线第 5 肋间，下界位于右肋缘，脾浊音界无扩大，移动性浊音阴性，肠鸣音 3 次/min，双下肢无水肿。

　　辅助检查　见现病史。

　　初步诊断　右肝占位性病变（细菌性肝脓肿可能）。

❓ 主任医师常问实习医师的问题

● 该患者的病史有何特点？

　　答：中年男性，起病急骤，表现为反复高热，伴有寒战、畏冷、乏力、食欲减退等明显的全身中毒性反应；体格检查：神志清楚，营养中

等，双肺呼吸音清，腹平软，肝区轻度叩击痛，无肝脾肿大。外院血常规提示白细胞及中性粒细胞百分比明显升高，影像学提示右肝低回声病灶，胆囊未见异常。初步经抗感染治疗后病情有所好转。

● **结合患者病史，考虑什么诊断？ 诊断依据是什么？**

答：目前诊断考虑为细菌性肝脓肿可能性大，主要依据如下。

① 患者急性起病，反复高热，体格检查肝区叩击痛阳性。

② 外院检查提示白细胞及中性粒细胞百分比明显升高、右肝低回声病灶。

③ 经抗感染治疗后病情有所好转。

● **细菌性肝脓肿需要与哪些疾病进行鉴别？**

答：（1）阿米巴肝脓肿 多有阿米巴痢疾病史，起病缓慢，病程长，贫血较严重，肝脓液为巧克力样，无臭味，可找到阿米巴滋养体，若无混合感染，细菌培养阴性，患者无腹泻、腹痛、排暗红色果酱样便等病史，考虑可能性小，可行肝脓肿穿刺检查排除。

（2）肝囊肿合并感染 多有肝囊肿病史，可无任何症状，B超检查表现为液性暗区，边缘光滑，界限清晰，当其合并感染时，可出现发热及毒血症状，酷似肝脓肿，患者既往体健，未曾健康体检，但3天前外院腹部B超提示右肝低回声区，非液性暗区，故基本可排除肝囊肿可能。

（3）原发性肝癌 肝癌组织中心坏死伴感染时，也可出现体温升高及毒血症状，血象可明显升高，但结合AFP及肝脏增强CT呈"快进快出"特征性表现，一般不难鉴别，但需要完善相关检查。

⊛ ［住院医师补充病历］

　　患者入院后急查结果回报：血常规，WBC 13.41×10^9/L，中性粒细胞百分比70.4 %，Hb 145g/L，PLT 127.0×10^9/L；PCT 12.76ng/ml；CPR 63.10mg/L；急诊生化：K^+ 3.86mmol/L，Na^+ 137mmol/L，Cl^- 98mmol/L，Ca^{2+} 2.12mmol/L；GLU 5.55mmol/L，BUN 2.92mmol/L，Cr 63μmol/L。

？ 主任医师常问住院医师、进修医师和主治医师的问题

● **对目前的诊断有何意见？**

答：患者起病急，主要表现为发热、寒战、畏冷等毒血症状，入院

后急查 WBC、N、PCT、CRP 等炎症指标明显升高，经过抗生素治疗后热峰及血象均有下降，结合症状、体征、血常规及外院腹部 B 超等，目前考虑细菌性肝脓肿可能性大。诊断的金标准是待脓肿成熟后行 B 超定位引导下肝脓肿穿刺，并行脓液培养和药物敏感试验，该方法不仅可以获知细菌的种类，更可以指导后续治疗中抗菌药物的选择。

● 细菌侵入肝脏的途径有哪些？

答：细菌性肝脓肿是指化脓性细菌侵入肝脏形成的肝内化脓性感染灶。肝脏管道系统丰富，其胆道系统与肠道相通，增加了其发生感染的可能性。细菌侵入的途径有以下几条。

（1）胆道感染 胆道逆行感染（如胆囊炎、胆管炎等）是细菌性肝脓肿的主要病因，占 16%～40%。

（2）血行感染

① 门静脉系统：与门静脉有关或邻近器官的感染（如化脓性阑尾炎、腹腔感染等），占 8%～24%。

② 肝动脉系统：体内任何部位的化脓性疾病（肺炎、痈、亚急性细菌性心内膜炎等），病原菌均可通过血流经肝动脉入肝引起肝脓肿，其发生率报道不一，最多者可占 45%。

（3）邻近脏器组织感染 邻近脏器组织感染（膈下脓肿、胃十二指肠穿孔等）通过淋巴系统直接播散至肝脏。

（4）直接感染 开放性肝损伤时，细菌从体外直接侵入肝脏，较少见。

（5）医源性感染。

（6）隐源性感染 临床上检查难以发现发病灶，可能与肝内已存在隐匿性病变有关，常伴有免疫功能低下和全身代谢性疾病。

● 细菌性肝脓肿常见的病原菌有哪些？

答：引发细菌性肝脓肿的主要病原菌是大肠杆菌、克雷伯菌、链球菌、金黄色葡萄球菌、厌氧菌和真菌等。致病菌的种类与感染途径和机体状况有关：从胆道和门静脉侵入的多为大肠杆菌等革兰阴性杆菌和厌氧菌；经肝动脉侵入的多为革兰阳性球菌，特别是金黄色葡萄球菌；在创伤后和免疫受抑的患者致病菌以链球菌和葡萄球菌较多见；克雷伯菌、变形杆菌和铜绿假单胞菌是长期住院和使用抗生素治疗患者发生肝脓肿的重要病原菌。据文献报道，近年来，肺炎克雷伯杆菌感染比例有增高趋势。

细菌性肝脓肿的初步诊疗计划是什么？

答：（1）**抗感染治疗** 目前未得到病原学证据，应经验性使用能够覆盖包括需氧菌和厌氧菌在内的抗生素（如第三代头孢菌素联合抗厌氧菌药物），待获得细菌培养及药物敏感试验结果，再决定是否调整抗菌药物。

（2）**营养支持疗法** 由于患者发病以来反复发热，机体消耗大，伴明显乏力、食欲缺乏等中毒症状，加用复方消化酶促进消化改善食欲，嘱其加强营养饮食，必要时可静脉使用营养物质，积极补液，维持水电解质平衡，以增强机体抵抗力。

（3）行肝脏影像学检查以判断病灶是否液化成熟或继续扩大，以确定是否需要肝脏穿刺抽放脓液，必要时外科干预。

⚙ ［住院医师再次补充病历］

患者入院5天后仍有反复发热，体温波动于37.2～38.0℃，无寒战、畏冷，仍感疲乏无力、食欲缺乏。临床化学检查：ALT 53U/L，AST 32U/L，TBIL 15.8μmol/L，ALB 33.8g/L，GLO 30.0g/L，γ-GT 311U/L，ALP 134U/L，LDH 298U/L，GLU 5.74mmol/L，肾功能、电解质及血脂正常；AFP 3.790ng/ml，CA125 5.940U/ml，CA19-9 9.830U/ml，CEA 1.1ng/ml；凝血全套：PT 13.8s，INR 1.14；血细菌培养：阴性。

肺部CT/肝脏CT平扫＋增强：①右肝Ⅴ段占位，考虑肝脓肿（大小为4.1cm×4.3cm，包膜较厚）。②左肝内叶小囊肿。③右肺上叶、中叶、左肺下叶结节、斑片影，炎症性？④右侧少量胸腔积液，双侧胸膜肥厚。

医疗安排：患者白细胞计数、中性粒细胞百分比较外院检测时明显下降，热峰降低，予头孢哌酮钠/舒巴坦钠（舒普深）联合奥硝唑抗感染，二氯醋酸二异丙胺、门冬氨酸钾镁保肝，复方消化酶促进消化，间断补充中-长链脂肪乳营养支持等处理，同时结合肝脏增强CT所见，可行B超定位引导肝脓肿穿刺抽脓；此外，肺部CT提示肺部斑片影，考虑炎症，已在使用广谱抗生素，可治疗7～14天后复查。

细菌性肝脓肿的手术治疗方法及其适应证是什么？

答： 综合患者病情严重程度及肝脓肿病灶情况，在全身支持治疗和抗感染治疗的同时，可有以下手术治疗方式：B超引导下经皮穿刺抽脓或加置管引流术、脓肿切开引流术、肝叶切除术。手术指征如下：①脓腔直径＜5cm者，可在B超引导下抽净脓液后反复注入甲硝唑溶液冲洗抽吸。②脓腔直径5～10cm者，可在B超引导下置入引流管，每日抽吸及冲洗至少2次，至脓腔小于1.5cm时拔除。③手术切开引流的适应证：a. 多次超声介入治疗后病情未见好转，局部压痛、反跳痛和肌紧张明显者；b. 已发生脓肿破裂者；c. 合并有胆道病变而需要施行手术者；d. 出现高胆红素血症以及肾功能损害者等。④肝部分切除术的适应证：a. 慢性厚壁肝脓肿；b. 局限性肝脓肿，多应用于左肝内胆管结石或肝胆管狭窄合并肝左内叶及左外叶脓肿；c. 肝脓肿切开引流术后死腔形成，创口长期不愈及窦道形成，以及各种原因造成慢性感染、肝周围组织萎缩者；d. 外伤后肝脓肿、其他原因致肝缺血坏死后肝脓肿，不能形成完整脓腔壁者；e. 并发支气管瘘或形成胆管支气管瘘，难以修补者。

❀ [诊疗过程]

根据肝脏CT结果，入院5天后患者在超声引导下行肝脓肿穿刺抽脓术，术中抽出黄色黏稠脓液40ml，并用甲硝唑溶液反复冲洗脓腔。肝脓液细菌培养出阴沟肠杆菌，药物敏感试验示对头孢菌素类药物敏感，对氨苄西林/舒巴坦不敏感。肝脓液厌氧菌培养：阴性。结合脓液药物敏感试验培养结果，予停用奥硝唑，继续头孢哌酮钠/舒巴坦钠抗感染的同时辅以全身支持疗法。治疗7天后患者无发热，复查血常规：WBC 4.82×10^9/L，N 50.2%，Hb 132g/L，PLT 382.0×10^9/L；PCT 0.06ng/ml；CRP 5.20mg/L；肝功能：ALB 42.0g/L，ALT 24U/L，AST 20U/L，γ-GT 151U/L，ALP 91U/L，电解质正常。上腹部彩超示：右肝前叶下段不均匀回声区（大小1.57cm×1.44cm，符合肝脓肿治疗后改变）。目前患者体温恢复正常，食欲佳，无发热、畏冷、寒战，生命体征平稳。

主任医师总结 ....

该患者细菌性肝脓肿诊断明确。作为一种继发性疾病，根据目前的临床证据，病原体的来源及侵入肝脏的途径不明，故考虑隐源性肝脓肿。脓腔直径小于5cm，在全身支持治疗和联合使用抗生素治疗的基础上，行脓肿穿刺抽脓冲洗。在综合治疗下，患者体温恢复正常，WBC、PCT、CRP 等炎症指标复常，脓腔直径缩小至 1.5cm 左右，疗程顺利，嘱其继续口服抗生素序贯抗感染，出院后定期随访。

结合该患者的诊治过程提示细菌性肝脓肿的治疗需注意以下几点：

（1）在治疗过程中选择有效的抗生素是治疗本病的重要环节，抗生素的使用应做到早期、足量、联合、长期。在无明确病原菌的依据时，应选用广谱抗生素联合抗厌氧菌药物行经验性治疗，之后根据脓液细菌培养药物敏感试验结果回报调整用药。抗感染治疗的疗程，希夫肝脏病学建议静脉路使用 2～3 周后再口服抗生素治疗，共 4～6 周，但目前临床上尚无确切的时间规定。

（2）在支持治疗及有效使用抗生素的基础上，若条件允许，应尽早给予有效的排脓引流，并查明病因，彻底治疗原发病，这对于缩短病程及改善预后有极大的意义。其操作的前提条件是脓腔的充分液化，这需要 B 超、CT 等动态影像学监测。

（3）细菌性肝脓肿是一种继发性疾病，在诊疗过程中，尚应当注意其他伴随疾病的处置，如营养不良、电解质紊乱、低白蛋白血症、败血症等，因此住院期间要加强对血常规、肝功能、电解质、CRP、PCT 的监测，并隔 2 周左右复查肝脏影像学评估治疗效果，注意休息，加强营养饮食，补充足够的热量及维生素，必要时静脉输入营养支持物质。

（曾达武　董　菁）

査房笔记

疲乏、纳差 2 年，加重伴眼黄、尿黄 2 周——肝功能衰竭

✸ ［实习医师汇报病历］

患者男性，36 岁，因"疲乏、纳差 2 年，加重伴眼黄、尿黄 2 周"入院。入院 2 年前曾出现疲乏、厌油腻等症状，外院查 HBsAg、HBeAg 阳性，ALT 轻度升高，诊断为慢性乙型肝炎，未规范诊治。近 2 周来自觉疲乏明显加重，食欲减退，食量减少至平时的 1/2，伴轻度腹痛、厌油腻、恶心感，并自觉眼黄、尿黄，进行性加重，尿色渐成浓茶色，尿量大致正常，大便颜色无变浅。2 天前外院查"肝功能：ALT 1514U/L，AST 907U/L，TBIL 241.5μmol/L，DBIL 161.9μmol/L，ALB 36.0g/L，GLB 31.9g/L，ALP 105U/L，GGT 90.2U/L；HBsAg（＋），HBeAg（＋－）；HCV-IgG（－），HAV-IgM（－）"，今为进一步诊治，门诊以"慢性乙型肝炎急性发作 肝功能衰竭"可能收住入院。既往史、个人史、婚育史、家族史无特殊，否认既往慢性乙型肝炎病史。

体格检查 T 36.5℃，P 78 次/min，R 19 次/min，BP 100/64mmHg。神志清楚，发育正常，营养中等，步行入院，对答切题，体格检查合作。全身皮肤黏膜重度黄染，未见皮疹、出血点；未见肝掌、蜘蛛痣及毛细血管扩张。双眼巩膜重度黄染。胸廓无畸形，双肺音清，未闻及干湿啰音。腹部平坦，腹式呼吸运动存在，腹壁静脉无曲张，腹肌软，脐周轻压痛，无反跳痛，余腹无压痛、反跳痛。肝脾未触及，未及包块。墨菲征阴性，麦氏点无压痛，肝区无叩击痛，肝浊音界上界于右锁骨中线第 5 肋间，下界位于右肋缘，脾浊音界无扩大，移动性浊音阴性；肠鸣音 4 次/min。双下肢无水肿。

外院辅助检查 腹部彩超：肝回声略低，肝脏体积略大；胆囊增大；胰腺轻度肿胀，未见腹水。

初步诊断 病毒性肝炎（乙型，重度），肝功能衰竭待排除。

主任医师常问实习医师的问题

● **该患者的病史有哪些特点？**

答： 患者为中年男性，既往乙型肝炎病毒感染史明确，此次表现为急性发病症状，表现为明显的消化道症状，乏力、严重纳差、尿黄等肝炎症候群。患者否认乙型肝炎病毒/肝病家族史，否认配偶为乙型肝炎病毒感染者。体格检查表现为神志清楚，无神志障碍，计算力、定向力、认知力正常，无扑翼样震颤。皮肤、巩膜深黄染，腹部体格检查无肝浊音界缩小，无腹水征，无脾大，双下肢无水肿。外院检查及化验结果提示肝功能明显异常，表现为肝系酶明显升高，伴有肝细胞性黄疸，DBIL/TBIL：67.03%。初步影像学结果提示肝脏无明显缩小，胆囊存在继发性炎症性表现。

● **目前考虑什么诊断？ 其诊断依据是什么？**

答： 目前诊断为病毒性肝炎（乙型，重度），肝功能衰竭待排除。目前需要优先考虑的检查项目为：凝血全套，该套系含有凝血酶原时间（PT）、INR、ATPP 等，部分实验室可以进行 PTA 检测和纤维蛋白原（FIB）检测等。PT 是反映肝脏凝血因子合成功能的重要指标，PTA 是PT 测定值的常用表示方法。根据 2015 年《慢性乙型肝炎防治指南》和2012 年《肝衰竭诊治指南》，PTA 降至 40% 以下为肝功能衰竭的重要诊断标准之一，＜20% 者提示预后不良。亦有采用国际标准化比值（INR）来表示此项指标者，INR 值升高与 PTA 值下降意义相同。必须注意的是，PT、PTA 或 INR 需要动态监测，单次检查结果不可太信。

● **肝功能衰竭需与什么疾病进行鉴别诊断？**

答： （1）其他嗜肝病毒感染 患者此次发病急，黄疸进行性增高，不排除急性病毒性肝炎，甲型、戊型肝炎呈急性发病特点，多有消化道症状，与患者相似，有此可能性，但患者外院查 HAV-IgM（−），考虑甲型肝炎的可能性不大；此外，须注意排除戊型肝炎的可能性，查戊型肝炎病毒（HEV）抗体进一步协助有无戊型病毒性肝炎。但也需注意患者是在 HBV 慢性感染基础上重叠感染 HAV、HEV 导致的肝功能衰竭。

（2）梗阻性黄疸 患者短时间内黄疸进行性加重，大便颜色变浅，DBIL/TBIL 67.03%，尚不能完全排除外科梗阻导致的黄疸，但外院影像学初步检查不支持，且 ALT、AST 明显升高，可初步排除，必要时进行 CT 检查以证实。

（3）溶血性黄疸　患者胆红素增高以直接胆红素增高为主，基本可以排除此诊断。

⊛ ［住院医师补充病历］

患者入院后当时急查结果回报：血常规，WBC 7.34×10⁹/L，N 77.9%，Hb 143g/L，PLT 144×10⁹/L；凝血全套：PT 24.8s，INR 2.15，APTT 44.7s，FIB 1.50g/L；急诊生化：K⁺ 3.67mmol/L，Na⁺ 133mmol/L，Cl⁻ 96mmol/L，Ca²⁺ 1.99mmol/L，GLU 7.64mmol/L，BUN 2.92mmol/L，Cr 93μmol/L。

患者入院后有低热，体温最高达 37.4℃，仍感疲乏、厌油腻、食欲差、眼黄、尿黄、尿色深。入院后第 2 天复查：凝血全套 PT 21.1s，PT-INR 1.76；生化全套：ALT 1297U/L，AST 462U/L，TBIL 415.3μmol/L，DBIL 299.4μmol/L，ALB 26.4g/L，GLB 24.5g/L，GGT 76U/L，ALP 123U/L，ChE 2401U/L；GLU 4.70mmol/L，TCHO 2.10mmol/L，TG 1.47mmol/L，肾功能、电解质正常；AFP：96.45ng/ml，CEA 正常；乙肝病毒标志物定量：HBsAg 3650IU/ml，抗-HBs 6.48mIU/ml，HBeAg 4.64s/co，抗-HBe 1.25s/co，抗-HBc 22.01s/co；HBV DNA 1.20 E＋05 Copies/ml。肺部 CT 平扫：双肺下叶纤维条索灶，双下胸腔少量胸水，双侧胸膜肥厚。

主任医师常问住院医师、进修医师和主治医师的问题

● 目前的修正诊断是什么？

答：患者有慢性乙型肝炎病毒感染史，无明显诱因近期表现出肝炎症候群，2 周来症状加重。外院及我院检查 TBIL 大于 10 倍 ULN，入院后查 PT 延长，INR 大于 1.5。综合症状、体征、化验结果，目前诊断为肝功能衰竭。2006 年我国调查乙型肝炎病毒感染率为 7.18%，大多数携带者或慢性乙型肝炎患者并无明显症状，且我国大部分患者为母婴垂直传播，因此考虑患者可能在慢性乙型肝炎病毒感染上，由于劳累、感染等因素导致病情突然加重。目前肝功能衰竭的分类有急性肝功

能衰竭、亚急性肝功能衰竭、慢加亚急性肝功能衰竭和慢性肝功能衰竭四类。急性肝功能衰竭是指发病到出现Ⅱ期以上肝性脑病的时间小于2周；亚急性肝功能衰竭是指发病到出现Ⅱ期以上肝性脑病的时间长于15天，但短于6个月；慢加亚急性肝功能衰竭是指在慢性肝病基础上出现亚急性改变；慢性肝功能衰竭是指在肝硬化基础上，逐步出现失代偿症状，化验指标逐步恶化所致。本例患者按照病程是在长期感染乙型肝炎病毒基础上，加重至今2周以上，故诊断为慢加亚急性肝功能衰竭。

● 肝功能衰竭的原因有哪些？

答：在国内，肝功能衰竭的主要原因为乙型肝炎病毒感染，其次见于戊型肝炎病毒感染的老人、孕妇，药物过量是国外肝功能衰竭的常见原因。此外，长期大量饮酒出现的慢性肝功能衰竭也常见于临床工作中。2006年国内流行病学调查HBsAg阳性率为7.18%，计算国内至少有9300万HBV携带者/慢性乙型肝炎患者，这些患者如重叠甲型肝炎病毒、戊型肝炎病毒感染也可导致肝功能衰竭，因此所谓慢加急性/亚急性肝功能衰竭是国内最常见的类型。对于肝炎后肝硬化失代偿期、酒精性肝硬化患者，因细菌感染等因素导致肝功能衰竭的发生，更多的属于肝硬化晚期并发症。

● 肝功能衰竭的初步诊疗计划是什么？

答：予以病重通知，一级护理；初步治疗在选择甘草酸制剂、谷胱甘肽、多烯磷脂酰胆碱、乙酰半胱氨酸（阿思欣泰）、维生素K_1等保肝基础上，可加用腺苷蛋氨酸保肝退黄，前列腺素E_1改善微循环保肝及预防肾功能衰竭，积极予以人血白蛋白支持；HBV DNA如阳性则予以核苷（酸）类似物抗HBV治疗。肝功能衰竭的主要并发症包括各种感染如肺部感染、败血症和自发性细菌性腹膜炎、肝性脑病、肝肾综合征等。本例患者血常规提示WBC $7.34×10^9$/L，N 77.9%，但目前体检未见明显感染的表现，考虑其目前病情较重，免疫力较差，须立即行胸部CT了解有无肺部感染，并进行中段尿、咽拭子培养等，或监测CRP、PCT等炎症指标，必要时应用抗生素抗感染。治疗2天后监测PT、BIL变化，以决定是否进行人工肝治疗。

● 乙型肝炎病毒导致的肝功能衰竭抗病毒用药原则是什么？

答：首先根据症状、化验结果判断病情，如诊断符合肝功能衰竭，且判断与乙型肝炎病毒活跃复制有关，则根据 2015 年《慢性乙型肝炎防治指南》的建议应用核苷（酸）类似物。该指南规定：乙型肝炎病毒感染所致的肝功能衰竭，包括急性肝功能衰竭、亚急性肝功能衰竭、慢加急性肝功能衰竭和慢性肝功能衰竭，只要 HBV DNA 可检出，均应使用核苷（酸）类似物抗病毒治疗。近年来有报道晚期肝功能衰竭可能伴有高乳酸血症，核苷（酸）类似物的应用具有一定的安全性问题，建议服用前检测血清乳酸水平。由于干扰素（IFN）可能诱发肝功能衰竭，在疑诊肝功能衰竭时不予考虑。

 ［主管医师补充病历］

> 住院第 5 天，复查血常规：WBC 6.44×10^9/L，N 69.5%，Hb 119g/L，PLT 105×10^9/L；凝血全套：PT 19.4s，INR 1.78；HAV、HCV、HEV 相关指标化验均阴性；肝功能：ALT 622U/L，AST 136U/L，TBIL 561.0μmol/L，DBIL 385.0μmol/L，ALB 27.6g/L，GLB 29.5g/L，GGT 57U/L，ALP 93U/L，ChE 2358U/L；肾功能及电解质正常。

主任医师常问住院医师、进修医师和主治医师的问题

● 肝功能衰竭的分期是什么？

答：根据临床表现的严重程度，亚急性肝功能衰竭和慢加急性（亚急性）肝功能衰竭可分为早期、中期和晚期。

（1）早期 症状为极度乏力，并有明显厌食、呕吐和腹胀等严重消化道症状；未出现肝性脑病或明显腹水。化验示黄疸进行性加深（血清总胆红素 $\geq 171\mu$mol/L 或每日上升 $\geq 17.1\mu$mol/L），30% < PTA ≤ 40%。

（2）中期 在肝功能衰竭早期表现基础上，病情进一步发展，出现以下两条之一者：①出现Ⅱ度以下肝性脑病和（或）明显腹水；②20% < PTA ≤ 30%。

（3）晚期 在肝功能衰竭中期表现基础上，病情进一步加重，出现以下三条之一者：①有难治性并发症，如肝肾综合征、上消化道大出血、严重感染和难以纠正的电解质紊乱等。②出现Ⅲ度以上肝性脑病。③PTA ≤ 20%。

● 人工肝治疗的指征是什么？

答：根据《肝衰竭诊治指南（2012 年版）》，人工肝的适应证如下。

（1）各种原因引起的肝功能衰竭早、中期，以 INR 在 $1.5 \sim 2.5$ 和 PLT$>50 \times 10^9$/L 的患者为宜；晚期肝功能衰竭患者也可进行治疗，但并发症多见，应慎重；未达到肝功能衰竭诊断标准，但有肝功能衰竭倾向者，也可考虑早期干预。

（2）晚期肝功能衰竭肝移植术前等待供者、肝移植术后排异反应及移植肝无功能期的患者。

患者入院后经积极治疗但 BIL 仍持续升高，PT 明显延长，推测病情仍将继续进展，故符合指南所建议的人工肝的指征，建议其进行血浆置换。在临床应用中，对于符合人工肝指征的患者，建议其越早进行越好。

● 人工肝的禁忌证和并发症有哪些？

答：（1）人工肝操作的相对禁忌证

① 严重活动性出血或弥散性血管内凝血者。

② 对治疗过程中所用血制品或药品如血浆、肝素和鱼精蛋白等高度过敏者。

③ 循环功能衰竭者。

④ 心脑梗死非稳定期者。

⑤ 妊娠晚期。

（2）并发症　过敏反应、低血压、继发感染、出血、失衡综合征、溶血、空气栓塞、水电解质及酸碱平衡紊乱等。随着人工肝技术的发展，并发症发生率逐渐下降，一旦出现，可根据具体情况给予相应处理。

● 人工肝的机制是什么？ 目前的主要方法有哪些？

答：人工肝是指通过体外的机械、物理化学或生物装置，清除血浆中各种有害物质，补充必需物质，改善内环境，暂时替代衰竭肝脏部分功能的治疗方法，能为肝细胞再生及肝功能恢复创造条件或等待机会进行肝移植。

人工肝支持系统分为非生物型、生物型和组合型三种。非生物型人工肝已在临床广泛应用并被证明确有一定疗效。目前应用的非生物型人工肝方法包括血浆置换（plasma exchange，PE）、血液灌流（hemoperfusion，HP）、血浆胆红素吸附（plasma billrubin absorption，PBA）、血液滤过（hemofiltrafion，HF）、血液透析（hemodialysis，HD）、白蛋白透析（albumin dialysis，AD）、血浆滤过透析（plasma diafiltrafion，PDF）和持续性血液净化疗法（continuous blood purification，CBP）等。由于各种人工肝的原理不同，因此应根据患者的具体情况选择不同方法单独或联合使用：伴有脑水肿或肾功能衰竭时，可选用 PE 联合 CBP、HF 或 PDF；伴有高胆红素血症时，可选用 PBA 或 PE；伴有水电解质紊乱时，可选用 HD 或 AD。应注意人工肝治疗操作的规范化。生物型及组合型人工肝不仅具有解毒功能，而且还具备部分合成和代谢功能，是人工肝发展的方向，现正处于临床研究阶段。

◈ ［主管医师再次补充病历］

医疗组建议患者行血浆置换治疗，患者及家属表示知情同意，股静脉穿刺置管后行血浆置换术（PE），新鲜血浆量 2000ml，另加 20g 白蛋白，术中患者感皮肤瘙痒，全身可见少量散在皮疹，予异丙嗪（非那根）、地塞米松等抗过敏处理后症状渐缓解，具体情况记录在《人工肝治疗记录单》。PE 术后复查：血常规，PT 20.1s，INR 1.65。急诊生化：肝功能，ALT 285U/L，AST 75U/L，TBIL 364.1μmol/L，DBIL 244.9μmol/L，ALB 31.0g/L，GLB 21.5g/L，GGT 30U/L，ALP 72U/L，ChE 3485U/L；K^+ 3.97mmol/L，Ca^{2+} 2.06mmol/L，Na^+ 135mmol/L，Cl^- 97mmol/L，GLU 8.22mmol/L，BUN 2.95mmol/L，Cr 93μmol/L，UA 115μmol/L。住院第 8 天，再次予以 PE，之后 TBIL 逐步下降，PT 逐步缩短。之后经过近 2 个月保肝治疗后好转出院。

主任医师总结

该患者是一典型的慢性乙型肝炎基础上发生亚急性肝功能衰竭病例，在综合治疗的基础上，进行了 2 次血浆置换，患者 PT 率先恢复正常，但 BIL 仍在较高水平维持了很长时间，经过 63 天的救治，患者 TBIL 下降到 49.6μmol/L，ALT、AST 均正常，予以安排出院。该患者的救治提示肝功能衰竭的处置原则有以下几点：

（1）肝功能衰竭的治疗原则是充分支持，防治并发症。诊断一旦成立，就应当积极给予综合支持治疗，重要的支持治疗包括给予高碳水化合物、低脂、适量蛋白饮食；进食不足者，每日静脉补给足够的液体和维生素，保证每日总热量充足；胃肠道无明显功能障碍，能口服或耐受者，均应鼓励患者口服或通过鼻饲获得肠内营养支持。除应用保肝药物外，其他药品如人血白蛋白等均应该尽早给予，以增加肝脏再生能力；胸腺肽、抗生素等药物的合理应用可预防感染等严重并发症的发生。抢救肝功能衰竭的成功与否取决于患者肝脏的再生能力，一般而言，年纪大的患者预后较差。

（2）肝功能衰竭患者在明确病因的基础上也应给予病因治疗，对于乙型肝炎病毒导致的肝功能衰竭而言，虽然目前尚无Ⅱ类以上的证据表明抗病毒治疗对患者的长期预后有利，但仍建议予以核苷（酸）类似物类药物抗病毒治疗。其他较为特殊的肝功能衰竭患者，若为自身免疫性肝病导致的肝功能衰竭，应该及时应用激素治疗。对于药物性肝功能衰竭，应首先停用可能导致肝损害的药物；对乙酰氨基酚中毒所致者，给予 N-乙酰半胱氨酸治疗。急性酒精中毒（严重酒精性肝炎）及其他原因所致的肝功能衰竭早期，若病情发展迅速且无严重感染、出血等并发症者，可酌情短期使用肾上腺皮质激素。

（3）对于急性肝功能衰竭，应放宽抗生素应用指征；对于亚急性、慢性肝功能衰竭，感染尤其是肺部感染是肝功能衰竭最常见的并发症之一。肝功能衰竭并发感染的常见病原体包括大肠杆菌等革兰阴性杆菌、葡萄球菌、肺炎链球菌、厌氧菌、肠球菌等细菌，以及假丝酵母菌等真菌。一旦并发感染，应首先根据经验用药，选用强效、能覆盖革兰阴性菌和革兰阳性菌的广谱抗生素（如第三代头孢菌素）或联合应用抗生素，根据是否合并腹腔和（或）其他部位感染选择碳青霉烯类抗生素。选用抗生素时还应考虑到患者肝、肾功能状况，并防治二重感染。在应用抗生素前、后多次进行病原体分离及药物敏感试验，并根据药物敏感试验结果调整用药。

（4）人工肝的介入时间原则上宜早不宜迟，一旦肝功能衰竭诊断成立，应尽早予以人工肝支持治疗，中晚期时应用人工肝的效果并不理想，应考虑肝移植。

① 肝移植的适应证：a. 各种原因所致的中晚期肝衰竭，经积极内科和人工肝治疗疗效欠佳；b. 各种类型的终末期肝硬化。

② 肝移植的禁忌证

a. 绝对禁忌证：难以控制的全身性感染；肝外有难以根治的恶性

肿瘤；难以戒除的酗酒或吸毒；合并严重的心、脑、肺等重要脏器器质性病变；难以控制的精神疾病。

b. 相对禁忌证：年龄大于 65 岁；肝脏恶性肿瘤伴门静脉主干癌栓或转移；合并糖尿病、心肌病等预后不佳的疾病；胆道感染所致的败血症等严重感染；获得性人类免疫缺陷综合征病毒（HIV）感染；明显门静脉血栓形成等解剖学异常。

（5）在肝功能衰竭诊疗过程中，应严格注意其他并发症的处置，除上述感染外，腹水、原发性细菌性腹膜炎、肝性脑病、肝肾综合征等均可发生，因此应加强监测血常规、电解质、肾功能等变化；积极改善病房硬件条件，控制探视量，避免院内感染；保持大便通畅，按需要加减乳果糖、支链氨基酸等；监测血糖改变，肝功能衰竭患者可出现夜间低血糖，也可导致既往糖尿病情况加重，必要时请内分泌专科会诊，协助治疗。

（董　菁）

查房笔记

间断乏力、腹胀1年，加重1周——
原发性肝癌

⊛ [实习医师汇报病历]

　　患者男性，48岁，因"间断乏力、腹胀1年，加重1周"入院。入院10年前体检发现HBsAg阳性，曾出现肝功能异常，未规范诊治，未抗病毒治疗。1年来自觉时有乏力、纳差，休息后可缓解，症状时轻时重。近1周来自觉疲乏，食欲轻度减少，腹胀，伴有上腹隐痛，自觉上腹部有一包块。2天本院查"肝功能：ALT 34U/L，AST 27U/L，TBIL 21.2μmol/L，DBIL 9.5μmol/L，ALB 38.7g/L，GLB 30.3g/L，ALP 314U/L，GGT 258U/L，ChE 5304U/ml；HBsAg阳性，HBeAg阴性，HBV DNA 5.24E+04 copies/ml"，B超示：肝包膜呈锯齿状，肝右叶有一低回声区，约5.3cm×4.5cm；门静脉1.37cm，未探及内部有絮状回声；脾厚4.7cm，少量腹水。为进一步诊治，门诊拟"肝占位性病变性质待查（原发性肝癌可能）；乙型肝炎后肝硬化，失代偿期，合并腹水"收住入院。既往史、个人史、婚育史无特殊，家族史：其母亲为HBsAg阳性患者，父亲因肝癌于10年前过世。

　　体格检查　T 37.6℃，P 75次/min，R 18次/min，BP 110/76mmHg。神志清楚，发育正常，营养中等，慢性肝病面容，对答切题，体格检查合作。全身皮肤黏膜轻度黄染，未见皮疹、出血点；肝掌，可见胸前2枚蜘蛛痣。双眼巩膜无黄染。胸廓无畸形，双肺音清，未闻及干湿啰音。上腹部膨隆，腹壁静脉无曲张，腹软，全腹无压痛，无反跳痛。肝肋下未及，剑下3cm可触及一包块，质硬，未闻及血管杂音；脾未触及。墨菲征阴性，麦氏点无压痛，肝区无叩击痛，肝浊音界上界于右锁骨中线第5肋间，下界位于右肋缘，脾浊音界无扩大，移动性浊音可疑阳性；肠鸣音3次/min。双下肢无水肿。扑翼样震颤未引出。

　　辅助检查　见现病史。

　　初步诊断　①肝占位性病变性质待查（原发性肝癌可能）；②乙型肝炎后肝硬化，失代偿期，合并腹水。

主任医师常问实习医师的问题

● 该患者的病史有哪些特点？

答：患者男性，大于 40 岁，慢性起病，表现为间断性轻度的消化道症状，以乏力、腹胀为主。既往无规范检查。有乙型肝炎病毒感染家族史，家族有因"肝癌"过世的直系亲属。体格检查表现为神志清楚，无神志障碍，计算力、定向力、认知力正常，无扑翼样震颤。皮肤、巩膜无黄染，腹部体格检查肝剑下触及一质硬包块，腹水征可疑阳性。实验室检查示肝功能基本异常；病毒学检查提示乙型肝炎病毒存在复制。初步影像学检查提示肝包膜呈锯齿状，右肝巨大占位性病变，门静脉增宽，脾厚，少量腹水。综合病史、体格检查、实验室检查和影像学检查，目前诊断：①肝占位性病变性质待查（原发性肝癌可能）；②乙型肝炎后肝硬化，失代偿期，合并腹水。

● 我国原发性肝癌的特点是什么？

答：原发性肝癌是临床上最常见的恶性肿瘤之一，全球发病率逐年增长，已超过 62.6 万/年，居于恶性肿瘤的第 5 位；死亡接近 60 万/年，位居肿瘤相关死亡的第 3 位。肝癌在我国高发，目前，我国发病人数约占全球的 55%；在肿瘤相关死亡中仅次于肺癌，位居第 2。我国 95% 的原发性肝癌患者具有乙型肝炎病毒感染的背景，10% 有丙型肝炎病毒感染背景，还有部分患者乙型肝炎病毒和丙型肝炎病毒重叠感染，因此，嗜肝病毒慢性感染是导致原发性肝癌发生的重要原因。此外，长期大量饮酒、饮食卫生差（摄入大量黄曲霉毒素等）也是导致肝癌发生的重要因素。根据调查，原发性肝癌的高危人群包括：中老年男性携带高乙型肝炎病毒载量者、丙型肝炎病毒感染者（HCV RNA 阳性）、乙型肝炎病毒和丙型肝炎病毒重叠感染者、嗜酒者、合并糖尿病者以及有肝癌家族史者。

● 肝癌的主要病理组织学分型是什么？

答：肝癌病理组织学主要分为肝细胞癌（HCC）、肝内胆管癌（ICC）和混合性肝癌三种类型。肝内胆管癌有特殊的生物学特性，在临床上占原发性肝癌的 10%～20%。纤维板层癌是肝细胞癌的一种特殊类型，常见于青少年，多不伴肝硬化，生长缓慢，预后较好。我们提到的肝癌主要是指肝细胞癌。

● 甲胎蛋白的临床意义是什么？

答：血清甲胎蛋白及其异质体是诊断原发性肝癌的重要指标，是目前特异性最强的肿瘤标记物，国内常用于肝癌的普查、早期诊断、术后监测和随访。对于甲胎蛋白≥400μg/L 超过 1 个月，或≥200μg/L 持续 2 个月，排除妊娠、生殖腺胚胎癌和活动性肝病，应该高度怀疑肝癌；关键是同期进行影像学检查（CT/MRI）是否具有肝癌特征性占位。50%～60%的肝细胞癌患者甲胎蛋白检测会达到较高标准（≥400μg/L），尚有 30%～40%的肝癌患者甲胎蛋白检测呈阴性，主要包括肝内胆管癌、高分化和低分化肝细胞癌，或肝细胞癌已坏死液化者，甲胎蛋白均可不增高。新近部分欧美学者认为甲胎蛋白的敏感性和特异度不高，2010 版美国肝病研究学会（AASLD）指南已不再将甲胎蛋白作为筛查指标，但是我国肝细胞癌大多与乙型肝炎病毒感染相关，与西方国家肝细胞癌致病因素不同（多为丙型肝炎病毒、酒精和代谢性因素），结合国内随机对照研究（RCT）结果和实际情况，对肝细胞癌的常规监测筛查指标中继续保留甲胎蛋白。因此，仅靠甲胎蛋白不能诊断所有的肝癌，强调需要定期检测和动态观察，并且要借助于影像学检查甚或 B 超导引下的穿刺活检等手段来明确诊断。其他可用于肝细胞癌辅助诊断的标志物还有多种血清酶，包括 γ-谷氨酰转肽酶（GGT）及其同工酶 Ⅱ、α-L-岩藻苷酶（AFU）、异常凝血酶原（DCP）、高尔基体蛋白 73（GP73）、5′-核苷酸磷酸二酯酶（5′-NPD）同工酶、醛缩酶同工酶 A（ALD-A）和胎盘型谷胱甘肽-S-转移酶（GST）等，还有铁蛋白（FT）和酸性铁蛋白（AIF）等。部分肝细胞癌患者，可有癌胚抗原（CEA）和糖类抗原 CA19-9 等异常增高。

❀ ［住院医师补充病历］

患者入院后检查回报：血常规，WBC 4.37×10^9/L，N 57.9%，Hb 110g/L，PLT 74×10^9/L；凝血全套：PT 14.8s，INR 1.15，APTT 45.3s，FIB 2.50g/L；ALT 37U/L，AST 32U/L，TBIL 15.3μmol/L，DBIL 9.4μmol/L，ALB 36.4g/L，GLB 34.5g/L，GGT 176U/L，ALP 223U/L，ChE 6401U/L；GLU 4.70mmol/L，TCHO 4.07mmol/L，TG 2.05mmol/L，肾功能、电解质正常；AFP：596μg/L，CEA、CA19-9、CA125 正常；抗-HCV、HCV RNA 阴性。

　　肺部 CT 平扫：双肺下叶纤维条索灶，双下胸腔少量胸水，双侧胸膜肥厚。

　　肝脏平扫加增强：肝脏 Ⅷ 段平扫时可见一低密度影，5.5cm×4.8cm，动脉期明显强化，表现为快进快出。肝脏缩小，少量腹水。

 主任医师常问住院医师、进修医师和主治医师的问题

● **目前的诊断及其依据是什么？**

　　答：患者病史、家族史提示患者为肝细胞癌高危人群，检查 AFP 大于 $400\mu g/L$，B 超和 CT 平扫加增强均提示为肝右叶占位性病变，且符合肿瘤表现，故目前诊断为原发性肝癌。2017 年国家卫生和计划生育委员会颁布《原发性肝癌诊治方案》，其诊断标准存在两类。一为病理学诊断标准：肝脏占位病灶或者肝外转移灶活检或手术切除组织标本，经组织病理学和（或）细胞学检查诊断为肝细胞癌，此为金标准。但是在临床工作中术前获得病理证实存在相当的困难，故也可应用临床诊断标准。目前唯有肝细胞癌可采用临床诊断标准，该标准非侵袭性、简易方便、可操作性强。原发性肝癌诊断主要取决于三大因素，即慢性肝病背景、影像学检查结果以及血清甲胎蛋白水平。结合我国的国情、既往的国内标准和临床实际，国家卫生和计划生育委员会专家组提议宜从严掌握和联合分析，要求在同时满足以下条件中的①＋②a 两项或者①＋②b＋③三项时，可以确立肝细胞癌的临床诊断：①具有肝硬化以及乙型肝炎病毒和（或）丙型肝炎病毒感染［乙型肝炎病毒和（或）丙型肝炎病毒抗原阳性］的证据。②典型的肝细胞癌影像学特征：同期多排 CT 扫描和（或）动态对比增强 MRI 检查显示肝脏占位性病变在动脉期快速不均质血管强化，而静脉期或延迟期快速洗脱。这部分又包含两点：a. 如果肝脏占位性病变直径≥2cm，CT 和 MRI 两项影像学检查中有一项显示肝脏占位性病变具有上述肝癌的特征，即可诊断肝细胞癌；b. 如果肝脏占位性病变直径为 1～2cm，则需要 CT 和 MRI 两项影像学检查都显示肝脏占位性病变具有上述肝癌的特征，方可诊断肝细胞癌，以加强诊断的特异性。③血清甲胎蛋白≥$400\mu g/L$ 持续 1 个月或≥$200\mu g/L$ 持续 2 个月，并能排除其他原因引起的甲胎蛋白升高，包括妊娠、生殖系胚胎源性肿瘤、活动性肝病及继发性肝癌等。

● **原发性肝癌诊断的注意事项是什么？**

　　答：国外的多项指南，如美国肝病学会（AASLD）、欧洲肝病学会（EASL）和 NCCN 的临床应用指南都强调对于肝脏占位性病变进行多排 CT 扫描和（或）动态对比增强 MRI 检查，并且建议上述检查应该在富有经验的影像学中心进行。肝细胞癌确切的 CT 检查需要进行平扫期、动脉期、静脉期和延迟期四期扫描检查，病灶局部应 5mm 薄扫。肝细胞癌的特点是动脉早期病灶即可明显强化，密度高于正常肝组织，静脉期强化迅速消失，密度低于周围正常肝组织。如果肝脏占位性病变影像学特征不典型，或 CT 和 MRI 两项检查显像不一致，应进行肝穿刺活检，但即使阴性结果并不能完全排除，仍然需要随访观察。近年来国内外临床观察和研究结果均提示，血清甲胎蛋白在部分肝内胆管癌和胃肠癌肝转移患者中也可升高。尽管肝内胆管癌的发病率远低于肝细胞癌，但两者均常见于肝硬化患者，因此，肝占位性病变伴甲胎蛋白升高并不一定就是肝细胞癌，需要仔细地加以鉴别。对于血清甲胎蛋白 ≥400μg/L，而 B 超检查未发现肝脏占位性病变者，应注意排除妊娠、生殖系胚胎源性肿瘤、活动性肝病及胃肠道肝样腺癌等。如果甲胎蛋白升高，但未达到诊断水平，除了应该排除上述可能引起甲胎蛋白增高的情况外，还必须严密观察和追踪甲胎蛋白的变化，将 B 超检查间隔缩短至 1~2 个月，需要时进行 CT 和（或）MRI 动态观察。单纯的 CT 检查动脉期强化而无静脉期的消退对于诊断肝细胞癌证据不充分。如果高度怀疑肝癌，建议进一步做选择性肝动脉造影检查，必要时可酌情进行肝穿刺活检。对于有肝脏占位性病变，但是血清甲胎蛋白无升高，且影像学检查无肝癌影像学特征者，如果直径＜1cm，可以严密观察。如果肝脏占位性病变在动态显像中未见血管增强，则恶性的可能性不大。如果占位逐渐增大，或达到直径≥2cm，应进行 B 超引导下肝穿刺活检等进一步检查。即使肝活检结果阴性，也不宜轻易否定，要追踪随访；应每间隔 6 个月进行影像学随访，直至该病灶消失、增大或呈现肝细胞癌诊断特征；如病灶增大，但仍无典型的肝细胞癌改变，可以考虑重复进行肝活检。此外，我国肝细胞癌患者中，5%~20% 并没有肝硬化背景，约 10% 患者无乙型或丙型肝炎病毒感染的证据，约 30% 的患者血清 AFP 始终＜200μg/L，这部分患者强调影像学检查的意义。有资料表明非酒精性脂肪性肝炎（NASH）患者可发展成为肝硬化，进而发生肝细胞癌（NASH 相关肝细胞癌），在以后的临床工作中需要注意。

● 肝癌的分期是什么？

答：中国肝癌分期标准（2001 年广州）如下。

（1）ⅠA　单个肿瘤最大直径≤3cm，无癌栓、腹腔淋巴结及远处转移；肝功能分级 Child-Pugh A 级。

（2）ⅠB　单个或两个肿瘤最大直径之和≤5cm，在半肝，无癌栓、腹腔淋巴结及远处转移；肝功能分级 Child-Pugh A 级。

（3）ⅡA　单个或两个肿瘤最大直径之和≤10cm，在半肝或两个肿瘤最大直径之和≤5cm，在左、右两半肝，无癌栓、腹腔淋巴结及远处转移；肝功能分级 Child-Pugh A 级。

（4）ⅡB　单个或两个肿瘤最大直径之和＞10cm，在半肝或两个肿瘤最大直径之和＞5cm，在左、右两半肝，或多个肿瘤，无癌栓、腹腔淋巴结及远处转移；肝功能分级 Child-Pugh A 级。肿瘤情况不论，有门静脉分支、肝静脉或胆管癌栓和（或）肝功能分级 Child-Pugh B 级。

（5）ⅢA　肿瘤情况不论，有门静脉主干或下腔静脉癌栓、腹腔淋巴结或远处转移之一；肝功能分级 Child-Pugh A 或 B 级。

（6）ⅢB　肿瘤情况不论，癌栓、转移情况不论；肝功能分级 Child-Pugh C 级。

目前较为流行的是巴塞罗那肝癌分期标准（BCLC，2010），见表 5-9。BCLC 分期与治疗策略，比较全面地考虑了肿瘤、肝功能和全身情况，与治疗原则联系起来，并且具有循证医学高级别证据的支持，目前已在全球范围被广泛采用。但是，我国有许多外科医师认为 BCLC 分期与治疗策略对于手术指征控制过严，不太适合中国的国情和临床实际，仅作为重要参考。

表 5-9　原发性肝癌的 BCLC 分期（2010 版）

期别	PS 评分/分	肿瘤状态		肝功能状态
		肿瘤数量	肿瘤大小	
0 期：极早期	0	单个	＜2cm	没有门静脉高压
A 期：早期	0	单个，或 3 个以内	任何＜3cm	Child-Pugh A-B
B 期：中期	0	多结节肿瘤	任何	Child-Pugh A-B
C 期：进展期	1~2	门静脉侵犯或 N_1、M_1	任何	Child-Pugh A-B
D 期：终末期	3~4	任何	任何	Child-Pugh C

N：淋巴转移；M：远处转移；PS：体力活动状态（performance status，PS），即从患者的体力来了解其一般健康状况和对治疗耐受能力，通常采用美国东部肿瘤协作组（ECOG）评分系统。

肝癌切除的原则是什么？

答：以往认知原发性肝癌的手术原则仍强调肝脏肿瘤原发灶切除的重要意义，病灶大小并不是手术的关键限制因素，能否手术切除以及切除的疗效不仅与肿瘤大小和数量有关，还与肝脏功能、肝硬化程度、肿瘤部位、肿瘤界限、有无完整包膜及静脉癌栓等有非常密切的关系。对临床肝癌或大肝癌，如患者全身情况和肝功能代偿良好，无肝硬化者，规则性肝切除仍为主要术式。对合并肝硬化的亚临床肝癌或小肝癌，非规则性肝切除成为主要术式。对肿瘤包膜完整者，倾向于非规则性肝切除；对肿瘤包膜不完整者，多考虑较为广泛的切除。从部位来说，左侧肝癌，以力求根治为原则，尽可能选用规则性半肝切除或左三叶切除。右侧肝癌，既要照顾根治原则，也要考虑安全性，不强求右半肝切除，一般行非规则性肝切除。位于肝中叶，特别是左内叶肿瘤主要施行非规则性肝切除，特殊情况下施行左半肝或左三叶切除术。在此基础上2017 年国家卫生和计划生育委员会颁布的《原发性肝癌诊疗方案》指出：肝切除术的基本原则包括手术的彻底性和安全性两个方面。①彻底性：最大限度地完整切除肿瘤，使切缘无残留肿瘤。②安全性：最大限度地保留正常肝组织，降低手术病死率及手术并发症。术前的选择和评估、手术细节的改进及术后复发转移的防治等是中晚期肝癌手术治疗的关键。在术前应对肝功能储备进行全面评价，通常采用 Child-Pugh 分级和吲哚青绿（ICG）清除试验等综合评价肝实质功能，采用 CT 和（或）MRI 计算余肝的体积。标准残肝体积则是评估肝切除术患者肝脏储备功能有效且简便的方法，对预测患者术后发生肝功能损害的程度及避免患者术后发生肝功能衰竭有重要的临床指导作用。已有研究表明，采用 CT 扫描测定国人的标准残肝体积（standard remnant liver volume，SRLV）$<416ml/m^2$ 者，肝癌切除术后中、重度肝功能代偿不全发生率比较高；余肝体积需占标准肝体积的 40% 以上，才可保证手术安全。

介入治疗的适应证和禁忌证是什么？

答：尽管外科手术是肝癌的首选治疗方法，但是在确诊时大部分患者已达中晚期，往往失去了手术机会，据统计仅约 20% 的患者适合手术。因此，需要积极采用非手术治疗，可能使相当一部分患者的症状减轻、生活质量改善和生存期延长。肝动脉化疗（HAI）和肝动脉栓塞（HAE）是重要的肝癌治疗手段，均有明确的适应证和禁忌证。

（1）肝动脉化疗的适应证　失去手术机会的原发性或继发性肝癌；

肝功能较差或难以采用超选择插管；肝癌手术后复发或术后预防性肝动脉灌注化疗。禁忌证为：肝功能严重障碍；全身情况衰竭；大量腹水；白细胞和血小板显著减少。

（2）肝动脉栓塞的适应证　肝肿瘤切除术前应用，可使肿瘤缩小，有利于切除，同时能明确病灶数量，控制转移；无肝肾功能严重障碍、无门静脉主干完全阻塞、肿瘤占据率小于70%；外科手术失败或切除术后复发；控制疼痛、出血及动静脉瘘；肝癌切除术后的预防性肝动脉化疗栓塞术；肝癌肝移植术后复发。禁忌证为：肝功能严重障碍，属Child-Pugh C级；凝血功能严重减退，且无法纠正；门静脉高压伴逆向血流以及门静脉主干完全阻塞，侧支血管形成少，若肝功能基本正常可采用超选择导管技术对肿瘤靶血管进行分次栓塞；感染，如肝脓肿；全身已发生广泛转移，估计治疗不能延长患者生存期；全身情况衰竭；癌肿占全肝70%或70%以上，若肝功能基本正常可采用少量碘油分次栓塞。

化疗药物选择通常为1~2药联合，常用铂类：顺铂（DDP）或奥沙利铂（L-OHP）或蒽环类：多柔比星（阿霉素，ADM）、表柔比星（表阿霉素，E-ADM）、吡柔比星（THP）等。

肝动脉栓塞常用的栓塞剂为碘油和明胶海绵，碘油通常和化疗药物混合栓塞，栓塞剂应超选择至供养肿瘤的靶动脉。

临床上多采用肝动脉栓塞化疗（TACE），即同时进行肝动脉化疗和肝动脉栓塞治疗，以提高疗效。肝动脉栓塞化疗治疗肝细胞癌主要是基于肝癌和正常肝组织血供的差异，即95%~99%的肝癌血供来自肝动脉，而正常肝组织70%~75%血供来自门静脉，肝动脉血供仅占20%~25%。肝动脉栓塞化疗能有效阻断肝癌的动脉供血，同时持续释放高浓度的化疗药物打击肿瘤，使其缺血坏死并缩小，而对正常肝组织影响较小。循证医学证据也已表明肝动脉栓塞化疗能有效控制肝癌生长，明显延长患者生存期，使肝癌患者获益，已成为不能手术切除的中晚期肝癌首选和最有效的治疗方法。

● 局部消融治疗的适应证和禁忌证是什么？

答：局部消融治疗是借助医学影像技术的引导对肿瘤靶向定位，局部采用物理或化学的方法直接杀灭肿瘤组织的一类治疗手段。主要包括射频消融（RFA）、微波消融（MWA）、冷冻治疗、高功率超声聚焦消融（HIFU）以及无水乙醇注射治疗（PEI）。具有微创、安全、简便和易于多次施行的特点。局部消融影像可通过肝脏超声检查（US）、CT 和 MRI 技术引导，治疗途径有经皮手术、经腹腔镜手术和经开腹手术三种。

（1）适应证　通常适用于单发肿瘤，最大径≤5cm；或肿瘤数量≤3 个，且最大直径≤3cm。无血管、胆管和邻近器官侵犯以及远处转移。肝功能分级为 Child-Pugh A 级或 B 级，或经内科护肝治疗达到该标准。有时，对于不能手术切除的直径＞5cm 的单发肿瘤，或最大直径＞3cm 的多发肿瘤，局部消融可以作为姑息性综合治疗的一部分，但是需要严格掌握。

（2）禁忌证

① 肿瘤巨大或弥漫性肝癌；

② 合并门静脉主干至二级分支癌栓或肝静脉癌栓、邻近器官侵犯或远处转移；

③ 位于肝脏脏面，其中 1/3 以上外裸的肿瘤；

④ 肝功能分级为 Child-Pugh C 级，经护肝治疗无法改善者；

⑤ 治疗前 1 个月内有食管-胃底静脉曲张破裂出血；

⑥ 不可纠正的凝血功能障碍和明显的血象异常，具有明显出血倾向者；

⑦ 顽固性大量腹水，恶病质；

⑧ 合并活动性感染，尤其是胆管系统炎症等；

⑨ 肝、肾、心、肺、脑等重要脏器功能衰竭；

⑩ 意识障碍或不能配合治疗的患者。

相对禁忌证为：第一肝门区肿瘤、肿瘤紧贴胆囊、胃肠、膈肌或突出于肝包膜。伴有肝外转移的肝内病灶不应视为绝对禁忌，有时仍可考虑采用局部消融治疗控制局部病灶发展。

● 放射治疗在肝癌中的应用如何？

答：20 世纪 90 年代中期之后，三维适形放疗（3D-CRT）和调强适形放疗（IMRT）等现代放疗技术逐渐成熟，为放疗在肝癌治疗中的应用提供了新的机会。对于局限于肝内的肝癌患者，放疗结合介入治疗的 3 年生存率可达到 25%～30%。

（1）适应证　肿瘤局限、因肝功能不佳不能进行手术切除，或肿瘤位于重要解剖位置，在技术上无法切除；或患者拒绝手术，但患者一般情况好；术后有残留病灶；需要进行局部肿瘤处理，否则会产生一些并发症，如对胆管的梗阻、门静脉和肝静脉的瘤栓进行放疗；对远处转移灶，如淋巴结转移、肾上腺转移以及骨转移，放疗可减轻患者症状、改善生活质量。

（2）放疗剂量的分割 采用大分割照射方案，如每次 5Gy 左右，每日 1 次，每周照射 3 次，总剂量 50Gy 左右，对肿瘤的杀灭效应强，但是对正常肝脏的放射损伤也大。常规分割放射，如 2Gy/次，每日 1 次，每周照射 5 次，总剂量 50～62Gy，正常肝脏的耐受性好，对肿瘤也有明显的抑制。

（3）放疗的并发症 放疗期间主要的急性毒性作用和副作用包括：①厌食、恶心、呕吐，较严重的有上消化道出血，特别是放射野累及较大体积的十二指肠、空肠和胃的患者；②急性肝功能损害，表现为血清胆红素和 ALT 上升；③骨髓抑制，特别是在大体积肝脏受照的患者，或伴脾功能亢进的患者。放射后期损伤是放射诱导的肝病（radiation induced liver disease，RILD）。

它的临床表现和诊断标准是：①已接受过肝脏高剂量的放疗。②在放疗结束后发生。③临床表现有两种：典型的放射诱导的肝病发病快，患者在短期内迅速出现大量腹水和肝脏肿大，伴 AKP 上升至正常值的 2 倍以上，或 ALT 上升至正常值的 5 倍以上；非典型放射诱导的肝病仅有肝脏功能的损伤，AKP 上升至正常值的 2 倍以上，或 ALT 上升至正常值的 5 倍以上，没有肝脏的肿大和腹水。④能排除肝肿瘤发展、放疗或介入后、药物性肝病或病毒性肝炎活动造成的临床症状和肝功能损害。

对放射诱导的肝病的治疗是对症治疗，包括使用肾上腺皮质激素、利尿药，同时给予积极的保护肝脏的药物和支持疗法。放射诱导的肝病是一种严重的放射并发症，一旦发生，可引起肝功能衰竭，病死率很高。避免放射诱导的肝病发生最关键的措施是在设计放疗计划时，把正常肝脏受照剂量严格限制在能耐受的范围内。

放射诱导的肝病危险因素为：原有的肝脏功能差，如肝脏功能为 CTP 分级 B；正常肝脏的受照体积大，剂量高；放疗与肝动脉栓塞化疗联合治疗的间隔时间短于 1 个月。后期肝损伤常常不可逆，是严重的放射性损伤，一旦发生，病死率很高。

肝细胞癌的移植治疗标准是什么？

答：目前，在我国对于肝癌进行肝移植手术多是作为补充治疗，用于无法手术切除、不能进行微波消融和肝动脉栓塞化疗治疗以及肝功能不能耐受的患者。选择合适的适应证是提高肝癌肝移植疗效，保证极为宝贵的供肝资源得到公平有效利用的关键。

关于肝移植的适应证，国际上主要采用米兰（Milan）标准，还有美国加州大学旧金山分校（UCSF）标准和匹兹堡（Pittsburgh）改良 TNM 标准。

（1）米兰（Milan）标准　单个肿瘤直径不超过 5cm；多发肿瘤数量≤3 个，最大直径≤3cm；不伴有血管及淋巴结的侵犯。1998 年，美国器官分配网（UNOS）开始采用 Milan 标准（加 MELD/PELD 评分，又称 UNOS 标准）作为筛选肝癌肝移植受体的主要依据。米兰标准的优点是手术的预后较为肯定，5 年生存率≥75％，复发率＜10％，仅需考虑肿瘤的大小和数量，便于临床操作。但是，米兰标准过于严格，使许多有可能通过肝移植得到良好疗效的肝癌患者被拒之门外。国内专家对米兰标准的诟病在于符合米兰标准的小肝癌行肝移植与肝切除相比，总体生存率无明显差异，只是肝移植的无瘤生存率明显高于手术患者。

（2）加州大学旧金山分校（UCSF）标准　系在米兰标准的基础上对肝移植的适应证进行了一定程度的扩大，标准为：单个肿瘤直径不超过 6.5cm；多发肿瘤数量≤3 个，最大直径≤4.5cm，总的肿瘤直径≤8cm；不伴有血管及淋巴结的侵犯。UCSF 标准同样扩大了 Milan 标准的适应证范围，但又不明显降低术后生存率。但该标准提出的淋巴结转移、肿瘤血管侵犯（特别是微血管侵犯）的情况在术前难以确诊。国家卫生和计划生育委员会专家组推荐采用 UCSF 标准。

（3）匹兹堡（Pittsburgh）改良 TNM　2000 年，美国 Marsh 等提出，只将有大血管侵犯、淋巴结受累或远处转移这三者中出现任一项作为肝移植的禁忌证，而不将肿瘤的大小、个数及分布作为排除的标准，由此显著扩大了肝癌肝移植的适用范围，并可能有近 50％患者可以获得长期生存。

现在我国尚无统一标准，已有多家单位和学者陆续提出了不同的标准，包括杭州标准、上海复旦标准、华西标准和三亚共识等。各标准对于无大血管侵犯、淋巴结转移及肝外转移的要求都比较一致，但是对于肿瘤的大小和数量的要求不尽相同。上述国内标准扩大了肝癌肝移植的适应证范围，可使更多的肝癌患者因肝移植手术受益，并未明显降低术后累积生存率和无瘤生存率，可能更符合我国国情和患者的实际情况。但有待于规范的多中心协作研究以支持和证明，从而获得高级别的循证医学证据达到公认和统一。

● 分子靶向治疗的应用前景如何？

答：索拉非尼（sorafenib）是一种口服的多靶点、多激酶抑制药，既可通过抑制血管内皮细胞生长因子受体（VEGFR）和血小板源性生长因子受体（PDGFR）阻断肿瘤血管生成，又可通过阻断 Raf/MEK/ERK 信号转导通路抑制肿瘤细胞增殖，从而发挥双重抑制、多靶点阻断的抗肝细胞癌作用。多项随机、双盲、平行对照的国际多中心Ⅲ期临床研究表明，索拉非尼能够延缓肝细胞癌的进展，明显延长晚期患者生存期。因此，索拉非尼已相继获得欧洲共同体药物评审委员会（EMEA）、美国食品药品监督管理局（FDA）和我国国家食品药品监督管理局（SFDA）的批准，用于治疗不能手术切除和远处转移的肝细胞癌；2008 年版美国国立综合癌症网络（NCCN）指南也已经将索拉非尼列为晚期肝细胞癌患者的一线治疗药物。

至于索拉非尼与其他治疗方法（手术、介入、化疗药物和放疗等）联合应用能否使患者更多地获益，正在进一步临床研究中索拉非尼能抑制肿瘤细胞生长和血管生成。对于 BCLC 分期 C 级患者，如 CTP 分级为 A 级可以予以应用，但应注意索拉非尼的副作用，包括高血压、皮疹，甚至肝脏损害等。不推荐单独应用本药，建议与肝动脉栓塞化疗、射频消融等联合应用。索拉非尼是否可用于早期肝细胞癌术后复发的预防，尚待进一步研究。此外，舒尼替尼也已经开展Ⅲ期临床研究，而其他分子靶向药物及其生物化疗方案的临床试验也在进行。目前国外已批准瑞戈非尼（regorafenib）作为靶向治疗二线药物。

> 经过肝内科和肝胆外科共同商议，该患者转外科进行了手术治疗。

主任医师总结

（1）肝癌的早期诊断对于有效治疗和长期生存至关重要，因此临床工作强调肝癌的早期筛查和早期监测。常规监测筛查指标主要包括血清甲胎蛋白和肝脏超声检查（US）。监测对象为≥40 岁的男性或≥50 岁的女性，乙型肝炎病毒和（或）丙型肝炎病毒感染者，肝硬化患者，嗜酒者以及有肝癌家族史者等。监测频率是每隔 6 个月进行一次检查。由于肝癌的临床表现与慢性肝病的表现没有太多的特异性差异，因此只有通过耐心、规范的随访才可达到早期诊断的目的。

（2）肝癌的诊断具有病理诊断标准和临床诊断标准两套诊断标准，后者是为了实用性设计的，其灵敏性、特异性均有相当高的现实意义。值得指出的是，除了上述的 CT、MRI 常用技术外，目前 B 超造影也已成熟，作为一种重要而相对经济的方法，可以作为肝癌诊断的重要补充。即便如此，仍有部分患者难以诊断，临床中常难以区别肝硬化结节和肝癌，可行选择性肝动脉造影：目前多采用数字减影血管造影（DSA），可以明确显示肝脏小病灶及其血供情况，同时可进行化疗和碘油栓塞等治疗。肝癌在 DSA 的主要表现为：①肿瘤血管，出现于早期动脉相；②肿瘤染色，出现于实质相；③较大肿瘤可见肝内动脉移位、拉直、扭曲等；④肝内动脉受肝瘤侵犯可呈锯齿状、串珠状或僵硬状态；⑤动静脉瘘；"池状"或"湖状"造影剂充盈区等。DSA 检查的意义不仅在于诊断和鉴别诊断，在术前或治疗前可用于估计病变范围，特别是了解肝内播散的子结节情况；也可为血管解剖变异和重要血管的解剖关系以及门静脉浸润提供正确客观的信息，对于判断手术切除的可能性和彻底性以及决定合理的治疗方案有重要价值。DSA 是一种侵入性创伤性检查，可用于其他检查后仍未能确诊的患者。此外，对于可切除的肝癌，即使影像学上表现为局限性可切除肝癌，也有学者提倡进行术前 DSA，有可能发现其他影像学手段无法发现的病灶和明确有无血管侵犯。除此之外，尚可以选择正电子发射计算机断层成像（PET-CT）、发射单光子计算机断层扫描仪（ECT）等方法。当然，也可选择在 B 超引导下进行肝脏结节细针活检，以求达到诊断的金标准。

（3）原发性肝癌的疗效评价标准

① 以肿瘤的体积变化作为衡量疗效的标准其规定如下。

A 完全缓解：可见肿瘤消失并持续 1 个月以上。

B 部分缓解：两个最大的相互垂直的肿瘤直径乘积缩小 50% 以上并持续 1 个月以上。

C 稳定：两个最大的相互垂直的肿瘤直径乘积缩小不足 50%，增大不超过 25% 并持续 1 个月以上。

D 恶化：两个最大的相互垂直的肿瘤直径乘积增大超过 25%。

② 以甲胎蛋白水平变化作为衡量疗效的标准，术后甲胎蛋白降至正常为手术根治的依据，但需要长期监测。

③ 以治疗后生存期作为衡量疗效的标准。治疗后患者生存期的长短反映了治疗的最终效果，所以是极具价值的疗效标准。因此，院外监

测除了肝功能、血常规、甲胎蛋白外，定期影像学检查是十分必要的，一般建议治疗后（无论手术、肝动脉栓塞化疗还是射频消融）1个月需要复查影像学，从经济效益比来算，B超是合理选择。考虑到B超检查的主观性，每3个月进行CT、MRI检查。达到治愈、好转及病情相对稳定者需要长期随访，至少5年。

（4）预防复发的处理是肝癌患者治疗的重要部分。一旦诊断成立，临床医疗组有义务设计一个长期治疗方案，方案包括：首要治疗方式，手术还是介入治疗；术后的综合治疗，如免疫治疗等；肝癌的3级预防，如应用核苷（酸）类似物抗乙型肝炎病毒治疗；早期复发的治疗方案，如术后行肝动脉栓塞化疗处置复发等。医疗组也可设计复合治疗，如可在放疗前先进行2个疗程的肝动脉栓塞化疗，间隔3～6周后，再进行评估是否需要放射治疗。这种方案可能具有以下好处：①肝动脉栓塞化疗过程中可以发现和治疗小的肝癌病灶；②有利于肿瘤靶区的认定；③有利于完成放疗计划实施前的验证。或在肝动脉栓塞化疗术后予以Ⅱ期手术治疗等。

（5）生物治疗可以改善肝癌患者的生活质量，有助于提高抗肿瘤疗效，降低术后复发率。适当应用胸腺肽α1可以增强机体的免疫功能，具有辅助抗病毒和抗肿瘤作用；而乙型病毒性肝炎相关肝细胞癌患者切除术后，长期应用α-干扰素及其长效制剂作为辅助治疗，可以有效地延缓复发和降低复发率。对于具有乙型肝炎和（或）丙型病毒性肝炎背景的肝细胞癌患者，应特别注意检查和监测病毒载量（HBV DNA/HCV RNA）以及肝炎活动。已知上述抗肿瘤药物治疗［包括肝动脉内灌注化疗（TAD)/肝动脉栓塞化疗、分子靶向治疗和化疗等］，均有激活肝炎病毒的潜在可能性，而病毒复制活跃及肝炎活动，往往损害患者的肝功能，并且明显地影响抗肿瘤治疗的实施和效果，应予高度重视。如果检查发现肝炎病毒复制活跃，必须及时地积极进行抗病毒治疗，可以选用核苷（酸）类似物、α-干扰素及其长效制剂和胸腺肽α1等。

（董　菁　刘豫瑞）

查房笔记

乏力、纳差2周，加重3天——药物性肝损伤

⚙ ［实习医师汇报病历］

患者男性，58岁，以"乏力、纳差2周，加重3天"为主诉入院。入院前2周出现疲乏无力、食欲减退、食量减少为原来的2/3，未行诊治。3天前乏力、食欲减退症状加重，食量减少为原来的1/2，遂于1天前就诊我院门诊查肝功能：ALT 1814U/L，AST 1307U/L，TBIL 15.8μmol/L，DBIL 2.4μmol/L，ALB 43.2g/L，GLO 26.1g/L，ALP 160U/L，GGT 68U/L；铜蓝蛋白286mg/L；乙肝病毒标志物定性：HBsAg、HBeAg阴性，HBsAb阳性；抗-HCV阴性，HAV-IgM阴性，HEV-IgM、HEV-IgG阴性，EBV-IgA阴性。今为求进一步诊治，门诊拟"肝功能异常待查：急性药物性肝损伤可能性大"收住入院。既往史：4年前因"皮肤瘙痒、皮疹"就诊外院，诊断"湿疹"，予"西替利嗪片"对症治疗后好转。此后皮肤瘙痒、皮疹症状反复出现。1个月前因湿疹复发，就诊外院查"肝功能正常"，始予"西替利嗪片、雷公藤多苷片"对症治疗至今。无嗜酒史，个人史、婚育史、家族史无特殊。否认既往肝病史。

体格检查　T 36.2℃，P 81次/min，R 18次/min，BP 106/75mmHg。神志清楚，发育正常，营养中等，正常面容，步行入院，对答切题，体格检查合作。全身皮肤黏膜可见散在新旧不一的红斑丘疹，部分破溃，表面潮湿，以四肢为甚，未见黄染、出血点；未见肝掌、蜘蛛痣及毛细血管扩张。双眼巩膜无黄染。胸廓无畸形，双肺呼吸音清，未闻及干湿啰音。腹部平坦，腹式呼吸运动存在，腹壁静脉无曲张，腹肌软，全腹无压痛、反跳痛，未及包块，肝脾未触及，墨菲征阴性，麦氏点无压痛，肝区无叩击痛，肝浊音界上界于右锁骨中线第5肋间，下界位于右肋缘，脾浊音界无扩大，移动性浊音阴性，肠鸣音3次/min。双下肢无水肿。

辅助检查　上腹部B超：肝胆胰脾及双肾未见明显异常。

初步诊断　①肝功能异常待查：急性药物性肝损伤可能性大；②湿疹。

主任医师常问实习医师的问题

该患者的病史特点有哪些？

答：患者中年男性，急性起病，表现为明显乏力、纳差等非特异性症状。否认既往肝病史、嗜酒史，1个月来有服用损肝药物（雷公藤多苷片）病史。入院体检全身皮肤黏膜可见散在新旧不一的红斑丘疹，部分破溃，表面潮湿，以四肢为甚，全身皮肤巩膜无黄染，未见肝掌、蜘蛛痣，腹平软，肝脾无肿大，肝区无叩击痛。我院化验结果提示肝功能明显异常，主要表现为肝细胞酶明显升高，胆系酶轻度异常，ALT＞2倍ULN，ALT/ALP＞5。初步影像学无慢性肝病表现。

考虑的诊断是什么？目前对诊断最有力的证据是什么？

答：目前该患者诊断考虑为肝功能异常原因待查：急性药物性肝损伤可能性大。诊断依据如下。

① 服用雷公藤多苷片之前肝功能正常，血生化检查随访提示肝损伤出现在初次服用损肝药物（雷公藤多苷片）1个月内。

② 初步排除性检查结果提示：常见嗜肝病毒标志物检查结果均为阴性，且患者无嗜酒史，未见导致肝损伤的其他病因的临床证据。

本病需与哪些疾病进行鉴别诊断？

答：（1）病毒性肝炎 患者此次起病急，乏力、纳差症状明显，不除外急性病毒性肝炎、甲型及戊型肝炎呈急性发病特点，但多有消化道症状，且生化表现为转氨酶升高为主，与患者相似，但入院前1天我院门诊查HAV-IgM阴性、HEV-IgM、HEV-IgG阴性，甲型及戊型肝炎基本可排除；查HBsAg阴性、HBsAb阳性，抗-HCV阴性，可排除急性乙型、丙型肝炎可能；为了防止患者正处于病毒感染的窗口期，可安排在2周后复查上述项目。

（2）自身免疫性肝炎（AIH） 好发于女性，除有乏力、食欲减退等肝病非特异性表现外，多有脱发、关节酸痛、皮疹、口腔溃疡等肝外表现，血生化上自身免疫性肝炎主要为转氨酶升高为主，原发性硬化性胆管炎（PSC）、原发性胆汁性肝硬化（PBC）主要为胆系酶升高为主，并伴有γ球蛋白升高，与患者表现不符，考虑可能性小，可查肝病自身抗体以除外。

（3）肝豆状核变性 多发于青年男性，多有家族史，症状上可有行动迟缓、手足徐动、构音障碍等锥体外系症状表现，患者无以上症状，且铜蓝蛋白正常，基本可排除。

 ［住院医师补充病历］

> 入院后急查凝血全套：PT 12.5s，INR 1.00；急诊生化：K⁺ 3.75mmol/L，Na⁺ 139mmol/L，Cl⁻ 97mmol/L，Ca²⁺ 2.18mmol/L，GLU 4.33mmol/L，BUN 6.18mmol/L，Cr 65.1μmol/L。

主任医师常问住院医师、进修医师和主治医师的问题

对目前的诊断有何意见？

答：该患者起病急，乏力、纳差症状明显，生化指标上提示 ALT、AST 明显升高，ALT 升高大于 10 倍正常值上限，可明确肝脏实质细胞受到损伤。据文献报道，雷公藤多苷片引起的肝损伤形式为急性肝细胞性损伤及混合型损伤。患者使用已知肝毒性的药物（雷公藤多苷片）出现在肝损伤之前，监测到急性肝损伤血清学指标改变距首次用药时间约 1 个月，用药与肝损伤之间存在合理的时序关系。且到目前为止，可排除肝损伤的其他病因及疾病，如病毒性肝炎、胆道病变、酒精性肝病、低血压、近期高血压病或心脏病发作史、EB 病毒感染等，虽确诊急性药物性肝损伤证据不足，但可能性极大。

药物性肝损伤的分类与分型有哪些？

答：药物性肝损伤可分为急性和慢性两大类，急性药物性肝损伤约占报道病例数的 90% 以上。急性药物性肝损伤分为 3 种类型。

（1）肝细胞性损伤 ALT>2 倍正常值上限，或 ALT/ALP≥5。

（2）胆汁淤积性肝损伤 ALP>2 倍正常值上限，或 ALT/ALP≤2。

（3）混合性肝损伤 ALT 与 ALP 均>2 倍正常值上限，或 2<ALT/ALP<5。

结合以上分型，该患者的肝损伤属于肝细胞性损伤。

● 初步的诊疗计划是什么？

答：目前该患者已高度怀疑为使用雷公藤多苷片后引起的肝损伤，故治疗上首先予停用雷公藤多苷片，并请皮肤科会诊调整皮肤病治疗用药；其次，应尽快促进药物排泄、促进肝细胞修复，予还原型谷胱甘肽、甘草酸制剂促进药物的生物转化，治疗 3 天后复查肝功能及凝血功能评估病情，避免肝功能恶化进展至肝功能衰竭。

✵ ［住院医师再次补充病历］

> 入院后患者仍感明显乏力、食欲减退、食量减少、皮肤瘙痒。肝病自身抗体阴性；IgG、IgA、IgM 正常；CMV 病毒标志物阴性；3 天后复查凝血指标 PT 13.1s，INR 1.12；生化全套：ALT 1097U/L，AST 726U/L，TBIL 15.3μmol/L，DBIL 2.9μmol/L，ALB 36.9g/L，GLB 24.5g/L，GGT 76U/L，ALP 123U/L，ChE 9553U/L；GLU 5.70mmol/L；肾功能、电解质正常。
>
> 肺部 CT：双肺未见明显异常。
>
> 医疗安排：患者已停用雷公藤多苷片，继续还原型谷胱甘肽、甘草酸制剂保肝，每 3～5 天复查肝功能、凝血功能，以便及时评估病情变化情况。另外，患者皮肤瘙痒症状明显，现单用西替利嗪抗过敏，结合皮肤科会诊意见，加用酮替芬对症，并间断使用钙剂。上述处理后 6 天复查肝功能：ALT 737U/L，AST 508U/L，TBIL 21.8μmol/L，DBIL 5.9μmol/L，ALB 39.2g/L，GLO 28.4g/L，ALP 97U/L，GGT 52U/L；凝血功能：PT 10.5s，INR 0.97。

❓ 主任医师常问住院医师、进修医师和主治医师的问题

● 对于疑似药物性肝损伤病例，应如何诊断？

答：对于疑似病例，目前国际上推荐采用 RUCAM（roussel uclaf-causatity assessment method）或 CDS（clinical diagnostic scale）评分系统评估，国内《急性药物性肝损伤诊治建议（2007 年）》建议采用国际共识意见的 RUCAM 评分系统进行量化评估：＞8 分，高度可能；6～8 分，可能性大；3～5 分，可能；1～2 分，不大可能；≤0，可除外（表 5-10）。但临床应用中 RUCAM 评分系统仍存在不足，需进一步完善以提高诊断率。

表 5-10　RUCAM 简化评分系统

指　　标	评分/分	指　　标	评分/分
1. 初次治疗与发生肝损害的时间关系		③有伴随用药导致肝损害的证据(如再用药反应等)	−3
①初次治疗 5～90 天；后续治疗 1～15 天	+2	5. 除外其他非药物因素	
②初次治疗＜5 天或＞90 天；后续治疗＞15 天	+1	主要因素：甲型、乙型、丙型病毒性肝炎；胆道阻塞；乙醇性肝病；近期有血压急剧下降史	
③停药时间≤15 天	+1	其他因素：本身疾病并发症；CMV、EBV 或 Herpes 病毒感染	
2. 撤药反应		①除外以上所有因素	+2
①停药后 8 天内 ALT 从峰值下降≥50%	+3	②除外 6 个主要因素	+1
②停药后 30 天内 ALT 从峰值下降≥50%	+2	③可除外 4～5 个主要因素	0
③停药后 30 天后 ALT 从峰值下降≥50%	0	④除外主要因素＜4 个	−2
④停药后 30 天后 ALT 从峰值下降＜50%	−2	⑤高度可能为非药物因素	−3
3. 危险因素		6. 药物肝毒性的已知情况	
①饮酒和妊娠	+1	①在说明书中已注明	+2
②无饮酒和妊娠	0	②曾有报道但未在说明书中注明	+1
③年龄≥55 岁	+1	③无相关报告	0
④年龄＜55 岁	0	7. 再用药反应	
4. 伴随用药		①阳性(再用药后 ALT 升高＞2 倍正常值上限)	+2
①伴随用药肝毒性不明,但发病时间符合	−1	②可疑阳性(再用药后 ALT 升高＞2 倍正常值上限,但同时合并使用其他药物)	+1
②已知伴随用药的肝毒性且与发病时间符合	−2	③阴性(再用药后 ALT 升高＜2 倍正常值上限)	−2

注：最后判断：＞8，极有可能；6～8，极可能有关；3～5，可能有关；1～2，可能无关；≤0 无关。

● **如何评估该病例？**

答：根据 RUCAM 评分系统对该病例评分，症状出现在初次使用雷公藤多苷片治疗 2 周后（＋2），停药内 6 天内 ALT 从峰值下降≥50%（＋3），年龄 58 岁（＋1），除外其他非药物性因素（＋2），雷公藤多苷片的肝毒性曾有报道但未在说明书中注明(＋1)，共 9 分，故该病例高度可能为急性药物性肝损伤。

● **药物性肝损伤的发病机制是什么？**

答：药物性肝损伤主要由药物代谢异常及药物介导的免疫损伤所致，此外也与个体的遗传素质密切相关。发病机制如下。

（1）药物代谢异常机制 药物在肝脏经过1相和2相两个代谢反应步骤并在肝药酶的作用下降低脂溶性，增加水溶性，促进其经肾脏排泄。在1相反应中最重要的肝药酶为CYP450酶系。该酶系既可增加药物毒性又可解毒，当解毒酶被抑制或增强毒性的酶被诱导都可使药物或其代谢产物在体内蓄积，从而引起肝脏损伤。经1相反应后，药物再与2相反应中的还原型谷胱甘肽、葡萄糖醛酸、谷氨酰胺等蛋白或氨基酸结合或通过乙酰化、甲基化等反应进一步降低脂溶性，促进其在肾脏的代谢。

（2）药物介导免疫损伤机制 多数生化药物分子量小，不具抗原性，故很少直接激发机体的免疫应答，但少数特异性个体中，药物可与肝内的某些特异性蛋白成分结合形成抗原，或在CYP450的作用下生成代谢产物后再与蛋白成分结合而形成抗原诱导免疫应答，导致肝脏的免疫病理损伤。

（3）遗传因素的作用 遗传基因上的差异可使个体间肝药酶的活性表现出明显的差异性，最终反应在药物代谢的多态性，且药物介导的免疫反应与机体HLA遗传多态性密切相关。此外，年龄、性别以及机体营养状况也都影响药物的代谢。

❀ [诊疗过程]

患者在停用雷公藤多苷片及还原型谷胱甘肽、甘草酸制剂保肝治疗后，乏力、食欲改善，食量增加。入院2周后复查肝功能：ALT 63U/L，AST 58U/L，TBIL 15.9μmol/L，DBIL 4.3μmol/L，ALB 38.0g/L，GLO 24.8g/L，ALP 82U/L，GGT 47U/L；凝血功能：PT 12.2s，INR 0.99。

主任医师总结

该患者为在初次使用雷公藤多苷片后出现肝损伤，根据RUCAM评分9分，高度可能为急性药物性肝损伤，在停用可疑损伤肝脏药物的基础上，使用保肝药促进其生物转化，患者在6天内ALT下降大于50%。治疗过程顺利，病情未向肝功能衰竭发展，经过2周治疗后，乏力、纳差症状明显改善，肝功能轻度异常。通过对该患者的诊治启发我们以下几点。

（1）临床工作中一旦怀疑为药物引起肝损伤时，应立即停用并防止再使用，避免肝损伤继续加重，增加发生急性肝功能衰竭的风险。也应尽可能避免使用属于同一生化家族的药物，虽然再次用药阳性是评价药物性损伤关联性很强的诊断依据，但应避免为了明确诊断而再次用药。目前关于中药应用后肝脏损害的报告有所增加，由于传统医学的草药类未进行临床药物试验，相关的安全性和肝肾损害副作用不明，在询问病史时要注意这部分药物的应用史，最好能采集到药方、药物。

（2）对于应用药物后有明显临床表现者，如肝炎症候群表现，除立即果断停药外，须尽快促进药物排泄、清除，促进肝细胞再生，严密监测肝脏血清学指标及观察临床症状变化，评估病情的发展，及早发现问题并处理，对于患者的预后有很大的帮助。

（3）预防药物性肝损伤的关键是尽可能避免使用具有潜在肝损伤作用的药物，若权衡利弊后仍需使用时，须在用药过程中检测肝脏血清学指标，至少每月1次，可合用外源性谷胱甘肽或促进谷胱甘肽形成的药物以及具有细胞膜保护功能的磷脂酰胆碱等。

（4）临床工作中部分药物可以导致胆系酶的上升，如卡马西平导致的 GGT 升高，这部分患者需要根据病情调整。最好换用其他药物，如无法替代时，可在严密观察下应用。应用过程中除监测肝功能外，也需要进行影像学监测。

（曾达武　董　菁）

查房笔记

乏力、尿黄半年余，加剧伴腹胀
半个月——酒精性肝病

❀ [实习医师汇报病历]

　　患者男性，53岁，以"乏力、尿黄半年余，加剧伴腹胀半个月"为主诉入院。入院前半年余于"感冒"后出现乏力，并出现厌油、尿黄，当时无恶心、纳差，无眼黄、皮肤黄染，无皮肤瘙痒，排陶土样便，无腹痛、畏冷、发热等。未予重视，无诊治。半个月来尿黄加剧并出现眼黄、皮肤黄染，乏力较前加重，休息后不能缓解。腹胀较明显，自觉腹部渐隆起，进食后加重，无尿少、双下肢肿。食欲减退，食量减少为原来的一半。就诊于当地医院，查肝功能：ALT 634U/L，AST 968U/L，TBIL 351.8μmol/L，DBIL 241.4μmol/L，ALB 27.93g/L，GGT 583U/L，PT 13.6s，血常规 WBC 15.76×10⁹/L，N 78.1%，CRP 95.31mg/L，甘油三酯 4.56mmol/L，诊断为"酒精性脂肪性肝炎"，予"保肝、抗感染、利尿、输白蛋白"等处理（不详）后，自觉皮肤黄染、腹胀进行性加重。入院前3天出现恶心感，无呕吐，排陶土样便，1天前复查肝功能：ALT 102U/L，AST 226U/L，TBIL 460.4μmol/L，ALB 22.8g/L，GGT 603U/L；PT 15.3s；血常规：WBC 23.64×10⁹/L，N 85.8%；CRP 103.61mg/L，今转诊我院，门诊拟"酒精性肝病"收住入院。发病以来，精神、睡眠、食欲欠佳，大小便如上诉，体重增加约2kg。既往史：平素体健，饮酒史二十余年，摄入酒类平均折合乙醇量80g/d。家庭史无特殊。

　　入院后体格检查　T 36.6℃，P 80次/min，R 20次/min，BP 120/70mmHg，神志清楚，发育正常，营养中等，肝病面容，步行入院，对答切题，体格检查合作。全身皮肤黏膜重度黄染，颜面及前胸部见大片毛细血管扩张，未见出血点；可见肝掌、无蜘蛛痣。全身浅表淋巴结未触及。巩膜重度黄染。双肺呼吸音清，未闻及干湿啰音；心率80次/min，心律齐，各心瓣膜听诊区未闻及杂音。腹膨隆，腹式呼吸运动存在，腹壁静脉无曲张，未见胃、肠型及异常蠕动波，腹肌软，无压痛、反跳痛，肝脾未触及，未触及包块，墨菲征阴性，麦氏点无压痛，肝区有叩击痛，肾区无叩击痛，肝浊音界上界于右锁骨中线第5肋间，脾浊音界无扩大，移动性浊音阳性，双下肢无水肿，病理征未引出。扑翼样震颤阴性。

辅助检查　上腹部CT：①脂肪肝，右肝叶小囊肿；②腹腔积液；③左肺上叶及两肺下叶炎症。

初步诊断　①酒精性肝病；②双侧肺炎。

？ 主任医师常问实习医师的问题

● 该患者的病史有哪些特点？

答：中年男性患者，起病较缓，乏力、尿黄半年余，加剧伴腹胀半个月。饮酒史二十余年，折合乙醇量80g/d，近期戒酒2周，无肝病家族史。体格检查肝病面容，全身皮肤黏膜重度黄染，颜面及前胸部见大片毛细血管扩张，可见肝掌，腹膨隆，肝脾未触及，移动性浊音阳性。外院CT提示"脂肪肝"，肝功能TBIL高，AST高于ALT，GGT明显升高。

● 该患者的诊断及其依据是什么？

答：（1）初步诊断　酒精性肝病。

（2）诊断依据

① 有长期饮酒史，超过5年，折合乙醇量男性≥40g/d。

② 临床症状为食欲缺乏、乏力、黄疸等；有毛细血管扩张、肝掌等体征。

③ AST、ALT、GGT、TBIL、PT等指标升高。其中AST/ALT＞2、GGT升高为酒精性肝病的特点。

④ 肝脏CT检查有脂肪肝表现。

● 本病需与哪些疾病进行鉴别诊断？

答：需排除嗜肝病毒现症感染以及药物、中毒性肝损伤和自身免疫性肝病等。

（1）嗜肝病毒感染　患者乏力、尿黄半年余，慢性起病，需查乙肝病毒标志物及丙肝抗体排除乙型或丙型肝炎病毒感染可能；半个月来病情突然加重，黄疸、消化道症状明显，转氨酶明显升高，也需排除甲型、戊型肝炎病毒重叠感染可能。

（2）药物、中毒性肝损伤 患者发病前无服药物/毒物史，暂不考虑。

（3）自身免疫性肝病 中老年男性，乏力、尿黄半年余，肝功能TBIL高，GGT明显升高，应排除原发性硬化性胆管炎可能，外院CT未提示胆管病变，可完善肝病自身抗体等指标，必要时行磁共振胰胆管成像或内镜下逆行胰胆管造影进一步排除。

✿ ［住院医师补充病历］

入院后查血常规：WBC $28.99×10^9/L$，N 93.6%；急查腹水常规：有核细胞计数 $180×10^6/L$，多核细胞 5%；腹水生化：乳酸脱氢酶 195U/L，糖 7.25mmol/L，总蛋白 32.8g/L。临床化学检验：TBIL 489.5μmol/L，DBIL 349.2μmol/L，ALB 22.2g/L，ALT 111U/L，AST 241U/L，GGT 667U/L，TBA 139.8μmol/L；Cr 62μmol/L，TG 3.32mmol/L，TC 3.36mmol/L；K^+ 3.40mmol/L，Na^+ 132mmol/L，Ca^{2+} 1.71mmol/L。凝血功能：PT 16.8s，INR 1.33。丙型肝炎病毒抗体阴性；乙型肝炎病毒标志物HBsAg阴性、抗-HBs阳性；甲型肝炎病毒抗体IgM阴性，戊型肝炎病毒抗体IgG阴性，戊型肝炎病毒抗体IgM阴性。血AFP、CEA正常。血铜蓝蛋白 269.00mg/L；血C反应蛋白 72.97mg/L。

肺部CT：①双肺下叶炎症，双侧胸腔积液，建议治疗后复查。②主动脉硬化。③脂肪肝。

？ 主任医师常问住院医师、进修医师和主治医师的问题

● 酒精性肝病的诊断标准和依据是什么？

答：根据2010年中国酒精性肝病诊疗指南，诊断标准如下。

① 有长期饮酒史，一般超过5年，折合乙醇量男性≥40g/d，女性≥20g/d，或2周内有大量饮酒史，折合乙醇量＞80g/d（Ⅲ）。但应注意性别、遗传易感性等因素的影响。

乙醇量（g）换算公式＝饮酒量（ml）×乙醇含量（%）×0.8。

② 临床症状为非特异性，可无症状，或有右上腹胀痛、食欲缺乏、乏力、体质量减轻、黄疸等；随着病情加重，可有神经精神症状和蜘蛛痣、肝掌等表现。

③ 血清 AST、ALT、GGT、TBIL、PT、平均红细胞容积（MCV）和缺糖转铁蛋白（CDT）等指标升高。其中 AST/ALT＞2、GGT 升高、MCV 升高为酒精性肝病的特点，而 CDT 测定虽然较特异但临床未常规开展。禁酒后这些指标可明显下降，通常 4 周内基本恢复正常（但 GGT 恢复较慢），有助于诊断。

④ 肝脏 B 超或 CT 检查有典型表现。

⑤ 排除嗜肝病毒现症感染以及药物、中毒性肝损伤和自身免疫性肝病等。

符合①、②、③项和⑤项或①、②、④项和⑤项可诊断酒精性肝病；仅符合①、②项和⑤项可疑诊酒精性肝病。符合①项，同时有病毒性肝炎现症感染证据者，可诊断为酒精性肝病伴病毒性肝炎。

● 酒精性肝病临床分型是什么？

答：根据该患者现有病例资料，TBIL 上升 10 倍以上，INR 未超过 1.5，可判断为"重症酒精性肝炎"。酒精性肝病的临床分型包括以下几型。

（1）轻症酒精性肝病　肝脏生物化学指标、影像学检查和组织病理学检查基本正常或轻微异常。

（2）酒精性脂肪肝　影像学诊断符合脂肪肝标准，血清 ALT、AST 或 GGT 可轻微异常。

（3）酒精性肝炎　是短期内肝细胞大量坏死引起的一组临床病理综合征，可发生于有或无肝硬化的基础上，主要表现为血清 ALT、AST 升高和血清 TBIL 明显增高，可伴有发热、外周血中性粒细胞升高。重症酒精性肝炎是指酒精性肝炎患者出现肝功能衰竭的表现，如凝血机制障碍、黄疸、肝性脑病、急性肾功能衰竭、上消化道出血等，常伴有内毒素血症。

（4）酒精性肝硬化　有肝硬化的临床表现和血清生物化学指标的改变。

● CT/B 超如何诊断脂肪肝？

答：影像学检查对于诊断脂肪肝具有重要意义，在大部分患者无法进行肝组织活检的前提下，影像学检查是诊断脂肪肝最有效的手段。

（1）CT　弥漫性肝脏密度降低，肝脏与脾脏的 CT 值之比≤1。弥漫性肝脏密度降低，肝/脾 CT 比值≤1.0 但大于 0.7 者为轻度；肝/脾 CT 比值≤0.7 但＞0.5 者为中度；肝/脾 CT 比值≤0.5 者为重度。

（2）B 超　具备以下三项腹部超声表现中的两项者为弥漫性脂肪肝：①肝脏近场回声弥漫性增强，回声强于肾脏；②肝脏远场回声逐渐衰减；③肝内管道结构显示不清。

● **酒精性肝病的组织病理学改变是什么？**

答：酒精性肝病的病理学改变主要为大泡性或大泡性为主伴小泡性的混合性肝细胞脂肪变性。依据病变肝组织是否伴有炎症反应和纤维化，可分为单纯性脂肪肝、酒精性肝炎、肝纤维化和肝硬化。酒精性肝病的病理学诊断报告应包括肝脂肪变程度（F0～F4）、炎症程度（G0～G4）、肝纤维化分级（S0～S4）。

（1）单纯性脂肪肝　依据脂肪变性肝细胞占肝组织切片的比例及肝细胞脂肪变性占据所获取肝组织标本量的范围，分为 4 度(F0～F4)：F0＜5％肝细胞脂肪变；F1 5％～33％肝细胞脂肪变；F2 33％～66％肝细胞脂肪变；F3 66％～75％肝细胞脂肪变；F4 75％以上肝细胞脂肪变。

（2）酒精性肝炎和肝纤维化　酒精性肝炎时肝脂肪变程度与单纯性脂肪肝一致，分为 4 度（F0～F4）。

依据炎症程度分为 4 级(G0～G4)：G0，为无炎症；G1，为腺泡 3 带呈现少数气球样肝细胞，腺泡内散在个别点灶状坏死和中央静脉周围炎；G2，为腺泡 3 带明显气球样肝细胞，腺泡内点灶状坏死增多，出现 Mallory 小体，门管区轻至中度炎症；G3，为腺泡 3 带广泛的气球样肝细胞，腺泡内点灶状坏死明显，出现 Mallory 小体和凋亡小体，门管区中度炎症伴和或门管区周围炎症；G4，为融合性坏死和或桥接坏死。

依据纤维化的范围和形态，肝纤维化分为 4 期（S0～S4）：S0，为无纤维化；S1，为腺泡 3 带局灶性或广泛的窦周/细胞周纤维化和中央静脉周围纤维化；S2，为纤维化扩展到门管区，中央静脉周围硬化性玻璃样坏死，局灶性或广泛的门管区星芒状纤维化；S3，为腺泡内广泛纤维化，局灶性或广泛的桥接纤维化；S4，为肝硬化。

（3）肝硬化　肝小叶结构完全毁损，代之以假小叶形成和广泛纤维化，为小结节性肝硬化。根据纤维间隔有无界面性肝炎，分为活动性和静止性。

⊛ ［治疗经过］

> 予莫西沙星经验性抗感染及保肝、补充白蛋白及利尿后患者腹胀、黄疸等病情无好转，尿量呈减少趋势，约 1000ml/d。监测血常规示 WBC 31.41×10^9/L，N 92.2%；PT 19.7s，INR 1.55；BUN 9.98mmol/L，Cr 145.6μmol/L，UA 222.7μmol/L；CRP 57.25mg/L；肝功能：ALT 79U/L，AST 204U/L，TBIL 574.8μmol/L，DBIL 430.9μmol/L，ALB 29.8g/L，GGT 516U/L。患者复查血常规示白细胞及中性粒细胞比例升高，且肌酐进行性升高，考虑感染未控制，病情进展，出现肝肾综合征。

主任医师总结

（1）我国具有饮酒传统，也有其特有的酒文化。目前尚缺乏酒精性肝病的全国性大规模流行病学调查资料，但地区性流行病学调查显示我国饮酒人群和酒精性肝病的患病率有上升趋势，这与经济状态改善有关。华北地区流行病学调查显示，从20世纪80年代初到90年代初，嗜酒者在一般人群中的比例从0.21%升至14.3%；21世纪初，南方及中西部省份流行病学调查显示饮酒人群增至30.9%～43.4%。酒精性肝病占同期肝病住院患者的比例在不断上升，从1991年的4.2%增至1996年的21.3%；酒精性肝硬化在肝硬化的病因构成比从1999年的10.8%上升到2003年的24.0%。因此，酒精所致的肝脏损害在我国已经成为一个不可忽视的问题。

（2）2010年中华医学会肝病学分会脂肪肝和酒精性肝病学组制订了《酒精性肝病诊疗指南》，指出酒精性肝病的发病机制具有多样性。影响酒精性肝损伤进展或加重的因素主要包括：饮酒量、饮酒年限、酒精饮料品种、饮酒方式、性别、种族、肥胖、肝炎病毒感染、遗传因素、营养状况等。酒精饮料品种较多，不同的酒精饮料对肝脏所造成的损害也有差异。饮酒方式也是酒精性肝损伤的一个危险因素，空腹饮酒较伴有进餐的饮酒方式更易造成肝损伤。女性对酒精介导的肝毒性更敏感，与男性相比，更小剂量和更短的饮酒期限就可能出现更重的酒精性肝病。饮用同等量的酒精饮料，男女血液中酒精水平有明显差异。种族、遗传以及个体差异也是酒精性肝病的重要危险因素。汉族人群的酒精性肝病易感基因乙醇脱氢酶（ADH）2、ADH3和乙醛脱氢酶（AL-

DH）2 的等位基因频率以及基因型分布不同于西方人群，可能是中国嗜酒人群和酒精性肝病的发病率低于西方国家的原因之一。酒精性肝病病死率的上升与营养不良的程度相关，肥胖或体重超重可增加酒精性肝病进展的风险，肝炎病毒感染与酒精对肝脏损害起协同作用，在肝炎病毒感染基础上饮酒，或在酒精性肝病基础上并发乙型或丙型肝炎病毒感染，都可加速肝脏疾病的发生和发展。

（3）酒精性肝炎的病情评估有一定的特殊性，强调 TBIL 对病情判断的重要意义。有三种方法可用于评价酒精性肝炎的严重程度及近期存活率：Child-Pugh 积分系统、多伦多大学的临床和实验室结合指数（clinical and laboratory index，CCLI）以及凝血酶原时间-胆红素判别函数（Maddrey 判别函数），其中 Maddrey 判别函数与酒精性肝炎患者的近 30 天生存率相关性最好，阳性预测值最高。Maddrey＝4.6×PT 差值（s）＋TBIL（mg/dl），PT 差值为检测值减去正常值。当 Maddrey 判别函数＞32 时，患者在未来 1 个月的病死率为 35%～45%。此外，还有格拉斯哥酒精性肝炎评分（Glasgow alcoholic hepatitis score，GAHS）等被用于评估病情严重程度。

（4）酒精性肝炎的基本处置是在戒酒的基础上予以高蛋白、低脂饮食，并注意补充 B 族维生素、维生素 C、维生素 K 及叶酸。较为特殊的用药是在合适的机会应用糖皮质激素，可改善重症酒精性肝炎（有脑病者或 Maddrey 判别函数＞32）患者的生存率。美他多辛可加速酒精从血清中清除，有助于改善酒精中毒症状和行为异常。S-腺苷蛋氨酸治疗可以改善酒精性肝病患者的临床症状和生物化学指标，多烯磷脂酰胆碱对酒精性肝病患者有防止组织学恶化的趋势，甘草酸制剂、水飞蓟素类、多烯磷脂酰胆碱和还原型谷胱甘肽等药物有不同程度的抗氧化、抗炎、保护肝细胞膜及细胞器等作用，临床应用可改善肝脏生物化学指标，双环醇治疗也可改善酒精性肝损伤。

（5）重症酒精性肝炎中激素的应用是一种个体化治疗模式。如果患者的 Maddrey 判别函数为 32～50，患者处于中度死亡危险，这时候应用激素治疗获益较大。如果≤32，经过一般的治疗大部分患者可以恢复，所以不推荐使用激素治疗；当≥50，也有文献报道≥55，此时多器官功能衰竭更加明显，虽然激素治疗有利，但是从患者的全身情况来看弊大于利。欧洲学者多主张甲泼尼龙（甲强龙）40mg 治疗 28 天，临床工作中应该根据患者的情况，根据凝血酶原时间的情况，或者根据 Maddrey 判别函数的情况，灵活运用方案。目前有两套系统来评估激素治疗的效果：①总胆红素水平早期变化模式（ECBL），定义为激素治疗第7天的TBIL水平低于第1天。95%的经激素治疗获得ECBL患者未来可获得持续的肝功能改善，6个月时，获得ECBL患者生存率为82.8%，显著高于无ECBL患者的23%。②Lille模型则整合了年龄、肾功能、ALB、PT、TBIL等多个因素，比较激素应用基线和7天后的评分变化，以此推断患者6个月的生存率。有研究报道如果Lille评分在0.16~0.56，说明激素治疗效果较好；如果大于0.56认为治疗效果不好；如经过7天的激素治疗后评分小于0.45效果更好。因此，判定是否需要应用激素治疗以及判断激素治疗是否有效，这两种评估方法是调整激素剂量的关键参考指标，应该在此评估基础上进行个体化治疗。

（6）必须指出的是酒精可引发多脏器的功能损害，不仅仅只是肝脏的损害，还包括酒精性心肌炎、脑和神经损伤、肾脏损害等，因此在救治过程中应强调整体治疗的重要性。此外，酒精性肝病还具有其他表现类型，特殊类型包括Zieve综合征（黄疸、高脂血症、溶血三联征）、肝内胆汁淤积综合征、假性布-加综合征、酒精性泡沫样脂肪变性，以及饮酒相关代谢紊乱（低血糖症、高脂血症、高尿酸血症、血色病、卟啉症、酮症酸中毒）和脂肪栓塞综合征等，这些疾病需要充分予以鉴别和处置。还需要强调的是，大部分患者是在入院的当天才停止饮酒，可能出现戒断综合征，如高热、WBC增高等，给诊断带来很多困扰。酒精性脑病和肝性脑病较难鉴别，因而也需要医师慎重判断。总之，酒精性肝病诊治过程中有多学科交叉区域，需要医师综合判断和分析，切忌主观臆断。

（游　佳）

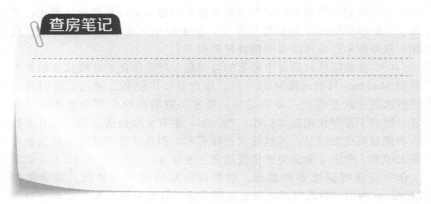

发现脂肪肝6年，反复乏力3年，加重半年——非酒精性脂肪性肝病

❋ ［实习医师汇报病历］

患者女性，56岁，以"发现脂肪肝6年，反复乏力3年，加重半年"为主诉入院。入院前6年于单位体检时发现"轻度脂肪肝"，查肝功能"正常"，无不适，无随诊。入院前3年无明显诱因出现反复乏力，程度轻，休息后可缓解，余无不适，当地诊断"中度脂肪肝"，无规则诊治。入院前1年监测肝功能示：ALT波动在68~79U/L，AST波动在40~61U/L，空腹血糖波动在6.0~6.99mmol/L，血脂"正常"。间断口服保肝药治疗（具体不详）。入院前半年乏力明显加重，伴有上腹胀，进食后加剧，腹部无隆起，无厌油、纳差，无恶心、呕吐，无眼黄、尿黄，无尿少、双下肢水肿。于外院查腹部B超提示：①中度脂肪肝；②胆囊结石。肝功能示：ALT 66.0U/L，AST 70.3U/L。1个月前外院B超示：重度脂肪肝。予"熊去氧胆酸0.25g tid，多烯磷脂酰胆碱（易善复）456mg tid"等治疗现服药至今。1天前，查临床生化：GLU 6.99mmol/L；ALT 101.4U/L，AST 62.1U/L，TCHO 5.60mmol/L。今日来我院就诊，拟"脂肪肝、糖尿病？"收住入院。既往史：10个月前查胃镜示"浅表性胃炎"。无饮酒、长期用药史。平时饮食喜食油腻高蛋白食物。个人史、婚育史无特殊；其弟有糖尿病。

体格检查　T 36.8℃，P 80次/min，R 20次/min，BP 130/80mmHg。神志清楚，发育正常，肥胖外观，正常面容，体重指数（BMI）25.7kg/m²，步行入院，对答切题，体格检查合作。全身皮肤黏膜色泽正常，未见皮疹、黄染、出血点；无肝掌、蜘蛛痣。全身浅表淋巴结未触及。巩膜无黄染，颈软，甲状腺未触及肿大。胸廓无畸形，双肺呼吸音清，未闻及干湿啰音；心率80次/min，心律齐，各心瓣膜听诊区未闻及杂音。腹稍隆，腹壁脂肪厚，腹式呼吸运动存在，腹壁静脉无曲张，未见胃、肠型及异常蠕动波，腹软，无压痛、反跳痛，肝脾未触及，未触及包块，墨菲征阴性，麦氏点无压痛，肝区无叩击痛，肾区无叩击痛，肝浊音界上界于右锁骨中线第5肋间，

下界位于右肋缘，脾浊音界无扩大，移动性浊音阴性，肠鸣音4次/min，未闻及振水音、气过水音及血管杂音。外生殖器无异常。双下肢无水肿。四肢肌力、肌张力正常，双侧巴宾斯基征未引出。

辅助检查　如现病史。

初步诊断　①非酒精性脂肪性肝病；②糖尿病可能；③慢性胃炎。

❓ 主任医师常问实习医师的问题

● 该患者的病史有哪些特点？

答：中年女性，病程长，发现脂肪肝6年，反复乏力3年，加重半年。无饮酒史，无肝病家族史。无饮酒、长期用药史。平时饮食喜食油腻高蛋白食物。体格检查肥胖外观，正常面容，BMI 25.7kg/m²，腹稍隆，腹壁脂肪厚，肝脾未触及。外院B超多次提示"脂肪肝"，ALT波动在68～79U/L，AST波动在40～61U/L，空腹血糖波动在6.0～6.99mmol/L。

● 该患者的诊断及其依据是什么？

答：该患者目前诊断考虑为非酒精性脂肪性肝病（NAFLD）、糖尿病可能。诊断依据：女性肥胖患者，外院血GLU升高，TCHO、ALT、AST升高、B超提示"脂肪肝"。需要进一步检查空腹及餐后2h血糖、糖化血红蛋白HbA₁c，但需要注意的是糖尿病（DM）是导致NAFLD的重要因素之一。

● 非酒精性脂肪性肝病的危险因素有哪些？

答：非酒精性脂肪性肝病的危险因素包括高脂肪高热量膳食结构、多坐少动的生活方式、胰岛素抵抗（IR）、代谢综合征及其组分（肥胖、高血压、血脂紊乱和2型糖尿病）。全球脂肪肝的流行主要与肥胖症患病率迅速增长密切相关。亚太地区体重指数（BMI）和（或）腰围正常的非酒精性脂肪性肝病患者并不少见，可能近期BMI和腰围的增加与非酒精性脂肪性肝病发病有关，腰围比BMI更能准确地预测脂肪肝。

● 本病需与哪些疾病进行鉴别诊断？

答：（1）嗜肝病毒感染　患者长期ALT水平轻度升高，可查乙型肝炎病毒标志物、丙型肝炎抗体等排除乙型肝炎/丙型肝炎病毒感染可能。

（2）自身免疫性肝炎　中老年女性，转氨酶升高时间长，应排除该病的可能，可查免疫球蛋白、肝病自身抗体等指标。

❀ ［住院医师补充病历］

> 　　入院后初步完善指标：乙肝标志物：乙型肝炎病毒表面抗原阴性，乙型肝炎病毒表面抗体阳性；抗-HCV 阴性；肝病自身抗体：抗线粒体抗体阴性，抗核抗体阴性，抗平滑肌抗体阴性，抗肝肾微粒体阴性；肝功能：ALT 89U/L，AST 72U/L，TBIL 14.8μmol/L，ALB 45.4g/L，GLO 26.4g/L，ChE 10845U/L；PT 12.1s，INR 0.97；空腹血糖 6.78mmol/L，餐后 2h 血糖 6.22mmol/L，HbA$_1$c 7.10%。AFP 5.0ng/ml。
>
> 　　B 超：肝形态大小正常，包膜光滑，实质回声增强致密，后方回声稍衰减，肝内管系显示清晰，血管走向分布正常，提示脂肪肝。

❓ 主任医师常问住院医师、进修医师和主治医师的问题

● 该患者的诊断标准和依据是什么？

答：（1）2010 年中国非酒精性脂肪性肝病防治指南的临床诊断标准明确非酒精性脂肪性肝病的诊断需符合以下 3 项条件。

① 无饮酒史或饮酒折合乙醇量小于 140g/周（女性＜70g/周）；

② 除外病毒性肝炎、药物性肝病、全胃肠外营养、肝豆状核变性、自身免疫性肝病等可导致脂肪肝的特定疾病；

③ 肝活检组织学改变符合脂肪性肝病的病理学诊断标准。

（2）鉴于肝组织学诊断难以获得，非酒精性脂肪性肝病工作定义

① 肝脏影像学表现符合弥漫性脂肪肝的诊断标准且无其他原因可供解释；和（或）② 有代谢综合征相关组分的患者出现不明原因的血清 ALT 和（或）AST、GGT 持续增高半年以上。减肥和改善胰岛素抵抗（IR）后，异常酶谱和影像学脂肪肝改善甚至恢复正常者可明确非酒精性脂肪性肝病的诊断。目前该患者符合诊断标准的①、②两项和工作定义的①、②两项，故目前诊断为非酒精性脂肪性肝病，非酒精脂肪性肝

炎（NASH）期。

非酒精性脂肪性肝病的自然史是什么？

答：非酒精性脂肪性肝病的疾病谱包括非酒精性单纯性脂肪肝（nonalcoholic simple fatty liver，NAFL）、非酒精性脂肪性肝炎（NASH）及其相关肝硬化和肝细胞癌。非酒精性单纯性脂肪肝进展很慢，随访 10～20 年肝硬化发生率低（0.6%～3%），而非酒精性脂肪性肝炎患者 10～15 年内肝硬化发生率高达 15%～25%。年龄＞50 岁、肥胖（特别是内脏性肥胖）、高血压、2 型糖尿病、ALT 增高、AST/ALT 比值＞1 以及血小板计数减少等指标是非酒精性脂肪性肝炎和进展性肝纤维化的主要预测因素。由于非酒精性脂肪性肝病患者肝病进展速度主要取决于初次肝活组织检查的组织学类型，因此肝脏活检评估是非酒精性脂肪性肝病的重要组成部分，故建议此患者进行肝组织活检。

非酒精性脂肪性肝病的影像学诊断标准是什么？

答：规定具备以下 3 项腹部超声表现中的两项者为弥漫性脂肪肝：①肝脏近场回声弥漫性增强（"明亮肝"），回声强于肾脏；②肝内管道结构显示不清；③肝脏远场回声逐渐衰减。

CT 诊断脂肪肝的依据为肝脏密度普遍降低，肝/脾 CT 值之比小于1.0。其中，肝/脾 CT 比值小于 1.0 但大于 0.7 者为轻度，小于等于0.7 但大于 0.5 者为中度，小于等于 0.5 者为重度脂肪肝。

该患者还可能有什么合并症/并发症？

答：应当安排检查除外患者合并代谢综合征。目前多应用改良的2005 年国际糖尿病联盟标准，符合以下 5 项条件中 3 项者诊断为代谢综合征。

（1）肥胖症　腰围＞90cm（男性），＞80cm（女性），和（或）BMI＞25kg/m²。

（2）TG 增高　血清 TG≥1.7mmol/L，或已诊断为高甘油三酯血症。

（3）高密度脂蛋白胆固醇（high-density lipoprotein cholesterol，HDL-C）降低　HDL-C＜1.03mmol/L（男性），＜1.29mmol/L（女性）。

（4）血压增高　动脉血压≥130/85mmHg 或已诊断为高血压病。

（5）空腹血糖（fasting plasma glucose，FPG）增高　FPG≥5.6mmol/L 或已诊断为 2 型糖尿病。

✦ ［住院医师再次补充病历］

入院后第 5 天在 B 超引导下行肝脏穿刺活检术。病理结果：肝穿组织 2 条，长度为 1.0～2.0cm，直径 0.1cm，色灰黄。

（1）镜下描述（HE 和网纤染色）（病变范围－～＋＋＋＋，25％为＋）　肝小叶结构破坏：中央静脉（10 个），水肿（＋＋＋），气球样变（＋＋），毛玻璃样变（－），脂肪变性（＋＋＋～＋＋＋＋），点状坏死（＋＋＋），嗜酸性坏死（偶见），碎屑样坏死（＋＋＋），门-门/门-中型桥形坏死（＋＋＋），枯否细胞增生（＋）；肝细胞淤胆（＋），毛细胆管淤胆（－）。部分肝细胞核糖原化，伴明显窦周纤维化。汇管区（30 个），扩大（＋＋＋），纤维组织增生（＋＋＋＋），弓形纤维形成（＋＋＋），假小叶形成（＋），淋巴细胞、单核细胞浸润（＋＋＋～＋＋＋＋），无小胆管内淤胆。

（2）慢性肝炎分级 G、分期 S　炎症活动度 G（0～4 级）：3～4 级。纤维化分期 S（0～4 期）4 期。脂肪肝分度 F3～F4。

（3）免疫组化染色（阳性范围＋～＋＋＋＋，25％为＋）：肝细胞 HBsAg 阴性，HBcAg 阴性，HCV 抗原阴性。CK19：胆管上皮细胞阳性，汇管区平均胆管 6 个。

（4）诊断　脂肪性肝病。

主任医师常问住院医师、进修医师和主治医师的问题

非酒精性脂肪性肝病的病理诊断依据及其分期是什么？

答： 非酒精性脂肪性肝病的病理特征为肝腺泡 3 区大泡性或以大泡为主的混合性肝细胞脂肪变，伴或不伴有肝细胞气球样变、小叶内混合性炎性细胞浸润以及窦周纤维化。与成人不同，儿童非酒精性脂肪性肝病汇管区病变（炎症和纤维化）通常较小叶内严重。推荐非酒精性脂肪性肝病的病理学诊断和临床疗效评估参照美国国立卫生研究院非酒精性脂肪性肝炎临床研究网病理工作组指南，常规进行非酒精性脂肪性肝病活动度积分（NAFLD activity score，NAS）和肝纤维化分期。NAS 积分（0～8 分）如下。①肝细胞脂肪变：0 分（＜5％）；1 分（5％～33％）；2 分（34％～66％）；3 分（＞66％）。②小叶内炎症（20 倍镜计数坏死灶）：0 分（无）；1 分（＜2 个）；2 分（2～4 个）；3 分（＞4

个）。③肝细胞气球样变：0分（无）；1分（少见）；2分（多见）。

NAS 为半定量评分系统而非诊断程序，NAS<3 分可排除非酒精性脂肪性肝炎，NAS>4 分则可诊断非酒精性脂肪性肝炎，介于两者之间者为非酒精性脂肪性肝炎可能。规定不伴有小叶内炎症、气球样变和纤维化但肝脂肪变>33％者为非酒精性单纯性脂肪肝，脂肪变达不到此程度者仅称为肝细胞脂肪变。肝纤维化分期（0～4）：0，为无纤维化；1a，为肝腺泡 3 区轻度窦周纤维化；1b，为肝腺泡 3 区中度窦周纤维化；1c，为仅有门静脉周围纤维化；2，为腺泡 3 区窦周纤维化合并门静脉周围纤维化；3，为桥接纤维化；4，为高度可疑或确诊肝硬化，包括非酒精性脂肪性肝炎合并肝硬化、脂肪性肝硬化以及隐源性肝硬化（因为肝脂肪变和炎症随着肝纤维化进展而减轻）。

主任医师总结

该患者病程长，发现脂肪肝 6 年，反复乏力 3 年，加重半年。无饮酒、长期用药史，平时饮食喜食油腻高蛋白食物，无肝病家族史。体格检查肥胖外观，正常面容，BMI 25.7kg/m²，腹稍隆，腹壁脂肪厚，肝脾未触及。多次监测肝功能波动，空腹血糖升高。入院后检查无嗜肝病毒感染证据，肝穿刺病理证实为脂肪性肝病，G3～4S4。最后明确诊断：非酒精性脂肪性肝硬化。该疾病的诊治过程需注意以下几点。

（1）非酒精性脂肪性肝病（NAFLD）是一种与胰岛素抵抗（IR）和遗传易感密切相关的代谢应激性肝脏损伤，其病理学改变与酒精性肝病相似，但患者无过量饮酒史。疾病谱包括非酒精性单纯性脂肪肝、非酒精性脂肪性肝炎及其非酒精性脂肪肝肝硬化，部分患者可能进展到肝细胞癌。

非酒精性脂肪性肝病的危险因素包括：高脂肪高热量膳食结构、多坐少动的生活方式、胰岛素抵抗、代谢综合征及其组分（肥胖、高血压、血脂紊乱和 2 型糖尿病）。非酒精性脂肪性肝炎和进展性肝纤维化的危险因素包括：年龄>50 岁、肥胖（特别是内脏性肥胖）、高血压、2 型糖尿病、ALT 增高、AST/ALT 比值>1 以及血小板计数减少等指标。

（2）初次诊断非酒精性脂肪性肝病时肝组织活检十分重要，对于患者的预后有重要的预测意义。但除了上述的肝病专科检查之外，临床诊断的非酒精性脂肪性肝病患者，可供选择的参考指标包括：

① 根据 FPG 和胰岛素计算稳态模型评估 IR 指数（homeostatic

model assessment，HOMA-IR），根据口服葡萄糖耐量试验（OGTT）判断餐后血糖调节能力和胰岛素敏感性；

② 全血黏度、超敏 C 反应蛋白、尿酸以及尿微量白蛋白等检测代谢综合征有关组分；

③ 血清总胆红素、白蛋白以及凝血酶原时间反映肝脏功能贮备，疑似肝硬化的患者行胃镜筛查食管-胃静脉曲张，并检测甲胎蛋白筛查肝癌；

④ 颈部血管彩色多普勒超声检测动脉硬化；

⑤ 肝脏超声检查结论不清，特别是不能排除恶性肿瘤时，做 CT 和磁共振检查；

⑥ 相关检查明确有无铁负荷过重、睡眠呼吸暂停综合征、多囊卵巢综合征、甲状腺功能减退症、垂体前叶功能减退症等情况。

（3）非酒精性脂肪性肝病的治疗原则 首要目标为改善胰岛素抵抗，防治代谢综合征及其相关终末期器官病变，从而改善患者生活质量和延长存活时间；次要目标为减少肝脏脂肪沉积并避免因"二次打击"而导致非酒精性脂肪性肝炎和肝功能失代偿，非酒精性脂肪性肝炎患者则需阻止肝病进展，减少或防止肝硬化、肝癌及其并发症的发生。具体安排上首先建议参照代谢综合征的治疗意见，推荐中等程度的热量限制，肥胖成人每日热量摄入需减少 2092～4184kJ（500～1000kcal）。其次，改变饮食组分，建议低糖低脂的平衡膳食，减少含蔗糖饮料以及饱和脂肪酸和反式脂肪酸的摄入并增加膳食纤维含量；第三，需要进行中等量有氧运动，每周 4 次以上，累计锻炼时间至少 150min/周。在上述行为纠正的基础上，控制 BMI，减少腰围：合并肥胖的非酒精性脂肪性肝病患者如果改变生活方式 6～12 个月体重未能降低 5％以上，建议谨慎选用二甲双胍、西布曲明、奥利司他等药物进行二级干预。改善胰岛素抵抗，纠正代谢紊乱：根据临床需要，可采用相关药物治疗代谢危险因素及其合并症。除非存在明显的肝损害（例如 ALT 大于 3 倍 ULN）、肝功能不全或失代偿期肝硬化等情况，非酒精性脂肪性肝病患者可安全使用血管紧张素受体阻滞药、胰岛素增敏药（二甲双胍、吡格列酮、罗格列酮）以及他汀类降脂药等药物，以降低血压和防治糖脂代谢紊乱及动脉粥样硬化。

（4）保肝抗炎药物防治肝炎和纤维化 保肝抗炎药物在非酒精性脂肪性肝病防治中的作用和地位至今仍有争论，目前并无足够证据推荐非酒精性脂肪性肝病/非酒精性脂肪性肝炎患者常规使用这类药物。

在基础治疗的前提下，保肝抗炎药物作为辅助治疗主要用于以下情况：①肝组织学确诊的非酒精性脂肪性肝炎患者；②临床特征、实验室改变以及影像学检查等提示可能存在明显肝损伤和（或）进展性肝纤维化者，例如合并血清转氨酶增高、代谢综合征、2型糖尿病的非酒精性脂肪性肝病患者；③拟用其他药物因有可能诱发肝损伤而影响基础治疗方案实施者，或基础治疗过程中出现血清转氨酶增高者；④合并嗜肝病毒现症感染或其他肝病者。建议根据疾病活动度和病期以及药物效能和价格，合理选用多烯磷脂酰胆碱、水飞蓟素（宾）、甘草酸制剂、双环醇、维生素E、熊去氧胆酸、S-腺苷蛋氨酸和还原型谷胱甘肽等，选择其中1~2种药物，疗程通常需要6~12个月以上。

（游 佳）

查房笔记

乏力、纳差 2 年余——肝豆状核变性

⊛ [实习医师汇报病历]

患者男性，13 岁，以"乏力、纳差 2 年余"为主诉入院，入院前 2 余年开始感乏力、纳差，无恶心、呕吐、眼黄、尿黄、腹胀、腹痛、腹泻等，未诊治。1 年前感乏力、纳差较前加剧，腹胀明显，在外院诊断为"肝硬化失代偿、食管-胃底静脉曲张、脾功能亢进"，予"药物治疗"后（具体不详）和"脾切除术"后症状改善出院。出院后不规则门诊随访，肝功能大致正常。今就诊我院门诊查"肝功能：ALT 164IU/L、AST 74IU/L、ALB 29g/L，HBsAg、抗-HCV 阴性"，稍感乏力、纳差，无恶心、呕吐等不适，为进一步诊治，拟"肝硬化"收入我科。既往体健。其兄在 12 岁时因肝硬化腹水去世。

体格检查　T 36.5℃，P 88 次/min，R 20 次/min，BP 120/75mmHg，神志清楚，全身皮肤黏膜无黄染，可见肝掌、蜘蛛痣，巩膜无黄染。双肺呼吸音清，未闻及干湿啰音。心率 88 次/min，律齐，未闻及杂音。腹平，可见一长约 25cm 的手术瘢痕，腹壁静脉无曲张，腹肌软，无压痛及反跳痛，肝肋下未触及，肝肾区无叩击痛，移动性浊音阴性，双下肢无水肿。

辅助检查　见门诊。

初步诊断　肝硬化失代偿期、食管-胃底静脉曲张。

❓ 主任医师常问实习医师的问题

● 该患者的病史有哪些特点？

答：患者年幼时发病，慢性病程，主要以乏力、纳差等非特异性症状为主，体检发现肝掌、蜘蛛痣等慢性肝病体征，外院经胃镜、手术病理等确诊为肝硬化失代偿期、食管-胃底静脉曲张，曾行脾切除术；本次查肝功能异常，转氨酶轻度升高，白蛋白下降。患儿年轻，否认父母为近亲结婚，但一兄幼年因肝硬化并发症过世。

● 对这个患者最有用的诊断线索是什么？

答：患者幼年发病，已有证据证实患儿出现食管静脉曲张、脾功能

亢进等门脉高压症表现，肝功能检查见白蛋白下降，故肝硬化诊断成立，且已经进展到肝功能失代偿期。病因上查 HBsAg、抗-HCV 阴性，排除乙型或丙型肝炎病毒感染所致，结合患者的肝硬化家族史，需要考虑遗传性肝病。

● **目前考虑诊断什么？**

答：多种遗传性疾病导致的肝硬化可能性大，如肝豆状核变性、α_1-抗胰蛋白酶缺乏症等。该患儿无呼吸道症状，可初步排除 α_1-抗胰蛋白酶缺乏症。此外，糖代谢异常、铁代谢异常导致的肝硬化也需要考虑在内。

● **还需要哪些进一步检查来证实诊断？**

答：目前需要优先考虑的检查项目为铜蓝蛋白、血清铜、24h 尿铜。并于裂隙灯下观察患者是否有角膜 K-F 环。

● **本病需与哪些疾病进行鉴别诊断？**

答：（1）病毒性肝炎肝硬化　我国肝硬化病因最常见的为乙型、丙型病毒性肝炎，患者需要进一步检查病毒复制情况以排除。

（2）血吸虫性肝硬化　多有疫水接触史，因虫卵沉积引起窦前性肝硬化，以门静脉高压为主要表现，而肝功能损害轻，血清环卵沉淀试验、血吸虫特异性抗体等检查可帮助诊断，影像学检查有较为特异的表现。

（3）布-加综合征　可表现为门静脉高压症，影像学检查可进一步排除。

✳ ［住院医师补充病历］

　　入院后查　肝肾功能：ALT 174IU/L，AST 87IU/L，ALB 29g/L。凝血功能正常。AFP、CEA 均在正常范围内；HBsAg 阴性，HBV DNA 阴性；抗-HCV 阴性，HCV RNA 阴性。铜蓝蛋白 0.02g/L，尿铜 375μg/24h。角膜可见 K-F 环。

　　B超：肝脏体积缩小，表面不光滑，内部回声粗糙，门静脉增宽，直径 20mm，下腔静脉通畅。

　　肝穿刺病理学检查报告示：镜检示少数肝小叶结构轻度紊乱。肝细胞以小泡或微泡性为主的中度脂肪变性，弥漫性水样变性，散在灶性炎及窦周炎，可见凋亡小体，大核、双核增多，窦周纤维组织增生。汇管区纤维性扩大，少、中等量以淋巴细胞为主的炎性细胞浸润，增生的纤维组织较纤细，纤维隔形成，小叶界板轻度损伤。病理诊断：肝豆状核变性，病变程度相当于 G2S2～S3。铜染色：汇管区周围少数肝细胞内铜沉积。

主任医师常问住院医师、进修医师和主治医师的问题

● 对目前的诊断和治疗有何不同意见？

答：患者查病毒性肝炎相关抗体阴性，可排除相应的肝炎病毒感染；根据 B 超结果，排除血吸虫性肝硬化或布-加综合征可能。患者铜蓝蛋白明显下降，K-F 环阳性，尿铜增高，结合病理学检查，目前同意"肝豆状核变性"的诊断。

● 肝豆状核变性的发病机制是什么？

答：肝豆状核变性是一种常染色体隐性遗传的全身代谢障碍性疾病，又称为 Wilson 病（WD）。其临床特征是进行性肝硬化，并伴有基底节损害为主的神经系统症状及角膜 K-F 环。导致 WD 的遗传因素在于 ATP7B 基因突变，位于 13 号染色体 q 臂，变异位于 13q14-q21。人体内有 50～100mg 铜，每天摄入 1～2mg。WD 患者肝脏中铜与铜蓝蛋白（CP）结合并分泌到胆道的过程出现障碍，过多的铜沉积在肝细胞中，造成线粒体、溶酶体等超微结构的损害。

● 肝豆状核变性的临床特点是什么？

答：本病发病年龄在 5～35 岁，60％～70％病例发生在 20 岁以前，亦有 60 岁以后的晚发病例。男性患者多于女性，约 30％患者有阳性家族史，但 WD 导致的急性肝功能衰竭患者中男女比例为 1∶4。本病以神经症状为首发症状者占 50％，以精神症状首发者占 20％，以肝病首发者占 20％。大约 1/4 的患者锥体外系症状和精神症状并存，另外 1/4 的患者锥体外系症状和肝脏症状并存，锥体外系、肝脏及精神症状并存的病例约占 1/3。少数病例表现为骨骼肌型。

● K-F 环的临床意义是什么？

答：角膜 K-F 环为本病的特征性改变。在只有肝脏症状的肝豆状核变性患者中，此角膜环的出现率为 75％，在所有有神经症状或肝

脏及神经系症状并存的患者中均有此角膜环。此环亦可见于原发胆汁肝硬化及非肝豆状核变性疾病引起的慢性活动性肝病和多发性骨髓瘤。

⊛ ［治疗过程］

　　诊断明确后予低铜饮食，减少铜吸收；并予以葡萄糖酸锌、青霉胺驱铜；并辅助以保肝治疗，如易善复等。经上述方案治疗2周后复查肝功能好转，复查尿铜1240μg/24h，病情好转，出院门诊随访。

主任医师总结

　　（1）肝豆状核变性是一种常染色体隐性遗传的铜代谢缺陷病，以不同程度的肝细胞损害、脑退行性病变和角膜边缘有铜盐沉着环（即K-F环）为其临床特征。肝豆状核变性基本代谢缺陷是肝不能正常合成铜蓝蛋白和自胆汁中排出铜量减少。肝脏是进行铜代谢的主要器官，机体内的铜主要由胆汁排泄，而肾脏排铜极少。当这种机制发生缺陷时，铜自胆汁中排出减少，而肠道吸收铜功能正常，因此大量铜贮积在肝细胞中最终导致肝功能异常和肝硬化。临床可表现为以下几点：

　　① 肝脏症状：儿童期患者常以肝病为首发症状，成人患者可追索到"肝炎"病史。肝型患者多发生于青春期，以10～13岁为高发段。可有多种表现形式：持续性血清转氨酶增高、急性或慢性肝炎、肝硬化、暴发性肝功能衰竭（伴或不伴溶血性贫血）。

　　② 神经系统症状：常以细微的震颤、轻微的言语不清或动作缓慢为首发症状，以后逐渐加重并相继出现新的症状。典型患者以锥体外系症状为主，表现为四肢肌张力强直性增高，运动缓慢，面具样脸，语言低沉含糊，流涎，咀嚼和吞咽常有困难。不自主动作以震颤最多见，常在活动时明显，严重者除肢体外，头部及躯干均可波及。此外，也可有扭转痉挛、舞蹈样动作和手足徐动症等。精神症状以情感不稳和智能障碍较多见，严重者面无表情，口常张开，智力衰退。少数可有腱反射亢进和锥体束征，有的可出现癫痫样发作。脑型患者多见于青年，多有肝硬化基础，以19～20岁为发病高峰年龄。约45％Wilson病患者表现为帕金森综合征样细震颤；可有运动障碍、共济失调、面具样面容，或者唾液分泌过多；晚期患者出现肌张力障碍、痉挛、癫痫大发作、木僵等，伴有精神症状和人格改变。

　　③ 其他系统症状

a. 肾脏改变：氨基酸尿症，肾石症。

b. 骨骼系统改变：早发性骨质疏松，关节炎。

c. 心血管系统改变：心肌病，心律失常等。

④ 体征：特征性变化是出现眼部 K-F 环。但在临床上，K-F 环检出率极低，实际工作中，遇到不明原因的年轻患者肝功能持续低、中度异常，需要谨慎检查以排除肝豆状核变性。

(2) 针对肝豆状核变性可进行以下几个方面的实验室检查。

① 铜代谢生化检查：由于肝脏合成障碍，血清铜蓝蛋白（CP）减低，血清铜下降，因经肾排铜代偿性增加，24h 尿铜增高为主要诊断指标，临床可检测出铜蓝蛋白降低，24h 尿铜增加。对于临床高度疑似患者，当铜代谢生化指标检测结果正常又未发现角膜 K-F 环时，青霉胺负荷试验可为其提供进一步的诊断依据。患者多表现为血清 CP<200mg/L，加上 24h 尿铜≥100μg。血清 CP 为 80～200mg/L 则需进一步复查，肝硬化等严重肝病患者可出现 CP 下降。值得注意的是，血清 CP 正常不能排除肝型 Wilson 病的诊断。24h 尿铜大于 100μg 是诊断 Wilson 病的一个重要指标，但也见于胆汁淤积性肝病。2008 年美国肝病学会（AASLD）Wilson 病指南提出 24h 尿铜大于 40μg 是 Wilson 病的疑诊指标之一。

② 肝穿刺活检：采用肝穿刺活检来测定肝铜含量和肝铜染色，对高度怀疑的不典型病例具有极高的诊断价值，但因为操作困难，难以临床推广。肝实质铜量>250μg/g（肝干重）对 Wilson 病的诊断有关键作用，未治疗的患者肝铜量<40～50μg（肝干重）可排除 Wilson 病，但目前国内无能力检测该项目。

(3) 对疑诊 Wilson 病儿童可予青霉胺负荷试验，方法是先服青霉胺 500mg（体重不计，青霉素皮试阴性后采用），12h 后再服 500mg，当日收集 24h 尿量测铜，如>1600μg 对诊断 Wilson 病有价值。成人患者此项检查的意义未定。

(4) 患者具有锥体外系或肝病症状，如查 K-F 环阳性、血清 CP 低于 200mg/L，并 24h 尿铜>100μg，可确诊为 Wilson 病，不需要进一步检查。

(5) 肝豆状核变性目前已发现超过 300 种形式的基因突变，因此基因诊断具有一定的实际应用价值。

① 间接基因诊断：在有先证者的情况下，可采用多态标记连锁分析对家系中其他成员进行间接基因诊断。

② 直接基因诊断：对临床可疑但家系中无先证者的患者，应直接检测 ATP7B 全基因突变进行基因诊断。我国 Wilson 病患者的 ATP7B 基因有 3 个突变热点，即 R778L、P992L 和 T935M，占所有突变的 60% 左右。基因突变检测是诊断 Wilson 病的金标准之一，在临床上值得重视，虽然一般医院无法检测，但可送生物公司进行检测。价格昂贵是其缺点之一，也可用核酸探针法进行热点变异检测。

（6）肝豆状核变性饮食 避免进食含铜量高的食物，如豆类、坚果类、薯类、菠菜、茄子、南瓜、蕈类、菌藻类、干菜类、干果类、软体动物、贝类、螺类、虾蟹类、动物的肝和血、巧克力、可可等。尽量少食含铜量较高的食物，如小米、荞麦面、糙米等。适宜的低铜食物有精白米、精面、新鲜青菜、苹果、桃子、梨、鱼类、猪牛肉、鸡鸭鹅肉、牛奶等。高氨基酸或高蛋白饮食。勿用铜制的食具及用具。

（7）肝豆状核变性药物治疗 青霉胺：剂量为 750～1000mg/d，最大剂量可达 2000mg/d。从小剂量（250mg/d）开始，每 3～4 天递增 250mg，至尿铜量较用药前明显增高或青霉胺总量达 1000～2000mg/d 为止。小儿剂量为每日 20～30mg/kg。维持量成人为 750～1000mg/d，儿童为 600～800mg/d。应空腹服药，最好在餐前 1h、餐后 2h 或睡前服，勿与锌剂或其他药物混服。如多次测定 24h 尿铜量均为 200～500μg，且症状稳定者，表示青霉胺用量足够，可减量或间歇用药，例如服 2 周停 2 周，或服 10 天停 10 天。青霉胺常见副作用包括发热、皮疹、淋巴结病、中性粒细胞减少症或血小板减少症、狼疮样综合征、骨髓抑制和剥脱性皮炎等。对于不宜用青霉胺者可选择二巯丙磺钠：5mg/kg，溶于 5% 葡萄糖溶液 500ml 缓慢静滴，每日 1 次，6 天为 1 个疗程，2 个疗程之间休息 1～2 天，连续注射 6～10 个疗程。锌制剂：如硫酸锌、葡萄糖酸锌等。用法：成人剂量为 150mg/d（以锌元素计），分 3 次口服；5 岁以下 50mg/d，分 2 次口服；5～15 岁 75mg/d，分 3 次口服。在餐后 1h 服药。

（董 菁 朱月永）

查房笔记

反复乏力、尿黄、纳差 1 年
——自身免疫性肝炎

✳ [实习医师汇报病历]

　　患者女性，49 岁，以"反复乏力、尿黄、纳差 1 年"为主诉入院。缘于入院前 1 年，患者无明显诱因出现乏力不适，为全身乏力，活动后明显，伴纳差、厌油，食欲减退，饭量约减至原来的 2/3，且尿黄、呈茶水样色，当时未引起患者重视，未予以检查及治疗。患者上症进行性加重，尿黄进一步加深呈浓茶样色，并出现眼黄及皮肤发黄，无肝区不适及疼痛，无畏寒、发热，无恶心、呕吐。为进一步诊治，就诊我院，查 ALT 688 IU/L，AST 439 IU/L，r-GT 88 IU/L，TBIL 83.3μmol/L，ALB 32.7g/L，GLO 48.7g/L；甲型、丙型、戊型肝炎病毒标志物检测均为阴性，HBV DNA 低于检测下限。B 超：肝内回声较密集，分布欠均匀，拟"肝功能异常原因待查"收入院。既往体健，家族史无特殊。无嗜酒史，近期无用药史。

　　体格检查　T 36.4℃，P 76 次/min，R 19 次/min，BP 120/70mmHg，神志清楚，皮肤、巩膜黄染，可见肝掌、蜘蛛痣，双肺呼吸音清，未闻及干湿啰音。HR 76 次/min，律齐，各瓣膜听诊区未闻及杂音。腹平坦，无压痛及反跳痛，肝未触及，脾脏肋下 3cm，肝肾区无叩击痛，移动性浊音阴性。双下肢无水肿。

　　辅助检查　见现病史。

　　初步诊断　肝功能异常原因待查。

❓ **主任医师常问实习医师的问题**

● **该患者的病史有哪些特点？**

　　答：患者为 49 岁女性，慢性病程，表现为乏力、严重纳差、尿黄等肝炎症候群；无肝炎病史及饮酒、用药史；体检发现肝掌、蜘蛛痣及脾肿大等慢性肝病表现，实验室检测提示胆红素增高，肝细胞酶明显升高，白蛋白下降，球蛋白明显升高。

● **目前考虑诊断什么？诊断依据是什么？**

答：目前诊断为肝功能异常（自身免疫性肝炎可能）。诊断依据为：中年女性，慢性起病，除外病毒性肝炎，无饮酒史及服用药物性肝损害病史。化验发现肝细胞酶及球蛋白明显升高。

● **本病患者还需要进一步检查哪些指标？**

答：还需要进一步检查 ANA、AMA、SMA 或抗 LKM1 及 IgG、IgM、IgA 定量。

● **本病需与哪些疾病进行鉴别诊断？**

答：（1）原发性胆汁性肝硬化 常见于女性患者，AMA 常阳性，肝功能异常以 GGT、ALP 升高为主，IgM 升高。

（2）病毒性肝炎 有乏力、纳差、腹胀、尿黄等症状，生化提示转氨酶升高明显，该患者多种嗜肝病毒指标检查均阴性，可能性小。

（3）非酒精性脂肪肝 可有肥胖、超重、高脂血症等合并症，B超、CT 可提示脂肪肝，患者与此不符，可能性小。

（4）药物性肝炎 患者近期无服用肝损害药物史，本病可能性小。

✵ [住院医师补充病历]

> 入院后查：血常规 WBC 3.9×10^9/L，N 31.32%，Hb 133g/L，PLT 122×10^9/L；IgG 30.6g/L，IgM 2.2g/L；ANA 阳性，AMA 阴性，SMA、抗 LKM1 阴性。凝血四项：PT 16.4s，凝血酶原时间 55.1%。
>
> 彩超：①肝实质回声增多、增粗；②脾肿大。
>
> 肝组织活检：门管区及门管区周围炎症，炎症始于门管区，后破坏肝界板，界面性肝炎即碎屑样坏死为（＋＋＋）；门管区及门管区周围炎性细胞浸润，主要为浆细胞，呈花环状排列，玫瑰花环阳性。

❓ 主任医师常问住院医师、进修医师和主治医师的问题

● **自身免疫性肝炎的临床特点是什么？**

答：自身免疫性肝炎（autoimmune hepatitis，AIH）以血清 ALT 升高、血液循环中存在自身抗体、高 γ-球蛋白血症、肝组织学特征性改变以及对免疫抑制治疗应答为特点的一组肝脏疾病症候群。

根据血清自身抗体谱，AIH可分成两种亚型。

Ⅰ型，最为常见，占全部AIH的60%～80%。血清抗核抗体（ANA）、平滑肌抗体（SMA）、抗可溶性肝抗原/肝胰抗原抗体（SLA/LP）或核周型抗中性粒细胞胞浆抗体（pANCA）阳性为其特征。

Ⅱ型，主要发生于儿童，以抗肝肾微粒体抗体-1（LKM1）或抗肝细胞浆1型抗体（LC-1）阳性为特征。

有学者将抗可溶性肝肾抗原（SLK）和抗细胞角蛋白（CK）-8和（或）抗细胞角蛋白-18抗体阳性者分为Ⅲ型，尚未得到公认。

本病以女性多见，约50%的患者起病隐匿，约30%的患者确诊时已出现肝硬化。约10%的患者可表现为急性肝炎甚至暴发性肝炎，并可快速进展至肝硬化。在北欧白种人群中，AIH年发病率为1.9/10万，流行率为16.9/10万。欧美患者中儿童和中老年是两个好发年龄段，我国以中老年女性多见。目前尚未见我国AIH的流行病学资料，但随着临床经验的累积、实验室诊断技术的发展以及肝活检的普及，使得我国AIH检出率逐年增高。

免疫抑制治疗的适应证是什么？

答：血清AST或ALT≥10倍ULN，或者≥5倍ULN同时血清γ-球蛋白≥2倍ULN，和（或）组织学显示桥接坏死或多小叶坏死，应开始免疫抑制药治疗。

AIH的免疫抑制治疗方案是什么？

答：单用泼尼松（起始剂量40～60mg/d）治疗时每周可减量10mg直至剂量为20mg/d，然后每周减量2.5～5mg直至维持剂量。通常情况下，泼尼松维持剂量为10mg/d，也可渐降至5～7.5mg/d或10mg隔日顿服。联合治疗（加用硫唑嘌呤，每日1.5～4mg/kg）时，泼尼松（起始剂量30mg/d）每周可减量5～10mg直至15mg/d，然后每周减量2.5mg直至维持剂量，这些患者也可单用硫唑嘌呤作为维持治疗。

优先推荐联合治疗方案，特别适用于同时存在下述情况的AIH患者：绝经后妇女、骨质疏松、脆性糖尿病、肥胖、痤疮、情绪不稳及高血压患者。硫唑嘌呤在以下患者中禁用：治疗前存在严重血细胞减少者（WBC<2.5×10^9/L或血小板<50×10^9/L）。结合患者具体情况实施个体化治疗。对应答良好者可按序减量，对应答不完全者，可在某一剂量时适当延长治疗时间，血清转氨酶水平明显下降（前次水平的一半以

下）后再减量。

主任医师总结

（1）**自身免疫性肝炎的临床表现** 是一种原因不明的慢性肝病，多见于女性，其临床表现有乏力、恶心、厌食、上腹不适或疼痛、关节疼痛，有时伴持续的低热；可检出肝脏界面性炎症、高丙种球蛋白血症伴有自身抗体阳性。体征可有黄疸、面色晦暗，甚至出现腹水。AIH可伴随其他自身免疫性疾病，超过40％的患者至少并发一种免疫性疾病（主要为甲状腺疾病或类风湿关节炎），常伴发其他肝外自身性免疫疾病，如甲状腺炎、溃疡性结肠炎、1型糖尿病、类风湿关节炎、乳糜泻等。

（2）**AIH的病理特点** 界面性肝炎，包括碎屑样坏死、桥状或弓形纤维化增生等是AIH的主要炎症表现形式；炎性细胞浸润，主要以淋巴细胞、浆细胞浸润为主，浆细胞内含有大量的免疫球蛋白；由于肝细胞坏死和纤维增生后而形成纤维间隔，被分隔的肝细胞呈腺体状或花环状，即所谓玫瑰花结样改变。肝硬化期AIH的病理特点与其他类型肝硬化无明显区别。

（3）**AIH的诊断标准** 包括以下5个方面：

① 血清生化检查：以肝细胞损伤为主，血清ALT、AST水平不同程度升高，胆汁淤积性指标如血清ALP、TBIL水平升高不明显。

② 血清免疫球蛋白：血清球蛋白或γ-球蛋白或IgG浓度超过正常值上限的1.5倍。

③ 血清抗体：ANA、SMA或LKM滴度为1：80以上。

④ 肝组织学：中度或重度界面性肝炎伴有浆细胞浸润，不伴明显胆管病变或明确的肉芽肿或其他提示不同病因的病变。

⑤ 排除其他致病因素，如病毒感染、药物或酒精性肝病。

（4）根据1999年国际自身免疫性肝炎组（IAIHG）更新的AIH诊断积分系统具有良好的敏感性和特异性，尤其适用于具有复杂表现、非典型性AIH患者的诊断，但该系统在国内实用性较差。2008年IAIHG提出的AIH简化诊断积分系统（表5-11）实用性较好，对Ⅰ型AIH有较高的诊断特异性和敏感性。必须指出的是，AIH的诊断是一个排除性诊断，又是一个综合性诊断，需结合患者临床特点、自身抗体、免疫球蛋白水平和组织学特点进行综合考虑。

（5）AIH的个体化方案

① 疗程中每 3～6 个月检测 1 次血清 AST 或 ALT、总胆红素和 γ-球蛋白或 IgG 水平，以观察是否有所改善。

② 治疗应使 AST 或 ALT、总胆红素、γ-球蛋白或 IgG 水平降至正常值，并且肝组织学恢复正常、无炎症活动的表现。

③ 建议免疫抑制治疗至少持续 24 个月，停药前一段时间内患者的生化指标应已达到缓解。

④ 常规治疗过程中出现临床症状、实验室检查或组织学恶化，即治疗失败的患者，建议给予大剂量泼尼松（60mg/d）单药或泼尼松（30mg/d）＋硫唑嘌呤（150mg/d）联合治疗。

表 5-11　2008 年 IAIHG 提出的 AIH 简化诊断积分系统

变量	标准	分值
ANA 或 SMA	1∶40	1分
ANA 或 SMA	1∶80	在 1∶80 时必须有以下 LKM、SLA 阳性才计分
或 LKM1	1∶40	2分①
或 SLA 阳性		2分
IgG	大于正常值上限	1分
	大于 1.1 倍正常值上限	2分
肝脏组织学	符合 AIH	1分
	典型 AIH 表现	2分
排除病毒性肝炎	是	2分

① 多项同时出现时最多 2 分。

注：≥6 分，AIH 可能性大；≥7 分，AIH 确诊。

⑤ 对于已接受至少 36 个月连续治疗但临床、实验室和组织学的改善未达到治疗终点的不完全应答患者，建议泼尼松或硫唑嘌呤调整至适合剂量以长期维持治疗，使此类患者处于无症状、实验室指标稳定的状态。

（6）撤药后复发患者的处置

① 撤药后初次复发患者，建议再次以初始治疗的剂量给予泼尼松＋硫唑嘌呤联合治疗，减量并以硫唑嘌呤［2mg/(kg·d)］单药维持治疗而硫唑嘌呤不能耐受的患者可给予泼尼松小剂量（≤10mg/d）长期维持治疗。

② 对于有 AIH 复发史、以硫唑嘌呤或小剂量泼尼松长期维持治疗的患者，建议至少治疗 24 个月且血清 AST 或 ALT 持续正常，经充分权衡利弊后才可尝试逐渐停药。

（7）应答不完全患者的替代性药物治疗

① 治疗失败的成人 AIH 患者在考虑换用其他药物如环孢素、他克莫司（FK506）或霉酚酸酯（骁悉）之前，应先予以大剂量泼尼松（60mg/d）或泼尼松（30mg/d）＋硫唑嘌呤（150mg/d）联合治疗。

② 霉酚酸酯或环孢素是在治疗失败的患者中应用最多的试验性替代免疫抑制药。目前霉酚酸酯（2g/d）的应用前景最佳。

（朱月永）

查房笔记

反复肝功能异常6年
——原发性胆汁性胆管炎

⚙ [实习医师汇报病历]

　　患者女性，59岁，以"反复肝功能异常6年"为主诉入院。缘于入院前6年体检查肝功能异常，当时无乏力、纳差、恶心、呕吐、眼黄、尿黄、腹胀、腹痛、腹泻等，于当地医院住院治疗后，肝功能好转出院。出院后时有检查肝功能均异常，未重视。近半年来出现乏力、尿黄，逐渐加重，1周前于我院查肝功能"ALT 58IU/L，AST 39IU/L，GGT 688U/L，TBIL 83.3μmol/L，ALB 36g/L，GLO 43.5g/L；甲型、丙型、戊型肝炎病毒标志物多次查为阴性，HBV DNA低于检测下限。B超：肝脏增大，回声较密集，分布欠均匀，肝内外胆管无扩张"，拟"肝功能异常"收入院。既往体健。无嗜酒史，无用药史。

　　体格检查　T 36.4℃，P 74次/min，R 19次/min，BP 130/80mmHg，神志清楚，全身皮肤黏膜中度黄染，未见肝掌、蜘蛛痣、出血点，巩膜中度黄染。双肺呼吸音清，未闻及干湿啰音。HR 74次/min，律齐，未闻及杂音。腹平，腹壁静脉无曲张，腹肌软，无压痛及反跳痛，肝肋下未扪及，剑突下3cm，质地硬，脾肋下未触及，肝肾区无叩击痛，移动性浊音阴性，双下肢无水肿。

　　辅助检查　见现病史。

　　初步诊断　肝功能异常原因待查。

❓ 主任医师常问实习医师的问题

● 该患者的病史有哪些特点？

　　答：中老年女性患者，慢性病程，反复肝功能异常6年，本次出现黄疸表现。查体发现肝脏肿大，质地硬。实验室检查提示胆系酶明显升高，较肝酶类（ALT、AST）升高更明显。B超提示肝脏增大，胆道系统无扩张。

● **该患者的诊断及诊断依据是什么？**

答：目前诊断为肝功能异常原因待查，原发性胆汁性胆管炎（PBC）可能，以往被称为原发性胆汁性肝硬化。依据：绝经期后女性，不明原因肝功能异常，以胆红素、胆系酶及球蛋白升高为主要表现，肝炎病毒标志物阴性，无饮酒史及服用药物性肝损害病史，影像学排除胆道梗阻。

● **还需要哪些进一步检查明确诊断？**

答：需要检测抗核抗体（ANA）、抗线粒体抗体（AMA）、SMA或抗 LKM1、IgG、IgM。AMA 是 PBC 患者重要的血清学标志，对PBC 诊断的敏感性和特异性超过 90%。患者在出现临床症状、生化学指标和组织学病理改变之前几年甚至十几年即可出现 AMA 抗体阳性。近年来应用 AMA 实验室多应用亚组份抗体，如 M2 抗体、抗-重组丙酮酸脱氢酶复合物 E2 亚单位、抗 E3 结合蛋白、抗-gp210 等作为诊断PBC 的更为敏感指标。IgM 升高是 PBC 的辅助诊断标准之一，可与自身免疫性肝炎相鉴别，后者以 IgG 增高为主。

● **本病需与哪些疾病进行鉴别诊断？**

答：（1）病毒性肝炎　本病于我国多见，可表现为反复乏力、纳差、恶心、呕吐、腹胀等，查各种嗜肝病毒标志物以排除。

（2）自身免疫性肝炎　多见于女性，肝功能异常需考虑该病，常见肝细胞酶增高，球蛋白增高，IgG 增高为主，伴 ANA 阳性。

（3）梗阻性黄疸　也可表现为胆红素及胆系酶增高，多有腹部症状及体征，并发感染时可出现发热等全身系统症状，影像学检查易鉴别。

（4）酒精性肝病及药物性肝损害　多有相关的服药史，或长期大量饮酒史，患者无相关病史，可排除。

✵ ［住院医师补充病历］

> 入院后检查：IgG 13.6g/L，IgM 9.2g/L；ANA 阴性，AMA 阳性，SMA、抗 LKM1 阴性。抗-M2 阳性，抗-E2 阴性。

主任医师常问住院医师、进修医师和主治医师的问题

● **原发性胆汁性胆管炎有哪些常见的临床表现？**

答：原发性胆汁性胆管炎（PBC）是原因未明的慢性胆汁淤积性肝

病，特点为抗线粒体抗体（AMA）阳性和慢性非化脓性胆道损害，既往被称为原发性胆汁性肝硬化。常见的临床表现有疲劳、瘙痒、黄疸、肝脾肿大、黄色瘤、右上腹痛、静脉曲张、骨质疏松、脂肪泻等，且常伴发有硬皮病、干燥综合征、桥本甲状腺炎、类风湿关节炎、系统性红斑狼疮、多发性肌炎等其他自身免疫性疾病，以及肾小管酸中毒和胆石症等，最常见重叠的其他自身免疫性疾病是干燥综合征和甲状腺疾病。50%～60%患者在诊断 PBC 时无明显不适，自轻微症状到诊断平均诊断时间为 2～4 年。

● 原发性胆汁性胆管炎实验室化验结果的特点是什么？

答：（1）ALP、GGT 在疾病的早期升高，可至正常值上限的 10 倍，数值高低与疾病的进程无关，但较高的 ALP、GGT 是病情严重的标志之一。

（2）PBC 患者表现为高 γ-球蛋白血症，免疫球蛋白检测提示 IgM 增高，达正常值上限的 1.5～10 倍，与疾病进程无关。IgA 及 IgG 多正常或轻度增高。

（3）高密度脂蛋白胆固醇（HDL-C）常呈升高表现。

（4）血清 AMA 阳性是 PBC 的一个特征性自身免疫指标，其对 PBC 诊断的特异性和敏感性均超过 95%，90%～95% 的 PBC 患者为 AMA 阳性，而只有小于 1% 的非 PBC 患者可表现为 AMA 阳性。AMA 的滴度和疾病进程无关，也不受熊去氧胆酸（UDCA）治疗和肝移植的影响。

（5）有 30%～50% 的 PBC 患者可检出抗核抗体（ANA）和抗平滑肌抗体（ASMA）。

● 原发性胆汁性胆管炎的诊断标准是什么？

答：2015 年中国 PBC 诊治共识提出，如果符合下列三个标准中的两项则可诊断 PBC。

（1）反映胆汁淤积的生化指标如 ALP 升高。

（2）AMA 或 AMA-M2 阳性。

（3）血清 AMA/AMA-M2 阴性，但肝穿刺病理符合 PBC。

以上 3 条满足 2 条即可诊断。

2017 年欧洲肝病学会（EASL）推荐的诊断证据有：ALP 升高且 AMA 滴度在 1：40 以上；AMA 阴性者如特异性免疫荧光法检测 ANA 阳性，或 sp100、gp210 阳性；肝组织活检不做常规推荐，除非在 AMA

等抗体阴性情况下，且需要与其他疾病相鉴别者才考虑肝组织活检。AMA 是自身抗体的一种，但仅有 AMA 阳性并不足以诊断原发性胆汁性胆管炎，资料表明 0.5％的普通人群可检测出 AMA，其中小于 10％的人最终被诊断为原发性胆汁性胆管炎。但应注意 5％～10％的原发性胆汁性胆管炎患者为 AMA 阴性或小于 1：80，需要肝脏组织活检辅助诊断。

原发性胆汁性胆管炎的病理特点是什么？

答：PBC 的病理特点是肝内小叶间胆管和中隔胆管慢性非化脓性炎症，即小、中胆管损伤。组织学分为以下四期。

Ⅰ期：炎症局限于汇管区，无小胆管损伤。

Ⅱ期：汇管区炎症延伸至周围实质导致界面性肝炎 （interface hepatitis），正常胆管数量减少。

Ⅲ期：相邻汇管区被纤维隔连接使得肝小叶结构被破坏。

Ⅳ期：明显的肝硬化伴再生结节。

PBC 生存率的预测因素包括组织学纤维化程度和界面性肝炎严重程度，胆红素升高和低白蛋白血症也是高病死率的独立预测因素。

主任医师总结

（1）原发性胆汁性胆管炎 （PBC） 是原因未明的慢性胆汁淤积性肝病，患病者 90％以上为女性，年龄多在 35～65 岁。PBC 起病隐匿、缓慢，对于中年以上女性，出现皮肤瘙痒、疲劳、黄色瘤、肝大等肝内胆汁淤积的临床症状和体征，生化检查表现为肝内胆汁淤积，需考虑本病可能。进一步检测血清抗体和免疫球蛋白，行影像学检查排除肝内外胆管梗阻和占位，必要时肝活检。对于不伴有胆道结石的患者如检测发现血清 ALP 升高明显，应测定 AMA。

（2）最有诊断价值的检查为血清 AMA 检查，对本病来说，AMA 的敏感性 98％，特异性为 96％，线粒体膜存在 9 种抗原 （M1～M9），最重要的是 AMA-M2，为 PBC 特异性抗体，敏感性和特异性超过 95％。M2 在早期 PBC 患者的胆管上皮细胞中即有表达。如果患者 AMA 高滴度阳性 （≥1：40），并存在典型的症状及生化异常，不需要做肝活检，即可做出 PBC 的诊断。如果胆汁淤积的生化改变 （ALP、GGT 升高） 且无其他解释，同时 AMA≥1：80，则应诊断为 PBC；但如果血清 AMA 虽大于 1：40 但小于 1：80，且血清 ALP 正常，则应每年复查上述项目。

（3）部分患者表现较为复杂，表现出 PBC 与 AIH 重叠，即重叠综合征。也有学者认为这是一类疾病的两个阶段。对于血清 ALP 高于 1.5 倍 ULN 但 AST 小于 5 倍 ULN，如果血清 AMA 阴性，则应做抗核抗体（ANA）、抗平滑肌抗体及免疫球蛋白检查，同时应做肝活检以鉴别 AIH 或 PBC。反过来，如果 ALP 低于 1.5 倍 ULN 而 ALT 大于 5 倍 ULN，则应注意检测 ANA。对于 ANA 和 AMA 均阳性者，建议肝组织活检以明确疾病的本质。

（4）熊去氧胆酸被认为是现今治疗 PBC 最有效的药物，是美国 FDA 唯一批准用于 PBC 治疗的药物。其作用机制包括免疫调节、细胞保护和利胆作用，推荐剂量为 13～15mg/（kg·d），应长期乃至终生应用。此外，可常规给予 PBC 患者补充钙剂及维生素 D。对于已发生骨质疏松者可给予降钙素治疗。

（董　菁　朱月永）

查房笔记

反复腹胀5年，加重1个月——布-加综合征

✵ [实习医师汇报病历]

　　患者女性，41岁，以"反复腹胀5年，加重1个月"为主诉入院。入院前5年无明显诱因感腹胀，呈持续性，当地医院查B超发现腹水，予利尿等治疗后，腹水可减少，腹胀症状好转。但之后反复发作，均不规则予利尿药等治疗。1个月前无诱因再感腹胀，性质同前，程度较前加重，伴乏力、食欲减退，无腹痛、恶心、呕吐、眼黄、尿黄等，无气促、发绀等，为进一步诊治，今求诊我院，门诊拟"腹水待查"收住我科。既往无肝炎病史，无心脏病史，无手术史、输血史。

　　体格检查　T 36.3℃，P 84次/min，R 20次/min，BP 122/64mmHg，神志清楚，皮肤、巩膜无黄染，颈静脉无怒张，双肺未闻及干湿啰音，心界不大，心率84次/min，律齐，各瓣膜区未闻及杂音。腹膨隆，下胸部、两肋和腰背部可见静脉曲张，血流方向由下向上，无压痛及反跳痛，肝肋下5cm，剑突下8cm，质地硬，轻度触痛。脾左肋下约4cm可及，质中，无压痛，移动性浊音阳性，肠鸣音4次/min，双上肢无扑翼样震颤，下肢静脉曲张，双下肢轻度水肿。

　　辅助检查　HBsAg阴性，抗-HCV阴性。

　　初步诊断　布-加综合征待排。

❓ 主任医师常问实习医师的问题

● 该患者的病史有哪些特点？

　　答：患者为中年女性，慢性起病，病程中以腹水为主要表现，利尿治疗可缓解，但持续效果不佳，腹水产生原因不明确。否认肝炎病史、心脏病史、手术史等。全身体格检查提示心界不大，颈静脉无怒张，心脏瓣膜区无杂音。腹部膨隆，腹部静脉曲张，主要位于下胸部、两肋和腰背部，血流方向由下向上，肝脾肿大，移动性浊音阳性，下肢静脉曲张。辅助检查提示乙型、丙型肝炎病毒标志物阴性，初步排除慢性病毒性肝炎导致的肝硬化。

● **目前考虑诊断为什么？ 诊断依据是什么？**

答：目前诊断为布-加综合征的可能性大。患者最有利的诊断依据是体检发现肝脾大，腹部静脉曲张，主要位于下胸部、两肋和腰背部，血流方向由下向上。因下腔静脉血流受阻，腹下部静脉血由下向上从上腔静脉回流入右心，而肝硬化时曲张的腹壁静脉以脐为中心，脐上部血流入上腔静脉，脐下部血流经股静脉从下腔静脉回流入右心，两者血流方向不同，可鉴别。另外，患者无心脏病史及相关症状，可排除心源性肝硬化可能。

● **还需要哪些进一步检查来证实诊断？**

答：影像学检查如腹部超声、CT、MRI 等。

（1）腹部彩超和多普勒超声是布-加综合征影像学检查的首选方法，超声能够直接显示下腔静脉隔膜或闭塞段，同时显示阻塞部位上下端管腔形态。

（2）CT 增强扫描对布-加综合征诊断的价值优于平扫。增强扫描早期肝脏出现不均匀强化是布-加综合征的特征性征象。肝脾大、腹水、肝静脉扩张或不显示、肝内交通支形成是肝静脉阻塞的佐证。

（3）MRI 检查：1.5T 以上高场磁共振检查，特别是 MRA 和血管三维重建技术的应用使布-加综合征的影像学诊断水平显著提高，三维 MRI 血管造影和对比剂增强的 MRI 血管造影对肝静脉和（或）下腔静脉阻塞部位、范围及其侧支循环的显示基本上可以与 DSA 媲美。

● **布-加综合征需与哪些疾病进行鉴别诊断？**

答：（1）肝炎后肝硬化　肝硬化患者多有肝炎病史，肝脏缩小，腹壁静脉以脐部为中心呈离心性排列，引流方向也呈离心性；患者查 HBsAg 阴性，抗-HCV 阴性，可排除慢性肝炎所致肝硬化。

（2）心源性肝硬化　可表现为肝大、腹水等。但多合并呼吸困难、发绀、颈静脉怒张、心率快、心音遥远、肝颈静脉回流征阳性等，心脏彩超检查可明确。

✸ ［住院医师补充病历］

　　患者入院后检查回报：血常规示 WBC 3.6×10^9/L，RBC 3.54×10^{12}/L，Hb 103g/L，PLT 79×10^9/L。生化：ALT 78IU/L，AST 55IU/L，TBIL 33.0μmol/L，DBIL 10.0μmol/L，ALB 34.00g/L，

GLO 24.0g/L，GGT 115IU/L，ALP 96IU/L。尿素氮 6.50mmol/L。复核 HBsAg 阴性，HBV DNA 低于正常下限；抗-HCV 阴性。

彩超及血管成像（CTA）示"肝静脉段下腔静脉堵塞，肝、脾肿大，门静脉扩张、肝静脉扩张"。

 主任医师常问住院医师、进修医师和主治医师的问题

● 布-加综合征可出现哪些并发症？

答：（1）消化道大出血　由于肝静脉阻塞致门静脉高压，可引起食管-胃底静脉曲张。一旦破裂，即可出现呕血、柏油样便。为常见的并发症及致死原因。

（2）肝衰竭或肝性脑病　肝静脉闭塞时间延长，可损害肝功能。随着病情进展，可出现肝功能失代偿状态，发生肝功能衰竭或肝性脑病。

（3）肾功能不全　肝静脉及下腔静脉阻塞，既可影响肝功能，又可致肾淤血；大量腹水导致有效循环血量不足，肾脏血供减少，最后出现肾功能不全。

● 布-加综合征有哪些检查手段？

答：（1）肝功能　布-加综合征初期肝功能损害相对较轻。常见 ALT、ALP、GGT 和血清胆红素升高，凝血酶原时间延长，白蛋白减少，中晚期则肝功能损害严重，高度腹水时白蛋白明显减少。

（2）X线　普通胸部 X线片显示心影缩小，上消化道钡餐透视显示不同程度的食管-胃底静脉曲张。

（3）彩超　简易可靠，方便无创，诊断准确率达 90% 以上，是本病首选的检查方法。

（4）下腔静脉造影　是诊断本病最好的方法，其准确、可靠，同时可测量下腔静脉压力。

（5）CT 检查　对本病有定位定性的诊断价值，属无创性检查。

（6）MRI 检查　由于血管腔与周围组织的 MRI 影像对比良好，不用造影剂即可清楚地显示血管结构。

（7）经皮肝穿刺行肝静脉造影术　经皮肤穿刺肝脏将导管插入肝静脉注射造影剂，可显示肝静脉流出道有无阻塞及肝静脉是否呈蜘蛛网状。

主任医师总结

（1）根据该患者的病史及相关检查，布-加综合征诊断明确。布-加综合征（BCS）是一种原因不明的疾病，由各种原因导致肝静脉和（或）肝段下腔静脉狭窄或闭塞，引起肝静脉、下腔静脉血流受阻而形成的窦后性门静脉高压和（或）下腔静脉高压的临床综合征。

（2）根据病因分为原发性和继发性两种。

① 原发性 BCS 分为肝静脉血栓型、肝静脉阻塞型、下腔静脉肝段阻塞型。有研究认为原发性 BCS 可能与金属蛋白酶 7 基因变异有关，由此导致的肝静脉或下腔静脉先天发育异常，从而导致肝脏血液回流障碍。

② 继发性 BCS 分为外压型、肿瘤侵犯型以及其他原因所致，引起BCS 的继发性病因见于：肝癌，肿瘤沿肝静脉蔓延，形成癌栓；肿瘤压迫下腔静脉或肝静脉；真性红细胞增多症，引起肝静脉内血栓；长期口服避孕药，引起血液高凝，肝静脉血栓形成；肝静脉移行性静脉炎；下腔静脉先天发育异常等。

（3）根据治疗的需要按病变部位分

① 局限性下腔静脉阻塞为 A 型，其中下腔静脉膜性阻塞为 AⅠ型，下腔静脉局限性狭窄伴肝静脉入口处闭塞为 AⅡ型，及下腔静脉局限性阻塞伴肝静脉主干闭塞为 AⅢ型。

② 下腔静脉肝段狭窄或阻塞为 B 型，其中下腔静脉肝段狭窄为 BⅠ型，下腔静脉肝段闭塞 BⅡ型；c. 肝静脉阻塞为 C 型：其中肝静脉入口处闭塞为Ⅰ型，肝静脉肝段闭塞为Ⅱ型。

（4）BCS 的临床表现具有一定特殊性，顽固性腹水和肝大是最常见的临床表现，严重程度与阻塞部位有关。肝静脉阻塞者主要表现为腹痛、肝大、压痛及腹水；下腔静脉阻塞者在肝静脉阻塞临床表现的基础上，常伴有下肢水肿、溃疡、色素沉着、静脉曲张。如病变波及肾静脉者，可出现蛋白尿，甚至表现为肾综合征。

（5）根据症状出现的缓急进行临床分型

① 急性型：病程 1 个月以内。临床表现非常近似于急性肝炎和急性重型肝炎，骤然发作腹痛、腹胀，随即出现肝大和大量腹水，腹壁静脉扩张。化验检查示不同程度的肝脏功能损害，重症患者可因肝功能衰竭迅速死亡。

② 亚急性型：病程在 1 年以内。90% 以上的患者表现为大量腹水，

腹水增长迅速且持续存在，多呈顽固性腹水。多数患者有肝区疼痛、肝大、压痛，约有1/3的患者出现黄疸和脾大。下肢水肿往往与腹部、下胸部及背部浅表静脉曲张同时存在，为诊断本病的重要特征。

③ 慢性型：除少部分患者由急性期转为慢性期外，多数患者呈隐袭性起病。症状出现较慢，开始感上腹不适或腹胀，随后渐有肝大、腹水和腹壁静脉扩张，少数患者出现黄疸。病程可经历数月或数年。合并下腔静脉阻塞的患者，胸、腹侧壁静脉怒张十分明显，血流方向自下向上。病期甚长者，有脾大和食管静脉曲张，甚至呕血和黑粪。双侧下肢水肿、静脉曲张，色素沉着，甚至足靴区溃疡。

本例患者为典型的慢性型。

(6) BCS的治疗　主要分以下三个方面。

① 内科治疗：非手术治疗对缓解肝静脉流出道梗阻的作用较小，2年生存率<10%，所以仅当介入或外科治疗无法进行或无法起效时，方可采用内科治疗作为过渡措施。主要是指病因明确的继发性BCS患者，如因血栓引发者予以抗凝治疗和溶栓治疗等。

② 介入治疗：包括介入性球囊扩张术、球囊扩张＋支架置入术等，随着其操作方法简便、创伤小、疗效确切等优势的发挥，目前已成为BCS的首选治疗方法。介入治疗后影响远期效果的原因主要是再狭窄或闭塞。

③ 外科治疗：包括门-体分流术、肠-腔分流术等，在一般手术无法达到理想治疗效果时，可采用肝移植。迄今，对各种类型的BSC即使是重症病例，也多能进行有效的介入和（或）手术治疗，且可获得良好的效果。

（朱月永）

查房笔记

HBsAg 阳性二十余年，反复排黑粪 2 年，
再发 10h，伴呕血 1 次——门静脉高压症

✵ [实习医师汇报病历]

患者男性，68 岁，以"HBsAg 阳性 20 余年，反复排黑粪 2 年，再发 10h，伴呕血 1 次"为主诉入院。缘于入院二十余年前我院体检发现"HBV 阳性，肝功能正常"，无特殊不适，未治疗及复查。2 年前无诱因出现排黑粪，就诊于外院查"B 超示肝硬化，胃镜示食管-胃底静脉曲张"，诊为"乙型肝炎后肝硬化，合并上消化道出血"，予"保肝、止血"等治疗，症状好转出院。之后反复因呕血及排黑粪住院共 4 次，对症治疗后可止血。10h 前再次出现排成形柏油样便 1 次，量约 100 ml，伴呕血 1 次，呈暗红色，约 10ml，为进一步诊治，门诊拟"乙型肝炎后肝硬化、上消化道出血"收住我科。

体格检查　T 37.3℃，P 112 次/min，R 23 次/min，BP 92/54mmHg，神志清楚，肝病面容，见肝掌及蜘蛛痣，皮肤、巩膜无黄染，双肺未闻及干湿啰音，心率 112 次/min，律齐。腹平，无压痛及反跳痛，肝肋下未及，脾左肋下约 3cm 可及，质中，无压痛，未及结节，移动性浊音阴性，肠鸣音 7 次/min，双上肢无扑翼样震颤，双下肢无水肿。

外院辅助检查　HBsAg 阳性；B 超示肝硬化；胃镜示食管-胃底静脉曲张。

诊断　门静脉高压症。

❓ 主任医师常问实习医师的问题

● 该患者的病史有哪些特点？

答：患者为老年男性，慢性病程，既往肝硬化诊断明确，以反复消化道出血为突出表现；体格检查发现肝病面容、肝掌、蜘蛛痣等慢性肝病表现，腹部检查发现脾大。胃镜检查发现食管-胃底静脉曲张，均提示门静脉高压（门静脉高压症）。

● **目前的诊断及其依据是什么？**

答：（1）目前诊断考虑乙型肝炎后肝硬化失代偿期，门静脉高压症。

（2）依据

① 食管-胃底静脉曲张破裂出血。

② 脾功能亢进症。患者有慢性乙型肝炎病毒感染史，反复上消化道出血病史，影像学检查提示肝硬化及食管-胃底静脉曲张。

● **还需要哪些进一步检查来证实诊断？**

答：入院后还应进行粪 OB、血常规、生化检查、凝血四项、HBV DNA 等；建议行肝脏 CT 平扫加增强，或磁共振检查，以排除肝癌。虽然患者多次行胃镜检查，仍建议患者再次进行内镜检查，必要时进行内镜下治疗。

⊛ ［住院医师补充病历］

患者入院后急查结果回报：血常规示 WBC 3.2×10^9/L，RBC 3.04×10^{12}/L，Hb 93g/L，PLT 29×10^9/L。粪常规示 OB（＋），红细胞（＋＋＋）。PT 18s。生化：ALB 24.00g/L，GLO 38.0g/L，TBIL 46.0μmol/L，DBIL 10.0μmol/L，BUN 13.50mmol/L；HBV DNA 阴性。AFP、CEA 均正常。

胃镜：食管-胃底重度静脉曲张，伴有红色征，门静脉高压性胃病；内镜病理：表浅黏膜慢性炎，HP 阴性。

CT 平扫加增强：肝硬化，肝内多发大小不等结节，但增强后无快进快出表现；门静脉宽度 14.7mm，门静脉内无血栓；脾厚 4.8cm，脾静脉内径 0.8cm；食管-胃底静脉曲张。

 主任医师常问住院医师、进修医师和主治医师的问题

● **该患者目前的诊断及其鉴别诊断是什么？**

答：患者为老年男性，有乙型肝炎病毒感染史多年，反复出现消化道出血，体检发现脾大，辅助检查提示肝硬化，食管-胃底静脉曲张，白细胞及血小板降低，故肝硬化合并门静脉高压、脾功能亢进诊断明确。该患者上消化道出血的原因可能为食管-胃底静脉曲张出血，也可能为门静脉高压性胃病出血，但需要与其他引起消化道出血的疾病鉴别，如消化性溃疡、急性胃黏膜损害、胃溃疡、胃癌、食管贲门黏膜撕裂综合征、Dieulafoy 病变等。

● **门静脉高压时有哪些主要门-体侧支循环开放？**

答：（1）食管-胃底静脉曲张　为门静脉系的胃左静脉、胃短静脉与腔静脉系的奇静脉之间胃底和食管黏膜下静脉开放。

（2）腹壁静脉曲张　门静脉高压时脐静脉重新开放，通过腹壁静脉进入腔静脉，而形成腹壁静脉曲张。

（3）痔静脉曲张　为门静脉系的直肠上静脉与下腔静脉系的直肠中、下静脉交通，可扩张为痔核。

● **该患者的诊疗计划是什么？**

答：予一级护理、禁食、心电监护、吸氧、记 24h 尿量；予生长抑素降门静脉压，质子泵抑制药抑酸，抗生素预防感染，酚磺乙胺止血，维生素 K_1 促进凝血因子合成及保肝对症支持等治疗。

常用的治疗手段如下：

（1）恢复血容量　根据出血程度确定扩容量及液体性质，维持血流动力学稳定。恢复血容量要谨慎，过度输血或输液可能导致继续出血或重新出血。

（2）降低门静脉压力药物的应用　生长抑素及其类似物、垂体后叶素和血管加压素等，能有效控制急性静脉曲张出血，降低病死率。

（3）H_2 受体拮抗药和质子泵抑制药均能提高胃内 pH 值，促进血小板聚集和纤维蛋白凝块的形成，避免血凝块过早溶解，有利于止血和预防再出血。

（4）抗生素应用　肝硬化患者上消化道出血后容易发生严重细菌感染，应及时应用抗生素预防感染。

主任医师总结

（1）门静脉高压症可以导致消化道不同部位的静脉曲张，其中以食管-胃底静脉曲张最常见，而食管-胃底静脉曲张破裂出血是危及患者生命最常见的危急症之一。食管-胃底静脉曲张可见于约 50% 以上的肝硬化患者，与肝病严重程度密切相关，约 40% 的 CTP 分级 A 级患者和 85% 的 CT 级 CP 分级 C 级患者发生静脉曲张。食管静脉曲张首次出血的年发生率为 5%～15%，是肝硬化的严重并发症，主要预测因子为曲张静脉的直径及其有无红色征。食管静脉曲张底出血后 1 天之内的再出血率可达 30％～50％，1 年之内可达 60％～80％。如未经治疗，近 60％的患者在首次出血后 1～2 年内发生再出血。食管静脉曲张破裂出血 6 周内的病死率可达 20％左右，1 年病死率为 64％。与食管静脉曲张相比，胃底静脉曲张发生率可见于 20％左右的门静脉高压患者，其 2 年的出血发生率约 25％。

出血的风险因素有胃底静脉曲张程度、Child-Pugh 分级及红色征。胃底静脉曲张破裂出血的发生率较食管静脉曲张破裂出血为低，但出血凶，病情重，病死率可高达 45％。其他部位的静脉曲张破裂出血较少见。

（2）门静脉高压的治疗分为 3 个阶段，即内科标准治疗、内镜下治疗和手术治疗。手术治疗也包括肝移植。

① 内科治疗是应用 β 受体阻滞药，临床上常用的是普萘洛尔，将心率下调 25％为有效，其他治疗包括改善肝功能、抗 HBV 治疗等。

② 内镜下治疗的目的是控制急性食管静脉曲张破裂出血，并尽可能使静脉曲张消失或明显减轻以防止其再出血。内镜下治疗主要包括内镜下曲张静脉套扎术、硬化术和组织黏合剂栓塞术。在药物治疗的基础上实施内镜疗法是目前处理食管-胃底静脉曲张破裂出血的主要方法之一，不仅可提高急性出血的止血成功率，而且可大大降低以后的再出血率。门静脉高压症的介入治疗主要是指经颈静脉肝内门体分流术（TIPSS），其效果相当于分流手术，副作用为肝性脑病发生率高。

③ 门静脉高压症的外科治疗：对 Child-Pugh A 级患者需急诊分流术，随着肝移植时代的到来，外科已能从根本上治疗门静脉高压症，但限于供体的紧张和经济水平有限，在我国绝大多数患者还无法接受肝移植。

（朱月永）

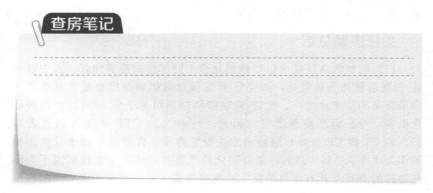

查房笔记

反复腹胀、乏力 10 年余，加剧 7 天——乙型肝炎后肝硬化失代偿期，脾功能亢进

❀ [实习医师汇报病历]

患者男性，57 岁，以"反复腹胀、乏力 10 年余，加剧 7 天"为主诉入院。缘于入院前 10 年余开始全腹闷胀不适，为持续性，进食后明显，伴全身乏力、食欲尚可，无恶心、呕吐、腹痛、眼黄、尿黄等不适，就诊当地医院，诊断为"乙型肝炎后肝硬化，腹水"，住院治疗后好转。之后反复出现腹胀，予输白蛋白、血浆、利尿等治疗后均可暂时缓解。7 天前进食后腹胀、乏力加剧，伴双下肢水肿、尿量减少、尿黄，食欲稍减退，无眼黄，无恶心、呕吐、腹痛、畏冷、发热、咳嗽等不适，就诊县医院，查生化指标：ALT 96U/L，AST 105U/L，TBIL 53.8 μmol/L，DBIL 29.2 μmol/L，ALB 24.5g/L，GGT 164U/L，ALP 249U/L。乙型肝炎病毒标志物检测：HBsAg、HBeAg、抗-HBc 阳性，凝血四项：PT 18.72s，血常规：WBC 2.21×10^9/L，PLT 28×10^9/L，诊断"乙型肝炎后肝硬化失代偿期，脾功能亢进"，予"异甘草酸镁、肝水解肽、还原型谷胱甘肽"保肝、降酶、促进肝细胞生长等治疗后，症状无明显好转，为进一步诊治，今求诊我院，拟"乙型肝炎后肝硬化失代偿期，脾功能亢进"收住入院。有吸烟史二十余年，每天 20~30 支。

入院体格检查 T 36.2℃，P 72 次/min，R 19 次/min，BP 124/64mmHg，神志清楚，全身皮肤轻度黄染，可见蜘蛛痣、肝掌，巩膜轻度黄染。双肺呼吸音清，未闻及干湿啰音，心率 72 次/min，律齐，未闻及杂音。腹肌软，全腹无压痛、反跳痛，肝、脾触诊不满意，肝肾区无叩击痛，移动性浊音阳性，双下肢中度水肿。

辅助检查 见现病史。

初步诊断 乙型肝炎后肝硬化失代偿期，脾功能亢进。

主任医师常问实习医师的问题

● **该患者的病史有哪些特点？**

答：中年患者，慢性病程，以反复腹水为主要表现。体格检查：皮肤、巩膜轻度黄染，可见肝掌及蜘蛛痣，移动性浊音阳性，下肢水肿；辅助检查提示肝功能异常，合成功能低下，ALB升高，PT延长，病毒学标志物为 HBsAg、HBeAg、抗-HBc 阳性，血常规提示脾功能亢进表现。

● **该患者目前诊断及其诊断依据是什么？**

答：目前诊断为乙型肝炎后肝硬化失代偿期，脾功能亢进。依据：患者慢性起病，病程长，体检发现肝掌、蜘蛛痣及腹水征等慢性肝病表现，查 HBsAg、HBeAg、抗-HBc 阳性，白蛋白降低，PT 延长，血常规提示白细胞及血小板下降。综合上述指标，肝功能评估 Child-Pugh 评分 12 分，为肝硬化失代偿期。

● **还需要哪些进一步检查来证实诊断？**

答：查 HBV DNA 定量了解病毒复制情况，明确是否抗病毒治疗；腹腔穿刺了解腹水性质，诊断并处置自发性细菌性腹膜炎；患者肝硬化病程长，需要排除合并原发性肝癌可能，行肝脏影像学检查及检测 AFP 以排除。

● **本病需与哪些疾病进行鉴别诊断？**

答：(1) 丙型肝炎后肝硬化　丙型肝炎也可引起肝硬化，患者有明确输血史，需要查抗-HCV、HCV RNA 以排除丙型肝炎后肝硬化可能。

(2) 原发性肝癌　患者乙型肝炎后肝硬化失代偿期诊断明确，长期慢性肝病基础上易合并肝癌，入院后予查 AFP 及 CT 平扫加增强以排除原发性肝癌。

✹ ［住院医师补充病历］

入院后辅助检查：血常规示 WBC $2.6×10^9$/L，N 60.54%，RBC $1.86×10^{12}$/L，PLT $24×10^9$/L。PT 20.6s。生化指标：ALT 75.00U/L，AST 96.00U/L，TBIL 73.1μmol/L，DBIL 47.2μmol/L，ALB 28.00g/L，GGT 176U/L，ChE 2867U/ml；HBV DNA 17000copies/ml；抗-HCV 阴性，AFP 67ng/ml。腹水常规化验提示为漏出液。

肝脏 CT 平扫＋增强：肝硬化，肝内弥漫多发小结节灶，考虑肝硬化结节形成；肝右叶低密度灶，不能排除肝硬化结节恶变的可能性；脾大；腹腔积液。

内镜检查：食管 25cm 以下可见 4 条蚯蚓样屈曲静脉，红色征；胃底可见静脉球。

 主任医师常问住院医师、进修医师和主治医师的问题

● 对目前的诊断有何不同意见？

答：根据症状、体征、病史及相关检查，诊断为：乙型肝炎肝硬化失代偿期、脾功能亢进症，合并腹水，Child-Pugh 评分 12 分。其肝脏 CT 及彩超均提示肝内占位性病变，结合 AFP 检查结果，不能排除原发性肝癌。

● 下一步诊疗计划是什么？

答：第一阶段为保肝治疗，予以规范化内科治疗，以确定是否可以使肝功能有所恢复，可予恩替卡韦 0.5mg qd 抗病毒治疗，复方甘草酸苷、多烯磷脂酰胆碱保肝及白蛋白治疗。如内科非手术治疗无效，则需完善各项检查，若无肝移植禁忌证，建议患者行肝移植治疗。

● 肝移植的适应证是什么？

答：(1) 良性终末期肝病

① 终末期肝硬化：包括原发性胆汁性肝硬化、坏死后型肝硬化和原发性硬化性胆管炎所致的肝硬化。

② 急性或亚急性肝功能衰竭。

③ 先天性胆道闭锁。

④ 先天性肝代谢障碍：包括肝豆状核变性、酪氨酸血症、神经髓鞘磷脂蓄积症、半乳糖血症、糖原贮积症、苯丙酮酸尿等。

⑤ 布-加综合征。

⑥ 初次肝移植失活。

(2) 肝脏恶性肿瘤

① 恶性程度较低的中晚期肝癌，如纤维板层癌、肝门胆管癌。

② 伴有肝硬化的早期肝癌。

肝移植的禁忌证是什么？

答：① 肝癌已有腹腔内或远处转移；

② 患者体内明显的感染、活动性结核；

③ 合并其他重要器官功能不全，不能耐受手术。

[治疗过程]

经患者及家属同意后，转外科进行肝移植治疗，充分做好术前准备，肝移植前对患者与家属进行心理学与社会学状况的评估。经过多方寻求合适肝源，选择最佳手术时机，在全身麻醉下行原位肝移植手术。

主任医师总结

（1）肝移植起始于20世纪50年代，发展至今，已有多种常用的肝移植术式，包括原位肝移植、异位肝移植、标准式肝移植、减体积肝移植、亲属活体部分肝移植等。

肝移植指征可分为以下两大类：

① 肝移植适用于任何不可逆的终末期肝脏疾病，目前是肝功能衰竭唯一有效的治疗手段。导致肝功能衰竭的原发于肝实质的疾病包括暴发性肝功能衰竭、酒精性肝硬化、病毒性肝炎、代谢性肝病、先天性代谢障碍，以及移植后的缺血性损伤。

② 肝移植也可作为合并严重肝硬化的原发性胆管疾病或可切除肝癌的患者的最佳治疗手段，这类疾病包括胆道闭锁、硬化性胆管炎、原发性胆汁性肝硬化、隐源性肝硬化或合并肝硬化的肝癌。

（2）肝移植是否能够取得成功，很大程度上取决于术后是否发生并发症。

肝移植的并发症有以下几种：

① 血管并发症：如腹腔内大出血、血管栓塞。

② 胆道并发症：如胆瘘、胆管狭窄、胆泥形成。

③ 急性排斥反应：表现为肝脏移植后出现发热、肝大并有压痛、黄疸加深、胆汁分泌骤减颜色变淡、肝功能异常、血清胆红素急剧上升、碱性磷酸酶上升、凝血酶原时间延长等。

④ 感染：如细菌感染、真菌感染、病毒感染、病毒性肝炎等。

⑤ 其他近期并发症：如高血压病、高脂血症、ARDS 等。

⑥ 常见的远期并发症

a. 肿瘤：如肿瘤复发、新生肿瘤、淋巴瘤。

b. 慢性排斥：病理学改变有肝动脉系统管腔逐渐变狭窄、胆管树系统渐渐闭塞、汇管区淋巴细胞浸润少见。

（3）围手术期抗病毒治疗对肝移植的成功与否非常重要。核苷（酸）类似物能有效抑止移植前后患者体内乙型肝炎病毒的复制，甚至可以完全抑制病毒复制，联合高效价乙型肝炎病毒免疫球蛋白对患者进行围手术期和术后处理，以期减少乙型肝炎病毒复发率或降低复发的严重程度。这种方法可使具有低度或中度复发风险的患者（急性暴发性乙型肝炎、病毒复制程度低或同时合并丁型肝炎病毒感染）术后复发率降至 5%～30%。剂量间歇期必须维持适当的血清抗乙型肝炎免疫球蛋白浓度。移植后 0～7 天浓度维持在 500IU/L 以上，8～90 天维持在 250IU/L 以上，此后维持在 100IU/L 以上。目前较为推荐的是强效低耐药核苷（酸）类似物与高效价乙型肝炎免疫球蛋白（HBIG）结合应用，以达到防治乙型肝炎病毒移植后复发。

（4）慢性排斥反应（chronic rejection，CR）　是指以小胆管丢失和闭塞性动脉病变为特征的免疫介导性损害，其血管病变主要累及大、中动脉。慢性排斥反应发生时间相对较晚，通常对免疫抑制治疗无反应，故又称后期排斥（later rejection）、不可逆性排斥（irreversible rejection）、胆管消失综合征（vanishing bile-duct syndrome）。慢性排斥反应发生率为 2.4%～5%。与慢性排斥反应相关的危险因素可分为两类：①供受体因素，包括自身免疫性疾病肝移植、跨性别移植、年轻受体、组织配型等；②移植后因素，包括发生急性排斥反应（AR）的次数、严重程度、后期出现的急性排斥反应（术后 1 个月以后出现）、巨细胞病毒感染、乙型肝炎病毒感染和丙型肝炎病毒感染、用干扰素治疗肝炎和饮酒等。他克莫司（FK506）对部分早期慢性排斥反应有效，但对于已出现明显黄疸的进展期慢性排斥反应，通常对各种免疫抑制药均无反应，故需接受再次移植。但也有部分进展期慢性排斥反应（胆管丢失>50%）可自发或经抗排斥治疗后恢复，对这些患者进行定期活检可发现仅有胆管丢失而无慢性排斥反应的其他组织学改变。这些发现提示，在做出再移植决定前，需经动态观察，以明确为不可逆性的移植物损害。

（5）抗排斥药物从临床应用方面可分为以下三类：

① 预防性用药：环孢素（CsA）、他克莫司（FK506）、霉酚酸酯

（MMF）、硫唑嘌呤（Aza）、泼尼松（Pred）。多数情况下采用以 CsA（或 FK506）为主的二联、三联或四联用药，预防排斥反应。如 CsA（或 FK506）＋MMF（或 Aza）＋Pred。

② 治疗/逆转急性排斥反应：甲泼尼龙（MP）、抗淋巴细胞球蛋白（ALG）或抗胸腺细胞球蛋白（ATG）等。

③ 诱导性用药（因急性肾小管坏死而出现延迟肾功能患者、高危患者、二次移植者、环孢素肾毒性患者等）：包括 ATG 或 ALG 等多克隆抗体和 T 细胞的单克隆抗体（OKT3）以及巴利昔单抗（舒莱）等药物，然后用以 CsA（或 FK506）为主的二联或三联疗法。应用过程中需要监测某些药物的浓度，以免出现严重毒副作用，如 FK506 等。

（朱月永）

查房笔记

第六章 胆囊及胆管疾病

反复右上腹痛 18 年，加剧 5h——胆囊炎

⚙ [实习医师汇报病历]

患者男性，70 岁，以"反复右上腹痛 18 年，加剧 5h"为主诉入院。缘于入院前 18 年无明显诱因出现右上腹疼痛，呈持续性闷痛，向右肩或胸背部放射，无阵发性加剧，到我院检查，诊断为"胆囊炎、胆囊结石"，治疗后缓解。之后右上腹痛时有发作，有时伴恶心，未到医院做正规检查、治疗，自服"消炎利胆片"可好转或自行缓解。入院前 5h 前因进食大量红烧肉后再次出现右上腹疼痛，呈持续性闷痛，向后背部放射，无阵发性加剧，伴恶心，呕吐胃内容物多次，不含咖啡样物及血性物，无眼黄，尿黄，无反酸、嗳气、腹胀、腹泻、黑粪，无畏寒、发热等，服用消炎利胆片后不能缓解，急诊我院，查血常规：WBC 11.1×10^9/L，N 82.7%，Hb 154g/L；血淀粉酶 68IU/L。心电图正常，拟"腹痛待查"收住入院。既往病史无特殊。

体格检查　T 37.9℃，P 84 次/min，R 19 次/min，BP 135/85mmHg。神志清楚，精神可，发育正常，痛苦面容，平车入院，查体合作。全身皮肤黏膜及巩膜未见明显黄染，无瘀点及瘀斑，未见肝掌及蜘蛛痣。浅表部位淋巴结未触及肿大。心肺未见明显异常。腹部饱满，腹壁静脉无曲张，未见胃肠型及蠕动波，无局限性隆起，全腹肌软，右上腹及剑突下压痛，无反跳痛，肝脾肋下未触及，墨菲征阳性，肝区叩击痛阳性，肾区无叩击痛，肝浊音界存在，移动性浊音阴性，肠鸣音 3 次/min。直肠指诊未触及肿块，直肠前壁无触痛，指套退出无血染。

辅助检查　见现病史。

初步诊断　急性胆囊炎，胆道梗阻待排除。

主任医师常问实习医师的问题

该患者的病史有哪些特点？

答： 老年患者，既往有胆囊炎、胆囊结石病史，本次进食大量油腻食物后出现右上腹痛，向右肩或胸背部放射，伴呕吐、发热；体格检查提示右上腹及剑突下压痛，墨菲征阳性，肝区叩击痛阳性；辅助检查提示白细胞及中性粒细胞增高。

目前诊断及鉴别是什么？

答： （1）目前诊断　腹痛原因待查（急性胆囊炎可能）。

（2）需要与以下疾病鉴别

① 右输尿管结石：也可出现右侧腹痛，往往为绞痛，右侧肾区叩击痛明显，伴有血尿，B超可发现输尿管区有结石，本患者无上述症状，暂不考虑。

② 十二指肠溃疡穿孔：多数患者有溃疡病史，其腹痛程度较剧烈，呈连续的刀割样痛，有时可致患者于休克状态。腹壁强直显著，常呈板样，压痛、反跳痛明显，肠鸣音消失，腹部X线检查可发现膈下有游离气体。

③ 急性胰腺炎：腹痛多位于上腹正中或偏左，体征不如急性胆囊炎明显，墨菲征阴性；血清淀粉酶升高幅度显著；B超、CT显示胰腺肿大、边界不清楚等，而无急性胆囊炎征象。

④ 急性冠脉综合征：多有心脏病史，心绞痛时疼痛常可涉及上腹正中或右上腹，心电图检测可助判断。此外，患者既往有胆石症，尤其要注意是否胆石滑落到胆道引起化脓性梗阻性胆管炎。

⊛ ［住院医师补充病历］

入院后多次查血淀粉酶正常。生化指标基本正常。

B超：①胆囊增大，壁粗糙，胆囊多发结石，最大直径1.2cm；胆总管下段结石，未完全堵塞，胆管扩张不明显。②肝回声微细密集，远场衰减。

胰腺CT未见明显异常，胰周无渗出。

经抗生素、解痉药治疗后病情稳定，之后行内镜下逆行胰胆管造影加胆管切开取石术，术后患者症状消失，恢复顺利。

主任医师常问住院医师、进修医师和主治医师的问题

● 对目前的诊断有何不同意见？

答：根据患者突发右上腹痛、发热伴呕吐 5h 的症状，体征：右上腹及剑突下压痛，墨菲征阳性，肝区叩击痛阳性，肝浊音区存在，结合 B 超等辅助检查，"急性胆囊炎、胆结石"诊断明确。B 超提示结石位于胆总管下段，而此部位结石易引发胰腺炎，血清淀粉酶在起病后 6～12h 开始升高，故患者发病后 5h 查淀粉酶阴性，不能完全排除胰腺炎可能。因为肠道气体缘故，B 超对胰腺炎的诊断敏感性不强，故需要进一步监测淀粉酶，并行胰腺 CT 检查以排除胰腺炎。

● 急性胆囊炎的病因有哪些？

答：包括胆囊出口梗阻、胰液反流、细菌感染以及各种因素导致胆囊排空障碍，胆汁淤积、胆囊供血障碍并继发细菌感染。

● 初步的诊疗计划是什么？

答：（1）完善相关检测　如血培养、血淀粉酶、胰腺薄层 CT 等。

（2）一般治疗　卧床休息、禁食，如呕吐加重可行胃肠减压。静脉补充营养，维持水、电解质平衡，供给足够的葡萄糖和维生素以保护肝脏。

（3）解痉、镇痛　可使用阿托品、哌替啶等，以改善症状。

（4）抗菌治疗　主要是为了预防菌血症和化脓性并发症。胆囊炎的细菌以革兰阴性菌居多，主要为肠杆菌，常合并厌氧菌感染，选择抗生素应兼顾以上细菌，并选择胆道浓度高的药物。头孢哌酮主要由胆汁排泄，可选择头孢哌酮/舒巴坦＋甲硝唑联合抗感染治疗。

（5）药物治疗仅为对症，若不能解除梗阻，可能导致治疗无效，因此应在上述治疗的同时做好外科手术准备，在药物治疗不能控制病情发展时，应及时改用手术疗法切除胆囊。

主任医师总结

（1）胆囊炎是一种常见病，在我国位居急症腹部外科疾病的第 2 位，仅次于急性阑尾炎。胆囊炎诊断相对较为容易，根据典型临床表现，结合实验室及影像学检查，急性胆囊炎诊断一般无困难，但应注意与胃十二指肠溃疡穿孔、急性胰腺炎、高位阑尾炎、肝脓肿、结肠肝区

癌或憩室穿孔，以及右侧肺炎、胸膜炎和肝炎等疾病鉴别，更要注意胆道梗阻导致的胆管炎。该病预后凶险。

（2）急性胆囊炎主要致病菌为大肠杆菌（占60％～70％），其次为克雷伯杆菌、厌氧杆菌等革兰阴性菌。细菌多由肠道经胆总管逆行进入胆囊，少数经门静脉系统至肝，再随胆汁流入胆囊。应该选择能覆盖上述细菌品种的抗生素。

（3）慢性胆囊炎常由急性胆囊炎发展而来，部分患者起病即是慢性过程，其多为化学性胆囊炎，而非细菌性胆囊炎。胆囊炎经多次发作或长期慢性炎症，其内层黏膜遭到破坏，胆囊壁增厚、纤维化，慢性炎性细胞浸润，肌纤维萎缩，胆囊功能丧失，严重者胆囊萎缩变小，胆囊腔缩小或充满结石。部分患者胆囊表现为息肉样改变，病程长者多伴有胆结石。慢性胆囊炎的反复发作或导致胰腺炎反复发作是重要的手术指征。

（4）胆囊炎的治疗原则根据胆囊炎的分期不同而不同。对症状较轻微的急性单纯性胆囊炎，可考虑先用非手术疗法控制炎症，待进一步查明病情后进行择期手术。对较严重的急性化脓性或坏疽性胆囊炎或胆囊穿孔，应及时进行手术治疗，但必须尽可能做好术前准备。

① 非手术疗法：包括禁食、输液、纠正水电解质及酸碱失衡。全身支持疗法选用广谱抗生素或联合用药。非手术疗法既可作为治疗手段，也可作为术前准备。在非手术疗法治疗期间，必须密切观察病情变化，如症状和体征有发展，应及时改为手术治疗。特别是老年人和糖尿病患者，病情变化较快，更应注意。

② 手术治疗：急性结石性胆囊炎的最终治疗是解除梗阻，包括无创性的内镜下逆行胰胆管造影及有创的手术治疗。尽管手术为外科范畴，但我们应当了解手术指征。

急诊手术适用于：①采用非手术治疗无效，症状无缓解，或病情反而加重者；②有胆囊穿孔、弥漫性腹膜炎、急性化脓性胆管炎、急性坏死性胰腺炎等并发症者；③发病在48～72h以内者；④其他患者，特别是年老体弱者，反应差，经非手术治疗效果不好时应考虑有胆囊坏疽或穿孔的可能，如无手术禁忌证应早期手术。手术可选择腹腔镜术式，多为择期手术，当病情控制并修正一段时间后可以安排手术；也可安排传统手术方式进行。

（朱月永）

间歇上腹部闷痛 2 年，加重 1h——胆石症

✿ [实习医师汇报病历]

　　患者男性，47 岁，以"间歇上腹部闷痛 2 年，加重 1h"为主诉入院。缘于入院前 2 年进食油腻食物后出现中上腹闷痛，呈持续性，无向其他部位放射，伴恶心，无眼黄，无呕吐、反酸、嗳气、腹胀、腹泻、黑粪，无畏寒、发热，曾就诊于我院，血、尿淀粉酶明显升高，B 超示胆囊结石，诊断为"急性胰腺炎、胆囊结石"，予抑制胰酶分泌、预防感染、补液等治疗后症状缓解。入院前 1 年及 6 个月再次发作腹痛，经过治疗后好转。入院前 1h 突发右上腹绞痛，逐渐加重，放射至右肩，伴呕吐、冷汗，今为进一步诊治入院，拟"胆石症"收住入院。

　　入院体格检查　T 36.2℃，P 76 次/min，R 20 次/min，BP 125/75mmHg，BMI 25.7kg/m²；神志清楚，全身皮肤黏膜及巩膜无黄染，浅表淋巴结未触及肿大。双肺呼吸音清，未闻及干湿啰音，心率 76 次/min，心律齐，各瓣膜听诊区未闻及杂音。腹平软，腹壁静脉无曲张，未见胃肠型及蠕动波，右上腹轻压痛，无反跳痛，肝脾肋下未触及，墨菲征可疑阳性，肝肾区无叩击痛，肝浊音界存在，移动性浊音阴性，肠鸣音 3 次/min。

　　辅助检查　B 超检查提示胆囊壁增厚，壁厚 0.35cm；胆囊多发结石，最大者直径 1.1cm。胆总管内无强回声团，胆道通畅。

　　初步诊断　胆石症，胆囊炎待排除。

❓ 主任医师常问实习医师的问题

● 该患者的病史有哪些特点？

　　答：患者为中年男性，有胆结石病史，2 年内反复发作胰腺炎共 3 次；本次突发右上腹痛，向肩胛区放射，疼痛逐渐加重；体格检查示 BMI 增高，墨菲征可疑阳性。腹部 B 超提示胆囊壁增厚毛糙，胆囊多发性结石。

● 目前的诊断及其依据是什么？

答：目前诊断为胆石症。患者有反复发作腹痛病史，多次出现腹痛等症状，B超检查提示胆囊多发结石，曾有胆囊炎发作并伴发急性胰腺炎，本次出现胆绞痛症状。

● 本病需与哪些疾病进行鉴别诊断？

答：（1）胆道蛔虫症　单纯的胆道蛔虫症多见于青少年。常表现为突然发作的剑突下绞痛或呈钻顶样痛，少数患者采取膝胸卧位时疼痛可有所减轻，疼痛常阵发性发作，缓解期与常人一样可毫无症状。多数患者伴有呕吐，甚至有呕吐出胆汁者，也有呕吐出蛔虫者。疼痛发作期症状虽很重，但腹部常缺乏体征，如行B超检查，有时在胆管内可发现虫体影像。一般而言，根据疼痛特点及B超检查，本病的确诊率可达90%以上。

（2）急性胰腺炎　疼痛常在暴饮暴食后诱发，疼痛多呈持续性上腹部剧痛，有时呈刀割样痛，常向左腰部放射，呈束带状牵引痛。患者血、尿淀粉酶常明显升高；B型超声波检查可见胰腺呈弥漫性或局限性肿大；CT或MRI检查也可发现胰腺肿大等，对诊断均有重要价值。有时胆总管结石可诱发急性胰腺炎，此时两者的症状可发生混淆，故应加以警惕。

（3）消化性溃疡穿孔　上腹部剧痛并迅速遍及全腹，体检发现腹肌板样强直，全腹有压痛与反跳痛，肝浊音界缩小或消失。X线透视或平片可发现膈下游离气体。结合既往有溃疡病史等诊断不难确定。

（4）心绞痛或急性心肌梗死　少数心绞痛或急性心肌梗死患者可表现为上腹剑突下剧痛，且疼痛可向左上腹和右上腹放射，严重时常有烦躁不安、出冷汗，有恐惧感或濒死感。心电图检查可发现深而宽的Q波、ST段抬高及T波倒置等改变。心肌酶升高等对诊断极有帮助。

（5）其他疾病　胆石症还需与急性肠梗阻、急性肠扭转、肠穿孔、急性阑尾炎并发穿孔、肠系膜血管栓塞或血栓形成、女性异位妊娠（宫外孕）及卵巢囊肿蒂扭转等疼痛性疾病相鉴别。

◎ ［治疗经过］

入院后血、尿、粪常规正常。血生化：总胆固醇5.64mmol/L，总甘油三酯6.20mmol/L，ALT、AST、BIL等指标均正常，GGT略高；凝血功能正常；血淀粉酶正常。心电图：正常。

> 　　腹部 CT 检查：胆囊多发结石。
> 　　给予山莨菪碱解痉后 1h 内症状缓解。在完善检查后患者在气管插管全麻下行腹腔镜胆囊切除术，术程顺利，安全返回病房，术后予常规对症治疗。现患者一般情况良好，皮肤黏膜无黄染，无腹胀、腹痛、反酸、嗳气等不适，切口愈合良好。

主任医师总结

（1）胆石症是常见病，其发病率随年龄增长而升高，在自然人群中，胆石症的发病率达 10% 左右。胆石症和胆囊炎经常互为因果。按结石所含成分，分为三类：胆固醇结石、胆色素结石、混合型结石，其中以胆固醇结石最为常见。胆石症高发年龄为 40 岁左右，发病率随年龄增长而升高。女性发病率高于男性。胆固醇结石发病率与下列因素相关：高脂肪饮食、女性、肥胖、低密度脂蛋白胆固醇血症、高密度脂蛋白胆固醇血症、高甘油三酯（TG）血症、肝硬化、糖尿病、饮酒和吸烟等相关。

（2）胆石症急性发作以急性胆囊炎或急性化脓性胆管炎为主要表现，胆道感染的典型夏科三联征表现为腹痛、寒战高热、黄疸；胆石症慢性期表现多不典型，多为右上腹或上腹不同程度的隐痛或刺痛，进食油腻食物或劳累后症状加重，可伴有反复发作的胰腺炎，与胆汁反流有关。胆石症也是胰腺炎发病的一个重要因素，因而可以表现出急性胰腺炎的相关症状。

（3）胆心综合征是指因胆囊结石等胆道疾病反射性引起心脏功能失调或心律的改变而导致的一组临床症候群，并排除了患者冠状动脉或心脏的器质性病变。胆石症引起胆心综合征的机制是由于胆道梗阻，胆管内压增高时，可通过内脏-内脏神经反射途径，引起冠状血管收缩，血流量减少重者可导致类似心肌缺氧的症状，发生心绞痛样或心律失常。在临床上年长患者有鉴别难度。

（4）Mirizzi 综合征是胆石症的一个少见并发症，是指胆石嵌顿于胆囊颈部或胆囊管，而导致压迫肝总管并引起肝总管狭窄的一组症状。诊断 Mirizzi 综合征的 3 个要点为：胆囊结石嵌顿于胆囊颈部、结石压迫和慢性刺激引起肝总管的部分性梗阻。Mirizzi 综合征的临床症状主要是右上腹痛、黄疸、发热等胆管炎的表现，在胆囊造影上都不显影，B 超和 CT 诊断胆囊颈结石的阳性率偏低，故常需要经皮经肝胆道造影

（PTC）或磁共振胰胆管造影才可确诊。

（5）胆石症治疗的目的在于缓解症状，消除结石以减少复发，避免并发症的发生。急性发作期宜先行非手术治疗，待症状控制后，完善检查，明确诊断。如胆石症伴发胆囊炎、胰腺炎时病情严重，非手术治疗无效，应在初步诊断的基础上及时进行手术治疗。

胆囊切除术是治疗胆石症的标准方法，但有一定的适应证：①凡胆囊结石伴有明显的症状或反复胆囊炎发作者；②胆囊结石颗粒较多、直径较小，易落入胆总管导致胆管炎和胰腺炎者；③结石直径大于3cm者；④虽无症状而有胆囊癌变危险者。其他情况则仍应行手术治疗。

（朱月永）

查房笔记

尿黄、皮肤黄 1 个月——壶腹部肿瘤

⚙ ［实习医师汇报病历］

患者男性，66 岁，因"尿黄、皮肤黄 1 个月"为主诉入院。入院前 1 个月始患者无明显诱因出现尿黄、眼黄、皮肤黄，症状逐渐加剧，大便颜色逐渐变淡至呈陶土样，无恶心、呕吐，无畏冷发热，无腹痛；曾就诊于当地县医院，血生化示"ALT 144IU/L，AST 108IU/L，TBIL 720.42μmol/L，DBIL 582.60μmol/L，间接胆红素（IBIL）137.82μmol/L，ALB 32.1g/L，GGT 720IU/L，ALP 1036IU/L"，予输液治疗（具体不详），并且自行口服中草药，但上述症状无改善，全身皮肤黄染情况进行性加剧，伴皮肤瘙痒，感全身乏力。发病后体重减轻约 15 kg，为进一步明确诊疗，遂转诊我院，门诊以"梗阻性黄疸"收入院。

体格检查　T 36.5℃，BP 110/65mmHg。神志清楚，消瘦体型，步行入院。全身皮肤黏膜及巩膜重度黄染，未触及肿大的浅表淋巴结。胸廓无畸形，双肺呼吸音正常，未闻及干湿啰音。HR 88 次/min，律齐，未闻及杂音。腹稍膨隆，未见腹壁静脉曲张，未见胃肠蠕动波，未见肠型；腹肌软，中上腹轻压痛，无反跳痛，未及异常肿块，肝、脾肋下未及，墨菲征可疑阳性；移动性浊音阴性，肝肾区无叩击痛，肠鸣音正常。

辅助检查　见现病史。
初步诊断　阻塞性黄疸。

❓ 主任医师常问实习医师的问题

● 该患者的病史有哪些特点？

答：老年患者，表现为无痛性黄疸伴消瘦；体检发现中上腹轻压痛，墨菲征可疑阳性；血生化胆红素增高，以直接胆红素为主，伴胆系酶升高，提示梗阻性黄疸。

● **目前诊断及其依据是什么？**

答：目前诊断阻塞性黄疸（壶腹部肿瘤可能）。主要依据是较为特征性的梗阻性黄疸伴消瘦的症状，提示恶性肿瘤可能。

● **需要哪些进一步检查来证实诊断？**

答：需要检测肿瘤抗原指标，完善腹部影像学检查，根据需要选择CT、MRI、内镜下逆行胰胆管造影或磁共振胰胆管造影等。肿瘤标志物对黄疸的定性诊断具有辅助作用，影像学诊断可用于定性诊断和定位诊断。

● **本病需与哪些疾病进行鉴别诊断？**

答：（1）胆总管结石　多伴有胆囊或肝内胆管结石，可有中上腹绞痛，若胆总管梗阻可出现黄疸，病程进展快，查腹部彩超及CT可鉴别，必要时可查磁共振胰胆管造影或内镜下逆行胰胆管造影协助鉴别。

（2）先天性胆总管囊肿　发病年龄较小，典型表现为腹痛、腹部包块及黄疸三联征，行腹部B超或内镜下逆行胰胆管造影等可协助鉴别。

✸ ［住院医师补充病历］

入院后查：血常规示WBC $10.4 \times 10^9/L$，中性粒细胞87.1%，Hb 106g/L；生化：ALT 132IU/L，AST 120IU/L，TBIL 689.6μmol/L，DBIL 451.2μmol/L，IBIL 245.6μmol/L，ALB 33.0g/L，GGT 1068IU/L，ALP 1476IU/L，TG 2.96mmol/L，TCHO 24.94mmol/L，LDL 23.41mmol/L；K^+ 3.1mmol/L，Na^+ 122.0mmol/L，Cl^- 80mmol/L；AFP 8.7ng/ml，CEA 16.7ng/ml，CA19-9 487ng/ml。

CT平扫＋增强检查提示：壶腹部低密度团块，考虑占位性病变。

❓ **主任医师常问住院医师、进修医师和主治医师的问题**

● **对目前诊断的看法如何？**

答：患者为老年男性，黄疸1个月余，伴陶土样便，消瘦。体检发现中上腹轻压痛，墨菲征可疑阳性。实验室检测：血生化胆红素增高，以直接胆红素为主，伴胆系酶升高，胆固醇增高，提示梗阻性黄疸；

CA19-9 增高提示消化道恶性肿瘤可能。CT 检查发现壶腹部低密度团块，故诊断壶腹部肿瘤。

● 壶腹部肿瘤包括哪些部位的肿瘤？

答：壶腹部肿瘤包括胰头癌和壶腹部癌，壶腹部癌是指胆总管末段、壶腹部及十二指肠乳头附近的癌肿，主要包括壶腹癌、十二指肠癌和胆总管下端癌三种。可进一步进行内镜检查以辅助诊断，有条件的单位还可行超声内镜检查以鉴别占位来源。

主任医师总结

（1）壶腹部肿瘤发病年龄多在 40～70 岁，男性居多，主要表现为黄疸、上腹痛、发热、体重减轻、肝肿大、胆囊肿大等。

对于以下人群应特别注意排除壶腹部肿瘤可能。

① 40 岁以上，持续而渐重的上腹部饱胀与隐痛；持续而进行性加重的上中腹痛，可放射至腰背部，夜重日轻，平卧位加重，侧卧、蜷曲或前俯坐位减轻。

② 进行性阻塞性黄疸。

③ 一向健康的中年或老年人突发明显糖尿病或胰腺炎，或原有糖尿病无明显诱因而加重者。

④ 进行性消瘦。

⑤ 单侧睾丸痛，单侧下肢水肿。

⑥ 突然出现各种神经精神症状。

（2）壶腹部肿瘤往往发现较晚，CA19-9、CA125 等肿瘤指标虽有一定意义，但作为筛选性指标其灵敏度、特异度均有限。对于一些高危人群要重视影像学检查，B 超是简单有效的检查，建议可适当安排进行，尤其是对于胰头癌的早期诊断有相当帮助。对于壶腹部癌目前无较好的筛查手段，只能借助于超声内镜、薄层 CT/MRI 检查。总之要对高危人群有所警惕，合理安排检查。

（朱月永）

查房笔记